Springer

女性盆腔MRI及CT诊断

MRI and CT of the Female Pelvis

第2版 Second Edition

主　编　〔奥〕罗斯玛丽·福斯特纳（Rosemarie Forstner）

　　　　〔葡〕特雷莎·玛格丽达·库尼亚（Teresa Margarida Cunha）

　　　　〔德〕伯纳德·哈姆（Bernd Hamm）

主　译　李优伟　公维军　席家宁

北京科学技术出版社

First published in English under the title

MRI and CT of the Female Pelvis

edited by Rosemarie Forstner, Teresa M. Cunha and Bernd Hamm, edition: 2

Copyright © Springer International Publishing AG, part of Springer Nature, 2019*

This edition has been translated and published under licence from

Springer Nature Switzerland AG.

Springer Nature Switzerland AG takes no responsibility and shall not be made liablefor the accuracy of the translation.

著作权合同登记号　图字：01-2020-6715

图书在版编目（CIP）数据

女性盆腔MRI及CT诊断 ：第2版 ／（奥）罗斯玛丽·福斯特纳，（葡）特雷莎·玛格丽
达·库尼亚，（德）伯纳德·哈姆主编 ；李优伟，公维军，席家宁主译. -- 北京：北京科
学技术出版社，2021.3

书名原文：MRI and CT of the Female Pelvis, Second Edition

ISBN 978-7-5714-1214-2

Ⅰ．①女… Ⅱ．①罗… ②特… ③伯… ④李… ⑤公… ⑥席… Ⅲ．①女性－骨盆－
磁共振成像－诊断学②女性－骨盆－计算机X线扫描体层摄影－诊断学 Ⅳ．①R711.330.4

中国版本图书馆CIP数据核字(2020)第222656号

责任编辑：尤玉琢
责任校对：贾　荣
责任印制：吕　越
封面设计：申　彪
出 版 人：曾庆宇
出版发行：北京科学技术出版社
社　　址：北京西直门南大街16号
邮政编码：100035
电话传真：0086 - 10 - 66135495（总编室）　　0086 - 10 - 66113227（发行部）
网　　址：www.bkydw.cn
印　　刷：北京利丰雅高长城印刷有限公司
开　　本：787 mm × 1092 mm　1/16
字　　数：567千字
插　　页：8
印　　张：29
版　　次：2021年3月第1版
印　　次：2021年3月第1次印刷
ISBN 978-7-5714-1214-2

定　　价：320.00元

译者名单

主　　译：李优伟　公维军　席家宁

译　　者：高　强　王　娟　陈玉昆

　　　　　翟明春　张源芳　刘景新

目　录

第一章　女性盆腔临床解剖

摘　要

　　盆底又称盆膈，其封闭骨盆下口，形态复杂，多个不同的功能系统在这里连接。熟悉盆底解剖对于诊断女性盆腔疾病、进行盆腔手术以及了解泌尿生殖功能障碍及其治疗的基本机制都至关重要。

1　引言

　　现代影像技术已经被广泛地用于诊断盆底或括约肌病变、确定盆腔疾病的范围，以及对盆腔肿瘤进行分期。为了能识别CT、MRI及动态MRI图像上的结构，详细了解盆腔的解剖结构关系非常必要。

　　盆腔解剖结构术语新旧混合，本章应用的是现行的解剖学术语，并将其与临床术语进行了对比。解剖学术语和临床术语的定义和相关说明见表1-1。

表1-1 术语和定义

术语	图	解剖学术语（TA）		临床术语	定义	重新命名（根据我们的结果）	存在
		英文	拉丁文				
1. 肛尾韧带		Anococcygeal body; anococcygeal ligament	Corpus anococcygeum; corpus anococcygeum	—	肛管后连接尾骨与肛管之间的结缔组织束，主要由外括约肌的深部和浅部肌纤维组成	没有必要	+
2. 会阴体		Perineal body	Corpus perineale; centrum perinei	—	会阴体是一种纤维肌肉结构而非肌腱，与膈肌中心腱不一样 我们的意见：会阴体本身是肌腱，然而，它不能与膈肌扁平中心腱相比较	尽管是肌腱，但没有必要	+

	图	英文	拉丁文		说明		
3. 会阴膜		Perineal membrane	Membrana perinea	−	尿道外括约肌（在男性中称为会阴横肌）与耻骨之间的致密结缔组织	没有必要	+
4. 直肠肛门		Rectum and anal canal	Rectum et canalis analis	肛门直肠	我们的意见：临床术语包括直肠和肛管，不考虑它们的起源不同	需要在 TA 中提取	+
5. 骶骨前区		−	−	−	我们的意见：骶前筋膜与骶骨和尾骨之间的小间隙，含有血管	需要在 TA 中提取	+
6. 骶前筋膜		Presacral fascia	Fascia presacralis	Waldeyer 筋膜（？）	盆腔壁层筋膜的尾部		+

续表

术语	图	解剖学术语（TA）		临床术语	定义	重新命名（根据我们的结果）	存在
		英文	拉丁文				
7. 直肠周围区		—	—	直肠系膜	我们的意见：由直肠外膜（包括神经、血管、淋巴）填充的间隔	需要在 TA 中提取	+
8. 直肠筋膜		—	—	Waldeyer 筋膜（？）	我们的意见：直肠外膜外的结缔组织片，直肠周围区的边界	需要在 TA 中提取	+
9. 下腹下丛		Inferior hypogastric plexus; pelvic plexus	Plexus hypogastricus inferior; plexus pelvicus	盆丛	直肠与子宫或直肠与膀胱皱襞内的自主神经丛	仅限于旧的临床术语：盆丛	+

10. 子宫骶韧带		Uterosacral ligament or rectouterine ligament	Li. rectouterinum	−	自宫颈边缘至骶棘韧带走行的致密结缔组织，之后上行加入盆腔壁层筋膜	仅限于子宫骶韧带	+
11. 直肠阴道筋膜		Rectovaginal fascia; rectovaginal septum (female)	Fascia rectovaginalis; septum rectovaginale	−	我们的意见：局部排列在直肠和阴道之间的致密结缔组织板、平滑肌细胞和神经	仅限于直肠阴道筋膜	+

续表

术语	图	解剖学术语（TA） 英文	解剖学术语（TA） 拉丁文	临床术语	定义	重新命名（根据我们的结果）	存在
12. 肛门括约肌复合体		—	—	—	包括肛管所有肌层：内括约肌（平滑肌）、纵行肌（平滑肌）、外括约肌（横纹肌）	需要在 TA 中提取	+
13. 耻骨膀胱韧带		Medial pubovesical ligament, pubovesicalis, lateral pubovesical ligament	Lig. mediale pubovesicale, m. pubovesicalis, lig. Laterale pubovesicalis	—	最容易混淆的结构！我们的意见：自耻骨走向膀胱颈的唯一结构，主要由平滑肌细胞和致密结缔组织带构成	仅限于术语耻骨膀胱肌	+
14. 肛提肌		Levator ani	M. levator ani	—	构成盆膈的主要部分，由耻尾肌，髂尾肌和耻骨直肠肌组成		+

名称	图	英文	拉丁文		我们的意见	
15. 盆腔筋膜腱弓		Tendinous arch of the pelvic fascia	Arcus tendineus fasciae pelvis	—	我们的意见：此结构源自侧面的耻骨，外侧与盆膈上筋膜"白线"连结。内侧与耻骨膀胱韧带连结。可能会被错误地称为耻骨前列腺外侧韧带或耻骨膀胱外侧韧带	+
16. 膀胱旁脂肪垫		—	—	—	我们的意见：由膀胱旁大量脂肪垫位发育而来，主要功能是构成膀胱的滑动垫，伴随膀胱运动	需要在 TA 中提取 +
17. 阔韧带		Broad ligament of the uterus	Lig. latum uteri	—	子宫和盆外侧壁之间的腹膜皱襞	+

续表

术语	图	解剖学术语（TA）英文	解剖学术语（TA）拉丁文	临床术语	定义	重新命名（根据我们的结果）	存在
18. 直肠子宫皱襞		Rectouterine fold	Plica rectouterina	—	自宫颈经直肠两侧达盆后壁的腹膜皱襞		+
19. 直肠子宫陷凹		Rectouterine pouch	Excavatio rectouterina	Douglas腔	腹膜深窝，位于两侧直肠子宫皱襞之间		+
20. 膀胱子宫皱襞		Vesico-uterine fold	Plica vesicouterina	—	膀胱和子宫之间的腹膜皱襞		+
21. 膀胱子宫陷凹		Vesico-uterine pouch	Excavatio vesicouterina	—	膀胱子宫皱襞之间的腹膜浅窝		+
22. 宫颈横韧带或主韧带		Transverse cervical ligament, cardinal ligament	Lig. transversum cervicis, lig. Cardinale	主韧带	自宫颈侧延伸到盆腔侧壁的结缔组织结构。我们的意见：主韧带不存在	需要删除	0

						+
23. 输卵管系膜		Mesosalpinx	Mesosalpinx	相同	阔韧带上缘的双折腹膜皱襞	+
24. 卵巢系膜		Mesovarium	Mesovarium	相同	附着于阔韧带背侧的双折腹膜皱襞	+
25. 子宫系膜		Mesometrium	Mesometrium	−	所谓子宫系膜，就是指阔韧带腹侧的最大部分	宫颈和近端阴道是否发生形态重新定义，需要重新定义。	+

2 女性盆腔形态和临床分区

女性盆腔和会阴的解剖结构复杂，只有根据功能和临床需求进行分区和描述，才能更好地了解这些区域。现行临床分区分为前区、中区和后区，前区和后区不但见于男性，也见于女性，而中区仅见于女性盆腔。"区"是放射学专家和盆底外科医生常用的术语，不等同于"腔隙"术语。依据先前文献，盆腔区域有很多的腔隙：直肠后、直肠旁、前列腺后、阴道后、耻骨后、膀胱旁等。外科医生认为这些"腔隙"是空腔，除疏松结缔组织外，不含大血管和神经。考虑到"区"内有不同的组织成分，几年前我们就主张去掉"腔隙"术语，而用"区"来替代。

接下来，我们先描述后区，再描述前区，与放射学专家的观点以及血管和神经走行保持一致。最后详细描述女性特有的中区。

盆腔不同分区的边界在哪里？它们都包含哪些结构呢？

2.1 后区

后区的边界：背侧是骶骨和尾骨，背侧下部由肛尾韧带（表1-1）及其外侧的肛提肌（图1-1a）组成。直肠阴道筋膜（直肠阴道隔）构成不完整的腹侧上边界，腹侧下边界由会阴体（表1-1）构成。后区器官仅有直肠肛门（表1-1，图1-1）。

2.2 前区

前区的边界：腹侧是耻骨联合，外侧是肛提肌（图1-1b），尾侧是会阴膜（表1-1），女性盆腔前区和中区没有明确的界限。前区器官包括膀胱和尿道（图1-1b）。

2.3 中区

中区的边区：外侧是肛提肌，尾侧是会阴体，腹侧没有明确界限，背侧则是直肠阴道隔。中区主要容纳女性生殖器官，包括卵巢、输卵管、子宫和阴道，它们呈不规则的冠状排列（图1-1a）。

2.4 会阴体

会阴体是会阴的一部分，位于生殖器官和肛门之间。由于许多不同的结构经会阴体连接，因此会阴体被认为是中心点或汇集点。

3 各分区结缔组织结构和肌肉

3.1 后区结缔组织结构

在尸体大体解剖上，后区结缔组织内不能区分子区。通过对比胎儿盆腔和成人盆腔，我们发现后区有2个可以区分的子区。

骶骨前区（表1-1）：较小，位于骶骨和尾骨的前面。背侧是脊柱尾段，腹外侧分界清晰，是盆腔壁层筋膜（表1-1，图1-2），又称骶前筋膜（表1-1）。胎儿的骶骨前区含有疏松结缔组织，骶骨前大静脉显示很清晰。

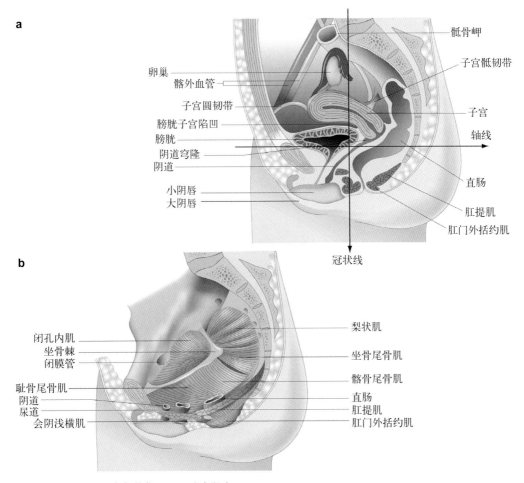

图1-1　a.女性盆腔器官矢状位观；b.盆底肌肉

直肠周围区（表1-1）：包含盆腔后区的大部分组织，内有直肠肛门及其伴随的组织。直肠周围组织也就是直肠外膜组织，沿着直肠上血管发展。成人主要是脂肪组织，内有结缔组织分隔（图1-3a，b）。直肠周围组织内供应直肠的结构有：直肠上血管干和分支、直肠内血管分支、直肠神经，以及直肠淋巴管、淋巴结。这些淋巴结的位置与后区其他淋巴结不同，其他淋巴结都位于髂血管附近外侧。

胎儿期直肠外膜由一层凝聚的间充质组织发育而来，逐渐形成致密的结缔组织（图1-3c）。新生儿结缔组织层之间出现脂肪小叶，覆盖于直肠周围区的外层结缔组织，称为"直肠筋膜"（表1-1），形成直肠周围区的形态边界。直肠周围区的上下范围取决于直肠上血管的分支类型，外侧和背侧范围较宽阔，腹侧较薄，仅由一些结缔组织构成。从矢状切面可以看出，直肠周围区的范围自上而下逐渐变小（图1-2c）。

直肠筋膜外即直肠周围区外有什么结构呢？背侧是骶骨前区，疏松黏附于直肠周围区；外侧是供应泌尿生殖器官的结构（自主神经和髂血管分支）所形成的神经-血管板（图1-3c），后者伴随的结缔

11

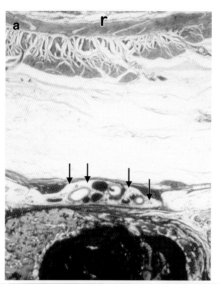

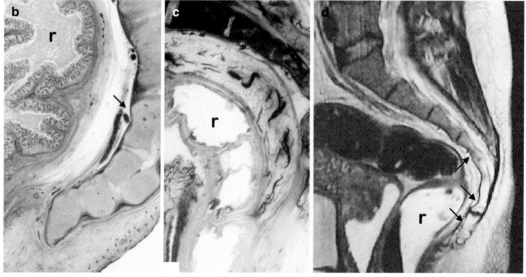

图1-2　骶前间隙（箭头所示）。a. 成人轴位切面（500μm）×4；b. 24周女性胎儿矢状位切面（400μm）×9；c. 成年女性矢状位切面（5mm）×0.45；d. 成年女性正中矢状位MRI。r为直肠

组织填充于直肠周围区与盆腔外侧壁之间的间隙。女性的下腹下丛（表1-1）神经附着于子宫骶韧带（表1-1），后者位于直肠筋膜和下腹下丛之间（图1-3a, c）。

直肠周围区的腹侧是后区和中区的分界，上下方向不同，上至宫颈和阴道穹隆水平的直肠子宫陷凹腹膜，下至阴道后壁下端。正如我们最近报道的，女性有2层直肠阴道隔，与男性直肠前列腺隔或迪氏筋膜（Denonvillier's fascial）相同。直肠肛门曲处，直肠前壁出现额外的纵行平滑肌束，形成直肠阴道隔的腹侧肌部（图1-4），平滑肌束伴随的神经，部分越过中线，与直肠壁平滑肌层连接，这些额外的平滑肌束下端附着于会阴体的结缔组织（图1-4）。

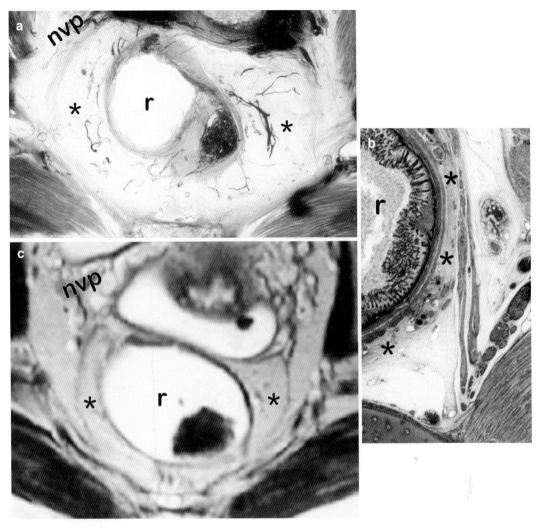

图1-3　直肠周围组织（星号所示）。a. 成年女性轴位切面（5mm）×0.45；b. 成年女性轴位MRI；c. 24周女性胎儿轴位切面（400μm）×5。nvp为神经-血管板；r为直肠

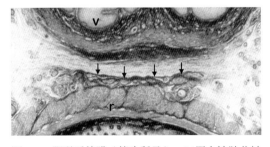

图1-4　阴道后筋膜（箭头所示）。24周女性胎儿轴位切面（400μm）×28。v为阴道；r为直肠

3.2　后区肌肉

后区内可看到肛提肌的所有构成：耻尾肌和髂尾肌形成不规则肌板，插入尾骨，以交错的方式互相重叠（图1-5）。其下组成是耻骨直肠肌，不插入任何骨骼结构，两侧的耻骨直肠肌纤维在直肠壁后面纵横交错，形成环绕直肠肛门曲的肌肉吊环（图1-6）。耻尾肌和耻骨直肠肌在头尾侧方向或多或少结合在一起，而在横

断面解剖上，它们的肌纤维束走行方向不同，耻尾肌纤维束稍微下行，耻骨直肠肌则呈水平走行，故而彼此能够区别。胎儿早期能够清楚区分肛提肌的各个成分，成人肛提肌存在的性别差异已在胎儿晚期表现得很明显：男性胎儿的肛提肌较厚，发育较好；而女性胎儿的肛提肌薄，与结缔组织混合，耻骨直肠肌尤其如此。

耻骨直肠肌与尾侧的肛门外括约肌相延续（图1-7），肛尾韧带是可肉眼区分二者的分界线。耻骨直肠肌背侧没有附着于骨骼，而肛门外括约肌深部由肛尾韧带间接固定在尾骨上。

肛门外括约肌是肛门括约肌复合体（表1-1）的外侧部分，肛门括约肌复合体的其他部分包括肛门内括约肌以及直肠

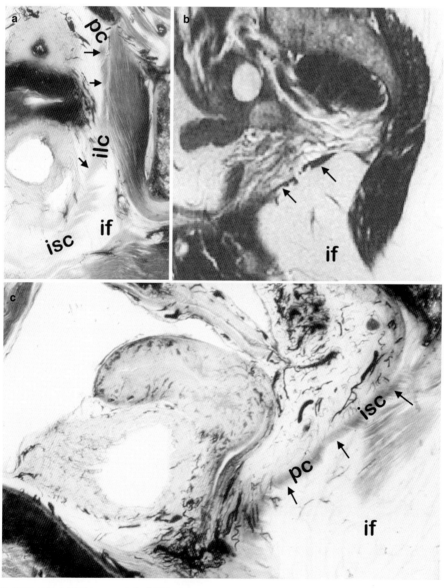

图1-5　肛提肌（箭头所示）。a. 成年女性轴位切面（5mm）×0.6；b. 成年女性旁矢状位MRI；c. 成年女性矢状位切面（5mm）×1.0。isc为坐尾肌；if为坐骨肛门窝；ilc为髂尾肌；pc为耻尾肌

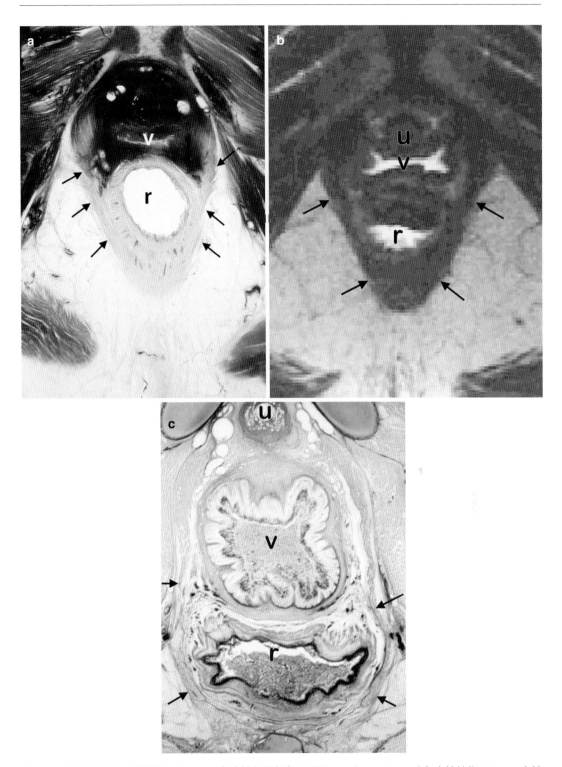

图1-6　耻骨直肠肌（箭头所示）。a. 成年女性尿道轴位切面（5mm）×0.8；b. 成年女性轴位MRI；c. 女性新生儿标本轴位切面（400μm）×4。u为坐尾肌；v为阴道；r为直肠

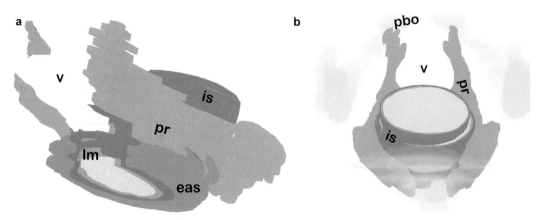

图1-7　女性胎儿盆腔后区计算机辅助重建。a. 斜腹外侧观；b. 下背腹侧观。v为阴道；lm为纵行肌层；pr为耻骨直肠肌；eas为肛门外括约肌；is为肛门内括约肌；pbo为耻骨

肛门的纵行肌束，后者介于内外括约肌之间。肛门外括约肌呈一连续薄片覆盖在肛管（图1-8a），横断面解剖上分为深部、肛直肠部和皮下表浅部（图1-8b）。深部是一层分界清楚的环形横纹肌纤维，表浅部特征是横纹肌纤维和纵行平滑肌交错混合（也称括约肌间隙）。组织学或解剖学正交层面三维重建是研究肛门外括约肌形态的最好方法，在会阴上直肠肛门水平，肛门外括约肌背侧与耻骨直肠肌相连（图1-8c），腹侧于中线处消失，但在男性前区和女性中区，腹外侧部增厚；在会阴水平，肛门外括约肌腹侧完整（见图1-15a），向内转与背侧的肛门内括约肌和纵行肌相连。从胎儿切面可以看出，出生前已经出现肛门括约肌复合体的性别差异：整体而言，男性的括约肌复合体比女性厚，女性前部较厚，而男性则薄且长。

3.3　重新解释后区解剖及其临床相关性

后区内主要是直肠及其周围结缔组织，其形态学分界由直肠筋膜构成。直肠

筋膜CT表现为稍高密度鞘，MRI呈薄层低信号结构；它对直肠肿瘤的诊断和分期起重要作用。我们的研究结果显示，成年女性直肠周围区大体分界很清晰，子宫骶韧带形成其外侧缘，盆腔壁层筋膜形成其后缘。直肠周围脂肪组织具有适应直肠不同容量的功能，形成一滑动鞘便于直肠的活动。与以前文献不同，我们没有发现连接直肠和骨盆外侧壁的韧带或韧带性结构，因此，不存在"直肠茎"或致密"直肠周围组织"。

分娩引起的括约肌损伤所造成的女性大便失禁是最常见的外科矫正原因。外括约肌损伤的发生率为6%～30%，需要鉴别括约肌完全断裂和括约肌不完全断裂。我们的形态学研究支持肛门外括约肌不完全是环形肌的事实，并详细描述了括约肌复合体的各个部分，就是为了帮助放射学专家和外科医生能够很好地识别这些结构，在有可能的情况下，予以精心重建。

直肠膨出是指直肠前壁和阴道后壁疝入阴道和（或）整个阴道内口，直肠膨出的大小与表现的症状不一致，没有症状的

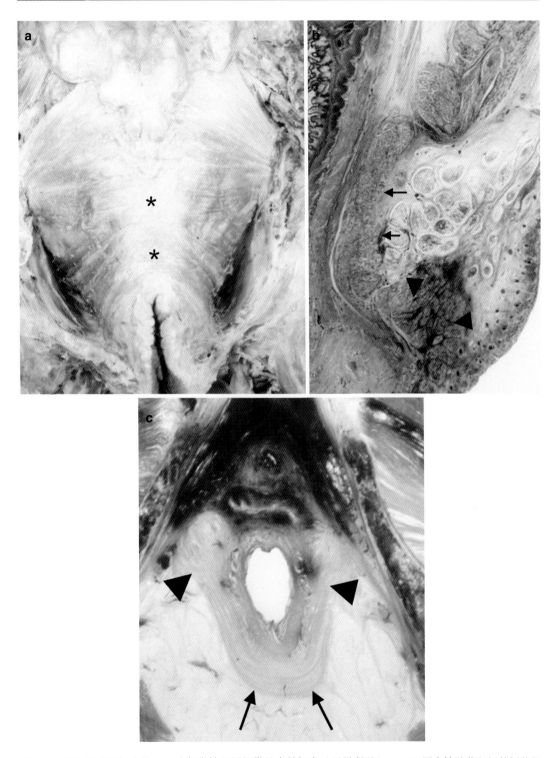

图1-8 肛门括约肌复合体。a. 成年女性肛尾韧带的大体标本（星号所示）；b. 20周女性胎儿肛门外括约肌深部（箭头所示）和表浅部（三角箭头所示）的矢状位切面（500μm）×10；c. 成年女性轴位切面（5mm）×0.6，肛门外括约肌（箭头所示）和耻骨直肠肌（三角箭头所示）的融合

患者也时有被诊断为直肠膨出。创伤和妇科损伤削弱直肠阴道隔，老年患者结缔组织松弛、多产、不良的排便习惯、会阴松弛以及便秘引起的腹内压增高都可导致直肠膨出。在直肠膨出的成功修复中，直肠阴道隔是关键结构。

3.4 后区重要的血管、神经和淋巴管

- 直肠上动脉。
- 直肠神经。
- 直肠淋巴结。
- 下腹下丛。
- 下腹上丛。
- 髂总动脉。
- 髂内动脉。

（静脉具有对应的走行）

3.5 前区结缔组织结构

沿着尸体腹侧壁和外侧壁解剖，很容易分离膀胱，包括其包埋组织和周围邻近组织。解剖过程中，没有发现固定膀胱或尿道的侧茎，却看到腹侧一索带自耻骨向上连接于膀胱颈，称为耻骨膀胱韧带（表1-1，图1-9a）。耻骨膀胱韧带与盆腔筋膜腱弓（表1-1）连接。这两个结构不完全地将耻骨后区域分为膀胱前区和尿道前区。从胎儿和成人骨盆的横断面对比研究中，我们认识到前区内结缔组织结构的详细组成。

除颈部和后壁外，膀胱其他部位由脂肪组织覆盖（图1-9b），脂肪组织呈半环状垫填充骨盆外侧壁和膀胱腹外侧壁的空隙。脂肪垫内没有韧带或其他致密结缔

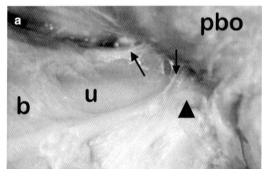
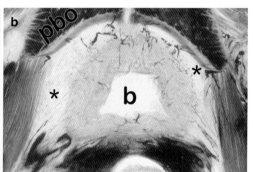
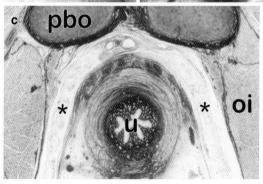

图1-9 前区。a. 23周女性胎儿的大体标本，耻骨膀胱韧带（箭头所示）和腱弓（三角箭头所示）×9；b. 成年女性轴位切面（5mm），膀胱旁脂肪垫（星号所示）；c. 24周女性胎儿的轴位切面（400μm），膀胱旁脂肪垫（星号所示）×8。b为膀胱；u为尿道；pbo为耻骨；oi为闭孔内肌

组织间隔，有时可见闭孔血管分支横行穿过。脂肪垫自胎儿膀胱旁大脂肪垫原位发育而来（表1-1，图1-9c），不含大血管、神经和淋巴管。这些神经、血管和淋巴管源自髂内血管，汇入膀胱的背外侧缘，其分支及其伴随的致密结缔组织鞘包绕膀胱和尿道，因此，神经、血管和淋巴管都位于膀胱的背外侧壁、脂肪垫的内侧面。腹头侧，两侧脂肪垫在中线处结合在一起，其背缘几乎紧邻直肠周围区，尾侧外侧缘是肛提肌，腹侧是耻骨膀胱韧带或耻骨前列腺韧带。尿道前区与之不同，其间隙由结缔组织及其伴随的会阴背深血管填充。

前区内有2个结构是由致密结缔组织形成：盆腔筋膜腱弓和半环状纤维鞘。盆腔筋膜腱弓源自耻骨，与覆盖肛提肌膀胱面的盆腔壁层筋膜相连；半环状纤维鞘覆盖膀胱和尿道的腹外侧壁。此鞘腹侧很坚韧，被认为是膀胱或尿道的不完全腹侧筋膜。膀胱腹侧筋膜在泌尿生殖裂孔水平没有完全固定在骨盆外侧壁，而尿道腹侧筋膜则附着于外侧的肛提肌筋膜（图1-10a）。因此，裂孔内可见一纤维桥连接两侧的肛提肌筋膜。总之，前区的纤维结构为膀胱和尿道建立了一个吊床样结构。胎儿可清楚显示这些结构，成人也具有相似的结构，却不清晰。膀胱或尿道绝对没有侧骨固定，认识到这一点非常重要。在背头侧，膀胱和尿道的腹侧筋膜与髂内血管的结缔组织鞘相延续；在腹侧，吊床样结构借助腱弓以及耻骨膀胱韧带（图1-10b~d）间接固定在耻骨上。耻骨膀胱韧带由胆碱能神经支配的平滑肌细胞组成，与头侧的膀胱颈连接。

有一额外的纤维结构封闭腹侧裂孔，它是一个致密结缔组织板，填充耻骨和尿道括约肌之间的空隙，构成会阴膜（图1-11a）。

3.6　前区肌肉

前区横纹肌是肛提肌（表1-1）的腹侧部分，如两侧的耻骨尾骨肌和耻骨直肠肌。它们被覆盆膈上筋膜，与邻近器官和尿道外括约肌分界清楚（图1-10a、d和图1-11a）。正如之前报道的那样，此肌在胎儿发育期间呈马蹄形或Ω形，不完全覆盖尿道（图1-11）。其背侧末端由致密结缔组织板连接，女性的致密结缔组织板很小，牢固附着于阴道腹侧壁（图1-10d和图1-11a）；尿道外括约肌的大部分纤维呈半圆状走行，大部分尾端纤维几乎呈横断面走行。这部分在男性中较显著，称为会阴深横肌，而它在女性中不存在。

如上所述，泌尿生殖器管壁外的平滑肌构成了尿道腹侧壁前面部分的耻骨膀胱韧带。

3.7　重新解释前区解剖及其临床相关性

这里所述的脂肪垫范围与Gasparri和Brizzi报道的膀胱旁间隙的前面部分相同。很明显，膀胱旁半圆形脂肪垫的主要功能是构成膀胱的滑动垫，伴随膀胱运动。

Dorschner等指出，耻骨膀胱韧带的平滑肌束与膀胱颈纵行平滑肌束相延续，称为尿道扩张肌。还有一个与直肠肛门相似

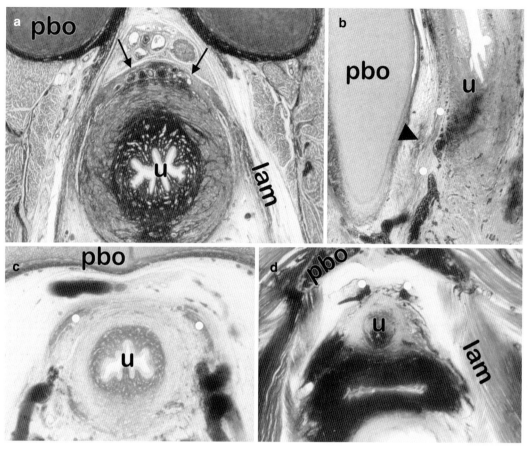

图1-10　前区和所谓的尿道韧带。a. 24周女性胎儿的轴位切面（400μm），半圆形尿道鞘（箭头所示）×12；b. 13～14周女性胎儿的矢状位切面（500μm），耻骨膀胱韧带（白点所示）和腱弓起始部（三角箭头所示）×25；c. 17周女性胎儿的轴位切面（400μm），膀胱耻骨韧带（白点所示）×12；d. 成年女性轴位切面（5mm），膀胱耻骨韧带（白点所示）×7.5。pbo为耻骨；u为尿道；lam为肛提肌

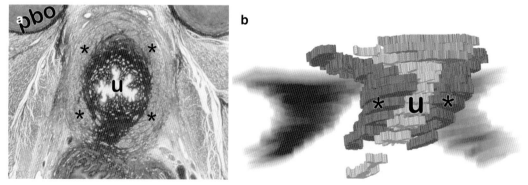

图1-11　尿道外括约肌（星号所示）。a. 24周女性胎儿的轴位切面（400μm）×9，包埋于会阴横膜内；b. 女性胎儿盆腔后区计算机辅助三维重建。pbo为耻骨；u为尿道

之处，我们认为腹侧壁外的平滑肌束和自主神经与纵行内束起协同作用。然而可以肯定的是，接受假定胆碱能神经支配的耻骨膀胱韧带，其功能不是把尿道固定在耻骨上，而是在排尿时将尿道保持在相对于骨骼的位置。与肛提肌收缩相反，正如动态MRI所见，尿道外括约肌收缩引起尿道前间隙缩窄，使尿道向上运动。

我们的研究结果原则上支持DeLancey吊床假说，因此，尿道和膀胱颈的手术整复将会导致背头侧牵引力上升（神经导引板）以及腹尾侧牵引力下降（盆腔筋膜腱弓）。尽管对女性尿道外科重建有创新性的想法，但大多数手术不是根据形态需要进行的，因为它们大多只考虑所谓的固定系统的一部分。

3.8　前区重要的血管、神经和淋巴管

- 膀胱下动脉。
- 输尿管。
- 膀胱上动脉。
- 膀胱淋巴结。
- 髂内淋巴结。
- 髂内动脉。
- 下腹下丛。
- 膀胱旁脂肪垫。
  （静脉具有对应的走行）

3.9　中区结缔组织结构

在成年女性盆腔的大体解剖上，无法将固定宫颈或阴道的韧带与盆腔外侧壁分离，从而将中区与前区或后区分离。而在应用双目解剖显微镜进行的精细大体解剖上，能够分离子宫和阴道周围脂肪组织内的结缔组织间隔以及腹膜下盆腔其他部分的组织。我们通过对女性胎儿和成人盆腔切面的研究，揭示了子宫和阴道周围结缔组织的真实特性。中区仅有结缔组织伴随子宫和阴道血管，平行于这些器官的侧壁走行。胎儿的结缔组织仍较疏松，没有分化的结构；成人的结缔组织则主要由脂肪组织构成（图1-12a～d），其内含有规则的结缔组织间隔，向外侧与阔韧带（表1-1）连接。宫颈旁结缔组织外侧毗邻膀胱旁脂肪组织，阴道旁结缔组织尾侧与盆腔壁层筋膜相接；直肠子宫皱襞和膀胱子宫皱襞切向覆盖子宫的前、后壁（图1-12a，b），阔韧带是直肠子宫皱襞和膀胱子宫皱襞（表1-1）的一部分，主要由胶原纤维构成，除覆盖直肠子宫陷凹的腹膜下致密结缔组织外（表1-1，图1-12e），女性胎儿盆腔没有支持韧带。在成人盆腔中，腹膜下结缔组织汇聚形成子宫骶韧带（表1-1），在透明切片以及MRI上都可看到，随个体差异，形成不同厚度的半圆索。它们源自宫颈和阴道穹隆的外侧缘，向背头侧走行，与骶棘韧带和骶骨上的盆腔壁层筋膜相连。由于它们是直肠子宫韧带的一部分，所以会覆盖直肠周围组织的外侧。我们的研究无疑证实了圆韧带的存在及其组成和走行，然而，却没有发现成人盆腔中构成主韧带和横韧带（表1-1）的韧带结构，主韧带和横韧带被认为是将宫颈和阴道穹隆固定于盆腔侧壁的结构。我们是从老年标本的解剖切片中得到的结论，与年轻女性盆腔

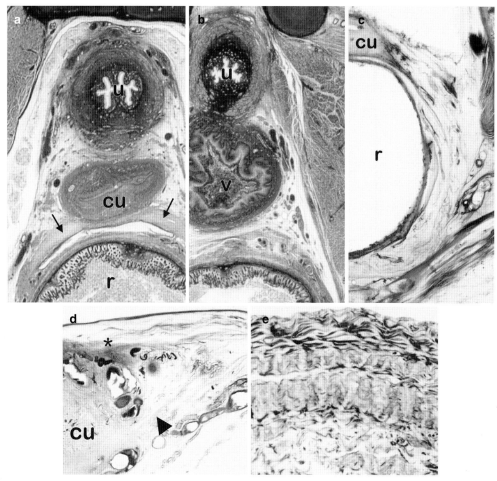

图1-12 宫颈旁和阴道旁组织。a. 24周女性胎儿通过致密结缔组织覆盖（箭头所示）的直肠子宫陷凹水平的轴位切面（400μm）×8；b. 同一胎儿在包埋于疏松阴道旁组织内的阴道水平的轴位切面（400μm），阴道和尿道紧密连结×8；c. 成年女性的轴位切面（3mm），宫颈旁组织×0.8；d. 同一标本轴位切面（3mm）放大，圆韧带起始部（星号所示）和子宫骶韧带（三角箭头所示）×3.5；e. a的放大，平行方向的结缔组织纤维构成腹膜下部子宫骶韧带×40。u为尿道；cu为宫颈；r为直肠；v为阴道

MRI结果基本一致（图1-13）。

腹膜下中区及其器官邻近腹侧前区，主要由致密结缔组织桥将阴道腹侧壁和尿道背侧壁紧密连接在一起（图1-12b）。

中区的背内侧与后区邻接，两区的界限是直肠阴道隔。直肠阴道隔由致密结缔组织、弹性纤维和直肠壁纵行束的平滑肌细胞组成。

输卵管位于子宫两侧，包裹在阔韧带（表1-1）上缘内，每侧输卵管下面有双折腹膜附着，称输卵管系膜（表1-1）。输卵管的外侧上部是输卵管壶腹部，通向漏斗部，腹腔开口处是输卵管伞。卵巢位于卵巢窝，贴近盆腔外侧壁，由双层腹膜的卵巢系膜（表1-1）悬吊，卵巢系膜向后附着于阔韧带。卵巢窝的后面是腹膜外结构，包括输尿管和髂内血管以及子宫动脉的起始处（图1-14）。

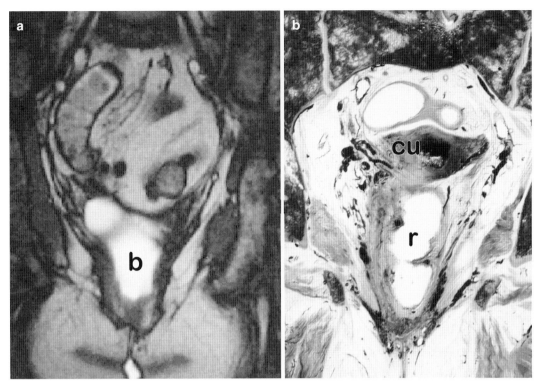

图1-13 腹膜下结缔组织和神经血管导引板。a. 成年女性冠状位切面（3mm），直肠旁和宫颈旁组织×0.4；b. 成年女性冠状位MRI，直肠旁和宫颈旁组织。b为膀胱；cu为宫颈；r为直肠

3.10 中区肌肉

中区没有横纹肌，阴道侧壁与肛提肌的耻骨直肠肌密切接触。两个结构之间由耻骨直肠肌的上筋膜分隔（图1-6b）。

3.11 重新解释中区解剖及其临床相关性

关于子宫和阴道周围组织，有很多的解剖学术语和临床术语，但它们的定义和起源都不清楚。例如，子宫系膜（表1-1）被认为是阔韧带的最大部分，自盆底至子宫体包绕子宫动脉和结缔组织。正如Höckel等所强调的，熟知肿瘤局部侵犯的范围，对于手术和放疗方案的设计非常必要，尤其是在女性盆腔。与后区

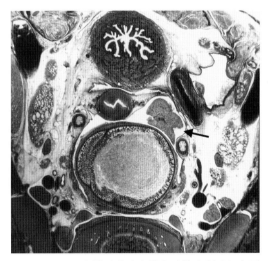

图1-14 24周女性胎儿在卵巢窝（箭头所示）水平的轴位切面（400μm）×4

的直肠系膜（表1-1）一样，子宫系膜已被重新定义，并被确定为来自共同前体组织的解剖区域。由此提出了一种新的宫颈癌（ⅠB~ⅡA期）手术方案，称为全子宫系膜切除术，将宫颈和近端阴道及其神经血管结构定为一个形态发生单位。

固定子宫和阴道的手术技术很多，都基于盆腔内存在鞘状纤维聚集体（通常称为筋膜）的观点，认为这些筋膜是子宫和阴道的支撑结构，因此，手术中需要重建这些结构，我们认为这也是本章需要讨论的最重要的问题。

我们对子宫和阴道周围结缔组织的解剖重新解释如下。

- 与英美作者观点一致，我们没有发现覆盖子宫和阴道的脏层筋膜，两个器官都有外膜结缔组织。原位发育的直肠阴道隔与子宫骶韧带、直肠纵行肌层和会阴连接。
- 如Bastian和Lassau所述，成年女性盆腔内存在多种韧带。我们的结果显示，通过观察解剖标本、切面或MRI，除子宫骶韧带和圆韧带外，没有发现其他子宫韧带。宫颈旁和阴道旁含有脂肪组织、许多血管、神经和结缔组织间隔，这些结构容易与韧带结构混淆，尤其是在老年女性。结缔组织间隔已被新的形态学详细描述，但它们的功能意义被过度夸大。毫无疑问，一些结缔组织间隔与肛提肌筋膜连接，肛提肌收缩直

接传递到这些间隔，进而影响阴道。然而，由于其形态学特征，认为它们不属于支撑结构。

我们的结果仍然与临床和解剖教科书中的经典描述不一致。子宫的唯一固定来自背头侧方向走行的子宫骶韧带，它们在骶棘韧带水平与盆腔壁层筋膜相连，向上牵拉整个子宫阴道复合体。

对于生殖器脱垂患者，可通过多种手术方法来重建所谓的支持韧带。根据我们的形态学数据，为了保护会阴部的血管和神经在手术过程中不被损伤，对脱垂患者的子宫阴道复合体进行骶骨固定是一种有效的方法。新技术还包括应用网状物来支撑女性盆腔的所有器官。这些技术的成功应用打开了女性疝气手术的新视野。

3.12 中区重要的血管、神经和淋巴管

- 子宫动脉。
- 下腹下丛。

（静脉具有相对应的走行）

4 会阴体

4.1 会阴体结缔组织结构和肌肉

会阴体分隔泌尿生殖裂孔和肛门裂孔，位于直肠和阴道之间，即后区与中区之间。在会阴体区域，皮肤与下面的结缔组织紧密相连。会阴体由致密结缔组织构成，虽然没有自己的肌肉组织，却为会阴区肌肉提供起点或附着点（图1-15a）。肛门

外括约肌附着于会阴体背侧（图1-15a），海绵状组织的肌肉附着于会阴体腹侧（图1-15b），会阴深横肌也附着于腹侧，但在女性中不存在会阴深横肌。前面所述的位于直肠阴道隔的额外的直肠平滑肌束，附着于会阴体的结缔组织（图1-15c）。女性会阴体在分娩和（或）会阴切开过程中容易被损伤，对指导临床操作具有重要意义。按照妇科医生的观点，自外（下）向内（上）描述为：阴道口以下水平，肛门外括约肌附着于会阴体（图1-15a）；阴道口及其以上水平，内括约肌紧靠会阴体，间接与阴道背侧壁相接（图1-15b）；外括约肌自外侧包绕肛管、会阴体和阴道背侧壁。

会阴体的肛提肌内侧与坐骨肛门窝的结缔组织间隔相连，后者也与肛提肌下筋膜连接。

4.2 重新解释解剖及其临床相关性

自从经会阴超声和经会阴动态超声应用以来，人们便产生了详细了解会阴体解剖的兴趣。在这些技术的帮助下，肛提肌下脏器、软组织和耻骨直肠肌都能被清楚地看到和定义。

很长时间以来，对此区存在纤维组织成分没有异议。然而，现行解剖学术语定义的会阴体是纤维肌性结构，而非腱状结构。我们坚决反对这一观点：会阴体本身是一种纤维结构，但它与肌肉的起点和止点混杂在一起，对于没有骨骼起源或骨骼附着的肌肉，应该被认为是肌腱中心。此处是盆腔内（腹腔内）压力吸收的重要区域，会阴体被过度拉伸或破坏可能是泌尿生殖器或直肠脱垂的原因。

从形态学和功能学观点出发，应该讨论一下是否有必要通过完整的会阴体进行手术以及如何手术。

Sultan等的统计数据显示，会阴切开术并不能防止会阴体撕裂，这引起了关于阴道分娩和（或）会阴切开术后盆底损伤的激烈讨论。我们认为，国际委员会应该明确会阴切开术的适应证，而且应该只限于特殊情况下使用会阴切开术。会阴体损伤不仅可以自发发生，也可由会阴切开术引起，分娩过程中用手保护会阴一点也不"过时"。

我们建议不要进行会阴正中切开术和会阴侧切术，对会阴中外侧切开术要小心。从图1-16的病理标本可以看出：会阴撕裂和（或）会阴侧切术会引起会阴体和肛门外括约肌瘢痕形成，坐骨肛门窝内结缔组织间隔不规则（图1-16a）；在肛提肌水平和肛提肌下水平之间的界面，可看到阴道壁被轻微推移，耻骨直肠肌很薄，坐骨肛门窝与对侧不对称（图1-16b），而坐骨肛门窝在肛提肌以上水平保持对称（图1-16c）。会阴撕裂需要采用精细的功能性外科手术，以避免上述这些情况发生。随着现代影像技术的发展，可以使用快速、可靠的检查方法，因此，妇科医生的任务是提高手术治疗水平。

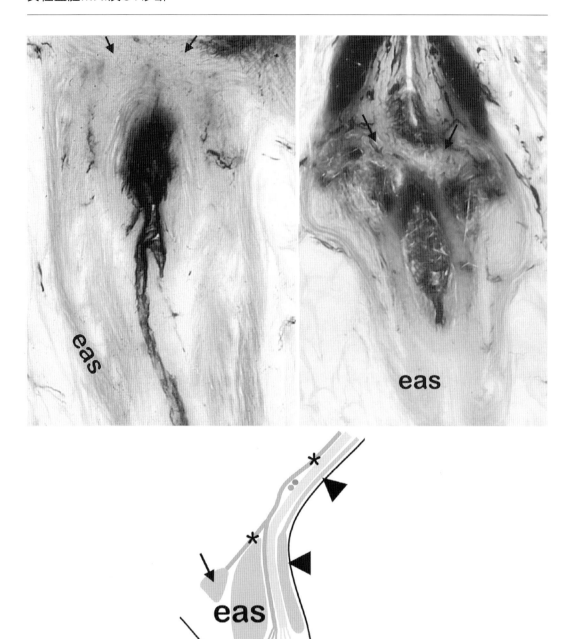

图1-15 会阴体（箭头所示）及其附着肌肉。a. 成年女性在肛门裂孔水平的轴位切面（5mm），×2.2；b. 同一标本在阴道裂孔水平的轴位切面，×1.2；c. 矢状位切面显示直肠肛门腹侧壁（三角箭头所示）和包括纵行肌细胞（星号所示）的不同肌层。eas为肛门外括约肌

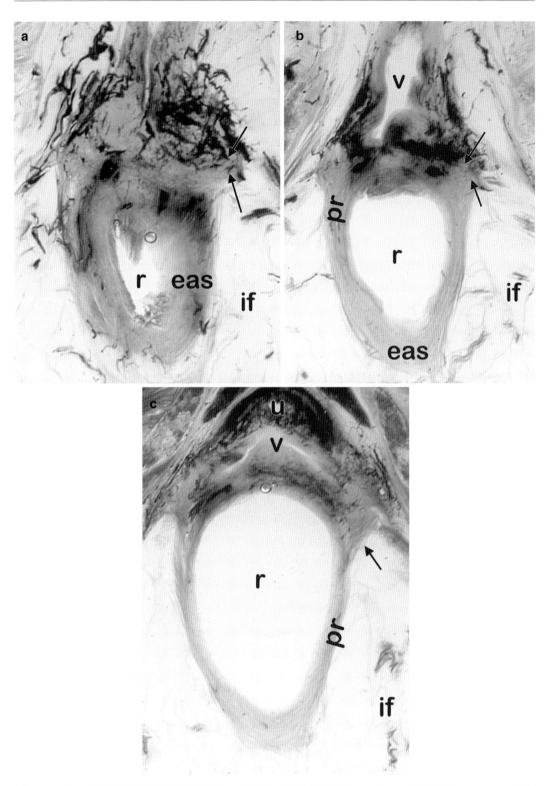

图1-16 成年女性会阴陈旧撕裂瘢痕形成处（箭头所示）轴位切面（4mm）。a. 会阴水平，×0.8；b. 肛门外括约肌与耻骨直肠肌融合水平，×0.8；c. 直肠壶腹水平，×0.8。r为直肠；eas为肛门外括约肌；if为坐骨肛门窝；pr为耻骨直肠肌；v为阴道

参考文献

Aigner F, Zbar AP, Kovacs P, Ludwikowski B, Kreczy A, Fritsch H (2004) The rectogenital septum: morphology, function and clinical relevance. Dis Colon Rectum 47:131–140.

Bastian D, Lassau JP (1982) The suspensory mechanism of the uterus. Surg Radiol Anat 4:147–160.

Beer-Gabel M, Teshler M, Barzilai N, Lurie Y, Malnick S, Bass D, Zbar A (2002) Dynamic transperineal ultrasound in the diagnosis of pelvic floor disorders. Dis Colon Rectum 45:239–248.

Beets-Tan RGH, Beets GL, Vliegen RFA, Kessels AGH, Van Boven H, De Bruine A, von Meyenfeldt MF, CGMI B, van Engelshoven JMA (2001) Accuracy of magnetic resonance imaging in prediction of tumourfree resection margin in rectal cancer surgery. Lancet 357:497–505.

Berglas B, Rubin IC (1953) Histologic study of the pelvic connective tissue. Surg Gynecol Obstet 97:277–289.

Berrocal J, Clave H, Cosson M, Dedodinance P, Garbin O, Jacquetin B, Rosenthal C, Salet-Lizee D, Villet R (2004) Conceptual advances in the surgical management of genital prolapse. J Gynecol Obstet Biol Reprod 33:577–587.

Brown G, Radcliffe AG, Newcombe RG, Dallimore NS, Bourne MW, Williams GT (2003) Preoperative assessment of prognostic factors in rectal cancer using high resolution magnetic resonance imaging. Br J Surg 90:355–364.

Cundiff GW, Weidner AC, Visco AG, Addison A, Bump RC (1998) An anatomic and functional assessment of the discrete defect rectocele repair. Am J Obstet Gynecol 179:1451–1457.

DeBlok S (1982a) The connective tissue of the female fetal pelvic region. Acta Morphol Neerl Scand 20:65–92.

DeBlok S (1982b) The connective tissue of the adult female pelvic region. Acta Morphol Neerl Scand 20:325–346.

DeBlok S, DeJong E (1980) The fibrous tissue architecture of the female perineal region. Acta Morphol Neerl Scand 18:181–194.

DeLancey JO (1994) Structural support of the urethra as it relates to stress urinary incontinence: the hammock hypothesis. Am J Obstet Gynecol 170:1713–1723.

DeLancey JO (1996) Standing anatomy of the pelvic floor. J Pelvic Surg 2:260–263.

Dorschner W, Stolzenburg JV, Neuhaus J (2001) Structure and function of the bladder neck. Adv Anat Embryol Cell Biol 159:III–XII. 1–109.

Federative Committee on Anatomical Terminology (1998) Terminologia anatomica: international anatomical terminology. Georg Thieme Verlag, Stuttgart Fielding JR, Griffiths DJ, Versi E, Mulkern RV, Lee ML, Jolesz FA (1998) MR imaging of pelvic floor continence mechanisms in the supine and sitting positions. Am J Roentgenol 171:1607–1610.

Fritsch H (1990) Development of the rectal fascia. Anat Anz 170:273–280.

Fritsch H (1992) The connective tissue sheath of uterus and vagina in the human female fetus. Ann Anat 174:261–266.

Fritsch H (1994) Topography and subdivision of the pelvic connective tissue. Surg Radiol Anat 16:259–265.

Fritsch H, Fröhlich B (1994) Development of the levator ani muscle in human fetuses. Early Hum Dev 37:15–25.

Fritsch H, Kühnel W (1992) Development and distribution of adipose tissue in the pelvis. Early Hum Dev 28:79–88.

Fritsch H, Kühnel W, Stelzner F (1996) Entwicklung

und klinische Anatomie der Adventitia recti. Langenbecks Arch Chir 381:237–243.

Fritsch H, Brenner E, Lienemann A, Ludwikowski B (2002) Anal sphincter complex. Dis Colon Rectum 45:188–194.

Fritsch H, Lienemann A, Brenner E, Ludwikowski B (2004) Clinical anatomy of the pelvic floor. Adv Anat Embryol Cell Biol 175:1–64.

Gasparri F, Brizzi E (1961) Significato anatomo-chirurgico delle formazioni connecttivali del piccolo bacino. Arch Ital Anat Embriol 66:151–169.

Gosling J (1999) Gross anatomy of the lower urinary tract. In: Abrams P, Khoury S, Wein AJ (eds) Incontinence. Plymbridge, Plymouth, pp 21–56.

Grabbe E, Lierse W, Winkler R (1982) Die Hüllfascien des Rektums. Fortsch Röntgenstr 136:653–659.

Heald RJ (1995) Total mesorectal excision is optimal surgery for rectal cancer. Br J Surg 82:1297–1299.

Höckel M, Horn L-C, Fritsch H (2005) Association between the mesenchymal compartment of uterovaginal organogenesis and local tumour spread in stage IB–IIB cervical carcinoma: a prospective study. Lancet Oncol 6:751–756.

Janssen U, Lienemann A, Fritsch H (2001) Die Bedeutung des M. levator ani – Fossa ischioanalis-Glutaeus maximus (LFG) – Komplexes für den weiblichen Beckenboden. Ann Anat Suppl 183:11.

Khubchandani IT, Sheets JA, Stasik JJ, Hakki AR (1983) Endorectal repair of rectocele. Dis Colon Rectum 26:792–796.

Kocks J (1880) Normale und pathologische Lage und Gestalt des Uterus sowie deren Mechanik. Cohen, Bonn, pp 1–60.

Koster H (1933) On the supports of the uterus. Am J Obstet Gynecol 25:67–74.

Kux M, Fritsch H (2000) On the extraperitoneal origin of hernia. Hernia 4:259–263.

Lierse W (1984) Becken. In: von Lanz T, Wachsmuth W (eds) Praktische Anatomie, Bd 2, Teil 8A. Springer, Berlin.

Ludwikowski B, Oesch-Hayward I, Brenner E, Fritsch H (2001) The development of the external urethral sphincter in humans. BJU Int 87:565–568.

Ludwikowski B, Oesch-Hayward I, Fritsch H (2002) Rectovaginal fascia: an important structure in pelvic visceral surgery? About its development, structure, and function. J Pediatr Surg 37:634–638.

Mackenrodt A (1895) Ueber die Ursachen der normalen und pathologischen Lage des Uterus. Arch Gynaekol 48:393–421.

Niemen K, Heinonen PK (2001) Sacrospinous ligament fixation for massive genital prolapse in women aged over 80 years. BJOG 108:817–821.

Nobis A (1988) Untersuchungen zur feineren Struktur des retrorektalen Raumes beim Menschen. Inaugural Dissertation, Bonn.

Occelli B, Narducci F, Hautefeuille J, Francke JP, Querleu D, Crepin G, Cosson M (2001) Anatomic study of arcus tendineus fasciae pelvis. Eur J Obstet Gynecol Reprod Biol 97:213–219.

Oelrich TM (1983) The striated urogenital sphincter in the female. Anat Rec 205:223–232.

Pernkopf E (1941) Topographische Anatomie des Menschen. Urban & Schwarzenberg, Berlin; Bd 2, Teil 1: Bd 2, Teil 2.

Richardson AC (1993) The rectovaginal septum revisited: its relationship to rectocele and its importance in rectocele repair. Clin Obstet Ggynecol 36:976–983.

Richter K (1998) Gynäkologische Chirurgie des Beckenbodens. In: Heinz F, Terruhn V (eds) Georg Thieme Verlag, Stuttgart.

Richter K, Frick H (1985) Die Anatomie der Fascia pelvic visceralis aus didaktischer Sicht. Geburtsh Frauenheilk 45:282–287.

Sprenger D, Lienemann A, Anthuber C, Reiser M (2000)

Funktionelle MRT des Beckenbodens: normale anatomische und pathologische Befunde. Radiologe 40:458–464.

Stelzner F (1989) Die Begründung, die Technik und die Ergebnisse der knappen transabdominalen Kontinenzresektion. Langenbecks Arch Chir 374:303–314.

Stelzner F (1998) Chirurgie an vizeralen Abschlusssystemen. Georg Thieme, Stuttgart.

Sultan AH, Kamm MA, Hudson CN, Thomas JM, Bartram CI (1993) Anal sphincter disruption during vaginal delivery. N Engl J Med 329:1905–1911.

Thakar R, Stanton S (2002) Management of genital prolapse. BMJ 324:1258–1262.

Tobin CE, Benjamin JA (1945) Anatomical and surgical study of Denonvilliers fascia. Surg Gynecol Obstet 80:373.

Uhlenhuth E, Nolley GW (1957) Vaginal fascia, a myth? Obstet Gynecol 10:349–358.

Ulmsten U (2001) The basic understanding and clinical results of tension-free vaginal tape for stress urinary incontinence. Urologe 40:269–273.

Waldeyer W (1899) Das Becken. Cohen, Bonn

WEW R, Tucker WG (1986) Thickening of the pelvic fascia in carcinoma of the rectum. Dis Colon Rectum 29:117–119.

Wilson PD, Dixon JS, ADG B, Gosling JA (1983) Posterior pubo-urethral ligaments in normal and genuine stress incontinent women. J Urol 130: 802–805.

Woodmann PJ, Graney DO (2002) Anatomy and physiology of the female perineal body with relevance to obstetrical injury and repair. Clin Anat 15:321–334.

Zbar AP, Lienemann A, Fritsch H, Beer-Gabel M, Pescatori M (2003) Rectocele: pathogenesis and surgical management. Int J Color Dis 29:1–11.

第二章　MRI 和 CT 技术

摘　要

　　MRI和CT常规用于女性盆腔成像，MRI主要用于盆腔良、恶性病变的定位诊断，CT对局部区域的评价不太精确，但在妇科恶性肿瘤治疗后的随访、评价急诊患者以及指导活检方面仍然起着重要作用。尽管经腹部超声和经阴道超声不在本章叙述范围内，但它们仍然是大多数妇科疾病的一线成像方法。

1　引言

　　本章旨在集中讨论有关MRI和CT技术的一些重要的实际操作问题。

2　MRI

2.1　引言

　　八通道或更多元件的现代相控线圈的应用，提高了信噪比，从而提高了图像质量。另外，随着快速自旋回波序列（TSE和FSE）替代传统自旋回波序列，盆腔检查更加快速。现在大多数MRI检查都采用1.5T和3.0T磁体，虽然磁场强度越高，信噪比增大就越明显，但3.0T磁体更容易出现磁敏感性伪影，这在弥散加权成像（DWI）上尤为显著。

2.2 患者准备和体位

MRI检查之前，应告知患者检查大概需要多长时间，以及使用耳塞防止噪声以及皮肤上放置表面线圈的必要性。此外，应询问所有患者是否具有禁忌证和幽闭恐惧症，对那些由于幽闭恐惧症不能进行检查的患者，如果检查真正能带来益处，可能需要镇静。考虑患者进行MRI检查的安全性，要事先知道患者身体内所有的植入装置。宫内节育器可正常扫描，T2WI通常表现为子宫内膜腔内线样低信号结构。

最后，还应告知患者静脉注射对比剂和解痉剂的作用以及它们的副作用（见下节）。

每当孕妇接受MRI检查时，应关注胎儿发育的问题。一般来说，每一位患者都要权衡利弊。1.5T磁体对胎儿的有害影响未见书面报道，然而，一些专家仍然建议妊娠早期应避免此项检查，除非权衡利弊，检查的益处大于潜在的风险。由于大多数研究都基于1.5T扫描仪，所以关于3.0T的潜在影响知之甚少。

一些作者主张检查前1小时应排空膀胱，确保膀胱适度充盈。膀胱过度充盈则会引起患者不适，产生运动伪影，妨碍T2WI成像。

需要静脉注射对比剂时，建议禁食4小时，减轻肠道蠕动。快速通便灌肠清洁肠道，也可提高图像质量。

很少用稀硫酸钡或其他溶剂来进行肠道准备，因为此操作不但增加准备时间和成像时间，而且似乎没有带来明显的益处。

应避免使用阴道塞。超声凝胶乳浊阴道使得评价阴道壁更容易，检查阴道肿瘤或深部子宫内膜异位症时，可应用此法。另外，超声凝胶乳浊直肠和（或）阴道对动态盆底和深部子宫内膜异位症的研究有一定帮助。

进行女性盆腔检查时，患者通常取仰卧位，手臂置于身体两侧。靠垫置于膝关节下，使检查更舒适。为了减少伪影，腹部和盆腔检查时需要采取2个重要的步骤：用腹带覆盖在相控体线圈上，限制呼吸偏移；矢状位观察图应用空间预饱和带，对无屏气的序列能明显减少前腹壁运动产生的伪影。

2.2.1 解痉药

应用抗痉挛药如丁溴东莨菪碱或胰高血糖素的目的是减少小肠和膀胱蠕动产生的伪影，在形态和功能序列上（尤其DWI）评估腹腔种植非常有效。检查前立即静脉注射20~40mg Buscopan®是最常用的方法，由于Buscopan®的作用仅能持续15分钟，检查时间较长者可再次给予相同剂量。肌内注射20mg可延长作用时间（一般为30~60分钟）。对丁溴东莨菪碱高度过敏患者以及重症肌无力、闭角型青光眼、巨结肠、心动过速、前列腺肥大伴尿潴留、麻痹性肠梗阻或胃肠道机械性狭窄患者禁止应用抗痉挛药。关于妊娠期禁忌证的资料很少，因此，妊娠期不建议使用。常见的不良反应包括调节障碍、心动过速、头晕或口干，如果出现调节障碍，建议患者不要驾车。

当Buscopan®禁用时，可静脉注射1mg胰高血糖素。Froehlich等的研究显示，与丁溴东莨菪碱比较，胰高血糖素作用更可靠，降低肠蠕动时间更长。对本药高度过敏患者和嗜铬细胞瘤患者禁用，本药具有刺激嗜铬细胞瘤释放儿茶酚胺的危险。胰岛细胞瘤患者应慎用，因胰高血糖素初始的高血糖作用会刺激胰岛素释放而引起低血糖。

2.3　线圈、扫描层面和一般方案

女性盆腔MRI通常需要至少4个组件的相控阵体线圈，现代线圈的应用提高了信噪比并允许并行成像，减少了传统序列T1WI和T2WI的扫描时间。腔内线圈，无论是阴道内线圈还是直肠内线圈，目前尚无科学支持。

一般女性盆腔检查选用冠状定位，能同时观察盆腔和下腹部，不但能指导盆腔序列，也有助于排除其他病变如肾积水或肾畸形。常选用快速扫描序列，如单次激发快速自旋回波。

除依据研究目标应用特殊方案外，通常都选取轴位T1WI序列和至少2个不同平面的T2WI序列（图2-1）。大多数女性盆腔MRI检查都把动态对比增强MRI（DCE-MRI）和DWI作为标准成像方案的一部分。

表2-1概括了妇科MRI的通用方案，依据每个中心所用的磁体和线圈，可以调整具体参数。

表2-1　1.5T MRI妇科检查所用的通用方案

- 禁食4～6小时
- 检查前1～2小时排尿，饮水2杯
- 避免使用阴道塞
- 超声凝胶乳浊阴道
  —阴道肿瘤和深部子宫内膜异位症有用
- 超声凝胶乳浊直肠和（或）阴道—动态盆底研究和深部子宫内膜异位症有用
- 快速通便灌肠清洁肠道，检查前1天1次，当日早上1次（选择）

- 仰卧位
- 选用至少4个组件的盆腔相控阵体线圈
- 腹带覆盖相控阵体线圈
- 前面和上面加用饱和带
- 抗痉挛药
  —Buscopan® 20/40mg IM/IV
  —胰高血糖素 1mg IV

- 矩阵：512×512
- 冠状定位：单次激发快速自旋回波
- 形态学序列：轴位 T1WI，至少2个不同平面的 T2WI（或单一 3D T2WI，之后进行多极重建）
- DWI：FOV 和层厚与 T2WI 相同（轴位优先）
  —盆腔（b 值：0.600 和 1000s/mm^2）
  —腹部（b 值：0.500 和 1000s/mm^2）
  —高 b 值可达 1200～1400s/mm^2
- DCE-MRI：2D 或 3D 脂肪抑制 T1W GRE 序列
  —扫描层面、感兴趣区和采集时间取决于研究目标
  —钆剂标准剂量：0.1mmol Gd/kg 体重

2.3.1　T1-和T2-加权成像

典型SE T1WI用于评估与脂肪或血液相对应的自发高信号含量，加用同一层面、同一层厚的轴位脂肪抑制T1WI，可区别脂肪和血液。一些中心采用正、反相

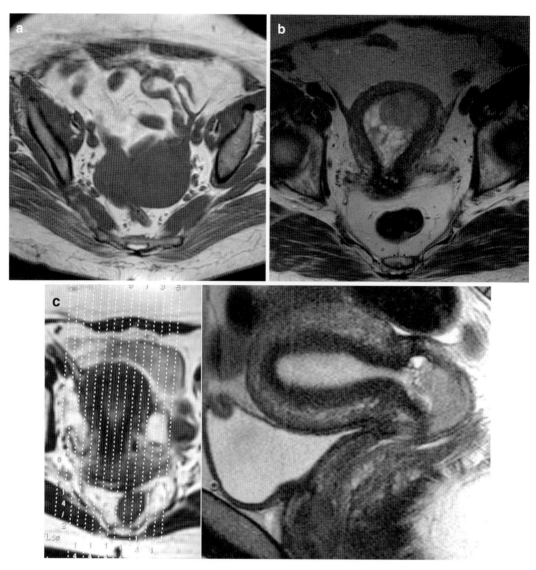

图2-1 不同患者采用不同方向的MRI实例。a. 盆腔轴位T1W图像；b. 通过盆腔的轴位T2W图像显示子宫内膜癌伴息肉；c. 子宫轴的斜矢状位T2W图像显示正常子宫带状解剖和宫颈癌

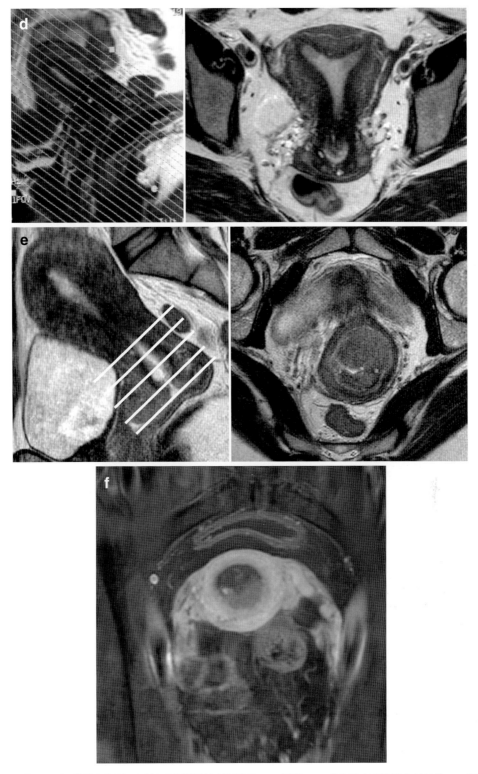

图2-1（续）　d. 沿着子宫长轴、平行于内膜腔的斜冠状位T2W图像；e. 垂直于宫颈长轴的斜轴位T2W图像，为了分期宫颈癌评价子宫旁组织侵犯；f. 静脉注射钆剂后垂直于子宫长轴的斜轴位脂肪抑制T1W图像，为了内膜癌局部分期

位T1WI，主要检查肿块内容积素内的脂质（表现为反相位成像信号减低）。如果需要缩短扫描时间，应用梯度回波序列（GRE），但其显示解剖的详细程度就要降低。采用Dixon法也可达到脂肪饱和，该方法基于化学位移技术同时获得正、反相位图像，通过数学计算得到只有脂肪和只有水的序列。脂肪信号抑制更均匀，允许检查和定量显微脂质。

大多数女性盆腔疾病的检查需要多极、高分辨非脂肪饱和T2WI，其能够清晰显示子宫和卵巢的带状解剖，提供正常组织和病变组织之间较好的对比度。通常采用TSE或FSE序列，也可以选用单一3D T2WI序列，通过后处理进行多平面重建。屏气状态下单次激发TSE序列用于冠状位扫描，能够排除肾积水或评估肾畸形。

女性盆腔成像常规不应用脂肪抑制T2WI序列，但它有助于识别腹腔内、腹腔外和空腔脏器腔内液体，有助于确定肿大淋巴结和骨骼的改变（如骨转移瘤或放疗后不完全骨折引起的水肿改变）。与非脂肪抑制T2WI比较，也有助于宏观评估脂肪含量。

2.3.2 弥散加权成像

DWI是一种功能性MRI技术，评价水分子在不同物理介质内的随机运动或布朗运动。生物组织的弥散特征与间质自由水的含量和渗透性有关，反映组织细胞结构和细胞膜的完整性。一般情况下，细胞密度高的肿瘤与正常组织相比，弥散受限。凝血坏死、高黏性液体和脓肿具有类似的表现。DWI都选用2个或2个以上b值（梯度强度测量），即1个或多个低b值（0或50s/mm^2）和1个高b值（1000s/mm^{2}或更高）。表观弥散系数（ADC）是b值获取的数学转换，代表信号强度（y轴）和b值（x轴）自然对数线的斜率。ADC图以参数形式显示为灰阶图像。水分子弥散受限的可疑区域在高b值DWI图像上呈亮信号，在ADC图上呈低信号。高b值序列和ADC图应该结合形态序列进行诊断以避免潜在的缺陷，为了方便评价，可产生T2WI和DWI的融合图像。然而，在检查过程中，由于患者的移动和膀胱扩张，盆腔器官的相对位置发生变化，造成融合图像错位。

近几年出现了全身弥散加权成像，主要用于癌症患者的分级和治疗后随访。平面回波成像（EPI）和并行成像的发展、高性能梯度的产生以及相控阵多通道表面线圈的使用，使得1.5T和3.0T磁共振检查时间明显缩短。弥散加权成像没有离子辐射，不用注射同位素，也不用静脉内注射对比剂。

2.3.3 动态对比增强

钆基对比剂的作用是缩短T1弛豫时间，在T1WI上更明显。因此，动态对比增强MRI常采用2D或3D脂肪抑制T1W GRE序列。3D序列如容积内插屏气检查（VIBE），允许取得较薄的层面。注射对比剂应优先选择MRI兼容性自动注射器，也可以手动注射。然后在一段时间内每隔几秒钟进行一次连续图像采集。扫描方案包括扫描层面、感兴趣区以及采集时间，取决于研究的目标（参见相应章节）。

而后，进行定性、半定量和定量分析。特定结构的强化定性可以从T1WI上信号强度的增加来直接评估；半定量分析是指注射对比剂前后所记录的感兴趣区信号强度，以便得到时间-信号强度动态曲线，提取一些数据，如增强开始时间、相对信号强度、增强后信号强度与增强前信号强度的最大比率、强化速率和曲线下面积（总体强化）；定量分析，即血浆与血管外细胞外间隙之间的容积转换常数（K-trans）仍处于研究阶段，目前许多中心都没有应用。

初始未增强图像有助于检查高信号出血或蛋白性液体，也允许进行数字减影成像，数字减影成像需要小心屏气引导，确保未增强和对比增强图像相同的信息登录。但无论如何引导，还会出现一些与检查过程中膀胱充盈相关的伪影。

2.4　钆基对比剂

钆基对比剂的标准用量是0.1mmol/kg体重，MRI血管造影时用量可增加到0.2 mmol/kg体重。钆基对比剂在允许的剂量范围内，肾毒性很低。

与碘基对比剂相比，钆基对比剂的急性反应危险性很低。然而，二者具有类似的注意事项。风险患者包括既往有急性碘基对比剂过敏反应史、哮喘和需要治疗的变态反应。与碘基对比剂不同，钆基对比剂的急性反应危险性与渗透压无关。

自2006年以来，肾源性系统性纤维化（NSF）被认为是对钆基对比剂的迟发反应，通常从腿部疼痛、瘙痒、肿胀和红斑开始，逐渐发展出现皮肤和皮下组织增厚以及内脏和呼吸肌纤维化，导致挛缩、恶病质，甚至死亡等多种后果。疾病的严重程度意味着应该及时识别出高危患者，这些高危患者具有4级和5级（GFR＜30ml/min）慢性肾脏疾病（CKD），包括透析患者和急性肾功能不全患者。NSF危险性较高的钆基对比剂是钆双胺（DTPA-BMA）、钆喷酸葡胺（DTPA）和钆弗塞胺（DTPA-BMEA）。这些高危试剂用量永远不要超过0.1mmol/kg体重，4级和5级CKD患者（包括透析患者）、急性肾功能不全患者、妊娠妇女和新生儿，应禁止使用。

低危钆基对比剂可用于有强烈需求的孕妇，无须进行新生儿测试。哺乳期妇女往往是关注的对象，如果应用上述高危钆基对比剂，应停止哺乳24小时。

3　CT技术

3.1　引言

螺旋扫描运动和多层数据采集的出现，开创了快速高分辨率成像的新时代。

现代CT技术在容积覆盖、扫描速度以及X线球管的有效利用方面都有实质性的提高。螺旋CT允许近各向同性采集，因此，能够实现高分辨率多平面重建（MPR）和容积重建。此外，探测器尺寸减小，多排整合，可同时进行多层采集，缩短曝光时间，获得更薄的层厚，降低部分容积效应伪影。

高速CT扫描允许一次屏气完成胸部、

腹部和盆腔检查。CT盆腔检查很少单独进行，通常包括上腹部，这不仅有利于恶性病变的分级和随访，也是确定血管特征、炎症或感染性疾病所需要的。

扫描时间缩短，运动伪影减少，静脉注射对比剂后获得的各期强化越精准。总之，多排CT（MDCT）扫描产生的图像具有较高的空间、时间和对比分辨率，提高

诊断的准确性。MDCT已从4排探测器系统快速发展到256层、320排探测器系统，目前大多数中心所用的CT扫描仪至少是8排和16排探测器系统。亚毫米或毫米级容积采集而后重建形成2～5mm层厚的轴位、矢状位和冠状位图像是常规CT扫描的合适方案（图2-2）。表2-2概述了适用于妇科CT扫描的通用方案。

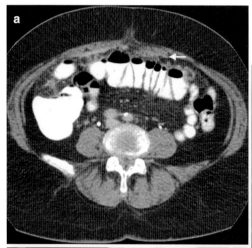

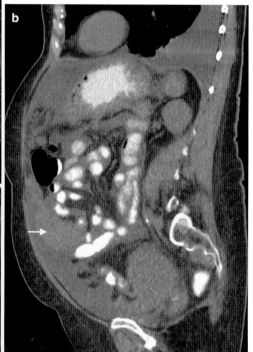

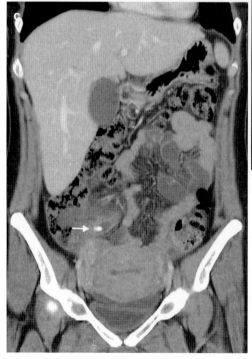

图2-2　3名不同患者不同方向的CT示例。a. 口服对比剂和静脉内应用对比剂后的轴位图像，显示子宫内膜癌患者前腹膜癌瘤病（箭头所示）；b. 口服对比剂（静脉内应用对比剂禁忌）后的矢状位图像，显示卵巢癌患者腹膜巨大实性种植（箭头所示）和腹水；c. 静脉内应用对比剂后的冠状位图像，识别年轻患者在产褥早期的急性阑尾炎（箭头所示）

表2-2　64排CT妇科检查的通用方案

- 禁食 4 ~ 6 小时
- 速效通便灌肠清洁肠道，检查前 1 天 1 次，检查当天早上 1 次（可选择）
- 口服水或碘基对比剂：检查前 45 ~ 60 分钟分别给予 1000 ~ 1500ml 对比剂
- 直肠灌注水或碘基对比剂：导管和灌肠袋；直肠乙状结肠灌注 200ml，整个结肠需要 900 ~ 1200ml

- 仰卧位和"脚先进"体位
- 扫描范围从膈肌至耻骨
- 吸气
- 定位图像：120kV，10 ~ 50mA
- 最终采集：20kV，100 ~ 200mA
- 亚毫米或毫米容积采集，之后重建成 2 ~ 5mm 层厚的轴位、矢状位和冠状位图像
- 人工髋关节伪影矫正：滤波反投影（FBP）、适应滤波或迭代算法
- 静脉内注射碘基对比剂：100 ~ 150ml，速率 3 ~ 4ml/s
- 扫描延迟
  —70 ~ 100 秒（覆盖整个范围）
  —3 ~ 5 分钟（疑有盆腔静脉血栓）
  —5 ~ 10 分钟（膀胱和输尿管需要充盈对比剂）

3.2　技术缺点

在CT技术的主要缺陷中，有2个缺陷与日常工作关系很大：离子辐射和金属伪影。无论何种CT扫描，应时刻考虑减少辐射和进行防护。放射技师和放射医生都应熟知一些技术特性，如管电流、X线束准直和螺距等，慎重选择扫描序列的数量和长度。当前的CT扫描都常常显示剂量定量参数，如容积CT剂量指数（CTDIvol）和剂量长度乘积（DLP），应定期检查。由于光子不足和光束变硬，人工髋关节引起大量伪影，不仅妨碍关节及其周围肌肉的

观察，也影响盆腔器官的观察。需要使用一些方法来减少这些伪影：滤波反投影，利用金属伪影干扰区周围区域的信息，通过插入值来替换金属损坏的原始数据；适应滤波，用于纠正光子不足效应产生的过渡噪声；迭代算法，结合使用不同的金属伪影减少算法和代数重建技术。迭代重建技术也可以进行低剂量CT检查（由于管电流或管电压降低），而不改变图像质量。

3.3　患者准备和体位

CT检查前，必须询问患者的病史、常规用药和潜在的禁忌证。妊娠不是CT的绝对禁忌证，然而，妊娠早期应尽量避免。CT扫描的患者准备主要与对比剂应用有关（见下节）。由于静脉内注射对比剂的需要，患者最好禁食至少4小时。也推荐应用速效通便灌肠清洁肠道。

扫描时，患者常取仰卧位和"脚先进"体位，手臂举过头顶。幽闭恐惧症患者把头置于扫描架外，耐受较好。这些位置允许与患者面对面交流，无论何时中断检查，都便于患者进出。"脚先进"体位方便对比剂管的连接，可在建立静脉通路后立即连接对比剂管。

3.4　口服对比剂和直肠对比剂

口服对比剂和直肠对比剂常用于腹部和盆腔CT检查。通常用在疑似肠穿孔或吻合口瘘的情况下。然而，消化道对比剂也有助于塌陷肠袢与淋巴结、腹腔种植、盆腔肿块和积液的鉴别。

肠道溶化，用水作为负性对比剂，用碘化溶液作为阳性对比剂。女性盆腔成像时应用阳性对比剂对卵巢癌和子宫内膜癌的分级和随访作用很大。常用阳性对比剂有碘化溶液和钡悬浮液，碘化溶液对肠道蠕动的影响适中，沿消化道分布更容易，因此优于钡悬浮液。相反，钡悬浮液容易形成凝絮状，产生条形伪影，影响肠壁的观察。两种对比剂都比较安全，个别报道出现轻度腹泻。但是，如果疑有肠穿孔，就只能应用碘化溶液，钡基对比剂腹膜毒性较高。由于1%～2%的口服对比剂可经肠道吸收，因此，有中等程度或严重静脉对比剂过敏史的患者要慎用。

各中心所用的口服对比剂方案不尽相同，通常是检查前45～60分钟口服1000～1500ml对比剂。一些作者主张检查开始时服用20mg甲氧氯普胺，以缩短患者准备时间。

经肛门插管和灌肠袋灌入对比剂200ml，对直肠和乙状结肠进行准备；整个结肠则需要900～1200ml对比剂。有时肛门疾病如痔疮和肛裂，患者由于疼痛妨碍直肠管的插入。肛门和下1/3直肠癌患者具有溃疡或穿孔的危险，需要特别谨慎。

3.5 静脉内碘基对比剂

静脉内注射碘基对比剂通常用高压注射器、经由静脉套管快速注射。腹部和盆腔CT扫描的合适方案是以速率3～4ml/s注射350mg碘基对比剂100～150ml。对比剂到达时间以及强化峰值受静脉穿刺点的影响，采用前臂或手静脉时，需用较低的流速。

常规妇科CT扫描应包括上腹部，需在对比剂注射后70～100秒扫描。妇科恶性肿瘤肝脏转移通常为乏血供，动态增强扫描动脉期对诊断没有帮助。对疑有盆腔静脉血栓（适于3～5分钟）或膀胱和输尿管需要对比剂充盈时，推荐应用延迟期。

为了减少碘基对比剂的急性反应，按照欧洲泌尿放射协会（ESUR）指南，必须采取一些措施：应用非离子对比剂；注射后，患者应该在放射科观察30分钟；抢救药物和设备必须随时可用。对于高危患者（有对碘基对比剂中等或严重急性反应病史、哮喘以及需要治疗的变态反应），可考虑变换一种不需要碘基对比剂的替代成像技术。尽管预先用药预防变态反应发生的临床证据有限，却仍然被广泛接受。ESUR指南推荐注射对比剂前12小时和2小时，口服泼尼松龙30mg（或甲基泼尼松龙32mg）。

经常有人担心甲状腺毒症，这是一种碘基对比剂潜在的迟发反应，常发生在注射后1周以上。一般来说，甲状腺功能亢进患者不应该应用碘基对比剂，未经治疗的Graves'病或多结节性甲状腺肿和自主性甲状腺结节，尤其年龄较大和（或）生活在饮食缺碘区域的患者，注射碘基对比剂后内分泌医生应严格监控。

妊娠期和哺乳期妇女也常常是临床医生和放射医生关注的对象，碘基对比剂可用于特殊情况的孕妇，注射后第1周应检查胎儿的甲状腺功能。哺乳期妇女应用碘基对比剂后，哺乳可照常进行。

肾功能障碍〔静脉注射后GFR<45ml/（min·1.73m^2）〕患者，考虑采用不需要使用碘基对比剂的替代成像方法，如果确实需要使用，应该进行容积稀释，按照ESUR指南，对比剂注射前、后至少6小时静脉输注1.0~1.5ml/（kg·h）正常生理盐水。静脉输注碳酸氢钠（154mEg/L加入5%葡萄糖水）是一个比较好的替代方案，对比剂注射前以3ml/（kg·h）输注1小时，注射后以1ml/（kg·h）输注6小时。此外，应采用低渗或等渗对比剂的最低剂量。

最后，服用二甲双胍患者应遵循一些建议。肾功能明显障碍时，静脉输注碘基对比剂后，服用二甲双胍患者有发生乳酸酸中毒的危险。因此，当GFR为30~44ml/（min·1.73m^2）（CKD 3级）时，注射对比剂前48小时停用二甲双胍，检查后48小时如果肾功能没有恶化再重新服用。如果患者的GFR<30ml/（min·1.73m^2）（CKD 4级和5级），应避免使用碘基对比剂。

参考文献

Allen BC, Hosseinzadeh K, Qasem SA, Varner A, Leyendecker JR (2014) Practical approach to MRI of female pelvic masses. Am J Roentgenol 202(6):1366–1375. doi:10.2214/AJR.13.12023.

Bae KT (2010) Intravenous contrast medium administration and scan timing at CT: considerations and approaches. Radiology 256(1):32–61. doi:10.1148/radiol.10090908.

Bazot M, Bharwani N, Huchon C, Kinkel K, Cunha TM, Guerra A, Manganaro L, Buñesch L, Kido A, Togashi K, Thomassin-Naggara I, Rockall AG (2016) European Society of Urogenital Radiology (ESUR) guidelines: MR imaging of pelvic endometriosis. Eur Radiol. doi:10.1007/s00330-016-4673-z2016.

Beckett KR, Moriarity AK, Langer JM (2015) Safe use of contrast media: what the radiologist needs to know. Radiographics 35(6):1738–1750. doi:10.1148/rg.2015150033.

Beddy P, O'Neill AC, Yamamoto AK, Addley HC, Reinhold C, Sala E (2012) FIGO staging system for endometrial cancer: added benefits of MR imaging. Radiographics 32(1):241–254. doi:10.1148/rg.321115045.

Bernardin L, Dilks P, Liyanage S, Miquel ME, Sahdev A, Rockall A (2012) Effectiveness of semi-quantitative multiphase dynamic contrast-enhanced MRI as a predictor of malignancy in complex adnexal masses: radiological and pathological correlation. Eur Radiol 22(4):880–890. doi:10.1007/s00330-011-2331-z.

Forstner R, Sala E, Kinkel K, Spencer JA (2010) ESUR guidelines: ovarian cancer staging and follow-up. Eur Radiol 20(12):2773–2780. doi:10.1007/s00330-010-1886-4.

Forstner R, Thomassin-Naggara I, Cunha TM, Kinkel K, Marselli G, Kubik-Huch R, Spencer JA, Rockall A (2016) ESUR recommendations for MR imaging of the sonographically indeterminate adnexal mass: an update. Eur Radiol. doi:10.1007/s00330-016-4600-3.

Froehlich JM, Daenzer M, von Weymarn C, Erturk SM, Zollikofer CL, Patak MA (2009) Aperistaltic effect of hyoscine N-butylbromide versus glucagon on the small bowel assessed by magnetic resonance imaging. Eur Radiol 19:1387–1393. doi:10.1007/s00330-008-1293-2.

Goldman LW (2007) Principles of CT and CT technology. J Nucl Med Technol 35(3):115–130. doi:10.2967/jnmt.107.042978.

Hameeduddin A, Sahdev A (2015) Diffusion-weighted imaging and dynamic contrast-enhanced MRI in assessing response and recurrent disease in gynaecological malignancies. Cancer Imaging 15:3. doi:10.1186/s40644-015-0037-1.

Masselli G, Derchi L, McHugo J, Rockall A, Vock P, Weston M, Spencer J (2013) Acute abdominal and pelvic pain in pregnancy: ESUR recommendations. Eur Radiol 23:3485–3500. doi:10.1007/s00330-013-2987-7.

Mathur M, Weinreb JC (2016) Imaging patients with renal impairment. Abdom Radiol 41(6):1108–1121. doi:10.1007/s00261-016-0709-8.

Morsbach F, Bickelhaupt S, Wanner GA, Krauss A, Schmidt B, Alkadhi H (2013) Reduction of metal artifacts from hip prostheses on CT images of the pelvis: value of iterative reconstructions. Radiology 268(1):237–244. doi:10.1148/radiol.13122089.

Padole A, Khawaja R, Kalra M, Singh S (2014) CT radiation dose and iterative reconstruction techniques. Am J Roentgenol 204:W384–W392. doi:10.2214/AJR.14.13241.

Qayyum A (2009) Diffusion-weighted imaging in the abdomen and pelvis: concepts and applications. Radiographics 29(6):1797–1810.

Ray J, Vermeulen M, Bharatha A, Montanera W, Park A (2016) Association between MRI exposure during pregnancy and fetal and childhood outcomes. JAMA 316(9):952–961. doi:10.1001/jama.2016.12126.

Rydberg J, Buckwalter KA, Caldemeyer KS et al (2000) Multisection CT: scanning techniques and clinical applications. Radiographics 20(6):1787–1806. doi:10.1148/radiographics.20.6.g00nv071787.

Sala E, Rockall A, Kubik-Huch R (2011) Advances in magnetic resonance imaging of endometrial cancer. Eur Radiol 21(3):468–473. doi:10.1007/s00330-010-2010-5.

Sala E, Rockall AG, Freeman SJ, Mitchell DG, Reinhold C (2013) The added role of MR imaging in treatment stratification of patients with gynecologic malignancies: what the radiologist needs to know. Radiology 266(3):717–740. doi:10.1148/radiol.12120315.

Thomsen HS, Morcos SK, Almen T et al (2013) Nephrogenic systemic fibrosis and gadolinium-based contrast media: updated ESUR contrast medium safety committee guidelines. Eur Radiol 23(2):307–318. doi:10.1007/s00330-012-2597-9.

Thomsen HS et al (2016) ESUR Guidelines on Contrast Media Version:9.0. http://www.esur.org/esur-guidelines/ .

Van der Molen AJ, Thomsen HS, Morcos SK (2004) Effect of iodinated contrast media on thyroid function in adults. Eur Radiol 14(5):902–907. doi:10.1007/s00330-004-2238-z.

Whittaker CS, Coady A, Culver L, Rustin G, Padwick M, Padhani AR (2009) Diffusion-weighted MR imaging of female pelvic tumors: a pictorial review. Radiographics 29(3):759–774. doi:10.1148/rg.293085130discussion 774–8.

Yitta S, Hecht EM, Slywotzky CM, Bennett GL (2009) Added value of multiplanar reformation in the multidetector CT evaluation of the female pelvis: a pictorial review. Radiographics 29:1987–2005. doi: 10.1148/rg.297095710.

第三章　子宫的正常表现

1　引言

放射医生描述子宫病变时，应熟知其正常CT和MRI表现。尽管CT不是评价子宫病变的首选检查方法，但常用它来初步评估急诊患者，多排CT多平面重建可提高对子宫正常解剖的识别。MRI是评价正常子宫最好的影像学检查，T2WI可清晰显示子宫和宫颈的带状解剖。子宫体的带状表现受月经周期、年龄和激素水平的生理刺激影响变化较大。功能性成像技术包括动态对比增强MRI和弥散加权成像，能够帮助放射医生评价正常子宫的形态和功能。

2　子宫胚胎发育和正常解剖

妊娠第7周，女性中肾管（Wolffian管）的外侧出现源自中胚层的中肾旁管（Müllerian管）。中肾旁管尾端生长，向泌尿生殖嵴外侧延伸。妊娠第8周时，成对的中肾旁管位于中肾管的内侧，融合在一起，此过程称为Müllerian管发生，是阴道上2/3、宫颈、子宫和双侧输卵管发育的初始阶段。融合管头端形成未来的子宫，尾端形成未来的阴道上2/3。阴道下1/3由阴道窦房结（球）管化形成，阴道窦房结插入泌尿生殖窦的Müller's结节。

子宫呈梨形，长约8cm，最宽处达5cm，最厚处不超过2.5cm（图3-1）。由3个不同的解剖区域组成，即宫底、宫体和宫颈。宫底和宫体构成子宫的上2/3，宫颈构成子宫的下1/3。宫体位于宫颈管上部，由腹膜覆盖；子宫下段（峡部）和内口共同构成宫体和宫颈的结合部。

经典的子宫带状解剖包括：由功能黏膜层以及有腺体交错分布的子宫肌层或基底层组成的子宫内膜；内膜下密集的平滑肌束，这些肌束主要与内膜基底层平行；血管结构层，弓状动脉发出分支穿过由随机分布和疏松结合的平滑肌束所构成的固有肌层；具有薄层致密纤维组织的浆膜下结构（图3-2）。子宫腔是一个潜在的窄裂，由子宫前后壁相互作用而形成。

子宫壁厚，肌肉发达。人类子宫壁肌纤维的排列已被广泛研究，主要由2个反向旋转的螺旋纤维系统组成。子宫肌纤维分为内层（血管结构下层）和外层（血管结构上层），前者大多数肌纤维呈环状走行，而后者则呈纵向走行。二者之间还有一中间层（血管结构层），肌纤维随机走行。

宫颈管指子宫内口至外口之间的部分，呈梭形，长2~3cm。宫颈包括阴道上面的宫颈管（内宫颈）和突入阴道的阴道部，其壁主要由坚固的结缔组织构成，平滑肌占宫颈壁不到10%，主要由环形平滑肌细胞组成。宫颈管内衬可产生黏液的柱状上皮细胞，含有许多腺样单位，即隐窝。鳞柱结合区是内宫颈柱状上皮向外宫颈非角化鳞状上皮过渡的移形区，位于子宫外口。

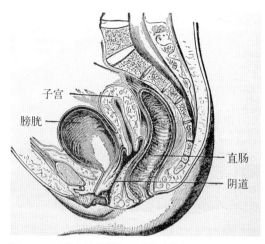

图3-1　正常女性盆腔矢状位解剖图

子宫动脉供应子宫，发出上下分支供应宫颈、输卵管和阴道上部，它源自髂内动脉前支，穿过输尿管进入膀胱。子宫动脉分支穿过子宫肌外层，进入中间层时，分支形成弓状动脉。弓状动脉再发出放射状分支，进入子宫腔，当其穿过子宫肌层与子宫内膜结合带时，称螺旋动脉。螺旋动脉进入子宫内膜后，发出小分支称基底动脉，供应基底层。与螺旋动脉不同，基底动脉不受激素刺激影响。弓状

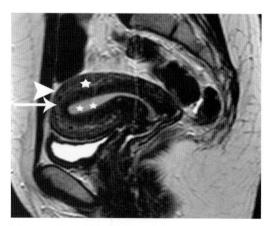

图3-2　绝经前健康妇女，矢状位T2WI显示子宫正常带状解剖：子宫内膜（双星形所示）表现为高信号，结合带（箭头所示）呈低信号，外层子宫肌（单星形所示）呈中等信号，浆膜下子宫肌表现为低信号（三角箭头所示）

动脉发出到子宫肌外层的分支，在浆膜下形成小辐射状动脉丛（图3-3）。子宫静脉流入髂内静脉。宫体的淋巴引流通过阔韧带进入主动脉旁淋巴结，宫颈的淋巴引流进入子宫旁和髂淋巴结。

阔韧带由2层腹膜形成，覆盖子宫，从子宫横向延伸至骨盆侧壁。其上游离缘内侧是输卵管，外侧是卵巢悬韧带。

阔韧带的下缘止于主韧带。阔韧带的两层之间是腹膜外疏松结缔组织、平滑肌和脂肪，称为子宫旁组织，含有输卵管、圆韧带、卵巢韧带、子宫和卵巢血管、神经、淋巴管、中肾管残留以及部分输尿管。圆韧带是一条纤维肌组织，紧贴输卵管和卵巢韧带的前下，附着于子宫底前外侧（图3-4）。主韧带构成阔韧带的基底，为子宫和阴道上部提供主要的韧带支撑，自宫颈和阴道上部横向延伸，与覆盖闭孔内肌的筋膜融合（图3-4b），子宫动脉位于其上缘。子宫骶韧带位于后面，在宫颈内口水平自宫颈和阴道外侧延伸，在骶2或骶3水平向骶骨体前形成弧形。

子宫大部分由腹膜覆盖，腹膜自耻骨联合到达膀胱上表面，从第3节骶骨到直肠。类似于男性的腹膜直肠膀胱陷凹，由子宫和阔韧带形成的横隔板将直肠膀胱陷凹分为前部和后部，前部是膀胱子宫陷凹，后部是子宫直肠陷凹。

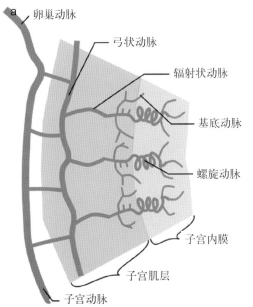

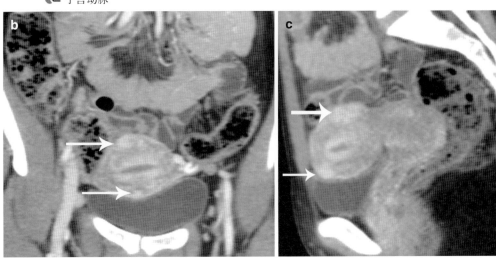

图3-3 人体子宫血管结构（a）；CT检查冠状位（b）和矢状位（c）多极重建图像（门脉期）显示子宫弓状动脉（箭头所示）

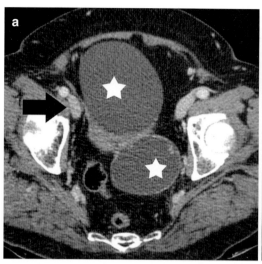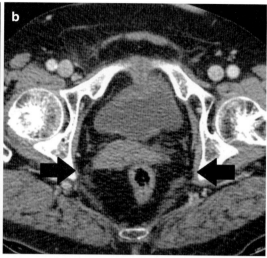

图3-4　绝经后妇女双侧卵巢浆液性囊腺瘤（a，星形所示），横断位对比增强CT图像（门脉期）显示正常右侧圆韧带（a，黑色箭头所示）和双侧主韧带（b，黑色箭头所示）

3　子宫体：正常CT和MRI表现

尽管CT不作为子宫评价的首选成像方法，但它常被用来评价非妇科盆腔疾病的初步诊断，尤其是急诊情况。因此，放射医生应当熟知正常子宫的CT表现，避免误诊和（或）不必要的额外诊断检查。多排CT二维多极重建图像提高了女性盆腔正常解剖的可视化程度，放射医生不需要付出额外的时间和精力就可以重建出标准的矢状位和冠状位图像，必要时还可重建斜状或曲面图像。对于后倾、后屈子宫以及子宫内膜显著或三角形子宫内膜，尤其推荐矢状位重建图像（图3-5）。

在CT平扫图像上，子宫表现为相对均匀的软组织密度，中心区域密度稍低，对应子宫内膜管（图3-6）。静脉注射对比剂后，常规CT扫描子宫壁无明显特征，各层间缺乏清晰的分界。而多排CT在不同增强期相的快速扫描，能够检查子宫的强化

类型，与动态钆强化MRI极其相似。

然而，文献报道关于正常子宫和宫颈MDCT对比剂强化的资料很少。单层螺旋CT描述的子宫体早期强化有3种类型：1型，黏膜下强化，伴或不伴浆膜下强化，主要见于绝经前妇女；2型，早期黏膜下不强化，要么自浆膜下逐渐强化，要么一开始就呈弥漫性强化，同样见于绝经前和绝经后妇女；3型，子宫肌层轻度弥漫性强化，主要见于绝经后妇女（图3-7）。最近又报道了另一种强化类型，整个子宫肌呈斑片状不均匀强化。这些增强类型是暂时的，取决于许多因素，如年龄和月经周期等。延迟成像，子宫肌层瘤表现为均匀弥漫性强化。子宫下段和宫颈早期强化程度稍低于子宫肌层，可能会误认为肿块（图3-7c）。

CT上定义的子宫内膜是中心低密度区，容易与子宫内膜腔混淆。CT检查子宫内膜轻度增厚相对不敏感，却能更好地识

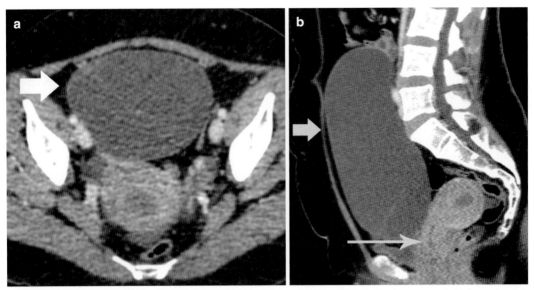

图3-5　35岁卵巢黏液性囊腺瘤（箭头所示）妇女，子宫后倾和后曲位。横断位（a）和矢状位（b）MPR（门脉期）可见正常宫颈强化（长箭头所示）

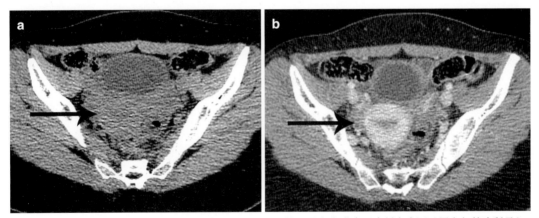

图3-6　23岁妇女正常子宫的平扫（a）和增强（b）CT图像，子宫内膜表现为低密度区（黑色长箭头所示）

别总体增厚程度。标准轴位和冠状位图像可夸大子宫内膜的厚度，尤其当子宫处于倾位时，此时的子宫内膜在成像平面上呈斜位。这种情况下，矢状位重建有助于确定或排除子宫内膜增厚。正常子宫内膜厚度的CT标准尚无定论，有报道无症状的绝经后妇女正常子宫内膜最大平均短轴厚度是7.5mm，大于超声测量，后者认为可接受的正常上限是5mm。

　　育龄期子宫的正常大小取决于患者的年龄和产次。育龄妇女正常子宫长约8cm，高4cm，宽5cm。多产子宫比未产子宫每个尺寸都大约1cm。典型子宫呈倒梨形，子宫体的大小大约是宫颈的2倍。子宫的正常位置受膀胱充盈程度的影响，宫体长轴和宫颈长轴形成的角度确定子宫的屈曲程度，而子宫长轴和阴道长轴的角度决定子宫的倾向。多数子宫呈前倾和前屈位。

　　在T2WI上可以观察MRI检查子宫带状解剖，表现为对应子宫内膜的高信号中

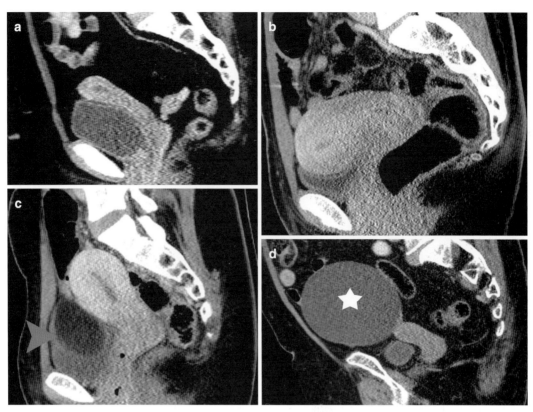

图3-7　正常子宫在MDCT的强化类型（矢状位MPR，门脉期）。1型，内膜下薄层强化（a）和内膜下厚层强化（b）；2型，子宫肌层弥漫性强化，正常宫颈呈低密度，可见卵巢成熟囊性畸胎瘤（c）（灰色三角箭头所示）；3型，子宫肌层轻度弥漫性强化，可见卵巢浆液性囊腺瘤（d）（星形所示，与图3-4为同一位患者）

央带、相邻低信号子宫肌结合带、中等信号子宫肌带和薄层低信号浆膜下子宫肌带（图3-8）。结合带低信号是因为含水量较低、细胞外基质减少、肌肉细胞致密而核面积增大3倍的缘故。20世纪80年代初，研究认为正常结合带厚度最大阈值为2～5mm，在过去的20年里，此标准不断修订，最终确定结合带厚度正常上限为5～8mm。MRI上结合带宽度大于12mm被认为是诊断弥漫性子宫腺肌病的标准。T1WI显示子宫体信号均匀，无特点，信号强度与骨骼肌相等（图3-8d）。

　　不服用外源性激素的育龄妇女，其子宫的内膜、肌层厚度以及信号强度在整个月经周期中变化较大。月经后子宫内膜最薄，随着增殖期（滤泡期）雌激素水平增高，子宫内膜增厚；排卵期间，子宫内膜没有明显变化；进入分泌期（黄体期），受雌激素和孕酮的影响，子宫内膜达到最大厚度7～14mm。月经期子宫肌层收缩，T2WI信号减低（图3-9），增殖期开始，子宫肌层逐渐增厚，子宫肌层外层与结合带之间的对比度更显著（图3-10），进入分泌期和月经期，子宫肌层外层与结合带之间的对比度不明显（图3-8）。分泌中期，子宫肌层含水量高，信号强度增大，子宫肌弓形血管显示更清楚。

　　年龄对女性生殖器官的MRI特点有显

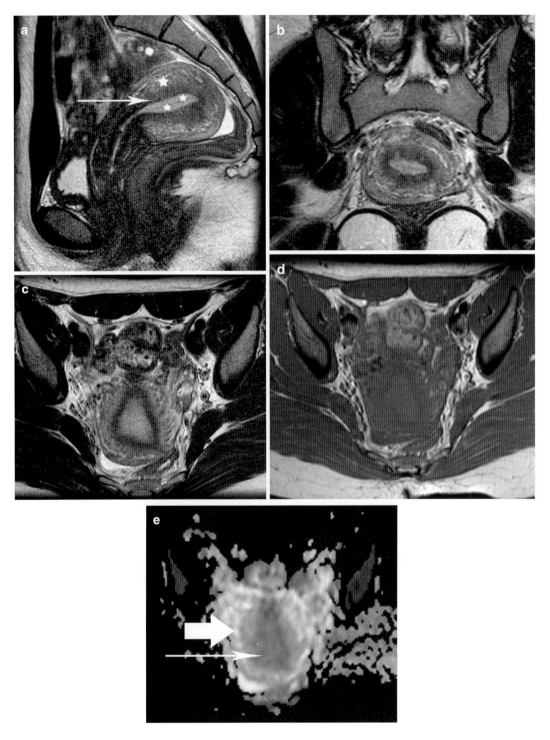

图3-8　31岁健康女性MRI，子宫呈后倾后曲位，处于分泌期。矢状位（a）、冠状位（b）和横断位（c）T2WI，子宫内膜较厚（星形所示），子宫肌层表现为高信号（星形所示）子宫肌外表面与结合带之间的界面相对不清楚（a，长箭头所示）。横断位T1WI显示子宫体信号相对均匀，信号强度与肌肉相等（d）；横断位ADC图，正常子宫内膜（长箭头所示）和子宫肌层（箭头所示）的ADC值分别为1.26×10^{-3}mm^2/s和1.55×10^{-3}mm^2/s（e）

著影响。初经前期女孩和绝经后妇女，子宫体小，没有特点，T2WI上子宫肌层与子宫内膜的交界面模糊（图3-11）。

外源性激素替代也影响子宫的表现。口服避孕药的绝经前妇女，结合带明显薄于正常，子宫内膜较薄，子宫肌信号较亮，后者由水肿所致。接受促性腺激素释放激素（GnRH）类似物治疗的妇女子宫与绝经后子宫相同。尽管他莫昔芬是抗雌激素药物，但它对绝经后妇女具有反常的雌激素

效应，导致子宫内膜不均匀增厚。这些表现酷似子宫内膜癌，但停药后逐渐消退。

正常子宫出现2种类型的生理性子宫肌层收缩：短暂持续收缩和子宫蠕动。暂时性子宫肌收缩表现为偶发的子宫肌层局部膨出，持续数分钟，T2WI表现为局部低信号区，类似于平滑肌瘤或子宫腺肌病，在随后的检查中消失（图3-12）。子宫蠕动由靠近子宫内膜的子宫肌内层收缩所致，月经期呈顺行蠕动，中期则呈逆向蠕动（宫颈-宫底方向）。子宫蠕动在精子快速运输、经血的排出以及维持早孕等方面起重要作用。分泌期子宫蠕动消失，最有可能是便于受精卵着床。快速MRI在动态模式下可观察子宫肌层收缩，表现为子宫肌层和结合带轮廓、厚度和信号强度的一系列变化。

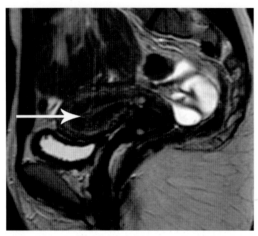

图3-9　33岁健康妇女月经期MRI。矢状位T2WI，子宫内膜较薄，宫腔内月经出血（长箭头所示）表现为条带状低信号

动态多期对比剂增强MRI（DCE-MRI）和弥散加权成像（DW-MRI）等功能性MRI是现在评价女性盆腔的标准成像方案的一部分，这两种技术使放射医生从形态学评价女性盆腔疾病转向功能性评价。

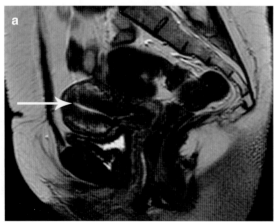
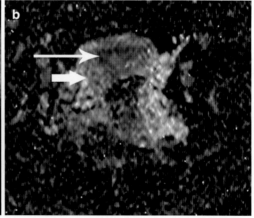

图3-10　32岁健康妇女增殖期MRI。a. 矢状位T2WI，子宫内膜较薄（长箭头所示），子宫肌外层和结合带之间对比度显著；b. 轴位ADC图，正常子宫内膜（长箭头所示）和子宫肌（箭头所示）的ADC值分别为$1.56 \times 10^{-3} mm^2/s$和$1.47 \times 10^{-3} mm^2/s$

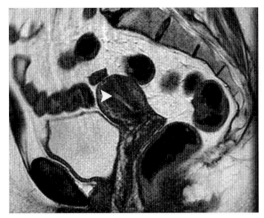

图3-11 64岁健康妇女矢状位T2WI显示子宫小，正常子宫内膜呈薄层高信号（三角箭头所示）

DCE-MRI描述的子宫强化有3种类型：1型，子宫肌层与子宫内膜之间出现薄层早期强化（称子宫内膜下强化），之后整个子宫肌层强化，常见于增殖期或绝经后妇女；2型，对应于结合带的厚层具有明显的初始强化，常见于分泌期；3型，整个子宫肌层强化，常见于月经期（图3-13）。

灌注MRI主要用作研究工具，来证实子宫肌层存在不同的组成成分，尤其是育龄妇女，子宫肌层内外层之间的微循环和超微结构特点如细胞外基质等都有所不同。与子宫肌层外层相比，DCE-MRI显示内层子宫肌层组织血流（F）和表面渗透性（PS）较高，血容量分数（Vb）和间质体积（Ve）较低，而滞留时间（Dt）较长。在月经周期中，外层子宫肌层的所有灌注成像参数没有差别；相反，内层子宫肌层则有不同，增殖期与分泌期比较，显示微血管变化，具有较高的F值、较高的Vb和较短的Dt。

血氧水平依赖性MRI（BOLD技术）显示结合带T2*值明显低于子宫肌层外层，月经周期中结合带和子宫肌层外层的

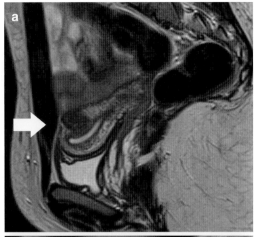

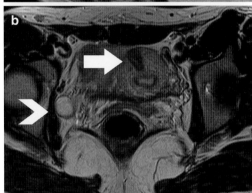

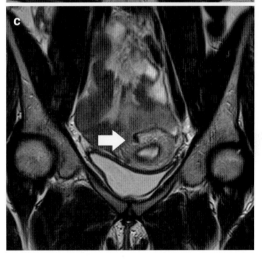

图3-12 子宫肌层暂时性收缩。矢状位（a）和横断位T2WI显示子宫肌层局灶性低信号肿块（b）（箭头所示），类似于平滑肌瘤。右侧卵巢小滤泡（菱形箭头所示）。之后冠状位T2WI显示上述表现消失（c）（箭头所示）（Courtesy Dr. Cunha TM, Lisbon, Portugal）

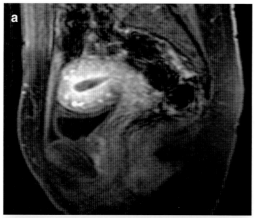

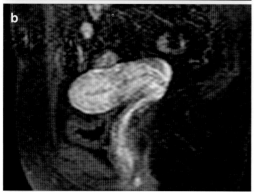

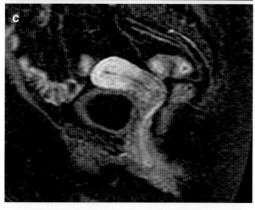

图3-13 DCE-MRI子宫早期强化类型。a. 1型，子宫内膜和子宫肌层之间薄层强化（子宫内膜下强化）；b. 2型，相对于结合带的厚层强化；c. 3型，整个子宫肌层强化

T2*值均较低，可能与血流灌注降低继而导致的PaO₂降低有关。

解释子宫结构的弥散表观系数（ADC）值时，应考虑绝经前妇女的子宫分区、年龄和月经期相。子宫肌外层的正常ADC较高，其次是子宫内膜和结合带。在月经周期的不同阶段，正常子宫内膜或子宫肌层的ADC变化较大。月经期正常子宫内膜的ADC低于增殖期和分泌期，增殖期ADC低于分泌期（图3-8e和图3-10b）。相反，自月经期到分泌期子宫肌层的ADC明显增大（图3-8e和图3-10b）。绝经前妇女随着年龄的增大，正常结合带的ADC增大。在月经周期中，月经期正常结合带的ADC低于分泌期。绝经前妇女正常子宫的组织病理学变化，可解释月经周期中子宫内膜或子宫肌层ADC的改变。月经期子宫内膜分泌物包括血液、脱落的基质和上皮细胞以及撕裂的静脉、动脉和腺体，引起弥散受限。相比于增殖期，分泌期正常子宫内膜功能层出现大量的子宫腺和显著的动脉以及间质液体增多，是子宫内膜ADC较高的原因。分泌期子宫肌层含水量增多，也可能是此期子宫肌层ADC较高的原因。

3.0T磁共振成像系统对活体正常子宫进行弥散张力成像（DTI），显示了纤维数量、长度和方向的差异。大部分子宫体呈各向异性，描述了2种纤维方向：环形和纵行，与体外研究相同。结合带的各向异性分数（FA）最高，其次是子宫肌外层和正常子宫内膜。月经周期中子宫内膜的FA下降。

4 宫颈：正常CT和MRI表现

宫颈代表子宫的下1/3，通常长2～3cm。轴位CT图像很难确定子宫体和宫颈之间的明确边界。宫颈倾斜或阴道穹隆出现液体，类似于肿块。沿着宫颈方向矢状位重建，有助于显示正常宫颈，类似于矢状位T2WI。静脉内注射对比剂后，宫颈强化与子宫体不同，或呈延迟强化，形成低密度表现，可能与其具有大量纤维组织有关（图3-7c）。

正常宫颈在MDCT上的动态强化类型与MRI非常相似，可见1型和2型子宫强化类型，没有3型。宫颈的强化分区典型特征是早期中心环状显著强化，相应于富含腺体的中心黏膜层，周围纤维肌内层则呈低强化（图3-5b）；纤维肌外层之后强化，强化程度高于纤维肌内层，但低于宫颈中心黏膜层。轴位图像上，3层组合形成正常宫颈的靶样表现。

纳氏囊肿实质上是宫颈的良性潴留囊肿，可能由慢性炎症引起，常无症状，多是检查时偶然发现。在MDCT上，纳氏囊肿表现为边界清楚的囊性结构，类似于水样密度，大小不一。矢状位和冠状位重建显示囊肿呈边界清楚、薄壁的囊性结构，与宫颈管分离。

MRI可区别宫颈和子宫体，子宫下段（峡部）使子宫体和宫颈逐渐分开。T2WI显示宫颈内膜4个不同的分区：宫颈黏液形成的高信号中心区；宫颈内膜及其黏膜皱襞形成的高信号；宫颈基质形成的显著低信号，与子宫结合带相延续；外带形成中等信号，与子宫肌外层相连（图3-14）。中、外带对应于宫颈的纤维肌肉基质。纤维肌肉基质内带的核面积百分比是外带的2.5倍，可解释内带信号较低的原因。宫颈T1WI表现为均匀中等信号，没有特点（图3-14c）。纳氏囊肿呈中等或稍高T1信号，显著高T2信号（图3-15）。

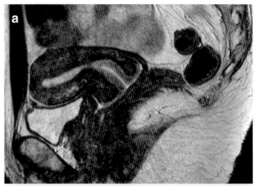

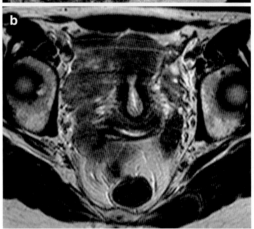

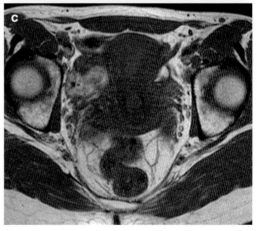

图3-14　健康绝经前女性。矢状位（a）和横断位（b）T2WI显示宫颈正常带状解剖：宫颈管黏液表现为中心条带状高信号，宫颈内黏膜呈高信号，宫颈基质主要呈低信号，最外层呈中等信号；横断位T1WI显示正常宫颈信号相对均匀，与子宫体信号强度相等（c）

53

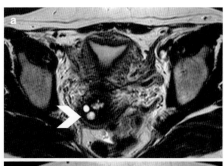

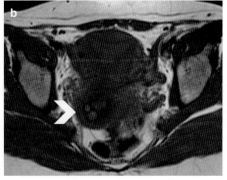

图3-15　轴位T2WI（a）和T1WI（b）显示纳氏囊肿（菱形箭头所示）

棕榈襞是宫颈内膜的正常皱襞，由一正中纵嵴和向侧面及上面延伸的短小隆起组成，认为是Müllerian管融合的发育残余。T2WI表现为前壁和（或）后壁中线处的明显低信号纵嵴，突入宫颈管。据报道这一表现的发生率是44.5%～53.2%，常见于40岁以后。绝经后妇女棕榈襞的发生率极低（图3-16）。

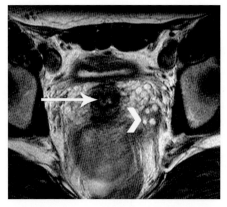

图3-16　24岁女性T2WI显示棕榈襞（长箭头所示），左侧卵巢正常（菱形箭头所示）

月经周期中，宫颈MRI表现相对稳定，但也有一些研究报道月经周期晚期宫颈基质增厚。初潮前和未生育过的女性宫颈较长，多产妇宫颈宽而短。

参考文献

Basmajian JV (1971) Grant's method of anatomy. The Williams & Wilkins Co, Baltimore Brosens JJ, de Souza NM, Barker FG (1995) Uterine junctional zone: function and disease. Lancet 26:558–560.

Brown HK, Stoll BS, Nicosia SV, Fiorica JV, Hambley PS, Clarke LP, Silbiger ML (1991) Uterine junctional zone: correlation between histologic findings and MR imaging. Radiology 179:409–413.

Demas BE, Hricak H, Jaffe RB (1986) Uterine MR imaging: effects of hormonal stimulation. Radiology 159:123–126.

Fiocchi F, Nocetti L, Siopis E, Currá S, Costi T, Ligabue G, Toricelli P (2012) In vivo 3 T MR diffusion tensor imaging for detection of the fibre architecture of the human uterus: a feasibility and quantitative study. Br J Radiol 85:e1009–e1017.

Fornasa F, Montemezzi S (2012) Diffusion-weighted magnetic resonance imaging of the normal endometrium: temporal and spatial variations of the apparent diffusion coefficient. Acta Radiol 53:586–590.

Foshager MC, Walsh JW (1994) CT anatomy of the female pelvis: a second look. Radiographics 14:51–64.

Fujimoto K, Kido A, Okada T, Uchikoshi M, Togashi K (2013) Diffusion tensor imaging (DTI) of the normal human uterus in vivo at 3 tesla: comparison of DTI parameters in the different uterine layers.

J Magn Reson Imaging 38:1494–1500.

Grossman J, Ricci ZJ, Rozenblit A, Freeman K, Mazzariol F, Stein MW (2008) Efficacy of contrast-enhanced CT in assessing the endometrium. AJR 191:664–669.

Hauth EAM, Jaeger HJ, Libera H, Lange S, Forsting M (2007) MR imaging of the uterus and cervix in healthy women: determination of normal values. Eur Radiol 17:734–742.

Haynor DR, Mack LA, Soules MR, Shuman WP, Montana MA, Moss AA (1986) Changing appearance of the normal uterus during the menstrual cycle: MR studies. Radiology 161:459–462.

He Y, Ding N, Li Y, Li Z, Xiang Y, Jin Z, Xue H (2015) 3-T diffusion tensor imaging (DTI) of normal uterus in young and middle-aged females during the menstrual cycle: evaluation of the cyclic changes of fractional anisotropy (FA) and apparent diffusion coefficient (ADC) values. Br J Radiol 88:20150043.

He YL, Ding N, Li Y, Li Z, Xiang Y, Jin ZY, Xue HD (2016) Cyclic changes of the junctional zone on 3 T MRI images in young and middle-aged females during the menstrual cycle. Clin Radiol 71:341–348.

Hricak H, Kim B (1993) Contrast-enhanced MR imaging of the female pelvis. J Magn Reson Imaging 3:297–306.

Hricak H, Alpers C, Crooks LE, Sheldon PE (1983) Magnetic resonance of the female pelvis: initial experience. Airman 141:1119–1128.

Kaur H, Loyer EM, Minami M, Charnsangavej C (1998) Patterns of uterine enhancement with helical CT. Eur J Radiol 28:250–255.

Kido A, Koyama T, Kataoka M, Yamamoto A, Saga T, Turner R, Togashi K (2007) Physiological changes of the human uterine myometrium during menstrual cycle: preliminary evaluation using BOLD MR imaging. J Magn Reson Imaging 26:695–700.

Kido A, Kataoka M, Koyama T, Yamamoto Λ, Saga T, Togashi K (2010) Changes in apparent diffusion coefficients in the normal uterus during different phases of the menstrual cycle. Br J Radiol 83:524–528.

Kormano MJ, Goske MJ, Hamlin DJ (1981) Attenuation and contrast enhancement of gynecologic organs and tumors in CT. Eur J Radiol 1(4):307–311.

Kuang F, Ren J, Huan Y, Chen Z, Zhong Q (2012) Apparent diffusion coefficients of normal uterus in premenopausal women with 3.0-T magnetic resonance imaging. J Comput Assist Tomogr 36:54–59.

Langer JE, Oliver ER, Lev-Toaff AS, Coleman BG (2012) Imaging of the female pelvis through the life cycle. Radiographics 32:1575–1597.

Lim PS, Nazarian LN, Wechsler RJ, Kurtz AB, Parker L (2002) The endometrium on routine contrastenhanced CT in asymptomatic postmenopausal women: avoiding errors in interpretation. Clin Imaging 26:325–329.

Mann GS, Blair JC, Garden AS (2012) Imaging of gynecological disorders in infants and children. Springer- Verlag, Berlin Heidelberg Masui T, Katayama M, Kobayashi S, Nakayama S, Nozaki A, Kabasawa H, Ito T, Sakahara H (2001) Changes in myometrial and junctional zone thickness and signal intensity: demonstration with kinematic T2-weighted MR imaging. Radiology 221:75–85.

McCarthy S, Tauber C, Gore J (1986) Female pelvic anatomy: MR assessment of variations during the menstrual cycle and with use of oral contraceptives. Radiology 160:119–123.

Novellas S, Chassang M, Delotte J, Toullalan O, Chevallier A, Bouaziz J, Chevallier P (2011) MRI characteristics of the uterine junctional zone: from normal to the diagnosis of adenomyosis. AJR Am J Roentgenol 196:1206–1213.

Punwani S (2011) Diffusion weighted imaging of female pelvic cancers: concepts and clinical applications. Eur J Radiol 78:21–29.

Sala E, Rockall AG, Freeman SJ, Mitchell DG, Reinhold C (2013) The added role of MR imaging in treatment stratification of patients with gynecologic malignancies: what the radiologist needs to know. Radiology 266:717–740.

Scoutt LM, McCauley TR, Flynn SD, Luthringer DJ, McCarthy SM (1993) Zonal anatomy of the cervix: correlation of MR imaging and histologic examination of hysterectomy specimens. Radiology 186:159–162.

Siddall KA, Rubens DJ (2005) Multidetector CT of the female pelvis. Radiol Clin N Am 43:1097–1118.

deSouza NM, Hawley IC, Schwieso JE, Gilderdale DJ, Soutter WP (1994) The uterine cervix on in vitro and in vivo MR images: a study of zonal anatomy and vascularity using an enveloping cervical coil. Am J Roentgenol 163:607–612.

Takahata A, Koyama T, Kido A, Kataoka M, Umeoka S, Nishizawa S, Nishimura T, Togashi K (2009) The frequency of the plicae palmatae in the uterine cervix on MR imaging. Abdom Imaging 34:277–279.

Takeuchi M, Matsuzaki K, Nishitani H (2010) Manifestations of the female reproductive organs on MR images: changes induced by various physiologic states. Radiographics 30:1147.

Thomassin-Naggara I, Balvay D, Cuenod CA, Daraï E, Marsault C, Bazot M (2010) Dynamic contrastenhanced MR imaging to assess physiologic variations of myometrial perfusion. Eur Radiol 20:984–994.

Togashi K, Kawakami S, Kimura I, Asato R, Okumura R, Fukuoka M, Mori T, Konishi J (1993a) Uterine contractions: possible diagnostic pitfall at MR imaging. J Magn Reson Imaging 3:889–893.

Togashi K, Kawakami S, Kimura I, Asato R, Takakura K, Mori T, Konishi J (1993b) Sustained uterine contractions: a cause of hypointense myometrial bulging. Radiology 187:707–710.

Togashi K, Nakai A, Sugimura K (2001) Anatomy and physiology of the female pelvis: MR imaging revisited. J Magn Reson Imaging 3:842–849.

Tsili AC, Argyropoulou MI, Tzarouchi L, Dalkalitsis N, Koliopoulos G, Paraskevaidis E, Tsampoulas K (2012) Apparent diffusion coefficient values of the normal uterus: interindividual variations during menstrual cycle. Eur J Radiol 81:1951–1956.

Yamashita Y, Harada M, Sawada T, Takahashi M, Miyazaki H, Okamura H (1993) Normal uterus and FIGO stage I endometrial carcinoma: dynamic gadolinium-enhanced MR imaging. Radiology 186: 495–501.

Yitta S, Hecht EM, Slywotzky CM, Bennett GL (2009) Added value of multiplanar reformation in the multidetector CT evaluation of the female pelvis: a pictorial review. Radiographics 29:1987–2005.

Yitta S, Hecht EM, Mausner EV, Bennett GL (2011) Normal or abnormal? Demystifying uterine and cervical contrast enhancement at multidetector CT. Radiographics 31:647–666.

第四章　子宫先天性畸形

摘　要

　　子宫先天性畸形又称Müllerian管异常（MDA），是不孕症的罕见原因，通常可以治疗。由于患者群体不同、非标准化分类系统以及获取诊断资料不同，其发生率的估计存在较大差异。多数MDA是在不孕患者中发现的，而MDA患者可以正常怀孕，因此，所报道的MDA在普通人群的发病率可能被低估。

1　临床背景

1.1　流行病学

　　总体公布的数据表明，子宫阴道异常在具有正常和异常生育能力的普通女性中的患病率是1%～10%。在随机人群中，弓形子宫和隔膜子宫是最常见的子宫畸形。对大多数MDA患者而言，不孕症是一个大问题，且流产的危险性的确与MDA有关。在反复流产的妇女中，MDA发病率是5%～13%；在不孕和反复流产的妇女中，MDA发病率高达25%。文献报道不存在种族倾向。

1.2 临床表现

轻型MDA，特别是弓形子宫，可能永远都不会被诊断出来。主要类型的MDA可能会在不同的年龄阶段在临床上显现出来，这主要取决于它们的特征和伴随的病变。表4-1总结了不同类型MDA的分布和临床表现。新生儿/婴儿期，初始表现为腹部或盆腔可触及子宫和（或）阴道阻塞引起的腔内液体潴留所形成的包块。青少年期，表现为初潮延迟或原发性闭经，伴或不伴子宫和（或）阴道液体潴留，阻塞或完全闭塞时出现腹内疼痛性肿块。一些患者经血通过输卵管逆流常出现周期性疼痛。最常见的MDA首次出现在育龄妇女，患者出现各种不孕问题、反复自然流产、早产、胎儿生长受限以及难产，如臀位或横位。

通过了解胚胎发育的缺陷，我们就可以理解伴发的其他器官系统的先天畸形。肾脏畸形最常见，如肾发育不全或异位。骨骼畸形相对少见，绝大多数出现复杂症状，如肩胛骨异常、多生或融合肋骨、椎体分节异常、脊柱融合（即Klippel-Feil综合征）以及桡腕骨发育不良等。MDA、肾发育不全或异位和颈胸椎体发育不良的非随机组合归入所谓的MURCS综合征。尽管也有报道诸如心脏缺损的其他畸形，但这些伴随的畸形是否由共同发育区域所形成以及是否由早期接触致畸剂所致还不清楚。据文献报道，MDA患者与正常人比较，死亡率没有增高，但在一些特殊类型MDA患者中疾病的发生率增加，引起Müllerian系统

表4-1 不同类型MDA的分布及其临床表现

Müllerian 管异常（MDA）	对生育 / 产科结果的影响			其他主要伴随表现
	自发性流产	早产	胎儿生存率	
Ⅰ类：发育不良（4% ~ 10%）	无生育能力			
Ⅱ类：单角子宫（5% ~ 20%）	50% (41% ~ 62%)	15% (10% ~ 20%)	40% (38% ~ 57%)	肾发育不全67%
Ⅲ类：双子宫（5% ~ 11%）	45% (32% ~ 52%)	38% (20% ~ 45%)	55% (41% ~ 61%)	阴道纵行隔膜75%
Ⅳ类：双角子宫（10% ~ 39%）	30% (28% ~ 35%)	20% (14% ~ 23%)	60% (57% ~ 63%)	高位宫颈功能不全 38%
Ⅴ类：隔膜子宫（34% ~ 55%）	65% (26% ~ 94%)	20% (9% ~ 33%)	30% (10% ~ 75%)	阴道隔膜 25%
Ⅵ类：弓形子宫（7%）	大多与正常足月妊娠相当			
Ⅶ类：DES 接触子宫	增大	增大	增大	宫颈异常 44%

注：所有百分比数据均来自当前文献（Simón et al. 1991; Troiano and McCarthy 2004; Nahum 1998; Rennell 1979; Chan et al. 2011b）；括号中的值表示百分比范围；DES为己烯雌酚。

梗阻，出现输卵管积血（输卵管内血液潴留）、阴道积血（阴道内血液潴留）或经血逆流所致的子宫内膜异位症等潜在问题。

一旦患者病史和体格检查提示MDA，则下一步就需要进行影像学检查，评估潜在的异常，指导进一步治疗。除精确评价女性生殖管道解剖外，还应注意伴随的畸形（如输尿管或盆腔血管），这些信息都可能影响治疗方案，特别是重建或矫正手术。

1.3　胚胎学

了解女性泌尿生殖道的胚胎发生学对于理解MDA发病机制至关重要。女性生殖系统由两对Müllerian管发育而来，后者从每侧Wolffian管外侧的胚胎中胚层形成。Müllerian管向内侧和尾侧发育，头侧部分不融合，形成输卵管，尾侧部分融合形成单一管道，发育形成子宫和阴道上2/3，这个过程称为外侧融合。所谓的腹侧融合，将会影响两管中线隔膜的退化。阴道尾侧部分源自窦阴道球，与融合的Müllerian管下段结合。卵巢自生殖嵴发生，后者完全与形成泌尿和生殖系统的中胚层不同，因此，MDA常伴随肾脏畸形，而不伴随卵巢畸形。Müllerian管异常的发病机制基本上分为不发育、发育不全和成对管道垂直或外侧融合缺损。

1988年，美国生殖医学协会（ASRM，以前被称为美国生育协会）对子宫阴道异常的分类达成了共识，出版了一个图式系统，被专家广泛接受。其他所用的分

类系统可供参考。最近的分类系统发布于2013年，由欧洲人类生育和胚胎学协会（ESHRE）和欧洲妇科内镜学会（ESGE）提出，与所有旧分类方法不同，其试图提高异常的界定方法。它在临床使用的可靠性以及对生育结果的影响还需要进一步的科学评估，隔膜子宫仍存在过度诊断和不必要的手术治疗，一些病例按照ASRM分类本应归属于正常或弓形子宫。

多数Müllerian管异常为偶尔发生，与宫内接触致畸剂如己烯雌酚（DES）或反应停也有关系。目前没有已知的特定遗传模式。

1.4　病理学

胚胎发育过程中，不同阶段的缺失就会发生不同类型的MDA。1988年ASRM基于Buttram等先前提出的分类系统之上，将MDA分为7种不同类型的子宫异常（图4-1）。之后又出现了其他分类系统，包括更广泛的异常组合，为了避免意见冲突和过度牵连，对于所有的分类系统，必须强调的是，分类系统主要描述的是子宫缺损，而宫颈阴道缺损以及相关的畸形必须以子目录的形式单独添加。表4-1总结了不同类型MDA的分布和临床表现。MDA的诊断要依据临床表现、体格检查以及所用成像方法的成像结果（MRI起主要作用），特别是复杂子宫畸形。成像部分对具体病变进行描述时，我们采用ASRM分类系统，并提供不同类型MDA的定义。

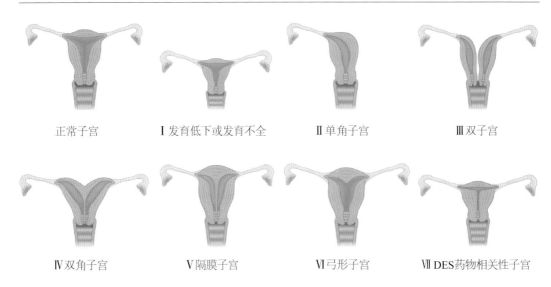

正常子宫　　　Ⅰ发育低下或发育不全　　　Ⅱ单角子宫　　　Ⅲ双子宫

Ⅳ双角子宫　　　Ⅴ隔膜子宫　　　Ⅵ弓形子宫　　　Ⅶ DES药物相关性子宫

图4-1　Müllerian管异常分类系统（ASRM）（1988）

2　影像学

2.1　技术

一旦患者病史和体格检查提示MDA，下一步就需要进行影像学检查，以确定MDA，并指导进一步治疗。超声和MRI准确诊断MDA出现之前，MDA的成像限于子宫输卵管造影（HSG），采用荧光点膜技术结合宫腔内充盈不透射线的对比剂。由于MDA影像诊断需要包括子宫内膜腔形态和子宫外轮廓，所以，HSG只能描述某些类型的MDA，其他类型则不能显示，且诊断不具特异性，主要原因是它观察不到子宫的外轮廓。由于这个原因，HSG不能提供高置信度的诊断，超声和MRI很快开始在MDA评估和治疗中发挥强大的作用。然而，HSG不仅能提供形态信息，也能提供输卵管通畅的功能信息，仍用于不孕患者的初级影像学检查。一些小研究采用MRI新技术来观察输卵管是否通畅，称

3D MRI-HSG，发现这种新技术是替代传统HSG的可靠成像方法，避免了卵巢的离子辐射。不过，由于生理盐水对比剂子宫造影术的应用性更好（见下），此技术没有被广泛应用。

现在，评价MDA的首选成像方法是盆腔超声，包括：①经腹部超声（采用2.5～5MHz探头），用于评价整个腹腔，尤其是伴随肾脏畸形；②经阴道超声（采用5～8MHz阴道内探头），能很好地显示子宫、阴道和卵巢。子宫内膜腔内注入生理盐水或超声对比剂后再行经阴道超声是一种新的技术，称子宫造影术，进一步清楚显示子宫内膜腔的轮廓，仅用于一些特定的患者，例如，有不孕史的患者。超声检查MDA非常准确，一些新技术如3D超声，能较好地提供子宫外轮廓及其体积信息，进一步提高了成像的诊断性能。

MRI目前被认为是评价MDA的标准方法，可作为手术设计的主要成像方式。MRI提供整个子宫解剖的高分辨率图像

（内、外轮廓），以及同时能够观察到肾脏畸形之类的表现。它在评价子宫异常3种主要成像方法之中是最准确的，据报道准确率高达100%。

根据作者所在机构评价子宫先天畸形的成像方案（Siemens Magnetom Aera，1.5-Tesla MR unit，Siemens Medical；Erlangen，Germany），子宫MRI包括6个基本序列，不用静脉内对比剂，使用Bodyflex相控阵MRI表面线圈，具体见表4-2。

如果可能的话，患者应安排在月经周期的后半段进行检查，子宫内膜在滤泡期和分泌期增厚，正常子宫带状解剖显示较好。患者不需要特殊准备，阴道塞或检查前阴道内注入无菌凝胶是否有助于某些病例的阴道腔显示还存在争议。静脉内注射

抗痉挛药如胰高血糖素或丁溴东莨菪碱（Buscopan®），可以减少肠蠕动伪影。

轴位T1WI序列是评价女性盆腔的标准技术。疑有MDA患者，检查目的主要是不遗漏相关病变，如卵巢病变或子宫内膜异位症腹腔种植。另外，T1WI较好显示子宫内膜腔内（子宫积血）和（或）阴道（阴道积血）出血。高分辨率T2WI是评价子宫最重要的序列，矢状面最适合成像子宫及其带状解剖，平行于子宫内膜腔的斜状层面可形成子宫的长轴图像，有助于显示子宫底轮廓。垂直于宫颈管的斜状层面产生子宫的短轴图像，能精确评价宫颈，如重复和隔膜的诊断。该方案还包括上腹部轴位和冠状位的快速序列，以诊断或排除肾脏疾病。

表4-2　评价MDA的MRI成像方案

序列	区域	层厚（mm）	层间隙（%）	矩阵	TR（毫秒）	TE（毫秒）	翻转角（°）	视野（mm）
TRUFISP 冠状位	腹部	6	20	256×256	3.45	1.73	70	400×400
TRUFISP 脂肪抑制轴位	腹部	6	20	256×256	4.64	2.32	70	360×292
T2 TSE 矢状位	盆腔	4	30	384×384	4000	90	150	210×210
T2 TSE 斜轴位	盆腔	4	20	384×384	3500	100	150	210×210
T2 TSE 斜冠状位	盆腔	4	20	384×384	3500	100	150	210×210
T1 VIBE Dixon 轴位	盆腔	2.5	20	320×320	7.2	2.39 4.77	12	240×240

注：①作者单位示范性方案，采用1.5T MR扫描仪（Siemens Medical, Germany）。

②TRUFISP—"快速感应稳态磁场"梯度序列；TSE—快速自旋回波，也称FSE快速自旋回波；VIBE—容积内插屏气检查；TR—重复时间；TE—回波时间；斜冠状位，平行于子宫长轴；斜轴位，平行于子宫短轴。

2.2 Müllerian管异常分类

表4-1概述了不同MDA分类及其对生殖和产科结果影响的百分比分布以及它们主要伴随的畸形。

2.2.1 Ⅰ类异常：发育不全

定义：发育不全指Müllerian管（子宫和阴道上2/3部）的节段不发育和不同程度的发育低下（图4-2）。Mayer-Rokitansky-Küster综合征是最常见的Ⅰ类异常，包括子宫和阴道不发育。

2.2.2 Ⅱ类异常：单角子宫

定义：单角子宫是一侧Müllerian管部分或完全发育不良所致（图4-3）。

单角子宫可独立存在（35%）或伴对侧残角。残角与子宫内膜腔相通也可不通，可有子宫内膜也可没有，后者也称无腔残角子宫。与子宫内膜腔不交通的残角子宫患者可发生痛经和子宫积血，手术切除可缓解疼痛或降低异位妊娠发生的可能性。就像所有阻塞的系统一样，非交通残角子宫发生子宫内膜异位症的危险性也增大。单角子宫常合并肾脏畸形，大部分发生在残角的同侧。

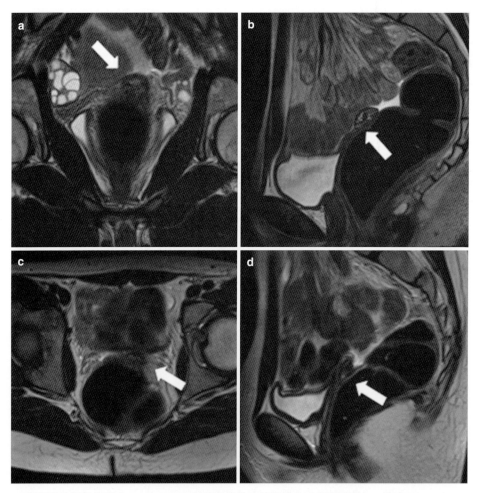

图4-2 2例原发性闭经患者（a~d）。MRI显示纤维性小子宫残余（箭头所示），符合Mayer-Rokitansky-Küster综合征

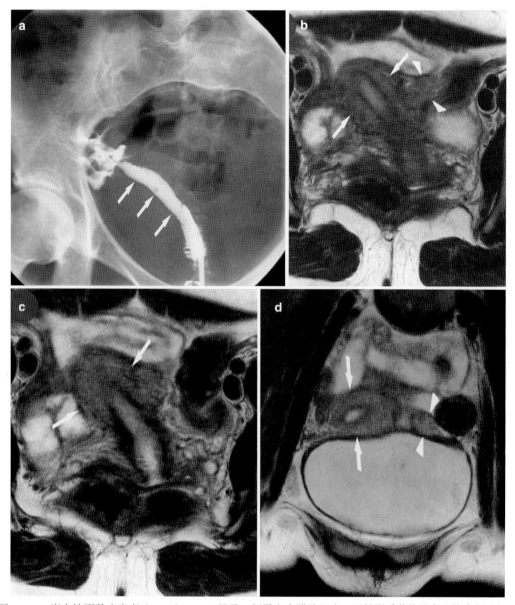

图4-3　28岁女性不孕症患者（a～d）。HSG显示一侧子宫内膜腔细小，呈梭形香蕉状轮廓（箭头所示），偏向右侧，引流入一侧输卵管（a），注意正常三角形宫底腔缺如，这种形态高度提示单角子宫。气泡引起的宫腔医源性充盈缺损。斜位（b，c）和冠状位（d）T2加权MRI证实单角子宫的诊断，狭长子宫显示正常的带状解剖（箭头所示）；右侧残角子宫（三角箭头所示）呈低信号，无带状解剖，因此对应于无子宫内膜的残角子宫。此例患者无须手术切除

2.2.3　Ⅲ类异常：双子宫

　　定义：双子宫由双侧Müllerian管完全不融合所致，构成完整的重复子宫，彼此之间互不相通（图4-4）。

　　75%双子宫伴有阴道纵行隔膜，罕见伴有横行隔膜，后者可引起一个子宫角的阻塞性子宫阴道积血。这些患者可发生肾脏发育不全，常位于阴道隔膜的同侧。经血逆行导致的子宫内膜异位症也是这些患者需要考虑的问题。非阻塞性双子宫常无临床症状。

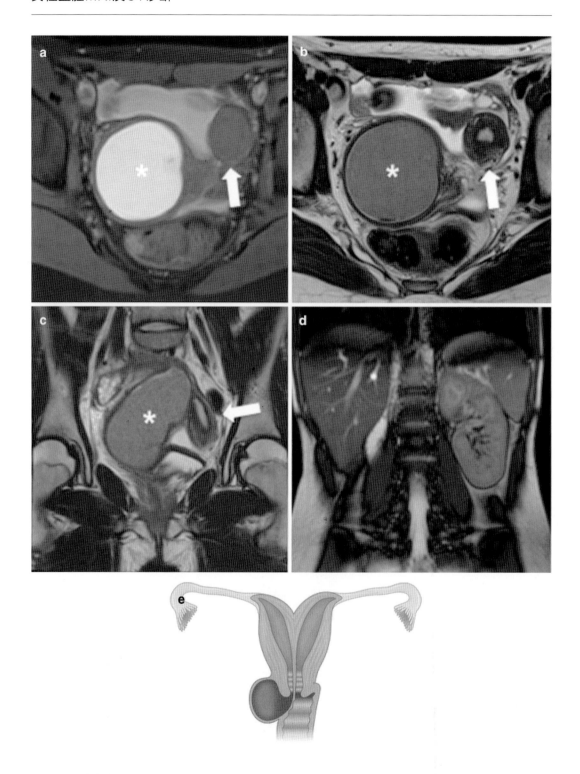

图4-4 14岁女性患者，出现腹痛，MRI显示子宫融合异常，出现2个独立的宫腔，右侧宫腔由于隔膜阻塞引起血液潴留而表现为显著扩张（a，b）（星号所示）。a. 轴位T1WI脂肪抑制；b、c. 轴位和冠状位T2WI，左侧宫腔显示正常的带状解剖（箭头所示）；d. 冠状位TRUFISP可见伴随的右肾发育不全；e. 示意图显示双子宫，右侧阻塞性隔膜（医学插图：W. Herzig）

2.2.4　Ⅳ类异常：双角子宫

定义：双角子宫是双侧Müllerian管头端不完全融合所致（图4-5）。

双子宫腔具有正常的带状解剖，其主要影像特点是子宫外轮廓的宫底裂隙大于1cm，有助于与隔膜子宫相鉴别。

双角子宫具有较大的变异性，宫底裂隙逐渐加深可达子宫内口，形成单一宫颈为特征的完全双角子宫（双角状单绒毛子宫）。依据裂隙深度的不同，出现一些双角子宫的变异类型。双角子宫可并发宫颈重复和阴道纵隔，发生率高达25%。然而，双侧宫腔之间总是存在一定程度的交通。手术干预的必要性还存在争议，可能只有在特定情况下才有必要。较高的宫颈机能不全发病率可能与双角子宫有关。

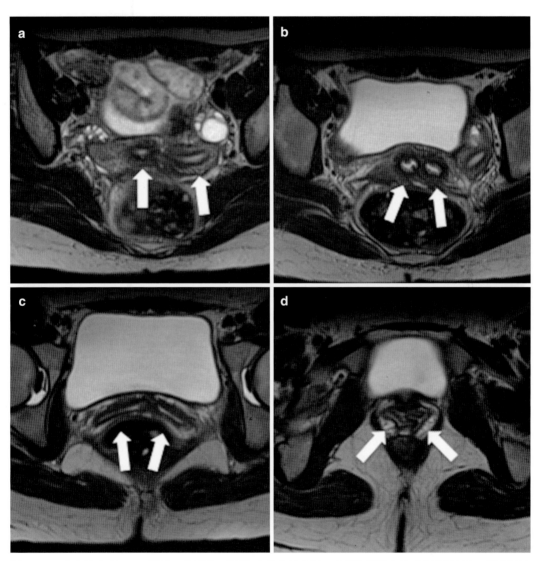

图4-5　29岁女性患者，MRI显示双角子宫，可见2个独立的宫腔、宫颈和阴道上部（箭头所示），无伴随的阻塞性隔膜（a~d）。

2.2.5 Ⅴ类异常：隔膜子宫

定义：隔膜子宫是由中间子宫阴道隔膜部分或完全不退化所致（图4-6）。主要影像学特点是子宫底外轮廓呈凸出或轻度凹陷形（小于1cm），没有超过1cm的裂隙。后者用来定义双角子宫或双子宫（图4-7）。

隔膜子宫是最常见的Müllerian管异常，不幸的是常与不孕不育密切相关。由于治疗方法不同，隔膜子宫必须与双角子宫和双子宫加以区别。一个广为接受的定义，即子宫内出现隔膜而子宫底外轮廓仅轻度凹陷则被认为是隔膜子宫。凹陷阈值为1cm，深度凹陷则考虑为双角子宫和双子宫。完全隔膜子宫指隔膜延伸至宫颈外口，25%的隔膜子宫的隔膜甚至延伸至阴道的上部。

产科结果似乎与隔膜长度无关。隔膜由肌肉或纤维组织构成，不是鉴别隔膜子宫和双角子宫的可靠方法。建议采用宫腔镜子宫成形术切除隔膜，可显著改善生殖效果。

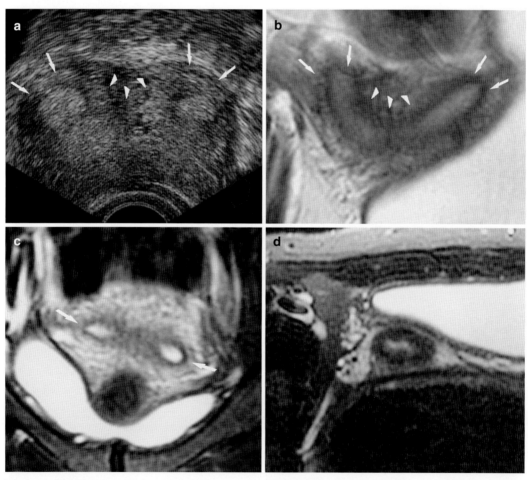

图4-6 17岁女性患者（a~d）。经阴道超声（a）冠状层面显示2个子宫腔（箭头所示），由高回声子宫内膜带和低回声子宫肌层组成，检查期间旋转图像平面可见一宫底中间外裂（三角箭头所示），高度怀疑双角子宫。冠状位T2加权（b）MRI予以证实，显示2个宫腔（箭头所示）由一深的宫底外裂（三角箭头所示）分隔。同一层面还可见分隔宫腔的隔膜延至宫颈内口水平（c），轴位T2WI（d）可见其形成一个单一宫颈（双角单宫颈）

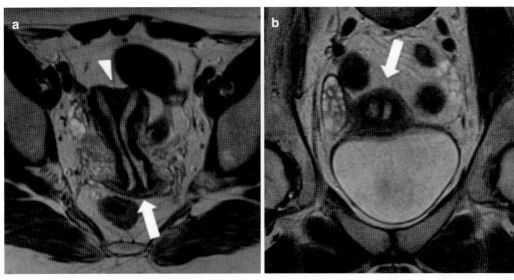

图4-7　21岁女性不孕症患者（a，b）。冠状位T2加权MRI显示子宫轮廓，可见宫底轻度外裂（三角箭头所示）以及分隔子宫体和宫颈的低信号薄层隔膜（a）（箭头所示）；轴位T2WI显示纵行隔膜延伸至宫颈外口（b）

2.2.6　Ⅵ类异常：弓形子宫

定义：弓形子宫是子宫阴道隔膜接近完全退化，在宫底子宫内膜处形成一轻度宽基底鞍状切迹（图4-8）。

与双角子宫的区别在于宫底完全一体化，然而，部分具有宽基底肌肉隔膜的隔膜子宫很难与弓形子宫鉴别。关于弓形子宫是真正异常还是解剖变异存在很大争议。报道发现，二次流产危险性较高的研究，大都采用不理想的检查手段，如二维超声或HSG，采用准确度高的检查方法的研究无法复制这些结果。MRI可检查出这种异常，但对临床没有意义，因为没有结果证实弓形子宫对妊娠会产生负面影响。

2.2.7　Ⅶ类异常：DES药物相关性子宫

DES暴露子宫：DES暴露可引起胎儿子宫肌肉异常肥厚，形成T形子宫内膜腔，也可增加阴道发生透明细胞癌的危险性。DES暴露或不暴露所形成的特征性子宫异常，应该归于复杂子宫异常组。

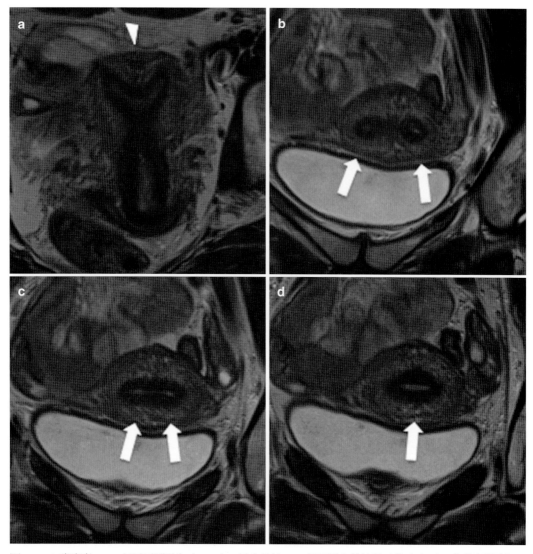

图4-8 34岁患者,MRI显示弓形子宫(a～d)。子宫长轴T2WI显示子宫外轮廓正常(a)(三角箭头所示),子宫内膜宽基底凹陷;子宫腔两"角"融合水平连续(箭头所示),短轴T2WI未见纤维隔膜(b～d)

参考文献

Acién P (1997) Incidence of Müllerian defects in fertile and infertile women. Hum Reprod 12(7): 1372–1376.

Ashton D, Amin HK, Richart RM, Neuwirth RS (1988) The incidence of asymptomatic uterine anomalies in women undergoing transcervical tubal sterilization. Obstet Gynecol 72(1):28–30.

Behr SC, Courtier JL, Qayyum A (2012) Imaging of müllerian duct anomalies. Radiographics 32(6):E233–E250.

Bermejo C, Martínez Ten P, Cantarero R et al (2010) Threedimensional ultrasound in the diagnosis of Müllerian duct anomalies and concordance with magnetic resonance imaging. Ultrasound Obstet Gynecol 35(5):593–601.

Brody JM, Koelliker SL, Frishman GN (1998)

Unicornuate uterus: imaging appearance, associated anomalies, and clinical implications. AJR Am J Roentgenol 171(5):1341–1347.

Behr SC, Courtier JL, Qayyum A (2012) Imaging of müllerian duct anomalies. Radiographics 32(6):E233–E250.

Bermejo C, Martínez Ten P, Cantarero R et al (2010) Threedimensional ultrasound in the diagnosis of Müllerian duct anomalies and concordance with magnetic resonance imaging. Ultrasound Obstet Gynecol 35(5):593–601.

Brody JM, Koelliker SL, Frishman GN (1998) Unicornuate uterus: imaging appearance, associated anomalies, and clinical implications. AJR Am J Roentgenol 171(5):1341–1347.

Buttram VC, Gibbons WE (1979) Müllerian anomalies: a proposed classification. (An analysis of 144 cases). Fertil Steril 32(1):40–46.

Byrne J, Nussbaum-Blask A, Taylor WS et al (2000) Prevalence of Müllerian duct anomalies detected at ultrasound. Am J Med Genet 94(1):9–12.

Carrington BM, Hricak H, Nuruddin RN, Secaf E, Laros RK, Hill EC (1990) Müllerian duct anomalies: MR imaging evaluation. Radiology 176(3):715–720 Chan YY, Jayaprakasan K, Zamora J, Thornton JG, Raine-Fenning N, Coomarasamy A (2011a) The prevalence of congenital uterine anomalies in unselected and high-risk populations: a systematic review. Hum Reprod Update 17(6):761–771.

Chan YY, Jayaprakasan K, Tan A, Thornton JG, Coomarasamy A, Raine-Fenning NJ (2011b) Reproductive outcomes in women with congenital uterine anomalies: a systematic review. Ultrasound Obstet Gynecol 38(4):371–382.

Clifford K, Rai R, Watson H, Regan L (1994) An informative protocol for the investigation of recurrent miscarriage: preliminary experience of 500 consecutive cases. Hum Reprod 9(7):1328–1332.

Dreisler E, Stampe SS (2014) Müllerian duct anomalies diagnosed by saline contrast sonohysterography: prevalence in a general population. Fertil Steril 102(2):525–529.

Fedele L, Bianchi S (1995) Hysteroscopic metroplasty for septate uterus. Obstet Gynecol Clin N Am 22(3):473–489.

Fedele L, Ferrazzi E, Dorta M, Vercellini P, Candiani GB (1988) Ultrasonography in the differential diagnosis of "double" uteri. Fertil Steril 50(2):361–364.

Fedele L, Dorta M, Brioschi D, Massari C, Candiani GB (1989) Magnetic resonance evaluation of double uteri. Obstet Gynecol 74(6):844–847.

Fedele L, Bianchi S, Marchini M, Franchi D, Tozzi L, Dorta M (1996) Ultrastructural aspects of endometrium in infertile women with septate uterus. Fertil Steril 65(4):750–752.

Goldberg JM, Falcone T, Attaran M (1997) Sonohysterographic evaluation of uterine abnormalities noted on hysterosalpingography. Hum Reprod 12(10): 2151–2153.

Grimbizis GF, Gordts S, Di Spiezio SA et al (2013) The ESHRE/ESGE consensus on the classification of female genital tract congenital anomalies. Hum Reprod 28(8):2032–2044.

Hatch EE, Palmer JR, Titus-Ernstoff L et al (1998) Cancer risk in women exposed to diethylstilbestrol in utero. JAMA 280(7):630–634.

Herbst AL, Ulfelder H, Poskanzer DC (1971) Adenocarcinoma of the vagina. Association of maternal stilbestrol therapy with tumor appearance in young women. N Engl J Med 284(15):878–881.

Homer HA, Li TC, Cooke ID (2000) The septate uterus: a review of management and reproductive outcome. Fertil Steril 73(1):1–14.

Kaufman RH, Adam E, Hatch EE et al (2000) Continued follow-up of pregnancy outcomes in diethylstilbestrolexposed offspring. Obstet Gynecol 96(4):483–489.

Krysiewicz S (1992) Infertility in women: diagnostic evaluation with hysterosalpingography and other imaging techniques. AJR Am J Roentgenol 159(2):253–261.

Ludwin A, Ludwin I (2015) Comparison of the ESHREESGE and ASRM classifications of Müllerian duct anomalies in everyday practice. Hum Reprod 30(3):569–580.

Ma L, Wu G, Wang Y et al (2012) Fallopian tubal patency diagnosed by magnetic resonance hysterosalpingography. J Reprod Med 57(9–10):435–440.

Minto CL, Hollings N, Hall-Craggs M, Creighton S (2001) Magnetic resonance imaging in the assessment of complex Müllerian anomalies. BJOG 108(8):791–797.

Nahum GG (1998) Uterine anomalies. How common are they, and what is their distribution among subtypes? J Reprod Med 43(10):877–887.

Olpin JD, Heilbrun M (2009) Imaging of Müllerian duct anomalies. Clin Obstet Gynecol 52(1):40–56.

Pellerito JS, McCarthy SM, Doyle MB, Glickman MG, DeCherney AH (1992) Diagnosis of uterine anomalies: relative accuracy of MR imaging, endovaginal sonography, and hysterosalpingography. Radiology 183(3):795–800.

Pittock ST, Babovic-Vuksanovic D, Lteif A (2005) Mayer-Rokitansky-Küster-Hauser anomaly and its associated malformations. Am J Med Genet A 135(3):314–316.

Raga F, Bauset C, Remohi J, Bonilla-Musoles F, Simón C, Pellicer A (1997) Reproductive impact of congenital Müllerian anomalies. Hum Reprod 12(10):2277–2281.

Raziel A, Arieli S, Bukovsky I, Caspi E, Golan A (1994) Investigation of the uterine cavity in recurrent aborters. Fertil Steril 62(5):1080–1082.

Rennell CL (1979) T-shaped uterus in diethylstilbestrol (DES) exposure. AJR Am J Roentgenol 132(6):979–980.

Reuter KL, Daly DC, Cohen SM (1989) Septate versus bicornuate uteri: errors in imaging diagnosis. Radiology 172(3):749–752.

Robbins JB, Parry JP, Guite KM et al (2012) MRI of pregnancy-related issues: müllerian duct anomalies. AJR Am J Roentgenol 198(2):302–310.

Rock JAAR (2000) Surgery to repair disorders of development. In: Nichols DHC-PD (ed) Gynecologic, obstetric and related surgery, 2nd edn. Mosby, St. Louis, pp 780–830.

Rock JA, Schlaff WD (1985) The obstetric consequences of uterovaginal anomalies. Fertil Steril 43(5):681–692.

Saleem SN (2003) MR imaging diagnosis of uterovaginal anomalies: current state of the art. Radiographics 23(5):e13.

Simón C, Martinez L, Pardo F, Tortajada M, Pellicer A (1991) Müllerian defects in women with normal reproductive outcome. Fertil Steril 56(6):1192–1193.

Steinkeler JA, Woodfield CA, Lazarus E, Hillstrom MM (2009) Female infertility: a systematic approach to radiologic imaging and diagnosis. Radiographics 29(5):1353–1370.

Strübbe EH, Willemsen WN, Lemmens JA, Thijn CJ, Rolland R (1993) Mayer-Rokitansky-Küster-

Hauser syndrome: distinction between two forms based on excretory urographic, sonographic, and laparoscopic findings. AJR Am J Roentgenol 160(2):331–334.

1988 The American Fertility Society classifications of adnexal adhesions, distal tubal occlusion, tubal occlusion secondary to tubal ligation, tubal pregnancies, müllerian anomalies and intrauterine adhesions. Fertil Steril 49(6):944–55.

Toaff ME, Lev-Toaff AS, Toaff R (1984) Communicating uteri: review and classification with introduction of two previously unreported types. Fertil Steril 41(5):661–679.

Troiano RN, McCarthy SM (2004) Müllerian duct anomalies: imaging and clinical issues. Radiology 233(1):19–34.

Valle RF (1996) Hysteroscopic treatment of partial and complete uterine septum. Int J Fertil Menopausal Stud 41(3):310–315.

Winter L, Glücker T, Steimann S et al (2010) Feasibility of dynamic MR-hysterosalpingography for the diagnostic work-up of infertile women. Acta Radiol 51(6):693–701.

Wu MH, Hsu CC, Huang KE (1997) Detection of congenital müllerian duct anomalies using three-dimensional ultrasound. J Clin Ultrasound 25(9):487–492.

Zlopasa G, Skrablin S, Kalafatić D, Banović V, Lesin J (2007) Uterine anomalies and pregnancy outcome following resectoscope metroplasty. Int J Gynaecol Obstet 98(2):129–133.

第五章 子宫良性病变

1 背景

1.1 子宫肌瘤

1.1.1 流行病学

子宫肌瘤是子宫最常见的良性肿瘤，发病率难以估计，文献报道称发病率为25%～50%。尸检发现子宫肌瘤高达77%。大约1/3患者在绝经之前有明显临床表现，出现月经期异常出血（月经过多伴继发性贫血、痛经、腹围增大）或占位效应引起的盆腔压力改变（尿急、便秘、盆腔疼痛和性交困难）。此外，子宫肌瘤与女性不孕有关，是西方工业化国家子宫切除术最常见的指征。在美国，2010年共有43万例子宫切除术，常见原因是子宫肌瘤（40.7%）和子宫内膜异位症（17.7%）。

子宫肌瘤是子宫的平滑肌肿瘤，受甾体激素的影响，发生于育龄妇女。青春期前不出现子宫肌瘤，绝经后甾体激素（雌激素和孕酮）水平下降，月经周期停止，肌瘤相关症状减轻或消失。然而，接受激素替代治疗的妇女即使在60岁后，仍然可能出现肌瘤相关症状。妊娠期激素刺激可导致肌瘤快速生长，出现自发性梗死。与白种人和亚洲人相比，黑人妇女子宫肌瘤更常见，发生子宫肌瘤的危险性比白人妇女高2～3倍。生殖因素也起作用，未生育过的女性子宫肌瘤的发生率是已育妇女的2倍，多胎妊娠使子宫肌瘤发生率进一步降低。其他增加或减少子宫肌瘤发生的危险性因素也有报道。

1.1.2 发病机制

子宫肌瘤是源自子宫肌层的单克隆肿瘤，遗传因素、甾体激素以及生长因子对子宫肌瘤的发生和生长发挥作用。子宫肌瘤的发生有两种机制：正常肌细胞先出现肿瘤转化，在激素和生长因子作用下体积进一步增大。虽然对初始刺激知之甚少，但毫无疑问的是，平滑肌瘤的核型有多种特征性变化，产生了相似的表型，通过单克隆复制体积进一步增大。平滑肌瘤内干细胞及其与进一步分化的细胞群之间旁分泌相互作用的发现，使得越来越多的证据支持子宫肌瘤起源于子宫肌层干细胞的假说。雌激素和孕酮促进了平滑肌瘤的发生，而生长因子被认为是甾体激素在平滑肌瘤的介质或效应器。雌激素在平滑肌瘤的发生以及平滑肌瘤相关高雌激素环境所致的局部反应中起核心作用，与正常子宫肌层比较，子宫肌瘤组织对雌二醇更敏感，具有较多的雌激素受体，芳香酶活性更高，增加子宫肌瘤雌激素的合成。黏膜下子宫肌瘤附近显示子宫内膜腺增生，也是局部高雌激素的效应。传统认为雌激素对子宫肌瘤的生长起重要作用，但也有人认为孕酮起主要作用，他们观察到分泌期孕酮水平最高，与子宫肌瘤有丝分裂速率最高一致。

1.1.3 组织病理学

子宫肌瘤是由子宫平滑肌细胞组成的良性肿瘤，多数发生于子宫体或宫底，也可发生在宫颈（低于8%），罕见位于子宫的支撑结构如阔韧带。寄生平滑肌瘤不与子宫相连，发生非典型血液供应。2/3患者表现为多发子宫肌瘤，绝大多数呈圆形，边界清楚（图5-1）。平滑肌瘤生长推移周围组织，子宫肌层压缩形成假包膜，因此可通过手术摘除肿瘤。肉眼观，子宫肌瘤切面呈旋涡状表现。组织学上，子宫肌瘤由交错的平滑肌细胞构成，呈束状排列，形成旋涡状（图5-2）；这些平滑肌细胞嵌入胶原纤维基质中。光镜下，细胞形态均一，具有雪茄形核及嗜酸性纤维性细胞质。绝大多数子宫肌瘤细胞密度高于周围的子宫肌层，核未见有丝分裂和异型性。组织学上可区分不同的亚型，MRI可鉴别细胞型、黏液型子宫肌瘤以及脂肪型平滑肌瘤。子宫弥漫性肌瘤病是一种罕见表现，可扩展到子宫外。后者包括良性转移平滑肌瘤病、腹膜播散性平滑肌瘤病以及静脉内平滑肌瘤病。子宫

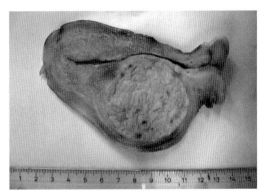

图5-1 子宫平滑肌瘤大体病理。大体子宫标本显示子宫体壁内可见一单发平滑肌瘤，邻近子宫内膜腔，子宫外轮廓变形，可见周围子宫肌层受压形成的假包膜

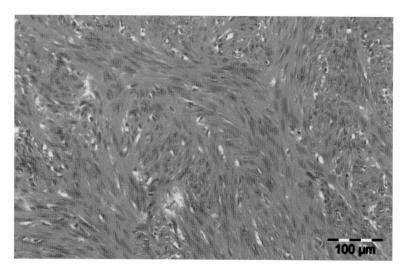

图5-2 子宫平滑肌瘤组织病理切片。平滑肌瘤切片HE染色显示单型平滑肌细胞排列成束，形成旋涡状

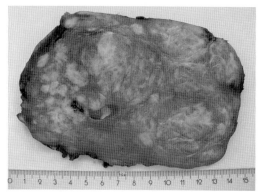

图5-3 子宫弥漫性平滑肌瘤病大体病理。大体子宫标本显示整个子宫各层内遍布大小介于数毫米至数厘米的多发、边界不清的平滑肌瘤，部分融合，几乎取代整个正常子宫肌层，也称为（弥漫性）平滑肌瘤病

弥漫性肌瘤病的特征是出现许多边界不清的小平滑肌瘤（图5-3），可融合，累及整个子宫，引起子宫对称性增大。

子宫平滑肌瘤影像表现不均匀的另一个原因是出现退行性改变。当肿瘤生长超过其供血时，肿瘤就发生变性。MRI可区别典型的变性如透明样变（超过60%的平滑肌瘤）、出血（红色）、黏液变和囊性变（罕见）。其他典型改变是无定形的或斑块状钙化，见于38%的平滑肌瘤。组织学或影像学区别的多数亚型平滑肌瘤以及

上述所列的退行性改变，对治疗决策没有临床意义。妊娠期平滑肌瘤出血梗死是个例外，MRI可直观显示。平滑肌肉瘤区别于平滑肌瘤的特点是有丝分裂率增加、细胞出现异型性以及出现凝血坏死伴或不伴肿瘤内出血。平滑肌瘤内出血和坏死仅见于自发性或妊娠相关性出血梗死的罕见病例，而在子宫动脉栓塞（UAE）介入治疗后早期经常可以看到。这种情况下的介入后出血和坏死可累及大部分或整个平滑肌瘤。

1.1.4 临床表现

子宫平滑肌瘤罕见于30岁以下，常在40～60岁表现出来，典型症状是经血过多和（或）经期过长。蒂状黏膜下平滑肌瘤患者出现经期之间出血或不规则出血，但不具特征性，需要诊断性评价子宫内膜（子宫内膜活检、扩张和刮宫）。月经过多的妇女经常出现缺铁性贫血，其他常见的报道有经前饱胀感（腹围或盆围增大）、尿急和消化不良等主诉症状。患者经常主诉痛经，向背部或腰部放射的不明疼痛或性交时疼痛（性交困难）较少见。

1.1.5 治疗

1.1.5.1 适应证

当子宫肌瘤引起症状时,是需要治疗的指征,而无症状患者则随访观察。没有证据显示子宫增大与手术死亡率增高有关,因此,治疗与否不取决于子宫或平滑肌肿瘤的大小。通常认为平滑肌瘤快速生长是恶性的征象,而大量研究结果不支持这种假说。无症状患者的治疗相对指征是计划怀孕、但有流产病史且证实具有与子宫肌瘤相关的宫腔畸形的妇女。平滑肌瘤可干扰胎盘形成,怀孕具有其他风险,这种情况下可采取治疗。然而,系统性综述得出结论,没有确凿证据说明子宫壁内或浆膜下平滑肌瘤对生殖能力以及母婴结局有不利影响。

1.1.5.2 药物治疗和消融

药物治疗通常针对症状,目的在于缓解子宫肌瘤相关的月经异常出血(月经过多)、痛经和全身症状。口服不同成分的避孕药和非甾体抗炎药常用来镇痛和抗纤维蛋白溶解,不过其治疗子宫肌瘤的长期疗效尚不确定,另外,也没有资料表明口服避孕药具有抑制子宫肌瘤生长的作用。这些治疗方法常规用来为最终治疗缩短时间。GnRH类似物治疗可改善平滑肌瘤相关性症状,暂时缩小肌瘤大小,治疗3个月左右,肌瘤体积减小,然而,一旦停药,肌瘤体积又开始增大,这就是为什么GnRH类似物仅用于术前减小肌瘤体积的原因。GnRH类似物治疗也有益于减少大肌瘤的血流或暂时缓解大量月经出血所致的贫血。然而,GnRH类似物治疗使子宫肌瘤变软,不利于手术摘除。最近研究证明,孕酮受体调节剂间歇性治疗症状性子宫平滑肌瘤效果明显。

宫腔内置入释放左炔诺孕酮的宫内节育器(IUD)可降低月经出血的程度,其作用是基于持续释放的孕酮的局部活性,有效抑制子宫内膜的机能。最近一篇系统综述得出结论,释放左炔诺孕酮的宫内节育器能减小子宫体积和子宫内膜厚度,减少月经血液流失,明显增加血液内血红蛋白、铁蛋白和血细胞比容水平,不过,却没有减小子宫肌瘤体积的证据。IUD治疗黏膜下子宫肌瘤引起的月经量过多失败率较高。

子宫内膜消融术是一种持久性、侵袭性治疗方法,缓解月经出血过多的有效率为62%～79%。子宫内膜热消融采用球囊或滚轴球囊在宫腔镜下进行,成功率较小,主要是因为多发子宫肌瘤引起宫腔扩大和畸形,并非整个子宫内膜都可触及。

1.1.5.3 手术

子宫切除术是有症状的多发性子宫肌瘤的最终治疗方法,经腹部和经阴道子宫切除术的死亡率和发病率都很低。鉴于子宫肌瘤是一种良性病变,全世界范围内进行大量子宫切除术来治疗这种病变似乎不妥,根据子宫肌瘤的位置、患者年龄、是否生育和个人意愿等可采用一些子宫切除术的替代方法,诸如保留子宫手术、消融术和放射介入技术。

根据子宫肌瘤的位置,可采用宫腔镜、腹腔镜或开腹手术来切除或摘除子宫肌瘤。宫腔镜切除术适合黏膜下平滑肌瘤,下列情况不考虑宫腔镜切除术:黏膜下肌瘤大于5cm;出现3个以上平滑肌瘤;子宫腔较大(子宫探针长度超过12cm)。

此外，壁内成分大小也是宫腔镜切除术的危险因素，残留肌层较薄，手术危险性增加。腹腔镜手术用于切除可见的浆膜下肌瘤和壁内平滑肌瘤，需要联合子宫重建。当子宫肌瘤较大或子宫明显增大时，限制了腹腔镜的使用和能见度，因此，不适合应用此技术。腹腔镜手术可一次性摘除多发肌瘤，仅限于可视性平滑肌瘤，而壁内肿瘤不容易切除。穿壁肌瘤需要宫腔切口，具有粘连危险，据报道腹腔镜术后33%～54%患者发生粘连。腹腔镜切除子宫肌瘤随访5年，21%～50%患者出现复发。（小）开腹手术主要用于具有1个或多个较大的平滑肌瘤。开腹手术的围手术期风险与子宫切除术类似，粘连发生率高达90%。据报道开腹手术肌瘤切除后5年内复发率是10%，10年后复发率高达27%。1/3复发患者最终进行子宫切除。

1.1.5.4 子宫动脉栓塞

子宫动脉栓塞术（UAE）是一项成熟的技术，从20世纪70年代中期开始，用于治疗恶性肿瘤、产后子宫收缩乏力或创伤损伤后危及生命的阴道大出血。1994年Ravinal等首次报道将UAE成功用于症状性子宫平滑肌瘤的治疗。

子宫动脉栓塞引起平滑肌瘤梗死，而不影响子宫的灌注。梗死导致凝固性坏死，使子宫肌瘤完全透明变性，进一步软化，肿瘤变小。随访3～24个月显示，子宫平均减小23%～60%，显著平滑肌瘤平均减小42%～78%。12个月内平滑肌瘤呈渐进性萎缩。随访3～60个月的数项研究结果显示，患者出血相关症状的缓解率达80%～100%，全身症状缓解率达60%～100%。UAE与子宫切除和肌瘤切除治疗症状性子宫肌瘤的对比研究结果显示，UAE具有相同的症状缓解成功率和患者满意度，并发症发生率较低，患者恢复期短。这些结果也得到了两个随机研究的证实。UAE长期效果资料有限，现有数据显示2/3患者有望症状永久缓解。UAE并发症极其罕见，随访发现5%～10%患者出现阴道分泌物，伴（或）不伴梗死肌瘤的组织排出。子宫肌瘤排出见于介入治疗后数周到数月，如果并发感染，需要应用抗生素和镇痛药物，少数患者需要手术辅助或宫腔镜切除。暂时性停经持续达3个周期并不少见，而永久性停经罕见且45岁以上患者更常见。UAE用于单一或多发肌瘤患者，但是，基于目前认知，对于想保留生育能力的患者，UAE仅用于曾经尝试过保留子宫的治疗方法效果不理想，或不适于保留子宫治疗方法的患者。所有保留子宫的治疗方法都具有新发肌瘤的危险，需要反复介入治疗或由于手术或者介入治疗并发症需要子宫切除。

1.1.5.5 磁共振引导聚焦超声

磁共振引导聚焦超声（MRgFUS）是一种影像引导下的治疗，借助超声能量来加热和破坏组织。在随机安慰剂对照试验中，MRgFUS组在缓解症状和减小子宫体积以及提高患者的生活质量方面都有效果。由于存在技术壁垒，需要选择合适的患者，因此限制了它的应用。选择条件包括平滑肌瘤的特征（数量、位置、至皮肤的距离或至骶骨的距离、信号强度）以及超声波束的障碍。据报道，适合MRgFUS标准的可变性很大（范围：14%～74%子宫肌瘤患者）。在采用MRgFUS治疗症状性平滑肌瘤的最大试验研究中，症状减轻和再介入率与非灌注容积测量的消融程度有关。1594例临床队列研究所报道的并发症发生率是1.6%。关于MRgFUS治疗症状性平滑肌瘤的安全性和有效性的长期数据和比较证据仍然缺乏。

2 子宫腺肌病

2.1 流行病学

子宫腺肌病影响绝经前妇女，主要见于多产妇和30岁以上的妇女。由于症状没有特异性，因此很少引起临床注意，这也是子宫腺肌病被低估的原因。截至现在，几乎所有的诊断都要基于子宫切除术，19%~63%患者的切除标本组织学检查显示子宫腺肌病。子宫腺肌病常伴随平滑肌瘤和子宫内膜异位症。

2.2 发病机制

子宫腺肌病是一种非肿瘤性病变，由子宫内膜基底腺和基质脱落进入其下肌层形成。有研究表明，子宫腺肌病随着年龄的增长而发展，提示子宫腺肌病从浅肌层至深肌层是一个连续发展的过程。子宫腺肌病脱落的子宫内膜腺不经历周期性变化，主要是因为这些腺体的基底带比较显著。基底部子宫内膜脱位的机制尚不清楚，雌激素介导和机械作用似乎起一定作用。由于子宫腺肌病主要发生在多产妇，产后子宫内膜炎导致的子宫内膜基底层和子宫肌层断裂也被认为是一

个可能的原因。组织损伤和修复被认为在疾病发生的过程中起主要作用。

2.3 组织病理学

形态学上，子宫腺肌病表现为子宫局部病变或弥漫性病变。在大体上，切面特征是可见旋涡状结构，由不规则增厚的肌小梁所构成（图5-4）。囊样病变是其另一个特征，子宫肌层内可见出血灶。诊断基于组织学表现，子宫肌层内可见散在的子宫内膜腺体组织，在低倍视野（×100）下，自与子宫内膜交界处开始测量，厚度在2.5mm以上或一半的子宫肌层内至少出现一个腺体巢，腺体岛周围包绕增生的子宫肌层（图5-5）。病理学上，表浅子宫腺肌病仅累及内肌，可与深部浸润的子宫腺肌病鉴别。深部浸润的子宫内膜组织引起周围平滑肌细胞增生，使子宫明显增大。

2.4 临床表现

子宫腺肌病的临床表现没有特异性，常出现痛经、月经量过多和盆腔疼痛等症状，这些症状也常见于其他病变，如功能异常性出血、子宫肌瘤和子宫内膜异位症。子宫腺肌病患者的子宫常增大，但与子宫平滑肌瘤不同，不会引起子宫形状扭曲。与广泛子宫腺肌病子宫显著增大不同，表浅或局部子宫腺肌病患者可无症状。子宫壁受累的深度与一定程度的临床症状相一致。有报道称，子宫腺肌病累及子宫肌层超过子宫壁直径的80%时，痛经出现的频率较高。

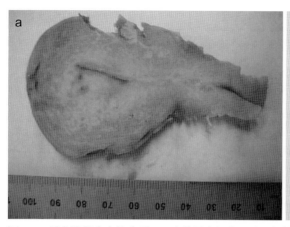
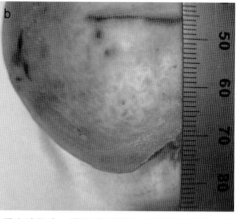

图5-4 子宫腺肌病大体病理。a. 大体子宫标本显示局灶性子宫腺肌病：子宫前壁增厚，子宫肌层增宽，可见不规则子宫肌小梁和多发微小囊肿；b. 子宫前壁部分区域放大显示粗大的子宫肌层肌小梁，未见肿块病变，棕色样小囊肿对应于异位内膜腺发生的出血灶

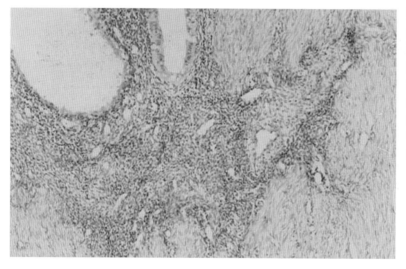

图5-5 子宫腺肌病组织病理切片。异位的子宫内膜腺周围包绕增生肥厚的子宫肌层（经许可摘自Keckstein J, Ulrich U (2004) Gynäkologische Endokrinologie. Springer Verlag, Berlin Heidelberg New York, 2:11–18）

2.5 治疗

子宫切除仍是具有症状的子宫腺肌病患者的最终治疗方法，起初应尽可能应用微创治疗手段，但要综合考虑患者的年龄、症状的严重程度、对生育能力的需求以及出现的并发症（如平滑肌瘤和子宫内膜异位症）。非甾体抗炎药可缓解症状，但需要抑制子宫内膜的生长。广泛应用抑制性激素治疗可改善子宫腺肌病症状。宫内节育器（IUD）释放左炔诺孕酮被证实对控制子宫腺肌病引起的月经量过多有效果，然而，一旦IUD取出，症状复发。子宫异常出血明显的患者可选择子宫内膜消融术或剥除子宫内膜，穿透深度小于2mm的表浅型子宫腺肌病与深部浸润的子宫腺肌病比较，子宫内膜消融术效果更好。

子宫保留手术受解剖层面不清晰的干扰，但对不孕患者可能存在价值。随访时间较短的小病例组证实腹腔镜子宫腺肌病切除术可以减轻疼痛、月经过多和痛经症状。据报道子宫动脉栓塞（UAE）在短期内能成功缓解月经过多和痛经症状，长期随访结果也令人欣慰，5年随访痛经和月经过多症状的改善率分别为70.4%和68.8%，7年随访，82%经UAE治疗的症状性子宫腺肌病患者避免了子宫切除。

3　成像

3.1　子宫肌瘤和子宫腺肌病的诊断成像：概述

子宫肌瘤和子宫腺肌病的临床症状基本相同，二者临床上无法鉴别。

子宫肌瘤：子宫平滑肌瘤增大到一定程度方能触及，表现为与子宫壁有区别的实性肿瘤，能够活动。子宫明显增大患者，通常采用双手触诊辅以经阴道超声或经腹部超声检查。超声检查可以评价子宫，尤其经阴道超声还可以提供子宫内膜和卵巢的信息。经阴道超声检查是诊断子宫平滑肌瘤的主要成像方法，平滑肌瘤表现为低回声圆形病变，与子宫界限清楚锐利（图5-6），无回声囊性部分和退行性改变伴不均匀回声很常见。大多数病例中，超声都能够可靠评价平滑肌瘤的位置及其与周围结构、特别是与子宫腔的关系。另外，多普勒超声能描绘肿瘤的血管结构，显示典型特征如中心血管或边缘血管网（图5-7）。子宫腔内灌注液体的子宫造影术可以提高经阴道超声检查黏膜下平滑肌瘤、鉴别子宫内膜息肉以及确定子宫肌层（子宫壁）受累深度的诊断准确性。

内镜检查（如腹腔镜或宫腔镜检查）对疑有平滑肌瘤和超声表现不确定的患者

有一定的作用。对月经异常出血以及一些有特殊诊断目的的患者（如评价具有平滑肌瘤的不孕妇女的子宫腔和输卵管），进行宫腔镜检查结合子宫内膜取样。对已知有子宫平滑肌瘤的患者，腹腔镜和宫腔镜的主要作用是作为一种保留子宫而切除子宫平滑肌瘤的治疗方法。

MRI是评价子宫平滑肌瘤最准确的诊断方法，能够从多方位评价子宫，不受重叠结构的干扰。它不但能观察平滑肌瘤数目和大小，还可以提供肿瘤在子宫内

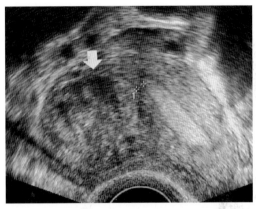

图5-6　经阴道超声（TVUS）检查子宫平滑肌瘤。TVUS显示边界清楚的浆膜下平滑肌瘤（箭头所示），子宫壁外轮廓变形。平滑肌瘤呈不均匀回声结构，与邻近子宫肌层和子宫内膜相比呈低回声，子宫内膜表现为条带状高回声

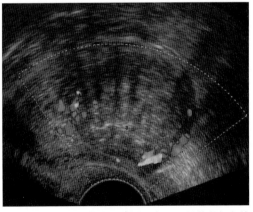

图5-7　经阴道超声检查平滑肌瘤。经阴道彩色多普勒超声显示平滑肌瘤周围血管丛

的位置（宫颈、宫体、宫底）、子宫壁（黏膜下、壁内、浆膜下）内位置及其与周围结构（如卵巢和输卵管）关系的信息（图5-8，图5-9）。

MRI独特的软组织对比度能够很好地显示子宫肌瘤和邻近的子宫肌层、结合带（鉴别诊断很重要）以及子宫内膜，也能评价子宫肌瘤的内部结构包括继发性退变，这些特点使得MRI在定性子宫平滑肌瘤方面优于其他成像方法。MRI用于超声表现不能鉴别盆腔内病变或识别病变起源是子宫还是卵巢的患者，且越来越多地被用来评估保留子宫手术或放射介入的可行性。确定宫腔镜或腹腔镜切除术的指征，必须了解平滑肌瘤的数目和大小及其精确位置，特别是与宫腔的关系和在子宫壁内的深度。评价患者是否适合进行UAE时，MRI可提供平滑肌瘤的大小、有无蒂或寄生性平滑肌瘤、退变的性质、平滑肌瘤血管化程度以及子宫血供等信息。

CT软组织对比度差，诊断子宫良性病变价值有限。它不能分辨子宫壁各层，因此，无法将子宫病变可靠地确定到具体的层内。静脉内注射对比剂后可提高其与邻近结构的差别，但仍然不能提高鉴别诊断的可靠性（图5-10）。子宫平滑肌瘤CT平扫与肌肉密度相等，偶尔通过出现典型

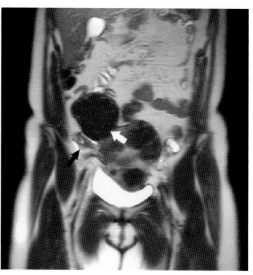

图5-9 平滑肌瘤MRI——位置：子宫多发肌瘤T2加权冠状成像，浆膜下带蒂平滑肌瘤（白色箭头所示）呈低信号容易识别，与子宫底右侧相延续，超声检查不易与右侧卵巢区分（黑色箭头所示）（经参考文献840许可复制，Kröncke TJ, Hamm B (2003) Role of magnetic resonance imaging (MRI) in establishing the indication for planning and following up uterine artery embolization (UAE) for treating symptomatic leiomyomas of the uterus [article in German]. Radiologe 43:624–633）

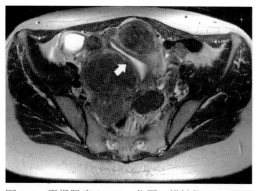

图5-8 平滑肌瘤MRI——位置：横轴位T2WI显示多发平滑肌瘤，主要位于浆膜下，穿壁（整个壁厚度）平滑肌瘤（箭头所示）引起子宫腔轻度变形

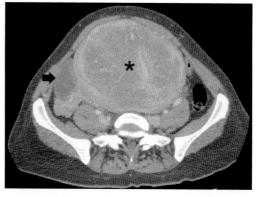

图5-10 子宫平滑肌瘤CT。39岁女性子宫平滑肌瘤，盆腔增强CT显示子宫内可见一巨大卵圆形不均匀强化肿块（星号所示），推移右侧低密度卵巢（箭头所示），腹部隆起

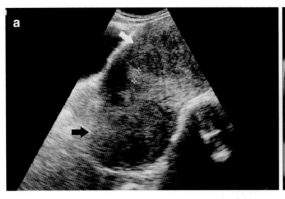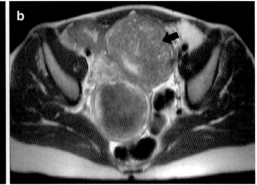

图5-11　子宫平滑肌瘤和子宫腺肌病经阴道超声检查（TVUS）和MRI的相关性。a. 48岁女性，出现月经过多和痛经，TVUS显示有2个平滑肌瘤，1个在后壁浆膜下（黑色箭头所示），1个位于前壁内（白色箭头所示）；然而，子宫前壁显示子宫内膜子宫肌层结合处边界不清、子宫肌层不对称增厚，而非清晰的肿块。卡尺所示为子宫内膜厚度的测量。b. 相对应的横轴位T2加权成像显示子宫后壁浆膜下平滑肌瘤和子宫前壁局灶性腺肌病，其特征是结合带增宽，子宫肌层内出现囊样包涵体，对应于子宫内膜腺

钙化来识别。对于子宫腺肌病，没有特异的CT检查标准。

　　子宫腺肌病：严重的子宫腺肌病可引起子宫增大，它与平滑肌瘤所致的子宫增大触诊较软不同。大约75%的子宫腺肌病患者经阴道超声检查可见回声反射性减低区或不均匀表现。局部子宫腺肌病除表现为肌层不对称增厚外，其他形态学特点还包括子宫内膜与肌层结合处分界不清、高达50%患者出现肌内囊肿（小于5mm）以及肌层内出现回声线或点。绝大多数患者没有局部病变。上述诊断标准结合应用，配合实时检查，可获得良好的诊断性能。彩色双相超声显示血管生成增加，提示子宫腺肌病。据报道，经阴道超声检查的敏感性是53%～89%，特异性为50%～99%，变化较大的原因主要是超声检查者的依赖性。超声诊断平滑肌瘤的准确性有限。超声所见的子宫腺肌病的许多特征在T2WI磁共振成像上显示更清晰，其极好的软组织对比度能够清楚显示带状解剖的改变（图5-11）。尽管MRI

诊断子宫腺肌病的敏感性和特异性分别为86%～100%和85%～90.5%，且在鉴别诊断中具有较高的诊断性能，但用于常规临床检查却罕见，原因是：40～50岁具有症状的患者在手术和可靠的前治疗中证实子宫腺肌病是其出现症状的原因外，子宫腺肌病很少被疑为月经过多或痛经的原因，因此，MRI不是初始评价提示子宫腺肌病的非特异性主诉的指征，且费用成本较高。然而，MRI常作为不明原因子宫弥漫性肿大、不孕以及随访子宫腺肌病或保留子宫手术治疗和UAE而接受GnRH治疗的辅助检查工具。

3.2　MRI

3.2.1　MRI：成像技术

　　女性盆腔MRI检查之前，需要询问其简短的临床病史，包括月经状况、盆腔手术史、临床症状、月经周期和目前的激素治疗等。由于子宫随月经周期而改变，成像最好选择在月经周期的后半段，此时子

宫各层信号差别最大。盆腔成像应该选用配备盆腔或体部相控阵线圈的1.5T扫描仪，肠道蠕动引起的运动伪影可显著减低图像质量，应该予以消除，降低这些伪影的措施包括检查前4~6小时要求患者禁食以及对没有禁忌证的患者肌内注射丁溴东莨菪碱，还应嘱咐患者检查之前排尿。盆腔MRI成像的标准方案包括T1WI和T2WI，真正轴位、矢状位和冠状位获得的屏气T2WI序列（T2-HASTE，SSFSE）足以诊断绝大多数患者的子宫平滑肌瘤和子宫腺肌病，然而，单独应用屏气成像很难识别子宫病变和子宫腔的关系，屏气成像不确定或子宫腔严重扭曲的情况下，推荐加用轴位和矢状位高分辨T2加权TSE序列，结合前腹壁应用饱和带。轴位层面获得的T1加权脉冲序列伴或不伴脂肪饱和，可提供病变内的脂肪成分和血液成分，突出T2WI观察不到的钙化区域。钆基对比剂增强T1WI可提供子宫平滑肌瘤的血管结构信息，提高周围假包膜的可视度，帮助确定浆膜下平滑肌瘤的子宫起源，但对单纯诊断子宫平滑肌瘤和子宫腺肌病没有必要。弥散加权磁共振成像（DW-MRI）和动态多期对比增强磁共振成像（DCE-MRI）现在也成为评价女性盆腔标准成像方案的一部分，后者更适用于研究。DCE-MRI和DWI在子宫良性病变上有附加价值，这两种功能成像技术有助于不同亚型平滑肌瘤和平滑肌肉瘤的鉴别，平滑肌瘤在T1WI、T2WI和DWI上都呈低信号，而子宫肉瘤在T2WI上可呈高信号或低信号，DWI上则呈高信号（弥散受限）。对比增强研究显示，平滑肌肉瘤与平滑肌瘤

相比，强化更显著、更不均匀，伴有坏死区；然而，与退变性和细胞型平滑肌瘤有一些重叠。另外，计划进行子宫动脉栓塞的平滑肌瘤或子宫腺肌病患者，推荐应用MRA梯度回波序列。

3.2.2 子宫平滑肌瘤的MRI表现

子宫平滑肌瘤在T2WI上表现为边界清楚、圆形或卵圆形低信号肿块，其特征是膨胀性生长，不会浸润周围结构，因此，病变的大小和位置决定了子宫扭曲的形态。3个正交层面MRI成像，允许首先精确定位平滑肌瘤位置，黏膜下、壁内、穿壁（整个厚度）、浆膜下、蒂状或韧带内（子宫外），然后定位宫颈（<8%）、子宫体（前、后、侧壁）或子宫底。子宫平滑肌瘤可单发，但通常多发，有时体积较大。多发子宫肌瘤的正常子宫肌层常占子宫组织的一小部分（图5-12）。弥漫性子

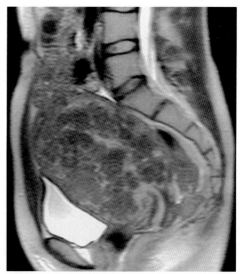

图5-12　子宫多发肌瘤——MRI表现。44岁女性，矢状位T2WI显示多发子宫平滑肌瘤，最大平滑肌瘤自子宫底延伸至浆膜下。所有平滑肌瘤边界清楚，呈典型的低信号，可见一些点状高信号。后面陷窝内可见一蒂状浆膜下平滑肌瘤

宫肌瘤是一种罕见类型，子宫肌层被融合的子宫肌瘤替代（图5-13）。

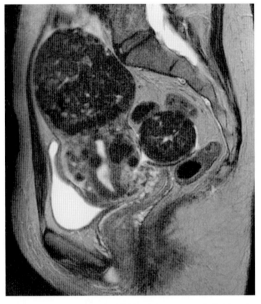

图5-13　子宫弥漫性平滑肌瘤MRI。41岁女性，矢状位T2WI显示整个子宫各层内可见多发子宫平滑肌瘤，大小介于数毫米至数厘米，部分融合，几乎取代整个正常子宫肌层（与图5-3比较）

3.2.3　位置、生长类型和影像学特点

影像学上定位子宫肌瘤对临床非常重要，根据平滑肌瘤在子宫的位置，其相关症状和治疗方法都不同。最近，国际妇产科联合协会（FIGO）提出和制定了详细的分类系统。黏膜下平滑肌瘤是否切除取决于肿瘤的大小以及向子宫壁内生长的程度；浆膜下平滑肌瘤需要手术摘除，如果穿壁生长，需要切开和手术重建子宫腔。平滑肌瘤的特征是膨胀性生长，推移邻近结构，体积很小的时候就已经有占位效应。子宫轮廓畸形主要与黏膜下和浆膜下平滑肌瘤有关，因为它们扩张邻近结构（如子宫内膜和浆膜）（图5-14）。多发平滑肌瘤可引起子宫明显增大，这些肿瘤通过超声检查常很难与子宫外或卵巢病变相区别，T1WI显示病变周围子宫肌层出现爪样伸展以及病变与正常子宫组织之间界面出现螺旋状流空信号，而T2WI少

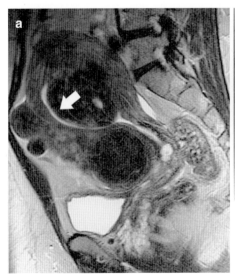
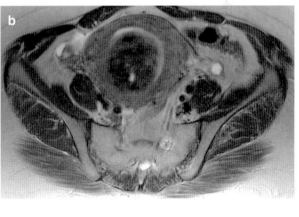

图5-14　子宫平滑肌瘤的占位效应。a.矢状位T2WI显示多发子宫肌瘤，浆膜下一巨大平滑肌瘤对其下子宫内膜产生占位效应（箭头所示）；b.相应水平轴位T2WI

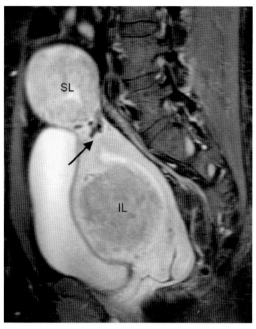

图5-15 带蒂平滑肌瘤的桥接血管征。矢状位对比增强脂肪抑制T1加权成像显示一源自子宫底的巨大带蒂浆膜下平滑肌瘤，血管茎内可见流空信号（箭头所示）；前壁内尚可见一壁内平滑肌瘤，推移子宫内膜带（经参考文献840许可复制，Kröncke TJ, Hamm B (2003) Role of magnetic resonance imaging (MRI) in establishing the indication for planning and following up uterine artery embolization (UAE) for treating symptomatic leiomyomas of the uterus [article in German]. Radiologe 43:624–633）

见，高度提示子宫平滑肌瘤，流空信号代表源自子宫动脉的分支以及供应平滑肌瘤的大管径血管丛（图5-15）。表5-1总结了子宫平滑肌瘤的MRI征象。

3.2.4 组织亚型和退变的形成

平滑肌瘤存在不同的组织亚型，其中一些具有特征性MRI特点。细胞型平滑肌瘤是平滑肌瘤的一个亚型，其特征是由致密平滑肌细胞和少量的胶原组成，T2WI表现为均匀高信号（图5-16），T1WI显示与周围子宫肌层等信号，注射钆基对比

表5-1 平滑肌瘤的MRI标准

位置	• 子宫体、底，宫颈或韧带内少见，浆膜下、壁内、穿壁、黏膜下、带蒂、不成熟型
形态	• 球状、边缘锐利，可出现假包膜，即使体积很小也有占位效应，子宫轮廓和（或）子宫腔畸形，单一但常多发 • 大小：0.5～20cm • 病变周围子宫肌层内爪样伸展
T1WI 表现	• 与子宫肌层等信号 • 周围低信号环提示钙化 • 与出血相关的高信号区 • 周围高信号环或均匀高信号提示出血梗死
T2WI 表现	• 变化较大，一般情况下相对于子宫肌层呈低信号肿块，个别平滑肌瘤内可见不同的信号强度 • 均匀高信号常见于细胞型平滑肌瘤 • 较大平滑肌瘤出现高信号环，代表扩张的淋巴管
Gd 增强 T1WI 表现	• 相对于子宫肌层富血管结构，可表现为低信号、等信号和高信号，常见于细胞型平滑肌瘤 • 假包膜更明显 • 平滑肌瘤部分或完全梗死则无强化（桥接血管征）
其他表现	• 周边流空信号（T1WI 观察最好）提示肌瘤周围血管丛 • 带蒂平滑肌瘤可见血管茎

剂后显著均匀强化。脂肪型平滑肌瘤是一种罕见类型的平滑肌瘤，由于其具有不同含量的脂肪细胞，因此所有序列上都显示与皮下脂肪相同的信号强度，化学位移成像或频谱脂肪抑制有助于确定这些平滑肌瘤内的脂肪特性。尽管MRI仅能区别69%

的不同亚型的平滑肌瘤，但它确定没有任何退变的单纯平滑肌瘤、出血梗死的平滑肌瘤以及囊性退变的平滑肌瘤的敏感性和特异性很高。子宫平滑肌瘤发生变性很常见，原因是血供不足。出血性退变表现为突发情况，而退行性改变则是因肿瘤生长速度超出血供所发生的渐进过程。

表面光滑的肿瘤典型MRI表现为T2WI近乎均匀的低信号（与周围子宫肌层比较），T1WI呈中等信号，这些改变由透明变性所致（图5-17）。透明变性是平滑肌瘤退变的主要类型，约60%的平滑肌瘤存在透明变性，其特征是肌细胞条索之间细胞外基质内堆积高蛋白嗜酸性物质。能够识别的其他类型退变是囊性变性、黏液变性和出血性（红色）变性，囊性变性特征是平滑肌瘤内出现边界清楚的囊肿，T1WI和T2WI呈液体信号；黏液变性T2WI表现为病变内出现极高信号区，T1WI呈中等或低信号，注射对比剂后不强化（图5-18）。

组织学显示胶状部分含有透明质酸黏多糖。出血性或红色变性在妊娠或促孕激素治疗的患者中更常见，由平滑肌瘤突然梗死继发的病变内出血形成。在MRI上，T2WI显示病变内信号增高，周围边缘呈低信号，T1WI则表现为不均匀高信号，血液成分的多少决定信号的变化，常限于病变边缘（图5-19）。注射对比剂后，出血性平滑肌瘤典型表现为不强化。MRI确诊急性出血性退变需要结合临床症状（如急性疼痛、微热和白细胞增多）。平滑肌瘤水样变性被描述为一种罕见类型的变性，超声检查常见于较大、分叶状复杂肿块，MRI表现为不均匀信号，以T2高信号为主，伴有条状低信号，病变内出现实性

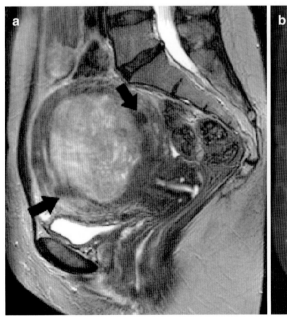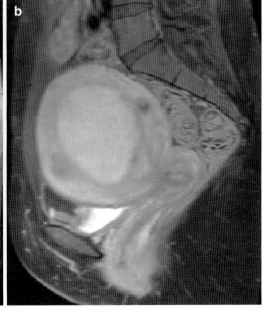

图5-16　细胞型平滑肌瘤MRI。a. 矢状位T2加权成像显示一壁内巨大细胞型平滑肌瘤，与周围子宫肌层比较，表现为均匀高信号；2个小的壁内平滑肌瘤显示典型的低信号（箭头所示）；b. 矢状位增强脂肪抑制T1WI显示壁内细胞型平滑肌瘤显著强化，与周围子宫肌层相比呈高信号

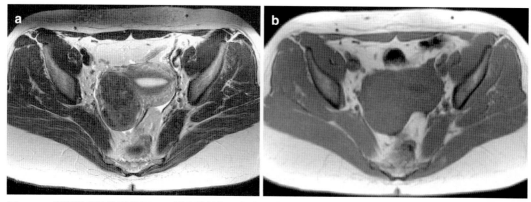

图5-17 平滑肌瘤的信号特征。a. 子宫横轴位T2加权成像（月经分泌期）显示浆膜下平滑肌瘤，与周围子宫肌层比较呈典型的低信号。注意子宫内膜亮信号和结合带中等信号；b. 相应子宫横轴位T1WI显示平滑肌瘤呈中等信号，很难与邻近子宫肌层区别

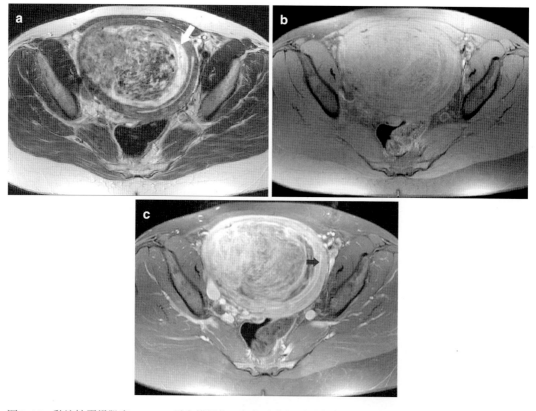

图5-18 黏液性平滑肌瘤MRI。a. 子宫横轴位T2加权成像显示子宫肌瘤信号不均匀，子宫肌瘤左缘C形高信号区（白色箭头所示）对应于黏液变性。注意高信号子宫条带状内膜向外侧推移；b. 相应横轴位脂肪抑制T1加权成像显示整个平滑肌瘤呈不均匀中等信号，如果发生液化，C形区域内没有出现预期的坏死液化低信号；c. 横轴位增强脂肪抑制T1加权成像显示平滑肌瘤不均匀强化，包括黏液组织间隔。注意子宫内膜条带状强化（黑色箭头所示）

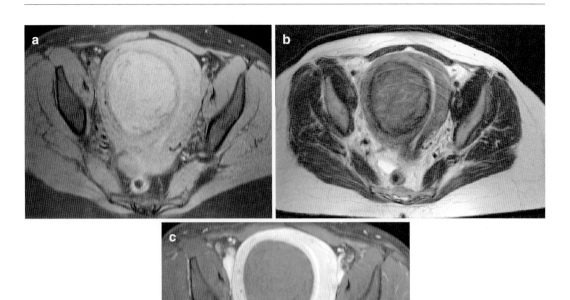

图5-19　平滑肌瘤自发性梗死的MRI。a. 黏膜下平滑肌瘤自发性梗死，横轴位脂肪抑制T1加权成像显示中心区信号稍高于周围子宫肌层；b. 黏膜下平滑肌瘤自发性梗死，横轴位T2加权成像显示中心区信号强度与周围子宫肌层相等，周边所见显著低信号环与出血梗死后血液降解（含铁血黄素）一致；c. 横轴位对比增强脂肪抑制T1加权成像证实平滑肌瘤梗死，周围子宫肌层灌注良好（经参考文献840许可复制，Kröncke TJ, Hamm B (2003) Role of magnetic resonance imaging (MRI) in establishing the indication for planning and following up uterine artery embolization (UAE) for treating symptomatic leiomyomas of the uterus [article in German]. Radiologe 43:624–633）

成分和显著血管成分。这些影像学特点与恶性肿瘤类似，诊断具有挑战性。"假梅格斯综合征"与水肿性平滑肌瘤有关，伴腹水和血清CA-125水平升高。

　　MRI检查有一定局限性，它不能可靠地显示肿瘤内钙化，常规放射学检查或CT检查常可见爆米花样改变。偶尔，出血梗死后钙化位于病变周边，可被T1WI显示出来（图5-20）。

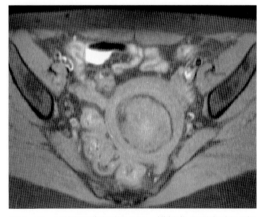

图5-20　平滑肌瘤钙化MRI。横轴位脂肪抑制T1加权成像显示平滑肌瘤呈不连续的显著低信号环，对应于不对称钙化

3.2.5　鉴别诊断

　　在评价与子宫关系密切的病变中，鉴别诊断需要考虑卵巢肿块。如果不能确定

病变源自子宫，病变的信号强度与子宫肌层相比表现为T2WI均匀低信号和T1WI中等信号，那么其可能是发生在韧带内或卵巢的平滑肌瘤。然而，与子宫肌层相比呈不均匀中等信号或高信号，则提示平滑肌瘤合并变性改变或子宫外良性或恶性肿瘤。

子宫肌层收缩可类似于黏膜下平滑肌瘤或局部子宫腺肌病。子宫收缩累及子宫内膜和子宫肌层，不影响子宫外轮廓（图5-21），T2WI特征是出现带状或条状低信号区，这些表现是暂时的，延迟30~45分钟成像则发生改变。

子宫内膜息肉最常见于围绝经期和绝经后妇女，通常无症状，有时绝经后妇女可见子宫出血。20%患者的子宫息肉多发，呈宽基底或蒂状，可并发子宫内膜增生，T2WI上可见中央纤维核心或肿瘤内囊肿。子宫内膜息肉在T1WI上显示中等信号，而在T2WI则表现为信号稍低于子宫内膜或与子宫内膜信号相等，表现为局部子宫内膜增厚（图5-22）。注射对比剂后小息肉强化，表现更清楚，早期强化扫描尤为明显，大息肉则呈不均匀强化。黏膜下平滑肌瘤更接近于球形，与子宫肌层连接更明显，T2WI信号更低，借助这些特点可很好地与子宫内膜息肉鉴别。

平滑肌肉瘤是一种罕见的肿瘤，大约占子宫所有恶性肿瘤的1%，占所有子宫肉瘤的70%。子宫平滑肌肉瘤的发病率为1.5~3/10万，多数发生于40岁以上，50岁以后发病率增加。与子宫平滑肌瘤相比（40岁），子宫平滑肌肉瘤主要见于老年妇女（60岁）。普遍认为平滑肌肉瘤是新发生的肿瘤，与良性平滑肌瘤无关。快速生长不具特异性，虽然它不是绝经前妇女恶性肿瘤的标志，但绝经后妇女应警惕。影像

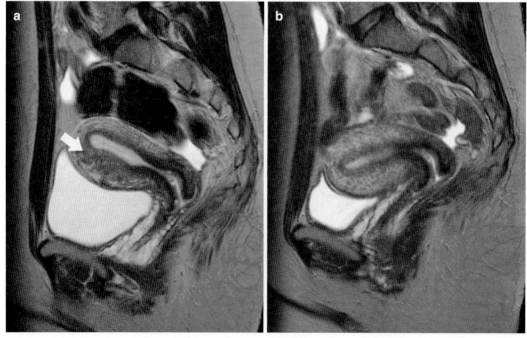

图5-21　子宫暂时性收缩。子宫矢状位T2加权成像显示子宫前壁内层子宫肌层增宽，膨入子宫腔（a）（箭头所示）；（b）在（a）之前5分钟获得的子宫矢状位T2加权成像显示未见任何结构异常，表现符合子宫肌层收缩

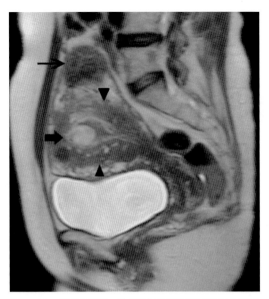

图5-22 平滑肌瘤、弥漫性子宫腺肌病和子宫内膜息肉MRI。矢状位T2加权成像显示弥漫性子宫腺肌病（三角箭头所示），结合带对称性增宽；子宫内膜息肉与子宫内膜一样呈高信号，位于子宫腔内（短箭头所示）；子宫底可见一子宫肌瘤（长箭头所示）

学表现不能可靠鉴别平滑肌肉瘤和良性平滑肌瘤，除具有明显侵袭或转移征象外，轮廓不规则、结节状边缘、T2信号不均匀伴袋状高信号、子宫肌层肿块出现T2暗区、T1WI出血性高信号以及病变内出现未强化区等MRI特点提示平滑肌肉瘤，而非平滑肌瘤。据报道，注射对比剂后动态扫描早期强化结合血清中乳酸脱氢酶及其同工酶增高，在鉴别平滑肌肉瘤和退变性平滑肌瘤时敏感性和特异性较高。平滑肌肉瘤的平均ADC值明显低于退变性平滑肌瘤。

3.2.6 子宫腺肌病MRI表现

子宫腺肌病诊断基于T2WI，其特征是边界不清的低信号区，代表结合带弥漫性或局部增宽，由伴随异位子宫腺体发生的平滑肌细胞增生所形成。据报道，结合带

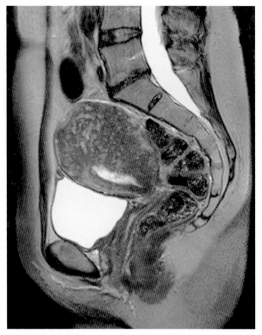

图5-23 局灶性子宫腺肌病。矢状位T2加权成像显示局灶性子宫腺肌病，子宫增大，轻度变形，结合带显著增宽引起子宫底和后壁增厚；病变内可见高信号灶（经参考文献840许可复制，Kröncke TJ, Hamm B (2003) Role of magnetic resonance imaging (MRI) in establishing the indication for planning and following up uterine artery embolization (UAE) for treating symptomatic leiomyomas of the uterus [article in German]. Radiologe 43:624–633）

厚度大于或等于12mm作为诊断子宫腺肌病的阈值（图5-23），准确度很高。如果结合带厚度小于或等于8mm，可除外子宫腺肌病。高达50%的患者T2WI上可见亮信号灶和囊样包涵体，代表异位的子宫内膜腺、囊样扩张或出血灶。相对应的T1WI高信号不太常见，然而，一旦出现则高度提示子宫腺肌病（图5-24）。另外，可见直接侵袭子宫肌层所形成的自子宫内膜伸向子宫肌层的条纹状高信号，造成假性子宫内膜增宽。这些伴随子宫腺肌病出现的高信号可随着月经周期发生波动。

表5-2概述了子宫腺肌病的MRI标准。

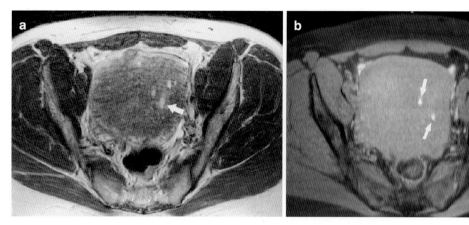

图5-24　弥漫性子宫腺肌病MRI。a. 横轴位T2加权成像显示弥漫性子宫腺肌病，子宫壁增厚，子宫内膜子宫肌层结合处分界不清，结合带混入子宫肌层，未见局部肿块，可见高信号囊样包涵体（箭头所示）；b. 相应横轴位脂肪抑制T1加权成像显示子宫肌层内高信号灶，提示与异位子宫内膜腺相关的新鲜出血（箭头所示）

表5-2　子宫腺肌病MRI标准

位置	<ul><li>结合带局部或弥漫性增宽，超过 12mm</li><li>子宫后壁更常见</li><li>宫颈没有发现</li><li>很少表现为不与结合带接触的局部病变（腺肌瘤）</li></ul>
形态	<ul><li>弥漫性累及子宫，或边界不清的局部病变与周围子宫肌层融合</li><li>子宫内膜与子宫肌层结合处分界不清</li><li>如果是局部病变，呈球状、椭圆状；但不是圆形、球形</li><li>即使病变很大，也不出现明显的占位效应</li><li>子宫内膜轻度扭曲，弥漫性子宫腺肌病引起子宫显著增大</li><li>子宫腺肌病罕见表现为远离结合带的圆形病变</li><li>病变内可含有大囊性区域（囊性子宫腺肌病）</li></ul>
T1 表现	<ul><li>大多数与子宫肌层呈等信号</li><li>可出现高信号灶，相对应于小面积出血</li></ul>
T2 表现	<ul><li>子宫低信号病变，伴或不伴病变内散在点状高信号灶；或出现自子宫内膜向外伸出的高信号线状条纹，导致子宫内膜假性增宽</li><li>可见高信号（微小）囊肿，小于 5mm</li><li>病变内罕见大囊间隙（囊性子宫腺肌病）</li></ul>
Gd 增强 T1 表现	<ul><li>相对于子宫肌层，可表现为低信号、等信号和高信号</li><li>动态对比增强 MRI 可见灌注异常</li></ul>
其他表现	<ul><li>没有假包膜</li><li>子宫腺肌病常合并子宫内膜异位症</li></ul>

3.2.7 位置、生长类型和影像学特征

子宫腺肌病常见于子宫体和子宫底，后壁比前壁更常见，不累及宫颈。局灶性子宫腺肌病可与弥漫性结合带增厚相鉴别，弥漫性子宫腺肌病造成子宫明显增大（图5-25），对子宫轮廓和子宫腔的占位效应很小，与病变不成比例；局灶性子宫腺肌病病灶呈卵圆形或圆形（图5-26），引起子宫壁局部增厚，与平滑肌瘤不同，子宫腔或浆膜表面扭曲轻微，病变边缘不清，与周围子宫肌层融合，没有子宫平滑肌瘤所见的假包膜，病变周边流空信号很少见。钆增强T1WI不能提高子宫腺肌病诊断的准确性，可见灌注异常。子宫腺肌病少见生长类型包括子宫腺肌瘤，局部子宫腺肌病表现为子宫肌层或浆膜下肿块，不与结合带直接相连接。另一种罕见类型是囊性子宫腺肌病，被认为是子宫腺肌病种植物内广泛出血所致，形成边界清楚的囊性子宫肌层病变，依据血液降解的不同阶段，MRI信号表现不同，如T2WI周边低信号环对应于含铁血黄素，

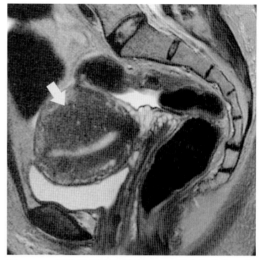

图5-26 局灶性子宫腺肌病MRI。子宫矢状位T2加权成像显示子宫后壁增厚，结合带局灶性增宽呈球状（箭头所示），其内可见高信号灶。子宫增大，没有占位效应

T1WI高信号区代表新鲜出血。GnRH拮抗剂治疗子宫腺肌病也可改变MRI成像的表现，可见结合带厚度减小，病变分界更清楚。

3.2.8 鉴别诊断

子宫平滑肌瘤是子宫腺肌病鉴别诊断的一部分，由于二者治疗方法不同，所以鉴别诊断显得尤其重要。支持子宫腺肌病的影像学特点是病变分界不清、占位效应轻微、呈椭圆形而非球形以及T2WI出现高信号点、囊状和条纹状改变，然而，腺肌瘤和囊性子宫腺肌病在MRI上则很难与退变性平滑肌瘤鉴别，可类似于子宫侵袭性肿瘤。子宫肌层收缩也酷似局灶性子宫腺肌病，但常是暂时现象。

子宫内膜癌与子宫腺肌病的一些影像学特点重叠，如子宫内膜与子宫肌层界面不规则、T2WI出现条纹状高信号以及子宫内膜假性增宽等。据报道，对比增强MRI有助于子宫内膜癌与侵袭性子宫腺肌

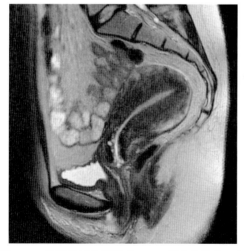

图5-25 弥漫性子宫腺肌病MRI。子宫矢状位T2加权成像显示结合带增宽（>12mm），子宫内膜子宫肌层结合处分界不清，结合带与子宫肌层混在一起

病的鉴别。如果侵袭性病变并伴囊性变并累及子宫内膜和子宫肌层，也必须考虑子宫内膜基质肉瘤。源自子宫腺肌病的腺癌也是鉴别诊断需要考虑的一种罕见病变。

3.3 CT

3.3.1 CT技术

鉴于超声作为一线成像工具诊断子宫良性病变的可行性和成本效益以及MRI定位子宫软组织肿块的优越性，CT在这方面的应用空间就剩下不多了。多排螺旋CT的出现，大大提高了空间分辨率，目前的扫描技术能够获得0.5mm的层厚，产生的各向同性容积素允许多极重建感兴趣层面，有助于确定子宫病变相对于周围组织的精准位置。然而，空间分辨率提高对于子宫良性病变的诊断益处不大。

3.3.2 子宫平滑肌瘤和子宫腺肌病的CT表现

尽管平滑肌瘤没有特异的CT特点，但子宫增大、轮廓畸形以及钙化可提示子宫平滑肌瘤的出现。钙化是平滑肌瘤最特异的征象，见于10%的病例，可呈斑驳状、旋涡状或条纹状，也可表现为边界清楚的环形周边包绕平滑肌瘤。钙化可仅见于多发平滑肌瘤中的一个，也可仅出现于一个平滑肌瘤的局部。在CT上，平滑肌瘤通常与周围肌肉组织密度相等，囊性退变时，出现低密度区（图5-27）。CT不能可靠地识别子宫腺肌病，其与子宫平滑肌瘤一样，可出现子宫增大，但没有明确的占位病变和子宫轮廓扭曲变形。

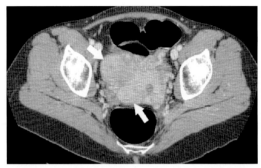

图5-27 子宫平滑肌瘤CT。增强CT显示浆膜下平滑肌瘤使子宫轮廓变形（箭头所示），子宫肌瘤强化程度与邻近子宫肌层相同

3.3.3 CT非典型表现和鉴别诊断

平滑肌瘤可出现自发梗死，临床上发生急性腹痛。梗死可能与肌瘤快速生长有关，或可能由带蒂的浆膜下平滑肌瘤急性扭转所致（图5-28）。平扫图像出现小的高密度区，提示出血性梗死，增强扫描后可获得支持证据。平滑肌瘤变性或出血性梗死，如果存在好发因素如糖尿病、附件炎或平滑肌瘤与子宫内膜腔接触上行性感染，均可发生继发性感染。数天或数周内缓慢发展形成化脓性肌瘤，特别是产后或流产后妇女。平滑肌瘤内出现低密度区合并气体影，是特异性表现。如果穿孔进入腹膜腔，常出现子宫壁不连续、腹腔内气体和积液，腹膜炎时可见腹膜强化。

带蒂的平滑肌瘤急性扭转的鉴别诊断包括卵巢/附件扭转和子宫扭转。诊断急性附件扭转最有价值的征象是静脉淤血和水肿引起的输卵管壁增厚，薄层增强MSCT冠状位和矢状位重建有助于确定卵巢血管蒂，证实卵巢起源的盆腔肿块。据报道，子宫扭转在妊娠期更常见，其特征是沿着子宫体和宫颈扭转，CT上可见子宫颈旋涡状结构或阴道上部扭结。

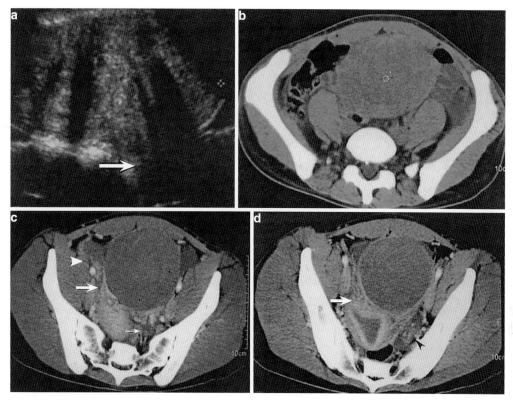

图5-28　子宫平滑肌瘤急性扭转。30岁女性，带蒂浆膜下平滑肌瘤扭转。a. 耻骨上矢状位超声检查显示一巨大（直径13cm）不均匀回声肿块压迫膀胱，子宫向后推移（箭头所示），肿块内部的阴影是由声波反射引起的；b. 平扫CT显示一巨大腹盆肿块，密度稍不均匀（平均值45HU），一些线状结构密度较高（55HU）；c. 增强CT显示环状显著强化，子宫体前上部和肿块（大箭头所示）之间扭曲血管内对比剂摄入，肿块内没有强化；左侧卵巢正常，远离肿块（三角箭头所示），注意陷窝内液体（小箭头所示）；d.（c）下层面增强CT显示薄环状强化，子宫前壁（箭头所示）对比剂持续吸收更强烈，肿块内没有强化；子宫内膜腔在月经周期第二阶段正常增大，右侧卵巢正常（三角箭头所示）（经参考文献928许可复制，Roy C, Bierry G, Ghali SE, Buy X, Rossini A (2005) Acute torsion of uterine leiomyoma: CT features. Abdom Imaging. 30:120–123）

4　UAE治疗平滑肌瘤和子宫腺肌病

4.1　适应证

　　UAE是治疗症状性平滑肌瘤的一种成熟方法，妇科医生和放射医生应该密切配合，确立平滑肌瘤栓塞的指征，根据每个患者适合的治疗选择范围，仔细权衡适应证和禁忌证。妇科医生在介入之前对患者症状没有仔细诊断检查，就不能应用UAE。UAE作为替代治疗方法，仅用于不能手术的症状性平滑肌瘤患者，选择进行UAE的理想患者是有症状的多发性子宫肌瘤具有手术治疗指征的绝经前妇女，无生育要求，但能接受微创介入。一般来说，单发性和多发性子宫平滑肌瘤都可采用UAE治疗，只要肿瘤的位置（浆膜下、壁内、穿壁、黏膜下）和数量不影响UAE的方法、技术或结果。不过，对于不同患者必须完整评估其临床症状、影像学表现以及患者的意愿，以判断UAE是否优于保留子宫的手术方法或子宫切除术。

浆膜下带蒂的平滑肌瘤和韧带内平滑肌瘤栓塞危险性较大，因为肿瘤术后坏死可引起腹膜粘连，平滑肌瘤分解产物进入游离腹腔。然而，采用UAE治疗浆膜下带蒂的平滑肌瘤的许多研究并没有显示较高的并发症发生率。介入放射医生的观点是UAE技术不受平滑肌瘤大小的限制，早期报道大于10cm的平滑肌瘤并发症发生率较高，后来的研究不但没有证实这个说法，反而发现较大的子宫平滑肌瘤栓塞后临床效果很理想。不过，患者必须认识到介入前多发性肌瘤引起子宫显著增大，在UAE后尽管平滑肌瘤收缩，但增大的子宫仍会持续存在。下列情况不适于进行UAE：禁忌行血管造影的患者（凝血障碍、肾功能不全、甲状腺功能亢进）；盆腔或泌尿生殖系统感染（附件炎、子宫内膜炎、泌尿道感染）、附件肿瘤、盆腔放疗后以及怀疑有恶性肿瘤的患者。随访是UAE后绝对必要的过程，可评价介入的成功性，确定和治疗可能发生的并发症，因此不愿意进行随访检查的患者是相对禁忌证。因为UAE对生育能力和妊娠过程的影响资料不充足，所以，有生育要求的患者可考虑为UAE的禁忌证，希望再生育的患者可认为是相对禁忌证，可选择其他治疗方法。UAE治疗之前，除妇科检查外，现在还需要行Pap涂片，月经周期不规则（月经量过多，子宫出血）的患者还应进行子宫内膜采样。UAE治疗子宫腺肌病或子宫腺肌病合并子宫平滑肌瘤还在进一步研究之

中。与先前报道不同，UAE已被证实对两种情况的中期都有效。

4.2 技术

UAE在局麻下进行，必要时辅助应用镇静剂，经股动脉途径，采用标准Seldinger技术。栓塞之前，为患者留置静脉通路和插入导尿管。放置4F或5F导管鞘，用端孔导管穿刺髂内动脉，当髂内动脉在左前斜位或右前斜位的位置图不能提供子宫动脉起源的足够信息时，需要采用腹腔动脉造影或选择性盆腔动脉造影。子宫动脉较粗、起源处较直，可插入诊断导管。然而，应特意应用同轴高级微导管防止血管痉挛，尤其是子宫动脉管径较细或起始处呈直角或打结时。一旦导管到达子宫动脉水平部，血管造影显示对比剂通过良好，分次随血流注入栓塞剂（自由流动栓塞）。有时血管痉挛造成血流完全停止，应通过动脉给予硝化甘油或妥拉苏林治疗，如果遇到强烈痉挛，介入医生应先进行对侧子宫动脉栓塞，之后再予以尝试。常用微粒剂来治疗症状性子宫平滑肌瘤和子宫腺肌病，比较可靠的微粒剂包括聚乙烯醇（PVA）、凝胶泡沫和三丙烯酸酯凝胶涂层微球。常用350～750μm的非球形颗粒和500～900μm的微球粒。PVA颗粒用于阻塞子宫动脉，阻断其血流；注射三丙烯酸酯凝胶涂层微球的目的是保持缓慢的前行性血流，阻断肿瘤血管丛。阻塞水平要在最后固定成像或最后成像序列上得到证实。对侧动脉栓塞后，同侧子宫动脉插入导管形成Waltman襻或简单地拉下弯

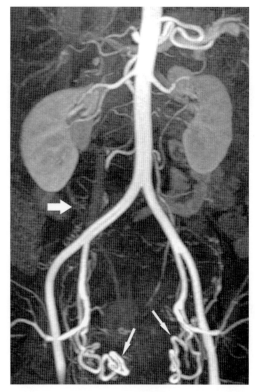

曲导管如Rösch肠系膜下导管，像钩一样很容易进入髂内动脉。当面临同侧解剖位置确定困难时，需要穿刺另一侧腹股沟。介入时有无必要获得最终主动脉造影来排除子宫侧支血供（如卵巢动脉）存在争议。如果进行MRI血管成像，栓塞之前就可以无创确定通过卵巢动脉的子宫相关血供。原发性双侧栓塞的技术成功率高达95%以上，术后24～48小时内管理包括静脉内应用阿片类镇痛药或硬膜外放置导管来缓解疼痛，以及应用非甾体抗炎药和止吐药。

4.3　MRI在UAE和子宫保留手术中的应用

UAE或保留子宫手术前的MRI，即使对多个平滑肌瘤引起子宫明显增大的患者也可提供无叠加结构的盆腔全面视图，已经证明，MRI通过减少不必要的手术和确定UAE之前的共同病变，影响患者的治疗。MRI能够准确确定每个平滑肌瘤在子宫壁的位置和大小，能够鉴别临床和超声上可能与平滑肌瘤相似的病变，从而帮助术前设计子宫肌瘤切除术方案。术前对平滑肌瘤进行分类具有临床意义，黏膜下肌瘤在子宫壁内的成分较少，应用宫腔镜切除术治疗；而壁内或浆膜下平滑肌瘤则需要腹腔镜或经腹手术治疗。了解平滑肌的位置及其周围子宫肌层的厚度，有助于减小宫腔镜切除术的子宫穿孔风险，防止在子宫肌瘤切除术时不慎进入子宫腔，后者与粘连有关，可能需要子宫内膜修复。MRI成像也有助于监测GnRH治疗子宫平滑肌瘤的效果。

除在UAE之前诊断平滑肌瘤和附件

图5-29　UAE。增强MRI血管造影术最大强度投影显示子宫动脉（细长箭头所示）以及增大的右侧卵巢动脉（箭头所示）

其他病变具有较高的准确性外，MRI成像能够识别栓塞具有较高危险性的肿瘤，如浆膜下具有狭窄茎的有蒂平滑肌瘤（图5-15），或由于寄生血供而对栓塞可能没有反应的肿瘤如韧带内平滑肌瘤。MRI根据平滑肌瘤的位置、大小和信号强度预测临床成功结果的能力还在研究之中。三维对比增强MRI血管造影可显示子宫动脉以及经由增大卵巢动脉的侧支血流，作为栓塞的路线图（图5-29）。

平滑肌瘤栓塞后可见典型的影像学特征（图5-30）。UAE后的肿瘤发生出血性梗死，在T2WI上显示均匀低信号，在T1WI上呈高信号（图5-31）。

MRI成像也可显示形态学改变如平滑

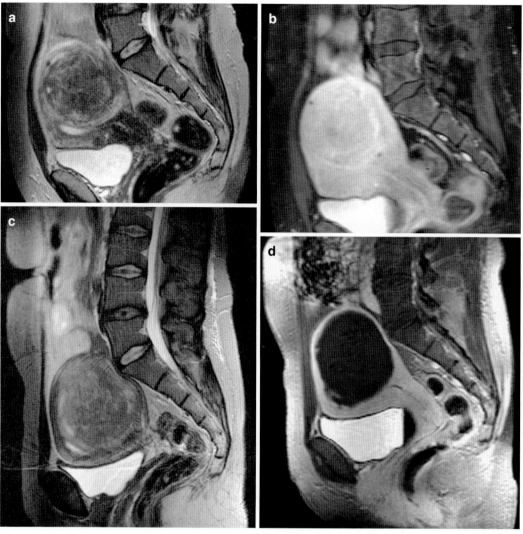

图5-30　UAE前、后平滑肌瘤MRI成像特点。a. UAE之前矢状位T2加权成像显示壁内平滑肌瘤与邻近子宫肌层相比呈等信号或低信号；b. UAE之前矢状位对比增强脂肪抑制T1加权成像显示子宫和平滑肌瘤显著强化；c. UAE后72小时矢状位T2加权成像显示平滑肌瘤信号增高，由水肿导致；d. UAE后72小时矢状位对比增强脂肪抑制T1加权成像显示平滑肌瘤没有强化，符合梗死诊断，子宫肌层正常灌注（经参考文献840许可复制，Kröncke TJ, Hamm B (2003) Role of magnetic resonance imaging (MRI) in establishing the indication for planning and following up uterine artery embolization (UAE) for treating symptomatic leiomyomas of the uterus [article in German]. Radiologe 43:624–633）

肌瘤脱落（图5-32），后者在UAE患者可伴阴道分泌物，绝大多数患者无须额外处理。MRI还可识别UAE副作用及其并发症，如进行性平滑肌瘤排出、子宫内膜炎和子宫坏死。在进行性平滑肌瘤排出的情况下，可看到宫颈口扩张以及朝向宫颈的平滑肌瘤组织（图5-33）；UAE后，0.5%患者出现子宫内膜炎，与平滑肌瘤排出有关，通常对抗生素反应较好，如果不及时治疗，炎症可扩散形成败血症。在MRI成像上，T2WI上可见宫腔内组织与高信号液体混杂在一起，出现气

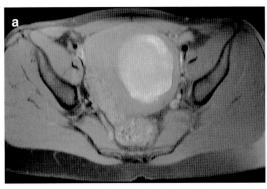
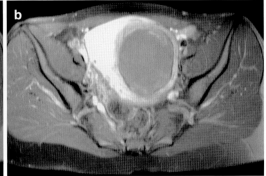

图5-31　平滑肌瘤出血梗死MRI："血袋征"。a. UAE后3个月获得横轴位脂肪抑制T1加权成像，平滑肌瘤周围高信号提示平滑肌瘤出血性转化（"血袋征"）；b. UAE后3个月获得横轴位对比增强脂肪抑制T1加权成像，平滑肌瘤没有强化，符合梗死诊断（经参考文献840许可复制，Kröncke TJ, Hamm B (2003) Role of magnetic resonance imaging (MRI) in establishing the indication for planning and following up uterine artery embolization (UAE) for treating symptomatic leiomyomas of the uterus [article in German]. Radiologe 43:624–633）

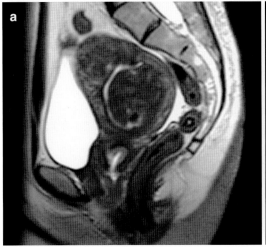
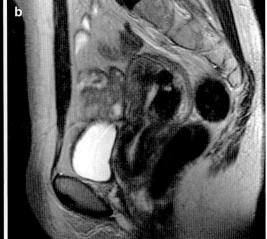

图5-32　UAE后子宫肌瘤脱落。a. UAE之前矢状位T2加权成像显示子宫底壁内平滑肌瘤和子宫后壁黏膜下平滑肌瘤；b. UAE后24个月矢状位T2加权成像，据报道患者自UAE后3个月开始平滑肌瘤相关性月经过多明显改善，后来随访MRI显示由于子宫肌瘤持续脱落使得子宫瘤明显减小

体，则在T1WI和T2WI上表现为点状低信号。对比增强MRI成像可提高宫腔内积液的观察度，也能显示灌注较高的邻近炎性子宫内膜。对比增强MRI有助于确定UAE后平滑肌瘤和子宫腺肌病的持续灌注，已经证实这种持续灌注会导致平滑肌瘤组织再生和症状的复发。认识到子宫或平滑肌瘤缩小不是栓塞成功的良好指标很重要，因为即使部分梗死的平滑肌瘤发生缩小，

与此同时出现的灌注区域可使肿瘤再生。肿瘤持续灌注诱发的症状复发率在很大程度上难以预测，介入放射医生普遍认为，症状复发所示的平滑肌瘤组织持续灌注提示UAE技术失败，与栓塞不足（UAE过程中血管痉挛及栓塞水平或栓塞剂选择不当）或存在侧支血供有关。平滑肌瘤完全梗死提示UAE技术成功，与长期临床成功相关。

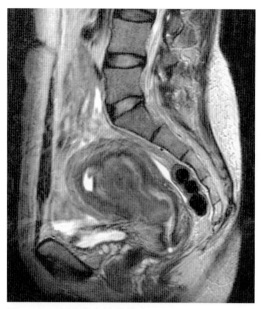

图5-33 平滑肌瘤持续排出的MRI。UAE后72小时，矢状位T2加权成像显示黏膜下子宫肌瘤呈典型均匀高信号，由栓塞后水肿引起。平滑肌瘤变形，主要位于子宫腔内，朝向宫颈。这种表现结合临床征象（痉挛痛）提示平滑肌瘤持续排出

参考文献

Abbara S, Spies JB, Scialli AR, Jha RC, Lage JM, Nikolic B (1999) Transcervical expulsion of a fibroid as a result of uterine artery embolization for leiomyomata. J Vasc Interv Radiol 10(4): 409–411.

ACOG (1994) Uterine leiomyomata. ACOG technical bulletin Number 192—May 1994. Int J Gynaecol Obstet 46(1):73–82.

ACOG (2001) ACOG practice bulletin. Surgical alternatives to hysterectomy in the management of leiomyomas. Number 16, May 2000 (replaces educational bulletin number 192, May 1994). Obstet Gynecol 73(3):285–293.

American College of Obstetricians and Gynecologists (2008) ACOG practice bulletin. Alternatives to hysterectomy in the management of leiomyomas.

Obstet Gynecol 112(2 Pt 1):387–400.

Andersen PE, Lund N, Justesen P, Munk T, Elle B, Floridon C (2001) Uterine artery embolization of symptomatic uterine fibroids. Initial success and short-term results. Acta Radiol 42(2):234–238.

Andreyko JL, Blumenfeld Z, Marshall LA, Monroe SE, Hricak H, Jaffe RB (1988) Use of an agonistic analog of gonadotropin-releasing hormone (nafarelin) to treat leiomyomas: assessment by magnetic resonance imaging. Am J Obstet Gynecol 158(4):903–910.

Ascher SM, Arnold LL, Patt RH et al (1994) Adenomyosis: prospective comparison of MR imaging and transvaginal sonography. Radiology 190(3):803–806.

Ascher SM, O'Malley J, Semelka RC, Patt RH, Rajan S, Thomasson D (1999) T2-weighted MRI of the uterus: fast spin echo vs. breath-hold fast spin echo. J Magn Reson Imaging 9(3):384–390.

Athanasoulis CA, Waltman AC, Barnes AB, Herbst AL (1976) Angiographic control of pelvic bleeding from treated carcinoma of the cervix. Gynecol Oncol 4(2):144–150.

Azziz R (1989) Adenomyosis: current perspectives. Obstet Gynecol Clin N Am 16(1):221–235.

Battista C, Capriglione S, Guzzo F et al (2016) The challenge of preoperative identification of uterine myomas: is ultrasound trustworthy? A prospective cohort study. Arch Gynecol Obstet 293(6):1235–1241.

Bazot M, Cortez A, Darai E et al (2001) Ultrasonography compared with magnetic resonance imaging for the diagnosis of adenomyosis: correlation with histopathology. Hum Reprod 16(11):2427–2433.

Bell SW, Kempson RL, Hendrickson MR (1994) Problematic uterine smooth muscle neoplasms. A clinicopathologic study of 213 cases. Am J Surg

Pathol 18(6):535–558.

Benson RC, Sneeden VD (1958) Adenomyosis: a reappraisal of symptomatology. Am J Obstet Gynecol 76(5):1044–1057; discussion 1057-1061.

Berkowitz RP, Hutchins FL Jr, Worthington-Kirsch RL (1999) Vaginal expulsion of submucosal fibroids after uterine artery embolization. A report of three cases. J Reprod Med 44(4): 373–376.

Bird CC, McElin TW, Manalo-Estrella P (1972) The elusive adenomyosis of the uterus-revisited. Am J Obstet Gynecol 112(5):583–593.

Borah BJ, Nicholson WK, Bradley L, Stewart EA (2013) The impact of uterine leiomyomas: a national survey of affected women. Am J Obstet Gynecol 209(4):319 e311–319 e320.

Broder MS, Kanouse DE, Mittman BS, Bernstein SJ (2000) The appropriateness of recommendations for hysterectomy. Obstet Gynecol 95(2): 199–205.

Broder MS, Goodwin S, Chen G et al (2002) Comparison of long-term outcomes of myomectomy and uterine artery embolization. Obstet Gynecol 100(5 Pt 1):864–868.

Brooks SE, Zhan M, Cote T, Baquet CR (2004) Surveillance, epidemiology, and end results analysis of 2677 cases of uterine sarcoma 1989-1999. Gynecol Oncol 93(1):204–208.

Brosens JJ, de Souza NM, Barker FG, Paraschos T, Winston RM (1995) Endovaginal ultrasonography in the diagnosis of adenomyosis uteri: identifying the predictive characteristics. Br J Obstet Gynaecol 102(6):471–474.

Brown BJ, Heaston DK, Poulson AM, Gabert HA, Mineau DE, Miller FJ Jr (1979) Uncontrollable postpartum bleeding: a new approach to hemostasis through angiographic arterial embolization. Obstet Gynecol 54(3):361–365.

de Bruijn AM, Smink M, Hehenkamp WJK et al (2017) Uterine artery embolization for symptomatic adenomyosis: 7-year clinical follow-up using UFS-Qol questionnaire. Cardiovasc Intervent Radiol 40(9):1344–1350.

Brunereau L, Herbreteau D, Gallas S et al (2000) Uterine artery embolization in the primary treatment of uterine leiomyomas: technical features and prospective follow-up with clinical and sonographic examinations in 58 patients. AJR Am J Roentgenol 175(5):1267–1272.

Burn P, McCall J, Chinn R, Healy J (1999) Embolization of uterine fibroids. Br J Radiol 72(854):159–161.

Buttram VC Jr, Reiter RC (1981) Uterine leiomyomata: etiology, symptomatology, and management. Fertil Steril 36(4): 433–445.

Byun JY, Kim SE, Choi BG, Ko GY, Jung SE, Choi KH (1999) Diffuse and focal adenomyosis: MR imaging findings. Radiographics 19 Spec No:S161–170.

Candiani GB, Fedele L, Parazzini F, Villa L (1991) Risk of recurrence after myomectomy. Br J Obstet Gynaecol 98(4): 385–389.

Casillas J, Joseph RC, Guerra JJ Jr (1990) CT appearance of uterine leiomyomas. Radiographics 10(6):999–1007.

Chiang CH, Chang MY, Hsu JJ et al (1999) Tumor vascular pattern and blood flow impedance in the differential diagnosis of leiomyoma and adenomyosis by color Doppler sonography. J Assist Reprod Genet 16(5):268–275.

Chrisman HB, Saker MB, Ryu RK et al (2000) The impact of uterine fibroid embolization on resumption of menses and ovarian function. J Vasc Interv Radiol 11(6):699–703.

Colgan TJ, Pron G, Mocarski EJ, Bennett JD, Asch

MR, Common A (2003) Pathologic features of uteri and leiomyomas following uterine artery embolization for leiomyomas. Am J Surg Pathol 27(2): 167–177.

Connors AM, deSouza NM, McIndoe GA (2003) Adenomyoma mimicking an aggressive uterine neoplasm on MRI. Br J Radiol 76(901):66–68.

Coronado GD, Marshall LM, Schwartz SM (2000) Complications in pregnancy, labor, and delivery with uterine leiomyomas: a population-based study. Obstet Gynecol 95(5):764–769.

Cramer SF, Patel A (1990) The frequency of uterine leiomyomas. Am J Clin Pathol 94(4):435–438.

DeWaay DJ, Syrop CH, Nygaard IE, Davis WA, Van Voorhis BJ (2002) Natural history of uterine polyps and leiomyomata. Obstet Gynecol 100(1):3–7.

Donnez J, Tomaszewski J, Vazquez F et al (2012) Ulipristal acetate versus leuprolide acetate for uterine fibroids. N Engl J Med 366(5):421–432.

Donnez J, Vazquez F, Tomaszewski J et al (2014) Long-term treatment of uterine fibroids with ulipristal acetate. Fertil Steril 101(6):1565–1573 e1561-1518.

Donnez J, Hudecek R, Donnez O et al (2015) Efficacy and safety of repeated use of ulipristal acetate in uterine fibroids. Fertil Steril 103(2):519–527.e513.

Doridot V, Dubuisson JB, Chapron C, Fauconnier A, Babaki-Fard K (2001) Recurrence of leiomyomata after laparoscopic myomectomy. J Am Assoc Gynecol Laparosc 8(4):495–500.

Dubuisson JB, Fauconnier A, Chapron C, Kreiker G, Norgaard C (1998) Second look after laparoscopic myomectomy. Hum Reprod 13(8):2102–2106.

Dudiak CM, Turner DA, Patel SK, Archie JT, Silver B, Norusis M (1988) Uterine leiomyomas

in the infertile patient: preoperative localization with MR imaging versus US and hysterosalpingography. Radiology 167(3):627–630.

Dueholm M, Lundorf E, Olesen F (2002a) Imaging techniques for evaluation of the uterine cavity and endometrium in premenopausal patients before minimally invasive surgery. Obstet Gynecol Surv 57(6):388–403.

Dueholm M, Lundorf E, Hansen ES, Ledertoug S, Olesen F (2002b) Accuracy of magnetic resonance imaging and transvaginal ultrasonography in the diagnosis, mapping, and measurement of uterine myomas. Am J Obstet Gynecol 186(3):409–415.

Dueholm M, Lundorf E, Sorensen JS, Ledertoug S, Olesen F, Laursen H (2002c) Reproducibility of evaluation of the uterus by transvaginal sonography, hysterosonographic examination, hysteroscopy and magnetic resonance imaging. Hum Reprod 17(1): 195–200.

Faerstein E, Szklo M, Rosenshein N (2001) Risk factors for uterine leiomyoma: a practice-based case-control study. I. African-American heritage, reproductive history, body size, and smoking. Am J Epidemiol 153(1):1–10.

Fauconnier A, Chapron C, Babaki-Fard K, Dubuisson JB (2000) Recurrence of leiomyomata after myomectomy. Hum Reprod Update 6(6): 595–602.

Fedele L, Bianchi S, Dorta M, Arcaini L, Zanotti F, Carinelli S (1992) Transvaginal ultrasonography in the diagnosis of diffuse adenomyosis. Fertil Steril 58(1):94–97.

Fedele L, Bianchi S, Raffaelli R, Portuese A, Dorta M (1997) Treatment of adenomyosis- associated menorrhagia with a levonorgestrel- releasing intrauterine device. Fertil Steril 68(3): 426–429.

Ferenczy A (1998) Pathophysiology of adenomyosis. Hum Reprod Update 4(4):312–322.

Flake GP, Andersen J, Dixon D (2003) Etiology and pathogenesis of uterine leiomyomas: a review. Environ Health Perspect 111(8):1037–1054.

Friedman AJ, Rein MS, Pandian MR, Barbieri RL (1990) Fasting serum growth hormone and insulin-like growth factor-I and -II concentrations in women with leiomyomata uteri treated with leuprolide acetate or placebo. Fertil Steril 53(2): 250–253.

Ghossain MA, Buy JN, Bazot M et al (1994) CT in adnexal torsion with emphasis on tubal findings: correlation with US. J Comput Assist Tomogr 18(4):619–625.

Gilks CB, Clement PB, Hart WR, Young RH (2000) Uterine adenomyomas excluding atypical polypoid adenomyomas and adenomyomas of endocervical type: a clinicopathologic study of 30 cases of an underemphasized lesion that may cause diagnostic problems with brief consideration of adenomyomas of other female genital tract sites. Int J Gynecol Pathol 19(3):195–205.

Goldberg J (2005) Uterine artery embolization for adenomyosis: looking at the glass half full. Radiology 236(3):1111–1112; author reply 1112.

Goldstein HM, Medellin H, Ben-Menachem Y, Wallace S (1975) Transcatheter arterial embolization in the management of bleeding in the cancer patient. Radiology 115(3):603–608.

Goto A, Takeuchi S, Sugimura K, Maruo T (2002) Usefulness of Gd-DTPA contrast-enhanced dynamic MRI and serum determination of LDH and its isozymes in the differential diagnosis of leiomyosarcoma from degenerated leiomyoma of the uterus. Int J Gynecol Cancer 12(4):354–361.

Grasel RP, Outwater EK, Siegelman ES, Capuzzi D, Parker L, Hussain SM (2000) Endometrial polyps: MR imaging features and distinction from endometrial carcinoma. Radiology 214(1):47–52.

Greenberg MD, Kazamel TI (1995) Medical and socioeconomic impact of uterine fibroids. Obstet Gynecol Clin N Am 22(4):625–636.

Hamlin DJ, Pettersson H, Fitzsimmons J, Morgan LS (1985) MR imaging of uterine leiomyomas and their complications. J Comput Assist Tomogr 9(5):902–907.

Hanley KZ, Birdsong GG, Mosunjac MB (2017) Recent developments in surgical pathology of the uterine corpus. Arch Pathol Lab Med 141(4):528–541.

Hapangama DK, Bulmer JN (2016) Pathophysiology of heavy menstrual bleeding. Womens Health (Lond) 12(1):3–13.

Hasan F, Arumugam K, Sivanesaratnam V (1991) Uterine leiomyomata in pregnancy. Int J Gynaecol Obstet 34(1):45–48.

Hashimoto K, Azuma C, Kamiura S et al (1995) Clonal determination of uterine leiomyomas by analyzing differential inactivation of the X-chromosome-linked phosphoglycerokinase gene. Gynecol Obstet Investig 40(3):204–208.

Hasson HM, Rotman C, Rana N, Sistos F, Dmowski WP (1992) Laparoscopic myomectomy. Obstet Gynecol 80(5):884–888.

Hayasaka K, Tanaka Y, Fujii M, Himi K, Negishi N (2000) Intravenous leiomyomatosis. J Comput Assist Tomogr 24(1):83–85.

Hehenkamp WJ, Volkers NA, Donderwinkel PF et al (2005) Uterine artery embolization versus hysterectomy in the treatment of symptomatic uterine fibroids (EMMY trial): peri- and postprocedural results from a randomized controlled trial. Am J Obstet Gynecol

193(5):1618–1629.

Higgins CB, Bookstein JJ, Davis GB, Galloway DC, Barr JW (1977) Therapeutic embolization for intractable chronic bleeding. Radiology 122(2):473–478.

Hirai M, Shibata K, Sagai H, Sekiya S, Goldberg BB (1995) Transvaginal pulsed and color Doppler sonography for the evaluation of adenomyosis. J Ultrasound Med 14(7):529–532.

Horta M, Cunha TM, Oliveira R, Magro P (2015) Hydropic leiomyoma of the uterus presenting as a giant abdominal mass. BMJ Case Rep. https://doi. org/10.1136/bcr-2015-211929.

Hricak H, Finck S, Honda G, Goranson H (1992) MR imaging in the evaluation of benign uterine masses: value of gadopentetate dimeglumine-enhanced T1-weighted images. AJR Am J Roentgenol 158(5):1043–1050.

Hurst BS, Matthews ML, Marshburn PB (2005) Laparoscopic myomectomy for symptomatic uterine myomas. Fertil Steril 83(1):1–23.

Hutchins FL Jr, Worthington-Kirsch R (2000) Embolotherapy for myoma-induced menorrhagia. Obstet Gynecol Clin N Am 27(2):397–405.

Hutchins FL Jr, Worthington-Kirsch R, Berkowitz RP (1999) Selective uterine artery embolization as primary treatment for symptomatic leiomyomata uteri. J Am Assoc Gynecol Laparosc 6(3):279–284.

Imaoka I, Ascher SM, Sugimura K et al (2002) MR imaging of diffuse adenomyosis changes after GnRH analog therapy. J Magn Reson Imaging 15(3):285–290.

Iribarne C, Plaza J, De la Fuente P, Garrido C, Garzon A, Olaizola JI (1994) Intramyometrial cystic adenomyosis. J Clin Ultrasound 22(5):348–350.

Jacoby VL, Kohi MP, Poder L et al (2016) PROMISe trial: a pilot, randomized, placebo-controlled trial of magnetic resonance guided focused ultrasound for uterine fibroids. Fertil Steril 105(3):773–780.

Janus C, White M, Dottino P, Brodman M, Goodman H (1989) Uterine leiomyosarcoma— magnetic resonance imaging. Gynecol Oncol 32(1):79–81.

Jeong YY, Kang HK, Park JG, Choi HS (2003) CT features of uterine torsion. Eur Radiol 13(Suppl 4):L249–L250.

Jha RC, Ascher SM, Imaoka I, Spies JB (2000) Symptomatic fibroleiomyomata: MR imaging of the uterus before and after uterine arterial embolization. Radiology 217(1):228–235.

Jha RC, Takahama J, Imaoka I et al (2003) Adenomyosis: MRI of the uterus treated with uterine artery embolization. AJR Am J Roentgenol 181(3):851–856.

Jiang W, Shen Q, Chen M et al (2014) Levonorgestrel-releasing intrauterine system use in premenopausal women with symptomatic uterine leiomyoma: a systematic review. Steroids 86:69–78.

Jones MW, Norris HJ (1995) Clinicopathologic study of 28 uterine leiomyosarcomas with metastasis. Int J Gynecol Pathol 14(3):243–249.

Kakarla A, Ash AK (2005) Pregnancy after embolisation of a fibroid: emergency caesarean myomectomy. J Obstet Gynaecol 25(3):300–301.

Kang S, Turner DA, Foster GS, Rapoport MI, Spencer SA, Wang JZ (1996) Adenomyosis: specificity of 5 mm as the maximum normal uterine junctional zone thickness in MR images. AJR Am J Roentgenol 166(5):1145–1150.

Karcaaltincaba M, Sudakoff GS (2003) CT of a ruptured pyomyoma. AJR Am J Roentgenol 181(5):1375–1377.

Katsumori T, Nakajima K, Tokuhiro M (2001) Gadolinium-enhanced MR imaging in the evaluation of uterine fibroids treated with uterine artery embolization. AJR Am J Roentgenol 177(2):303–307.

Katsumori T, Nakajima K, Mihara T, Tokuhiro M (2002) Uterine artery embolization using gelatin sponge particles alone for symptomatic uterine fibroids: midterm results. AJR Am J Roentgenol 178(1):135–139.

Katsumori T, Nakajima K, Mihara T (2003) Is a large fibroid a high-risk factor for uterine artery embolization? AJR Am J Roentgenol 181(5):1309–1314.

Katsumori T, Akazawa K, Mihara T (2005) Uterine artery embolization for pedunculated subserosal fibroids. AJR Am J Roentgenol 184(2):399–402.

Kawaguchi K, Fujii S, Konishi I, Nanbu Y, Nonogaki H, Mori T (1989) Mitotic activity in uterine leiomyomas during the menstrual cycle. Am J Obstet Gynecol 160(3):637–641.

Kawakami S, Togashi K, Konishi I et al (1994) Red degeneration of uterine leiomyoma: MR appearance. J Comput Assist Tomogr 18(6):925–928.

Kawamura N, Ichimura T, Ito F et al (2002) Transcervical needle biopsy for the differential diagnosis between uterine sarcoma and leiomyoma. Cancer 94(6):1713–1720.

Kido A, Togashi K, Koyama T, Yamaoka T, Fujiwara T, Fujii S (2003a) Diffusely enlarged uterus: evaluation with MR imaging. Radiographics 23(6):1423–1439.

Kido A, Monma C, Togashi K et al (2003b) Uterine arterial embolization for the treatment of diffuse leiomyomatosis. J Vasc Interv Radiol 14(5):643–647.

Kim JC, Kim SS, Park JY (2000) "Bridging vascular sign" in the MR diagnosis of exophytic uterine leiomyoma. J Comput Assist Tomogr 24(1):57–60.

Kim MD, Won JW, Lee DY, Ahn CS (2004) Uterine artery embolization for adenomyosis without fibroids. Clin Radiol 59(6):520–526.

Kim MD, Kim NK, Kim HJ, Lee MH (2005) Pregnancy following uterine artery embolization with polyvinyl alcohol particles for patients with uterine fibroid or adenomyosis. Cardiovasc Intervent Radiol 28(5):611–615.

Kitamura Y, Ascher SM, Cooper C et al (2005) Imaging manifestations of complications associated with uterine artery embolization. Radiographics 25(Suppl 1):S119–S132.

Kitamura Y, Allison SJ, Jha RC, Spies JB, Flick PA, Ascher SM (2006) MRI of adenomyosis: changes with uterine artery embolization. AJR Am J Roentgenol 186(3):855–864.

Klatsky PC, Tran ND, Caughey AB, Fujimoto VY (2008) Fibroids and reproductive outcomes: a systematic literature review from conception to delivery. Am J Obstet Gynecol 198(4):357–366.

Koshiyama M, Suzuki A, Ozawa M et al (2002) Adenocarcinomas arising from uterine adenomyosis: a report of four cases. Int J Gynecol Pathol 21(3):239–245.

Koyama T, Togashi K, Konishi I et al (1999) MR imaging of endometrial stromal sarcoma: correlation with pathologic findings. AJR Am J Roentgenol 173(3):767–772.

Kroencke TJ, Gauruder-Burmester A, Enzweiler CN, Taupitz M, Hamm B (2003) Disintegration and stepwise expulsion of a large uterine leiomyoma with restoration of the uterine architecture after successful uterine fibroid embolization: case report. Hum Reprod 18(4):863–865.

Kroencke TJ, Scheurig C, Kluner C, Taupitz M, Schnorr J, Hamm B (2006) Contrast-enhanced magnetic resonance angiography to predict ovarian artery supply of uterine fibroids—initial experience. Radiology 241(1):181–189.

Kroencke TJ, Scheurig C, Poellinger A, Gronewold M, Hamm B (2010) Uterine artery embolization for leiomyomas: percentage of infarction predicts clinical outcome. Radiology 255(3):834–841.

Kroncke TJ, Gauruder-Burmester A, Gronewold M et al (2004) Technical success rate, peri-interventional complications and radiation exposure of the transarterial embolization for leiomyomas of the uterus. Rofo 176(4):580–589.

Kroncke TJ, Gauruder-Burmester A, Scheurig C et al (2005) Transarterial embolization for uterine fibroids: clinical success rate and results of magnetic resonance imaging. Rofo 177(1):89–98.

Kunz G, Beil D, Huppert P, Leyendecker G (2000) Structural abnormalities of the uterine wall in women with endometriosis and infertility visualized by vaginal sonography and magnetic resonance imaging. Hum Reprod 15(1):76–82.

Kunz G, Beil D, Huppert P, Noe M, Kissler S, Leyendecker G (2005) Adenomyosis in endometriosis—prevalence and impact on fertility. Evidence from magnetic resonance imaging. Hum Reprod 20(8):2309–2316.

Kuwashima Y, Uehara T, Kishi K et al (1994) Intramural adenocarcinoma of the uterus, arisen from adenomyosis uteri, showing unique histologic appearances. Report of two cases. Eur J Gynaecol Oncol 15(6):418–423.

Lakhman Y, Veeraraghavan H, Chaim J et al (2017) Differentiation of uterine leiomyosarcoma from atypical leiomyoma: diagnostic accuracy of qualitative MR imaging features and feasibility of texture analysis. Eur Radiol 27(7):2903–2915.

Lee JH, Jeong YK, Park JK, Hwang JC (2003) "Ovarian vascular pedicle" sign revealing organ of origin of a pelvic mass lesion on helical CT.

AJR Am J Roentgenol 181(1):131–137.

Leibsohn S, d'Ablaing G, Mishell DR Jr, Schlaerth JB (1990) Leiomyosarcoma in a series of hysterectomies performed for presumed uterine leiomyomas. Am J Obstet Gynecol 162(4):968–974. discussion 974–966.

Levy B, Mukherjee T, Hirschhorn K (2000) Molecular cytogenetic analysis of uterine leiomyoma and leiomyosarcoma by comparative genomic hybridization. Cancer Genet Cytogenet 121(1):1–8.

Leyendecker G, Bilgicyildirim A, Inacker M et al (2015) Adenomyosis and endometriosis. Re-visiting their association and further insights into the mechanisms of auto-traumatisation. An MRI study. Arch Gynecol Obstet 291(4):917–932.

Li HM, Liu J, Qiang JW, Zhang H, Zhang GF, Ma F (2016) Diffusion-weighted imaging for differentiating uterine leiomyosarcoma from degenerated leiomyoma. J Comput Assist Tomogr 41(4):599–606.

Lin G, Yang LY, Huang YT et al (2016) Comparison of the diagnostic accuracy of contrast-enhanced MRI and diffusion-weighted MRI in the differentiation between uterine leiomyosarcoma/smooth muscle tumor with uncertain malignant potential and benign leiomyoma. J Magn Reson Imaging 43(2):333–342.

Lumsden MA, West CP, Hawkins RA, Bramley TA, Rumgay L, Baird DT (1989) The binding of steroids to myometrium and leiomyomata (fibroids) in women treated with the gonadotrophin-releasing hormone agonist Zoladex (ICI 118630). J Endocrinol 121(2):389–396.

Lurie S, Gorbacz S, Caspi B, Borenstein R (1991) Parasitic leiomyoma: a case report. Clin Exp Obstet Gynecol 18(1):7–8.

Malzoni M, Rotond M, Perone C et al (2003) Fertility after laparoscopic myomectomy of large uterine myomas: operative technique and preliminary results. Eur J Gynaecol Oncol 24(1):79–82.

Mara M, Fucikova Z, Maskova J, Kuzel D, Haakova L (2005) Uterine fibroid embolization versus myomectomy in women wishing to preserve fertility: preliminary results of a randomized controlled trial. Eur J Obstet Gynecol Reprod Biol 126(2):226–233.

Margolies MN, Ring EJ, Waltman AC, Kerr WS Jr, Baum S (1972) Arteriography in the management of hemorrhage from pelvic fractures. N Engl J Med 287(7):317–321.

Mark AS, Hricak H, Heinrichs LW et al (1987) Adenomyosis and leiomyoma: differential diagnosis with MR imaging. Radiology 163(2):527–529.

Marshall LM, Spiegelman D, Barbieri RL et al (1997) Variation in the incidence of uterine leiomyoma among premenopausal women by age and race. Obstet Gynecol 90(6):967–973.

Mas A, Cervello I, Gil-Sanchis C et al (2012) Identification and characterization of the human leiomyoma side population as putative tumor-initiating cells. Fertil Steril 98(3):741–751. e746.

Masui T, Katayama M, Kobayashi S, Sakahara H, Ito T, Nozaki A (2001) T2-weighted MRI of the female pelvis: comparison of breath-hold fast-recovery fast spin-echo and nonbreath-hold fast spin-echo sequences. J Magn Reson Imaging 13(6):930–937.

Masui T, Katayama M, Kobayashi S, Shimizu S, Nozaki A, Sakahara H (2003) Pseudolesions related to uterine contraction: characterization with multiphase-multisection T2-weighted MR imaging. Radiology 227(2):345–352.

McCausland AM (1992) Hysteroscopic myometrial biopsy: its use in diagnosing adenomyosis and its clinical application. Am J Obstet Gynecol 166(6 Pt 1):1619–1626; discussion 1626–1618.

McCausland AM, McCausland VM (1996) Depth of endometrial penetration in adenomyosis helps determine outcome of rollerball ablation. Am J Obstet Gynecol 174(6):1786–1793; 1793–1784.

McCluggage WG, Ellis PK, McClure N, Walker WJ, Jackson PA, Manek S (2000) Pathologic features of uterine leiomyomas following uterine artery embolization. Int J Gynecol Pathol 19(4): 342–347.

McLucas B, Adler L, Perrella R (2001a) Uterine fibroid embolization: nonsurgical treatment for symptomatic fibroids. J Am Coll Surg 192(1):95–105.

McLucas B, Goodwin S, Adler L, Rappaport A, Reed R, Perrella R (2001b) Pregnancy following uterine fibroid embolization. Int J Gynaecol Obstet 74(1):1–7.

McLucas B, Perrella R, Adler L (2002) Embolization for the treatment of adenomyosis. AJR Am J Roentgenol 178(4):1028–1029.

Mercorio F, De Simone R, Di Spiezio Sardo A et al (2003) The effect of a levonorgestrel-releasing intrauterine device in the treatment of myoma-related menorrhagia. Contraception 67(4): 277–280.

Morita M, Asakawa Y, Nakakuma M, Kubo H (2004) Laparoscopic excision of myometrial adenomyomas in patients with adenomyosis uteri and main symptoms of severe dysmenorrhea and hypermenorrhea. J Am Assoc Gynecol Laparosc 11(1): 86–89.

Mulvany NJ, Ostor AG, Ross I (1995) Diffuse leiomyomatosis of the uterus. Histopathology 27(2):175–179.

Munro MG, Critchley HO, Broder MS, Fraser IS,

Disorders FWGM (2011) FIGO classification system (PALM-COEIN) for causes of abnormal uterine bleeding in nongravid women of reproductive age. Int J Gynaecol Obstet 113(1):3–13.

Myers ER, Barber MD, Gustilo-Ashby T, Couchman G, Matchar DB, McCrory DC (2002) Management of uterine leiomyomata: what do we really know? Obstet Gynecol 100(1):8–17.

Nishida M (1991) Relationship between the onset of dysmenorrhea and histologic findings in adenomyosis. Am J Obstet Gynecol 165(1): 229–231.

Oguchi O, Mori A, Kobayashi Y, Horiuchi A, Nikaido T, Fujii S (1995) Prediction of histopathologic features and proliferative activity of uterine leiomyoma by magnetic resonance imaging prior to GnRH analogue therapy: correlation between T2-weighted images and effect of GnRH analogue. J Obstet Gynaecol 21(2):107–117.

Okamoto T, Koshiyama M, Yamamoto K (2004) Rapidly growing leiomyoma in a postmenopausal woman. J Obstet Gynaecol Res 30(4):316–318.

Omary RA, Vasireddy S, Chrisman HB et al (2002) The effect of pelvic MR imaging on the diagnosis and treatment of women with presumed symptomatic uterine fibroids. J Vasc Interv Radiol 13(11):1149–1153.

Ono M, Qiang W, Serna VA et al (2012) Role of stem cells in human uterine leiomyoma growth. PLoS One 7(5):e36935.

Outwater EK, Siegelman ES, Van Deerlin V (1998) Adenomyosis: current concepts and imaging considerations. AJR Am J Roentgenol 170(2):437–441.

Ozaki T, Takahashi K, Okada M, Kurioka H, Miyazaki K (1999) Live birth after conservative surgery for severe adenomyosis following

magnetic resonance imaging and gonadotropin-releasing hormone agonist therapy. Int J Fertil Womens Med 44(5):260–264.

Parazzini F, La Vecchia C, Negri E, Cecchetti G, Fedele L (1988) Epidemiologic characteristics of women with uterine fibroids: a case-control study. Obstet Gynecol 72(6):853–857.

Parazzini F, Vercellini P, Panazza S, Chatenoud L, Oldani S, Crosignani PG (1997) Risk factors for adenomyosis. Hum Reprod 12(6):1275–1279.

Park HR, Kim MD, Kim NK et al (2005) Uterine restoration after repeated sloughing of fibroids or vaginal expulsion following uterine artery embolization. Eur Radiol 15(9):1850–1854.

Parker WH, Fu YS, Berek JS (1994) Uterine sarcoma in patients operated on for presumed leiomyoma and rapidly growing leiomyoma. Obstet Gynecol 83(3): 414–418.

Pattani SJ, Kier R, Deal R, Luchansky E (1995) MRI of uterine leiomyosarcoma. Magn Reson Imaging 13(2):331–333.

Pelage JP, Le Dref O, Soyer P et al (2000) Fibroid-related menorrhagia: treatment with superselective embolization of the uterine arteries and midterm follow-up. Radiology 215(2):428–431.

Pelage JP, Beregi J, LeDref O, Nonent M, Robert YH, Rymer R (2001) Uterine artery embolization for fibroids using a different end-point for embolization: preliminary results using calibrated microspheres. Radiology 221(P):356.

Pelage JP, Guaou NG, Jha RC, Ascher SM, Spies JB (2004) Uterine fibroid tumors: long-term MR imaging outcome after embolization. Radiology 230(3):803–809.

Pelage JP, Jacob D, Fazel A et al (2005) Midterm results of uterine artery embolization for symptomatic adenomyosis: initial experience. Radiology

234(3):948–953.

Phelan JP (1995) Myomas and pregnancy. Obstet Gynecol Clin N Am 22(4):801–805.

Pinto I, Chimeno P, Romo A et al (2003) Uterine fibroids: uterine artery embolization versus abdominal hysterectomy for treatment—a prospective, randomized, and controlled clinical trial. Radiology 226(2):425–431.

Pontis A, D'Alterio MN, Pirarba S, de Angelis C, Tinelli R, Angioni S (2016) Adenomyosis: a systematic review of medical treatment. Gynecol Endocrinol 32(9):696–700.

Price N, Gillmer MD, Stock A, Hurley PA (2005) Pregnancy following uterine artery embolisation. J Obstet Gynaecol 25(1): 28–31.

Pritts EA (2001) Fibroids and infertility: a systematic review of the evidence. Obstet Gynecol Surv 56(8):483–491.

Prollius A, de Vries C, Loggenberg E, du Plessis A, Nel M, Wessels PH (2004) Uterine artery embolisation for symptomatic fibroids: the effect of the large uterus on outcome. BJOG 111(3):239–242.

Pron G (2015) Magnetic resonance-guided high-intensity focused ultrasound (MRgHIFU) treatment of symptomatic uterine fibroids: an evidence-based analysis. Ont Health Technol Assess Ser 15(4):1–86.

Pron G, Bennett J, Common A, Wall J, Asch M, Sniderman K (2003) The Ontario Uterine Fibroid Embolization Trial. Part 2. Uterine fibroid reduction and symptom relief after uterine artery embolization for fibroids. Fertil Steril 79(1):120–127.

Radosa MP, Owsianowski Z, Mothes A et al (2014) Long-term risk of fibroid recurrence after laparoscopic myomectomy. Eur J Obstet Gynecol Reprod Biol 180:35–39.

Rammeh-Rommani S, Mokni M, Stita W et al (2005) Uterine smooth muscle tumors: retrospective epidemiological and pathological study of 2760 cases. J Gynecol Obstet Biol Reprod (Paris) 34(6):568–571.

Ravina J, Merland J, Herbetreau D, Houdart E, Bouret J, Madelenat P (1994) Embolisation pré-opératoire des fibromes utérins. Presse Med 23(33):1540.

Ravina JH, Vigneron NC, Aymard A, Le Dref O, Merland JJ (2000) Pregnancy after embolization of uterine myoma: report of 12 cases. Fertil Steril 73(6):1241–1243.

Razavi MK, Hwang G, Jahed A, Modanloo S, Chen B (2003) Abdominal myomectomy versus uterine fibroid embolization in the treatment of symptomatic uterine leiomyomas. AJR Am J Roentgenol 180(6):1571–1575.

Reed SD, Cushing-Haugen KL, Daling JR, Scholes D, Schwartz SM (2004) Postmenopausal estrogen and progestogen therapy and the risk of uterine leiomyomas. Menopause 11(2):214–222.

Rein MS, Barbieri RL, Friedman AJ (1995) Progesterone: a critical role in the pathogenesis of uterine myomas. Am J Obstet Gynecol 172(1 Pt 1):14–18.

Reinhold C, Atri M, Mehio A, Zakarian R, Aldis AE, Bret PM (1995) Diffuse uterine adenomyosis: morphologic criteria and diagnostic accuracy of endovaginal sonography. Radiology 197(3):609–614.

Reinhold C, McCarthy S, Bret PM et al (1996) Diffuse adenomyosis: comparison of endovaginal US and MR imaging with histopathologic correlation. Radiology 199(1):151–158.

Reinhold C, Tafazoli F, Wang L (1998) Imaging features of adenomyosis. Hum Reprod Update 4(4):337–349.

Reinhold C, Tafazoli F, Mehio A, et al (1999) Uterine adenomyosis: endovaginal US and MR imaging features with histopathologic correlation. Radiographics 19 Spec No:S147–160.

Rice JP, Kay HH, Mahony BS (1989) The clinical significance of uterine leiomyomas in pregnancy. Am J Obstet Gynecol 160(5 Pt 1):1212–1216.

Robboy SJ, Bentley RC, Butnor K, Anderson MC (2000) Pathology and pathophysiology of uterine smooth-muscle tumors. Environ Health Perspect 108(Suppl 5):779–784.

Robles-Frias A, Severin CE, Robles-Frias MJ, Garrido JL (2001) Diffuse uterine leiomyomatosis with ovarian and parametrial involvement. Obstet Gynecol 97(5 Pt 2):834–835.

Ross RK, Pike MC, Vessey MP, Bull D, Yeates D, Casagrande JT (1986) Risk factors for uterine fibroids: reduced risk associated with oral contraceptives. Br Med J (Clin Res Ed) 293(6543):359–362.

Roy C, Bierry G, Ghali SE, Buy X, Rossini A (2005) Acute torsion of uterine leiomyoma: CT features. Abdom Imaging 30(1): 120–123.

Sadan O, van Iddekinge B, van Gelderen CJ et al (1987) Oestrogen and progesterone receptor concentrations in leiomyoma and normal myometrium. Ann Clin Biochem 24(Pt 3): 263–267.

Sahdev A, Sohaib SA, Jacobs I, Shepherd JH, Oram DH, Reznek RH (2001) MR imaging of uterine sarcomas. AJR Am J Roentgenol 177(6):1307–1311.

Samadi AR, Lee NC, Flanders WD, Boring JR 3rd, Parris EB (1996) Risk factors for self-reported uterine fibroids: a case-control study. Am J Public Health 86(6):858–862.

Sawin SW, Pilevsky ND, Berlin JA, Barnhart KT (2000) Comparability of perioperative morbidity between abdominal myomectomy and hysterectomy for women with uterine leiomyomas. Am J Obstet Gynecol 183(6): 1448–1455.

Scheurig-Muenkler C, Lembcke A, Froeling V, Maurer M, Hamm B, Kroencke TJ (2011) Uterine artery embolization for symptomatic fibroids: long-term changes in disease-specific symptoms and quality of life. Hum Reprod 26(8):2036–2042.

Schwartz SM (2001) Invited commentary: studying the epidemiology of uterine leiomyomata—past, present, and future. Am J Epidemiol 153(1):27–29. discussion 30.

Schwartz LB, Panageas E, Lange R, Rizzo J, Comite F, McCarthy S (1994) Female pelvis: impact of MR imaging on treatment decisions and net cost analysis. Radiology 192(1):55–60.

Schwartz LB, Zawin M, Carcangiu ML, Lange R, McCarthy S (1998) Does pelvic magnetic resonance imaging differentiate among the histologic subtypes of uterine leiomyomata? Fertil Steril 70(3):580–587.

Scoutt LM, McCarthy SM, Lange R, Bourque A, Schwartz PE (1994) MR evaluation of clinically suspected adnexal masses. J Comput Assist Tomogr 18(4):609–618.

Shozu M, Murakami K, Inoue M (2004) Aromatase and leiomyoma of the uterus. Semin Reprod Med 22(1):51–60.

Siegler AM, Camilien L (1994) Adenomyosis. J Reprod Med 39(11):841–853.

Siskin GP, Tublin ME, Stainken BF, Dowling K, Dolen EG (2001) Uterine artery embolization for the treatment of adenomyosis: clinical response and evaluation with MR imaging. AJR Am J Roentgenol 177(2):297–302.

deSouza NM, Williams AD (2002) Uterine arterial embolization for leiomyomas: perfusion and volume changes at MR imaging and relation to clinical outcome. Radiology 222(2):367–374.

Soysal ME, Soysal SK, Vicdan K (2001) Thermal balloon ablation in myoma-induced menorrhagia under local anesthesia. Gynecol Obstet Investig 51(2):128–133.

Spies JB, Ascher SA, Roth AR, Kim J, Levy EB, Gomez-Jorge J (2001a) Uterine artery embolization for leiomyomata. Obstet Gynecol 98(1):29–34.

Spies JB, Benenati JF, Worthington-Kirsch RL, Pelage JP (2001b) Initial experience with use of tris-acryl gelatin microspheres for uterine artery embolization for leiomyomata. J Vasc Interv Radiol 12(9):1059–1063.

Spies JB, Spector A, Roth AR, Baker CM, Mauro L, Murphy-Skrynarz K (2002a) Complications after uterine artery embolization for leiomyomas. Obstet Gynecol 100(5 Pt 1):873–880.

Spies JB, Roth AR, Jha RC et al (2002b) Leiomyomata treated with uterine artery embolization: factors associated with successful symptom and imaging outcome. Radiology 222(1):45–52.

Spies JB, Cooper JM, Worthington-Kirsch R, Lipman JC, Mills BB, Bennetati JF (2004a) Outcome of uterine embolization and hysterectomy for leiomyomas: results of a multicenter study. Obstet Gynecol Surv 59(12):819–820.

Spies JB, Allison S, Flick P et al (2004b) Polyvinyl alcohol particles and tris-acryl gelatin microspheres for uterine artery embolization for leiomyomas: results of a randomized comparative study. J Vasc Interv Radiol 15(8):793–800.

Spies JB, Bruno J, Czeyda-Pommersheim F, Magee ST, Ascher SA, Jha RC (2005a) Long-term outcome of uterine artery embolization of leiomyomata. Obstet Gynecol 106(5):933–939.

Spies JB, Patel AA, Epstein NB, White AM (2005b) Recent advances in uterine fibroid embolization. Curr Opin Obstet Gynecol 17(6):562–567.

Stewart EA (2001) Uterine fibroids. Lancet 357(9252):293–298.

Stewart EA, Nowak RA (1996) Leiomyoma-related bleeding: a classic hypothesis updated for the molecular era. Hum Reprod Update 2(4):295–306.

Stewart EA, Gostout B, Rabinovici J, Kim HS, Regan L, Tempany CM (2007) Sustained relief of leiomyoma symptoms by using focused ultrasound surgery. Obstet Gynecol 110(2 Pt 1):279–287.

Stewart EA, Shuster LT, Rocca WA (2012) Reassessing hysterectomy. Minn Med 95(3):36–39.

Stewart EA, Cookson CL, Gandolfo RA, Schulze-Rath R (2017) Epidemiology of uterine fibroids: a systematic review. BJOG. https://doi.org/10.1111/1471-0528. 14640.

Stringer NH, Strassner HT, Lawson L et al (2001) Pregnancy outcomes after laparoscopic myomectomy with ultrasonic energy and laparoscopic suturing of the endometrial cavity. J Am Assoc Gynecol Laparosc 8(1):129–136.

Suginami H, Kaura R, Ochi H, Matsuura S (1990) Intravenous leiomyomatosis with cardiac extension: successful surgical management and histopathologic study. Obstet Gynecol 76(3 Pt 2):527–529.

Takemori M, Nishimura R, Sugimura K (1992) Magnetic resonance imaging of uterine leiomyosarcoma. Arch Gynecol Obstet 251(4):215–218.

Tamai K, Togashi K, Ito T, Morisawa N, Fujiwara T, Koyama T (2005) MR imaging findings of adenomyosis: correlation with histopathologic features and diagnostic pitfalls. Radiographics 25(1):21–40.

Tamai K, Koyama T, Saga T et al (2008) The utility of diffusion-weighted MR imaging for differentiating uterine sarcomas from benign leiomyomas. Eur Radiol 18(4): 723–730.

Tamaya T, Fujimoto J, Okada H (1985) Comparison of cellular levels of steroid receptors in uterine leiomyoma and myometrium. Acta Obstet Gynecol Scand 64(4):307–309.

Togashi K, Ozasa H, Konishi I et al (1989) Enlarged uterus: differentiation between adenomyosis and leiomyoma with MR imaging. Radiology 171(2):531–534.

Togashi K, Kawakami S, Kimura I et al (1993a) Uterine contractions: possible diagnostic pitfall at MR imaging. J Magn Reson Imaging 3(6):889–893.

Togashi K, Kawakami S, Kimura I et al (1993b) Sustained uterine contractions: a cause of hypointense myometrial bulging. Radiology 187(3):707–710.

Torashima M, Yamashita Y, Matsuno Y et al (1998) The value of detection of flow voids between the uterus and the leiomyoma with MRI. J Magn Reson Imaging 8(2):427–431.

Torigian DA, Siegelman ES, Terhune KP, Butts SF, Blasco L, Shlansky-Goldberg RD (2005) MRI of uterine necrosis after uterine artery embolization for treatment of uterine leiomyomata. AJR Am J Roentgenol 184(2):555–559.

Townsend DE, Sparkes RS, Baluda MC, McClelland G (1970) Unicellular histogenesis of uterine leiomyomas as determined by electrophoresis by glucose-6-phosphate dehydrogenase. Am J Obstet Gynecol 107(8):1168–1173.

Troiano RN, Flynn SD, McCarthy S (1998) Cystic adenomyosis of the uterus: MRI. J Magn Reson Imaging 8(6):1198–1202.

Tropeano G, Di Stasi C, Litwicka K, Romano D, Draisci G, Mancuso S (2004) Uterine artery embolization for fibroids does not have adverse effects on ovarian reserve in regularly cycling women younger than 40 years. Fertil Steril 81(4):1055–1061.

Tsushima Y, Kita T, Yamamoto K (1997) Uterine lipoleiomyoma: MRI, CT and ultrasonographic findings. Br J Radiol 70(838):1068–1070.

Tulandi T, Murray C, Guralnick M (1993) Adhesion formation and reproductive outcome after myomectomy and second-look laparoscopy. Obstet Gynecol 82(2):213–215.

Ueda H, Togashi K, Konishi I et al (1999) Unusual appearances of uterine leiomyomas: MR imaging findings and their histopathologic backgrounds. Radiographics 19:131–145.

Utsunomiya D, Notsute S, Hayashida Y et al (2004) Endometrial carcinoma in adenomyosis: assessment of myometrial invasion on T2-weighted spin-echo and gadolinium-enhanced T1-weighted images. AJR Am J Roentgenol 182(2):399–404.

Walker WJ, Pelage JP (2002) Uterine artery embolisation for symptomatic fibroids: clinical results in 400 women with imaging follow up. BJOG 109(11):1262–1272.

Walker WJ, Carpenter TT, Kent AS (2004) Persistent vaginal discharge after uterine artery embolization for fibroid tumors: cause of the condition, magnetic resonance imaging appearance, and surgical treatment. Am J Obstet Gynecol 190(5):1230–1233.

Wamsteker K, Emanuel MH, de Kruif JH (1993) Transcervical hysteroscopic resection of submucous fibroids for abnormal uterine bleeding: results regarding the degree of intramural extension. Obstet Gynecol 82(5):736–740.

Weichert W, Denkert C, Gauruder-Burmester A et al (2005) Uterine arterial embolization with tris-acryl gelatin microspheres: a histopathologic evaluation. Am J Surg Pathol 29(7):955–961.

Weinreb JC, Barkoff ND, Megibow A, Demopoulos R (1990) The value of MR imaging in distinguishing leiomyomas from other solid pelvic masses when sonography is indeterminate. AJR Am J Roentgenol 154(2):295–299.

Wildemeersch D, Schacht E (2002) The effect on menstrual blood loss in women with uterine fibroids of a novel "frameless" intrauterine levonorgestrel-releasing drug delivery system: a pilot study. Eur J Obstet Gynecol Reprod Biol 102(1):74–79.

Wood C, Maher P, Hill D (1994) Biopsy diagnosis and conservative surgical treatment of adenomyosis. J Am Assoc Gynecol Laparosc 1(4 Pt 1):313–316.

Wright JD, Herzog TJ, Tsui J et al (2013) Nationwide trends in the performance of inpatient hysterectomy in the United States. Obstet Gynecol 122(2 Pt 1): 233–241.

Yamashita Y, Torashima M, Takahashi M et al (1993) Hyperintense uterine leiomyoma at T2-weighted MR imaging: differentiation with dynamic enhanced MR imaging and clinical implications. Radiology 189(3):721–725.

Yamashita Y, Tang Y, Abe Y, Mitsuzaki K, Takahashi M (1998) Comparison of ultrafast half-Fourier single-shot turbo spin-echo sequence with turbo spin-echo sequences for T2-weighted imaging of the female pelvis. J Magn Reson Imaging 8(6):1207–1212.

Yeh HC, Kaplan M, Deligdisch L (1999) Parasitic and pedunculated leiomyomas: ultrasonographic features. J Ultrasound Med 18(11):789–794.

Ylikorkala O, Tiitinen A, Hulkko S, Kivinen S, Nummi S (1995) Decrease in symptoms, blood loss and uterine size with nafarelin acetate before abdominal hysterectomy: a placebo-controlled, double-blind study. Hum Reprod 10(6):1470–1474.

Zacharia TT, O'Neill MJ (2006) Prevalence and distribution of adnexal findings suggesting endometriosis in patients with MR diagnosis of adenomyosis. Br J Radiol 79(940):303–307.

Zaloudek C, Hendrickson MR (2002) Mesenchymal tumors of the uterus. In: Kurman RJ, Ellenson H, Lora R, Brigitte M (eds) Blaustein's pathology of the female genital tract. Springer, New York, p 567ff.

Zawin M, McCarthy S, Scoutt LM, Comite F (1990) High-field MRI and US evaluation of the pelvis in women with leiomyomas. Magn Reson Imaging 8(4):371–376.

Zhou J, He L, Liu P et al (2016) Outcomes in adenomyosis treated with uterine artery embolization are associated with lesion vascularity: a long-term follow-up study of 252 cases. PLoS One 11(11):e0165610.

第六章 宫颈癌

1 背景

1.1 流行病学

宫颈癌是女性的第四常见肿瘤，2012年全球约有52.8万名女性患有宫颈癌，死亡人数高达26.6万。欠发达国家宫颈癌发生率明显高于工业化国家，几乎占女性所有癌症的12%。高危地区包括东非、马来西亚、南非和中非。在欧洲，每年约有5.8万名女性被诊断为浸润性宫颈癌，大约2.4万名女性因此病死亡。在德国，每年的新发病例大约是5000例，约1500名女性死于宫颈癌。宫颈癌的平均发病年龄是52岁，但近年来的发病趋势呈现年轻化。目前资料显示，每年新增病例中大约52%的患者年龄在45岁以下，特定年龄发病率高峰是25～29岁年龄组。

近50年来，浸润性宫颈癌总发病率显著下降。欧洲年龄标准化发病率在1985—1987年达到峰值，2004—2006年达到最低点，下降了50%，自此保持稳定。50～64岁和65～79岁年龄段的女性发病率下降明显，欧洲年龄标准化发病率在1985—1987年和2011—2013年分别下降了62%和64%。这归功于细胞学筛查的应用，使得早期病变能够被早发现、早治疗，防止其进一步发展形成浸润性宫颈癌。自1970年以来，宫颈癌总死亡率下降超过50%，之后死亡率略有下降。现在美国年死亡率2.4/10万，欧洲介于0.7/10万（冰岛）和14.2/10万（罗马尼亚）。另外，治疗措施有了很大变化，据报道，一些亚组患者得益于手术和放化疗的联合应用。新的手术技术创伤较小，提高了患者术后的生活质量。尽管取得了这些进展，但几十年来浸润性宫颈癌的预后仅有轻微改善，在美国，患者的5年相对平均生存率从1975年的69%上升到2010年的70%。

1.2　发病机制

宫颈癌的主要发病原因是宫颈上皮感染了致瘤性人乳头瘤病毒（HPV），高危HPV类型是16和18，有很高的致癌潜力，至少2/3的宫颈癌由HPV16/18所引起。宫颈HPV感染总患病率是5%～20%，高峰年龄为20～25岁，通常在1～2年内机体通过细胞免疫将病毒完全根除，HPV感染自行消退和清除。病毒长期存在会导致宫颈黏膜上皮发生改变，具有多个性伴侣、生殖卫生较差或免疫抑制（如艾滋病）患者发生浸润性癌的风险更高。鳞状细胞型宫颈癌的发生要经历几个阶段：局部上皮增生，明确的上皮改变和不典型增生，癌前病变。癌前病变阶段是指形成浸润性癌之前的宫颈上皮内瘤变（CIN）或鳞状上皮内病变（SIL）和进展形成的原位癌。3%～5%的性成熟女性具有CIN，高级癌前病变（CIN Ⅱ、Ⅲ）的发生率大约是宫颈癌发生率的100倍。CIN常自行消退，但也可以发展形成原位癌，多发生于25～35岁，最终在40岁左右形成浸润性宫颈癌。宫颈癌通常发生在宫颈移行带，即宫颈口鳞状上皮和宫颈管柱状上皮结合处的黏膜环。

1.3　筛查

宫颈筛选检查的最终目的是通过识别癌前病变来降低浸润性宫颈癌的发生率和死亡率。实际上，自20世纪中期引入常规细胞学检查以来，宫颈癌的发生率和死亡率已明显下降。2002—2011年，50岁以下妇女宫颈癌发生率平均每年下降1.2%，50岁及以上妇女每年下降1.5%。根据现行指南，宫颈癌筛查应该从21岁开始，除非连续3次细胞学检查阴性，否则65岁之前都不应该间断。21～29岁妇女，应该每3年接受一次细胞学筛查；30～65岁妇女，最好的方法是每5年进行一次细胞学检查结合HPV检查。由于这些努力的付出，80%以上的宫颈癌在Ⅰ期已被发现，此期的肿瘤仍限于宫颈局部。

1.4　HPV接种

介于HPV在宫颈肿瘤发病机制中的作用，主要的预防策略是防止HPV感染。近10年来，多数工业化国家针对青春期女孩引入了国家HPV免疫接种计划。2006年，美国食品药品监督管理局批准了首个靶向HPV的疫苗，利用晚期蛋白L1构建的四价疫苗通过诱导抗体介导的免疫，对6、11、16和18基因型HPV具有活性，这些病毒是66%宫颈癌和90%尖锐湿疣的发病原因。2009年二价疫苗（HPV16、18）获批，对这些HPV引起的宫颈癌具有相似的疗效。2014年批准了针对9种HPV类型的疫苗，Ⅲ期临床试验显示其有效率超过95%。目前指南主张对11～12岁的女孩常规进行疫苗接种，所有类型的HPV疫苗目前推荐6个月内3次剂量的应用计划。

1.5 临床表现

宫颈癌早期一般无任何症状，发生临床症状相对较晚，通常进入侵袭溃疡阶段才出现临床症状。常见症状包括性交后阴道出血、阴道分泌物增多和性交困难。盆腔和背部弥漫性疼痛辐射至腿部，提示宫颈癌晚期侵及邻近结构。当宫颈癌侵及范围较大时，排尿或排便过程中出现疼痛或出血，肿瘤所致的淋巴回流障碍引起同侧腿水肿、腹膜种植和腹围增大。晚期宫颈癌的一般症状是身体功能下降和体重减轻，晚期并发症包括肺转移后出现的呼吸障碍和咳嗽等。

1.6 组织病理学

组织学上，80%的宫颈癌是角质化型或非角质化型鳞状细胞癌，腺癌是第二常见的组织类型，大约占所有宫颈癌的15%。尽管致癌性HPV感染是鳞状细胞癌和腺癌的一个必要原因，但后者还与慢性宫颈炎以及摄入含雌激素的药物有关。Ⅱ、Ⅲ期腺癌预后比鳞状细胞癌稍差。一小部分腺癌（大约3%）属于高分化黏液腺癌的组织亚型，称为恶性黏液腺瘤，预后很差，早期就可侵入腹腔，放疗和化疗效果较差。同时，其分化较好的形态可导致对其恶性程度的误判。MRI表现为含有多发囊肿的实性肿块，源于宫颈内膜腺，侵犯宫颈基质。这个恶性肿瘤与宫颈囊性病变具有相同的表现，很难区分，实性成分是诊断的关键。恶性腺瘤常见于Peutz-Jeghers综合征患者，后者特征是皮肤和黏膜色素沉着、胃肠道多发错构瘤和卵巢肿瘤。宫颈癌的罕见组织类型是腺鳞癌，占3%，预后较腺癌和鳞癌都差。其他类型的宫颈肿瘤包括神经内分泌肿瘤、小细胞肿瘤和横纹肌肉瘤。小细胞宫颈癌转移较早，预后差；神经内分泌肿瘤占宫颈癌的0.3%，呈侵袭性生长，罕见伴发类癌综合征，临床症状与鳞状细胞癌不易区分。

1.7 分期

对宫颈癌患者最常使用的分级系统是国际妇产科联合会（FIGO）分类，颁布于现代影像技术之前，因此分类依据包括麻醉下体格检查、阴道镜检查、宫颈内刮除术、宫腔镜、膀胱镜、直肠镜、静脉尿路成像术、钡剂灌肠以及肺和骨骼的放射学检查（表6-1）。确定FIGO分期时，没有考虑MRI、CT、超声和闪烁扫描的表现，这也被认为是这个分类系统的缺陷。实际上，直肠阴道检查和阴道镜在确定宫颈癌侵及阴道的范围时具有高度准确性，但在临床检查评价肿瘤大小（尤其是原发性宫颈内肿瘤）、子宫旁和盆壁侵犯以及包括淋巴结在内的转移、侵犯时准确度较低。据报道，临床FIGO分期中Ⅰ～Ⅲ期和手术分期的符合率分别为85.4%、77.4%、35.3%和20.5%。除临床分期不准确外，FIGO分期系统没有考虑淋巴结状态，后者是一个影响预后和确定治疗方案的关键因素。尽管存在这些缺陷，2009年再版的FIGO分期系统仍未明确鼓励使用现代成像方法，断层成像技术如超声、CT和MRI仍未应用于FIGO分期系统，原因是其费用较高，在世界欠发达地区缺乏实用性，而这些地区恰恰是侵袭性宫颈癌发生率最高的地方。

按照FIGO分类系统，重要的分期因素包括肿瘤大小、阴道或子宫旁侵犯、膀胱/直肠受累和淋巴结转移。FIGO Ⅰ期，宫颈癌局限于宫颈。显微镜下可见侵袭性宫颈癌基质侵犯，深度小于0.5cm，宽度小于0.7cm，定义为FIGO Ⅰ A期；临床可见病变达4.0cm，限于宫颈内，定义为FIGO Ⅰ B1期；而临床可见病变大于4.0cm定义为 Ⅰ B2期。FIGO Ⅱ期，指宫颈癌侵犯超出子宫，但没有累及盆壁或阴道下1/3。如果没有明显的子宫旁受累，则定义为FIGO Ⅱ A期；若子宫旁受累，则定义为FIGO Ⅱ B期。FIGO Ⅲ期，肿瘤侵犯阴道下1/3（Ⅲ A）或累及盆壁和（或）引起肾积水或无功能肾（Ⅲ B）。除非有其他原因，否则所有肾积水或无功能肾都归入Ⅲ B期。FIGO Ⅳ A期的特征是肿瘤侵犯膀胱或直肠，或肿瘤侵犯超出真骨盆；若发生远处转移则归为Ⅳ B期。

表6-1 宫颈癌FIGO分期

FIGO 分期	描述
Ⅰ	宫颈癌严格限于宫颈内
Ⅰ A	癌侵袭见于显微镜下，侵犯仅限于基质浸润，最大深度 5mm，宽度不超过 7mm
Ⅰ A1	基质侵犯深度 ≤ 3mm，宽度 ≤ 7mm
Ⅰ A2	基质侵犯深度 > 3mm，但 ≤ 5mm；宽度 ≤ 7mm
Ⅰ B	基质侵犯深度 > 0.5cm 以及宽度 > 0.7cm；或临床可见病变限于宫颈
Ⅰ B1	临床可见肿块 ≤ 4cm
Ⅰ B2	临床可见肿块 > 4cm
Ⅱ	癌侵犯超出子宫，但没有累及盆壁或阴道下 1/3
Ⅱ A	肿瘤侵及阴道，但没有达阴道下 1/3；没有明确的子宫旁受累
Ⅱ A1	临床可见肿块 ≤ 4cm
Ⅱ A2	临床可见肿块 > 4cm
Ⅱ B	明显的子宫旁受累，但没有达盆腔侧壁
Ⅲ	肿瘤累及阴道下 1/3，和（或）肿瘤累及盆壁和（或）引起肾积水/无功能肾
Ⅲ A	肿瘤累及阴道下 1/3，但没有侵及盆腔侧壁
Ⅲ B	肿瘤累及盆壁和（或）引起肾积水或无功能肾
Ⅳ	宫颈癌超出真骨盆或临床累及（活检证实）膀胱和（或）直肠黏膜
Ⅳ A	侵及邻近盆腔器官
Ⅳ B	远处器官转移

1.8 生长类型

绝大多数宫颈癌源自宫颈移行区，即鳞状细胞和柱状细胞结合处。年轻妇女的宫颈癌通常在宫颈外呈外生性生长；老年妇女移行区缩入宫颈管，宫颈癌内生性生长更常见（图6-1）。

宫颈癌的特征是持续侵袭性生长，可侵及阴道、子宫旁、子宫体、膀胱、直肠和腹腔。同样，肿瘤还可扩散到盆腔淋巴结。淋巴结转移的好发位置是闭孔窝淋巴结，沿髂内、髂外和髂总血管分布的淋巴结，骶前淋巴结以及主动脉旁淋巴结（图6-2）。淋巴结转移的风险与宫颈癌分期有关，ⅠA1期宫颈癌（显微镜下基质浸润）没有血管间隙受累，盆腔淋巴结转移的可能性小于1%，ⅠB期则达10%~20%；ⅡA期肿瘤侵犯超出宫颈累及阴道上部，盆腔淋巴结或主动脉旁淋巴结转移的可能性增加到25%，如果出现子宫旁组织受累（ⅡB期），则达30%以上；Ⅲ期肿瘤侵犯阴道下1/3或累及盆壁，淋巴结转移的可能性达45%；ⅣA期肿瘤侵犯膀胱或直肠，淋巴结转移的可能性达55%。主动脉旁淋巴结转移的概率与ⅡA以上分期有关，可达8%~17%。主动脉旁淋巴结转移属于远处转移，如果盆腔淋巴结转移阴性，则主动脉旁淋巴结转移罕见。

血行转移较少，仅见于晚期宫颈癌。10年远处转移的风险随分期不同而不

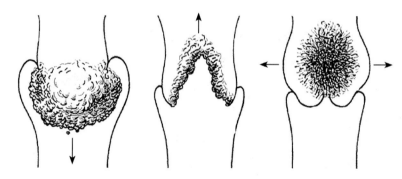

图6-1 宫颈癌的生长类型：外生性生长、内生溃疡型生长和内生膨胀型生长（宫颈呈桶状）（源自Schmidt-Matthiesen 和 Wallwiener 2005）

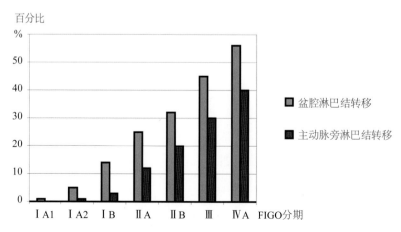

图6-2 不同肿瘤分期淋巴结转移的概率

同，范围从ⅠB期宫颈癌的3%至ⅣA期的75%。远处转移的好发位置是主动脉旁淋巴结和锁骨上淋巴结、肺、腹腔和骨骼。

肿瘤复发的概率与疾病分期有关，淋巴结转移阴性的ⅠB和ⅡA期复发概率是10%～20%，ⅡB～ⅣA的晚期患者以及发生淋巴结转移的患者复发率则达50%～70%（图6-3）。诊断和治疗后的最初2年内盆腔复发和转移扩散的发生率最高，60%～80%复发位于真骨盆。

1.9 治疗

宫颈癌的治疗因患者的疾病分期而异，虽然放射治疗和手术对早期患者具有相同的效果，但年轻患者通常采用手术治疗，不但能保存卵巢功能，还可避免辐射所引起的下生殖道并发症。放化疗是治疗肿瘤较大（ⅠB2、ⅡA2）或局部晚期（ⅡB～ⅣA）宫颈癌患者的标准，标准同步放化疗包括盆腔外照射加近距离放射治疗。

1.9.1 微浸润宫颈癌的治疗

没有淋巴血管侵犯的FIGO ⅠA1期病变发生淋巴结转移的概率小于1%，可采用锥形切除术保守治疗，不进行淋巴结切除，保留生育能力；如果没有保留生育能力的愿望，进行整个子宫切除术。没有淋巴血管侵犯的ⅠA2期宫颈癌采用筋膜外子宫切除术或锥形切除术（保留生育能力）进行治疗。如果出现淋巴血管侵犯，进行改良根治性子宫切除术或根治性宫颈切除术并盆腔淋巴结切除。根治性宫颈切除术并腹腔镜淋巴结切除可保留生育功能，适用于仔细选择的ⅠA2期患者或直径小于2cm的ⅠB1期病变或病变位于距宫颈内口至少1cm处的患者。根治性宫颈切除术适用于术中病理标本没有发现毛细血管间隙侵犯及阴道镜检查时宫颈内病变较为局限者。

1.9.2 侵袭性宫颈癌的治疗（FIGO ⅠB～ⅣA期）

对于ⅠB1期和ⅡA1期宫颈癌患者而言，根治性手术和基本治疗性放射治疗已被证明具有相同的疗效，通常情况下，根治性手术更倾向用于年轻患者，与放疗比较，根治性手术对卵巢和阴道的危

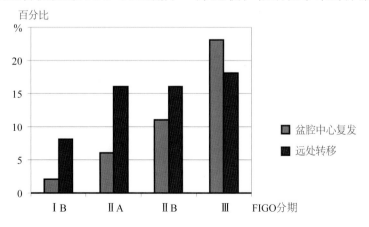

图6-3 不同肿瘤分期盆腔中心复发和远处转移的概率

害较小，对膀胱和直肠长期影响较小。Wertheim根治性子宫切除术（图6-4a）和盆腔淋巴结切除是治疗ⅠB1期和ⅡA1期宫颈癌的标准手术方法。

无论浸润深度如何，具有血管间隙侵犯的患者都应进行淋巴结切除。前哨淋巴结手术切除和检查作为手术分期的一部分，可用于临床评估，到目前为止的研究结果表明阴性预测值很高。前哨淋巴结被认为是转移扩散首先累及的区域淋巴结。

除手术外，基本治疗性或新辅助放化疗也可用于治疗肿瘤体积较大、阴道侵犯或子宫旁组织侵犯的宫颈癌患者。

手术后，盆腔局部复发的高危患者应进行辅助放化疗。肿瘤体积较大、手术边缘阳性、边缘安全性很小、血管和淋巴管侵犯、子宫旁组织浸润或淋巴结转移被认为是复发风险增高的因素，腺癌和透明细胞癌也的复发率也较高。

晚期宫颈癌（FIGO Ⅲ和Ⅳ期）以及体积较大的宫颈癌（FIGO ⅠB2和ⅡA2期）不宜采用基本的治愈性手术，对于这些肿瘤，可选择放化疗。治疗前可进行手术淋巴结分期，除外主动脉旁淋巴结转移。

放射治疗包括对未受累盆腔淋巴结和子宫旁组织采用高达45Gy、每束180～200 cGy剂量的外照射和影像引导下的近距离照射，外照射剂量可根据肿瘤大小和淋巴结转移情况进行调节，主动脉旁淋巴结转移的患者可选择较大的外照射野。

ⅣA期宫颈癌伴邻近盆腔器官侵犯应采用原发性盆腔廓清术治疗。表6-2概述了宫颈癌各期最常见的治疗方法。

1.9.3 复发病变的治疗

肿瘤局部复发，侵犯膀胱或直肠，但没有累及盆壁，采用可能治愈的盆腔清除术治疗，严格掌握适应证，5年生存率达82%。其他手术选择可用于切除复发性肿瘤。对于没有接受放疗或化疗的患者，盆腔中心复发患者可采用这些治疗方法；原发辐射野外复发肿瘤，重复放疗能成功局部控制，改善症状。不能选择治愈性手术或放疗（化疗）患者的最终选择是姑息性化疗。

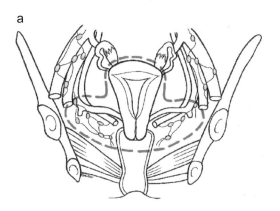
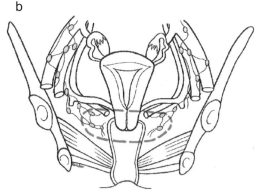

图6-4 手术方法。a. 根治性子宫切除术，切除子宫、阴道穹隆、子宫旁组织以及髂血管旁和主动脉旁淋巴结。根据子宫旁组织切除范围，Piver将子宫切除术分成了不同的类型；b. 根治性宫颈切除术，切除宫颈、子宫旁组织、阴道穹隆和髂血管旁淋巴结，而后行子宫阴道吻合（摘自德国耶拿大学医院妇产科讲稿）

表6-2　宫颈癌治疗

分期	标准治疗方法
FIGO ⅠA	锥形切除术 全子宫切除术 改良根治性子宫切除术并淋巴结切除 根治性宫颈切除术（适用于渴望保留生育能力的患者） 宫腔内放射治疗
FIGO ⅠB，ⅡA	根治性子宫切除术和盆腔双侧淋巴结切除术伴或不伴盆腔放射治疗加化疗 放射治疗并化疗 新辅助化疗 单独放射治疗 强度调节放射治疗（IMRT）
FIGO ⅡB，Ⅲ，ⅣA	放射治疗并化疗 基质内近距离放射治疗 新辅助化疗
FIGO ⅣB	姑息性放射治疗 姑息性化疗
宫颈癌复发	放射治疗和化疗 姑息性化疗 盆腔清除术

1.9.4　妊娠期间宫颈癌的治疗

孕妇宫颈癌为治疗提出了一个难题，CIN病变或微小浸润癌（ⅠA1期）可先采用锥形切除术和环扎术治疗，继续妊娠，产后再进行全面评估。早期妊娠患者诊断为晚期宫颈癌，建议终止妊娠，进行子宫切除术。晚期妊娠患者可选择提前剖宫产，之后再对癌症进行治疗。只有患者完全了解潜在的危险并同意选择的方法，才可以在密切随观评价肿瘤进展的措施下，建议继续妊娠并推迟癌症治疗。

1.10　预后

宫颈癌患者的预后与病变分期呈强相关，宫颈癌5年总生存率达68%，根据不同的临床分期变化较大，ⅠA期5年生存率是93%，ⅠB期达80%；在晚期宫颈癌患者中，子宫旁浸润的患者（ⅡB期）5年生存率是58%，盆腔器官浸润的患者（ⅣA期）是16%，远处转移者（ⅣB期）是15%。淋巴结转移阴性的患者5年生存率为90%，而发生淋巴结转移的患者为20%～60%，发生主动脉旁淋巴结转移的患者生存率降低一半。例如，发生盆腔淋巴结转移的ⅠB期患者5年生存率从85%降至50%～60%，如果发生主动脉旁淋巴结转移，生存率仅有25%。

据报道，宫颈癌复发患者的生存率不到10%，但也有预后明显较好的亚组患者。对盆腔中心肿瘤复发进行治愈性盆腔清除术的患者，5年生存率为30%～70%，对没有进行放疗的宫颈癌复发患者进行根治性放射治疗，具有相似的生存率（40%～70%）。不过，预后很大程度上取决于复发肿瘤的大小和位置，盆腔侧壁复发肿瘤5年无病生存率为20%～50%，低于盆腔中心肿瘤复发。

2　成像

2.1　适应证

目前，MRI用于治疗前评价组织学FIGO ⅠB期或以上分期患者的局部肿瘤范围，为手术和放疗决策提供相关信息。MRI是局部分期的首选方法，可评价浸润深度、肿瘤体积以及邻近结构受累情况。临床检查不足以排除子宫旁组织侵犯以及膀胱和直肠浸润，而阴道镜检查能够较可靠地确定阴道受累范围。MRI是区别癌肿局限于宫颈或子宫旁组织浸润（ⅠB和ⅡB期）最精准的成像方法（90%），现有文献关于临床检查与MRI检查诊断子宫旁组织侵犯和晚期宫颈癌（FIGO ≥ ⅡB期）的性能的最新荟萃分析显示，临床检查评价子宫旁组织侵犯的总敏感性是40%（95% CI：25～58），MRI是84%（95% CI：76～90），临床检查评价晚期宫颈癌的总敏感性是53%（95% CI：41～66），MRI是79%（95% CI：64～89）。自从MRI成为评价宫颈癌局部范围的主要评估手段以来，在大多数情况下弃用了FIGO分类系统所推荐的传统影像学方法，如膀胱镜、直肠乙状结肠镜或双对比钡灌肠等检查。MRI尿路成像术也已替代了传统静脉尿路造影术，后者是临床怀疑晚期或复发宫颈癌引发尿路梗阻患者的标准检查方法。因此，MRI对宫颈癌的评估更具成本效益。MRI或CT不能直接评价0期（原位癌）和ⅠA期宫颈癌（微小浸润宫颈癌），然而在临床实践中，盆腔MRI可用于治疗前评估盆腔器官和早期进行放射淋巴结分期。大多数患者进行检查之前都已有了宫颈癌组织学诊断，这就意味着进行MRI检查是评价宫颈癌的范围，而非检查宫颈癌。

MRI检查被认为是设计放化疗方案和随访肿瘤对治疗的反应最好的方法，盆腔CT检查也是设计宫颈癌放疗方案的成熟技术。

对于治疗后患者，MRI能在治疗后6个月区别是术后瘢痕形成或放疗后改变，还是肿瘤复发。指南也推荐对怀疑盆腔宫颈癌复发的患者进行盆腔MRI检查。

CT软组织分辨率较低，很少用于评价宫颈癌的局部范围。

2.1.1　CT和MRI的作用

多层CT与MRI相比，其主要优点是检查时间短和空间分辨率高。据文献报道，CT分期的准确度为32%～80%。CT的主要缺点是软组织对比度较低，不能充分区别肿瘤与正常宫颈基质或子宫旁结构（图6-5）。子宫旁组织侵犯的敏感性是17%～100%，平均64%；特异性是50%～100%，平均81%。因此，CT不适于检查小宫颈癌和早期子宫旁组织侵犯，仅在局部分期有较小作用。平扫CT仅能依据宫颈增大间接识别肿瘤，而应用对比剂后肿瘤则表现为对比强化的病变；宫颈分界不规则或子宫旁组织内较大病变可间接诊断子宫旁组织侵犯。直肠或膀胱侵犯CT表现为脂肪层消失或晚期出现壁增厚或肿瘤突入腔内。对进行盆腔CT检查的患者，建议结合应用口服对比剂和直肠充盈对比剂。

同时，CT是排除肺转移的首选检查方法，这就是为什么德国指南建议对FIGO分期Ⅲ或Ⅳ期的患者进行胸部CT扫描的原因，应在静脉注射对比剂后进行胸部CT扫描，且应扫描锁骨上淋巴结。最后，CT可作为淋巴结成像和肝脏成像的替代方法，能够检查骨转移瘤的骨破坏范围。

由于T2加权成像具有极好的软组织对比度，MRI成为宫颈癌评价的首选成像方法。多平面成像以及根据盆腔解剖合理调整成像层面（表6-3），可用于区别肿

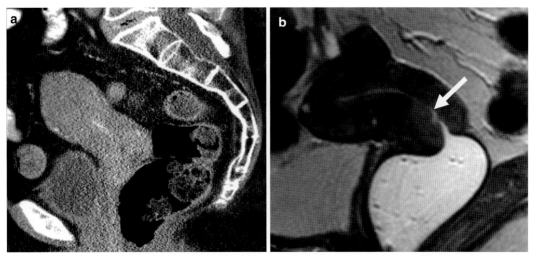

图6-5 CT和MRI比较。a. CT扫描矢状位重建显示未见宫颈肿瘤；b. 矢状位T2W MRI显示宫颈腹侧宫颈癌（箭头所示）

瘤性病变和周围组织以及确定肿瘤大小。T2加权成像可显示真骨盆内器官及其带状解剖，这是确定宫颈内外肿瘤延伸的基础。此外，计算得出的宫颈癌表观弥散系数（ADC）低于正常宫颈基质，使得正常宫颈基质和宫颈癌之间的对比度增大。实际上，加用弥散加权成像可提高观察者之间的一致性，特别是在T2加权成像无法确定时。MRI用于评价肿瘤大小时优于临床评估，测量0.5cm以内病变的敏感性是70%～84%。据报道，对于较小病变，

应用阴道内线圈比外控阵线圈更敏感。文献报道，MRI检查子宫旁组织侵犯的准确度是88%～97%，而CT是72%。MRI能较好地显示阴道解剖，能区分阴道黏膜和阴道壁肌层，可检查早期阴道受累，准确度达90%，高于CT的77%～82%；MRI可直接显示膀胱和直肠浸润，准确度是96%～100%。MRI总的分期准确度是75%～96%。

关于淋巴结分期，MRI和CT具有相同的敏感性，仅70%，而特异性大约是

表6-3 宫颈癌治疗前MRI分期的敏感性和特异性

FIGO 分期	MRI 准确度（%）	CT 准确度（%）
Ⅰ B（肿瘤定位）	91	
Ⅱ A（阴道侵犯）	93	
Ⅱ B（子宫旁组织侵犯）	94	70
Ⅲ B（延及盆壁）	75	
Ⅳ A（膀胱侵犯）	99	
阶段平均数	83	63

95%，两种方法识别淋巴结转移主要是依据形态学标准，因此，不能用于检查淋巴结大小及形状没有改变的微小转移。弥散加权成像评价淋巴结转移的初步研究显示，转移淋巴结的ADC显著低于良性淋巴结，可检查小至5mm的淋巴结。

MRI也是排除或显示局部肿瘤复发的一项很有价值的成像技术，尤其是能够识别术后或放疗后的瘢痕与肿瘤复发，结合应用对比增强动态T1加权有助于鉴别治疗相关性改变和肿瘤组织复发。相反，只有当局部复发产生占位效应或侵及邻近结构或器官时，CT才能显示。

2.2 成像技术

2.2.1 MRI

最近ESUR女性影像小组委员会发布了MRI宫颈癌分期和随访的技术指南，可作为实现最先进检查的优秀指南。

MRI检查之前，应简要了解妇科病史。由于子宫形态随着患者的激素状态而改变，因此要了解患者的月经周期、绝经状态以及激素治疗情况。此外，还应了解妊娠史、剖宫产史和创伤性诊断操作如宫颈锥切或刮宫等病史。对于进行MRI随访的患者，早期的盆腔手术和放化疗信息都很重要，放射医生需要根据这些数据来正确解释MRI的形态学表现。

进行MRI检查时患者取仰卧位，检查前不需要禁食。

膀胱适度充盈可使前屈子宫变直，但膀胱充盈过度，会导致患者在检查期间出现躁动，甚至不能完成检查。

为了获得最佳的图像质量，肠蠕动伪影应减至最小，一般情况下检查之前可应用解痉剂，方法是静脉内或肌内注射40mg丁溴东莨菪碱（Buscopan），其清除半衰期为2～3小时。经静脉注射的解痉剂立即发生解痉作用，而肌内注射则可能延迟数分钟。对丁溴东莨菪碱禁忌的患者（过敏、青光眼、检查后立即开车），可选择静脉注射2mg胰高血糖素（GlucaGen）。从技术上讲，快速成像采集可减少运动伪影。

高信噪比和高空间分辨率对MRI的盆腔检查非常重要，鉴于此，常用体相控阵线圈，小视野（FOV）如20cm×20cm可提高分辨率，再结合相位方向过采集可防止卷褶伪影。表面线圈很容易受到腹壁呼吸运动伪影的影响，所有序列采集时必须在腹壁加用预饱和带。

阴道内MRI技术是将环形螺旋管阴道内接受线圈插入阴道并环绕在宫颈周围，替代相控阵表面线圈。它在检查小体积宫颈癌方面很有价值。

检查范围不应该仅限于盆腔，还应包括高达肾门的腹部，这样可以把主动脉旁淋巴结包括在内，尤其适合于ⅡB期及以上的宫颈癌患者。

MRI检查时，首先获得横断位、矢状位和冠状位方向的定位图像，随后在2个平面进行T2加权成像。T2加权成像的软组织对比度最高，因此可提供宫颈癌位置和范围的信息，是盆腔检查的基础。

先采集覆盖子宫、阴道和盆底的矢状位T2加权成像，为获得高分辨率采集，采用层厚4～5mm、FOV 240mm、矩阵384×256。

矢状位T2加权成像用于定位横断成角T2加权序列，取垂直于宫颈管的成角横断面，根据矢状位序列，横断位成像范围自子宫底至盆底，采集层厚4～5mm，矩阵384×256，相位分辨率至少75%（表6-4，图6-11）。

正常宫颈呈前倾位，与阴道长轴大约成90°角；子宫体向前屈曲，相对于宫颈成70°～100°角，前屈程度与膀胱充盈有关，也受子宫体大小影响。从青春期开始，宫颈与宫体的比率是1：2，绝经后宫体又变小，降入真骨盆。图6-6显示子宫的位置。

成角成像采集时确保宫颈和子宫旁组织及其断层关系的最佳显示（图6-7），但成角不能超过45°，避免冠状位采集时左、右倒置。

对于阴道受累患者，如果具有经阴道下方浸润阴道旁组织和子宫旁组织的风险，那么应用垂直于阴道的成角成像就非常有帮助。为了阴道浸润显示更好，可用超声凝胶扩张阴道。冠状位T2加权成像可用于评价晚期肿瘤盆底肌受累情况，尤其适于肛提肌。盆底肌肉是否受累对于外科手术设计很重要。

评价盆壁和淋巴结分期时，需要附加横断位质子密度成像或T1加权序列（图6-10），自主动脉分叉开始采集，向下直至盆底，采用层厚6mm、矩阵512，相位分辨率至少60%。累及阴道下1/3的宫颈癌（ⅢA期或更高）患者伴发腹股沟淋巴结转移的可能性更大，因此应该完全覆盖腹股沟淋巴结。

虽然宫颈癌的初级分期不需要常规应用静脉内注射对比剂，但最近的研究表明，对比增强T1加权成像在显示宫颈癌位置和肿瘤边缘方面，尤其是小肿瘤，优于T2加权成像（图6-8，图6-9）。

对比增强成像也能提高肿瘤浸润膀胱或直肠的诊断准确度，这些器官的肌

表6-4　推荐的MRI成像方案（引自Sala et al. 2013）

参数	轴位 T1WI	轴位 T2WI	矢状位 T2WI	斜轴位 T2WI	上腹部轴位 T1WI	矢状位 DW	斜轴位 DW
序列	FSE	FRFSE	FRFSE	FRFSE	SE	EPI	EPI
回波时间	最小满	85	85	85	最小满	最小	最小
重复时间	470	4500	4500	4500	700	5000	5000
层数	20	20	24	26	20	21	26
FOV（cm）	240	240	240	240	280	240	280
层厚（mm）	5	5	5	4	10	4.5	4.5
矩阵大小	488×288	384×256	384×256	384×256	256×192	128×128	128×128
B值（s/mm^2）	-	-	-	-	-	500	800
采集时间	4:50	4:53	4:53	4:53	5:00	2:10	4:10

注：DW—弥散加权；EPI—回波平面成像；SE—自旋回波；FSE—快速自旋回波；FRFSE—快速回复快速自旋回波。

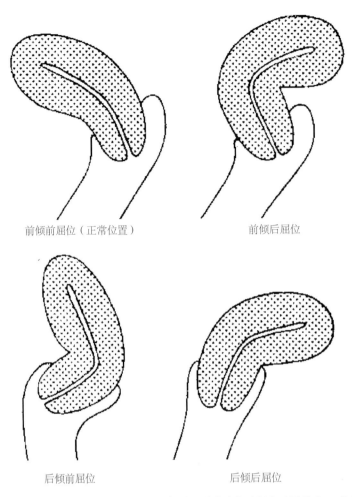

前倾前屈位（正常位置）　　　　　　前倾后屈位

后倾前屈位　　　　　　　　　后倾后屈位

图6-6　子宫位置。子宫体位是指子宫相对于阴道的倾斜，随膀胱充盈程度（通常成90°角）而发生变化；屈曲是指子宫体相对于宫颈的位置（通常成70°~100°角）（摘自Rohen 1999）

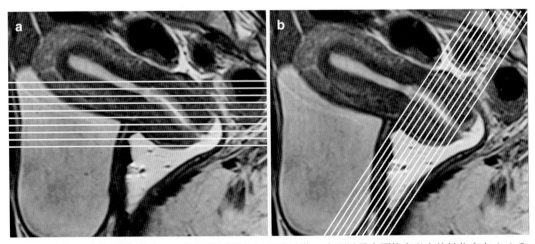

图6-7　成角。正常宫颈矢状位T2W快速自旋回波（TSE）成像，宫颈显示在严格意义上的轴位方向（a）和成角轴位方向（b），成角成像可获得良好的结构解剖，对于病变分期（癌、宫颈基质、子宫旁组织）非常关键，但宫颈扫描层数较多

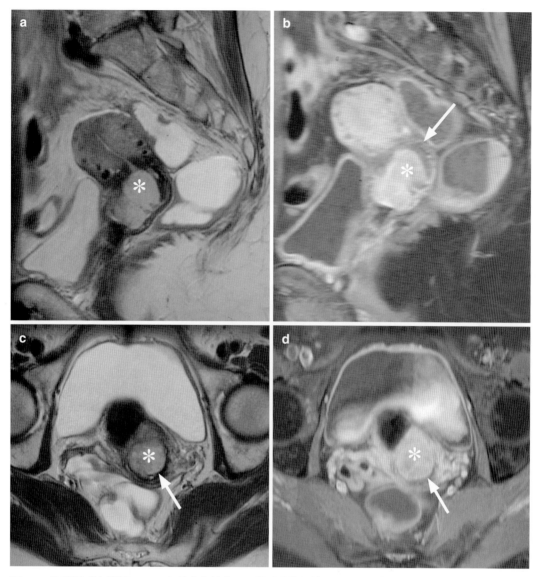

图6-8 宫颈癌对比增强。a、b. 矢状位和轴位T2W快速自旋回波（TSE）成像，宫颈癌（星号所示）表现为高信号肿块，周围包绕低信号宫颈基质（箭头所示）；c、d. 注射Gd-DTPA后1分钟矢状位和横断位脂肪抑制T1W TSE成像，富血管宫颈癌显著强化，正常宫颈基质强化较低，呈低信号（箭头所示）

壁在T1加权成像上呈低信号，肿瘤浸润表现为肌壁断裂。结果表明，对比增强MRI能提高膀胱或直肠壁的基质水肿反应（无强化）和肿瘤浸润（阳性强化）的鉴别。盆腔对比增强MRI是通过应用对比剂（CM）前后获得T1加权序列进行的，通常所用的对比剂是非特异性钆基低渗对比剂，应用剂量为0.5mmol/kg体重，对比增强T1加权研究可采用T2加权序列的成像面积和方向。

对比剂应用指征是MRI随访鉴别复发肿瘤与术后改变（图6-10），动态对比剂后T1加权反复采集研究能够分辨随时间量化的对比剂强化。

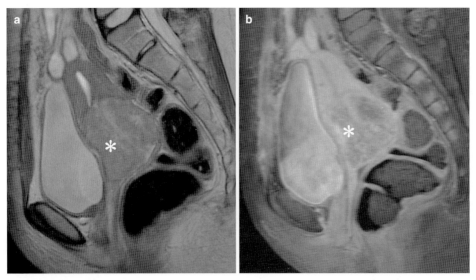

图6-9 宫颈癌对比增强。a. 矢状位T2W TSE成像，宫颈癌星号所示表现为中等至高信号巨大肿块，外包薄层低信号宫颈基质和更低信号的子宫体子宫肌层，宫颈呈桶状膨胀；b. 注射Gd-DTPA后1分钟矢状位脂肪抑制T1W TSE成像，低信号和低血管宫颈癌的强化不均匀（星号所示），对比增强没有提高肿瘤的显示

弥散加权成像（DWI）是一种功能性MRI技术，根据水质子运动帮助定性生物组织，能够提供关于细胞外间隙扭曲、组织细胞和细胞膜完整性的有价值的信息。与癌症相关的结构异常导致细胞外间隙缩小，限制了水的弥散，水在活体内所计算的扩散用ADC来表示。近10年来，DWI受到了极大的关注，现在已成为常规妇科肿瘤成像方案的一部分。多项研究证明了DWI在检查、分期和定性宫颈恶性肿瘤方面的价值，能准确分辨宫颈癌和良性宫颈病变及正常宫颈组织，对T2WI上表现为等信号的肿瘤或宫颈癌较小的患者有帮助。最近研究表明，DWI具有提示宫颈癌组织类型和肿瘤分化分级的潜在能力。

其他各种序列根据肿瘤分期需要而提供相应信息。超出宫颈的宫颈癌以及复发肿瘤具有较高的主动脉旁淋巴结转移的风险，评价这些淋巴结最好采用高分辨率呼吸门控T2加权序列，自肾门至主动脉分叉对腹部进行横断面成像（图6-11）。

在晚期宫颈癌或局部复发宫颈癌的患者中，常需要排除输尿管梗阻，横断位T2加权成像可完成这一任务，也能评价主动脉旁淋巴结。另外，冠状位T2加权快速自旋回波（TSE）序列只需要很短的时间就能很好地评价可能存在的尿潴留。此外，还可进行对比增强MRI尿路造影术来排除肿瘤所致的肾盂积水。

放化疗后可产生直肠子宫瘘或膀胱子宫瘘管的并发症，临床怀疑瘘管是应用非特异性钆基及低渗对比剂进行对比增强MRI的指征，对比剂应用前后获得横断位和矢状位脂肪抑制T1加权序列，静脉期成像需在对比剂应用后60秒开始采集，瘘管通常表现为壁强化而中间腔呈低信号的管状结构。另外，脂肪信号被抑制的T2加权反转恢复序列检查瘘管具有很高的准确度。

推荐的MRI方案的技术概览见表6-4。

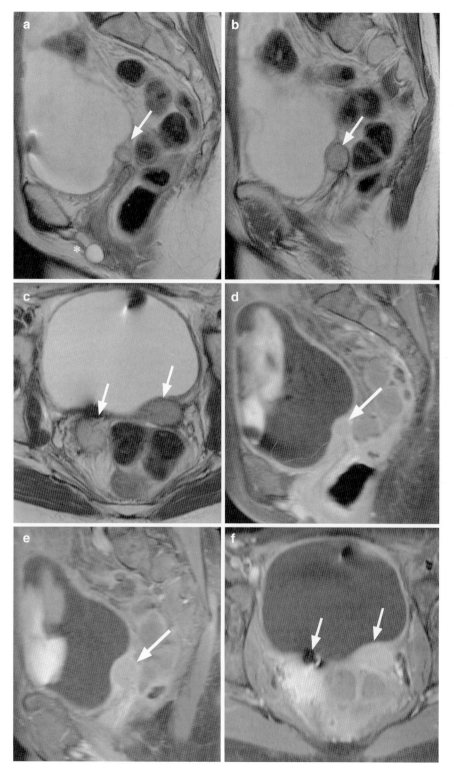

图6-10　宫颈癌对比增强。a～c. 矢状位和横断位T2W TSE成像，阴道残端上方可见宫颈癌局部复发（箭头所示），呈中等信号；d～f. 注射Gd-DTPA后1分钟矢状位和横断位脂肪抑制T1W TSE成像，局部复发肿瘤强化（箭头所示）。附加表现（a）：巴氏腺囊肿（星号所示）

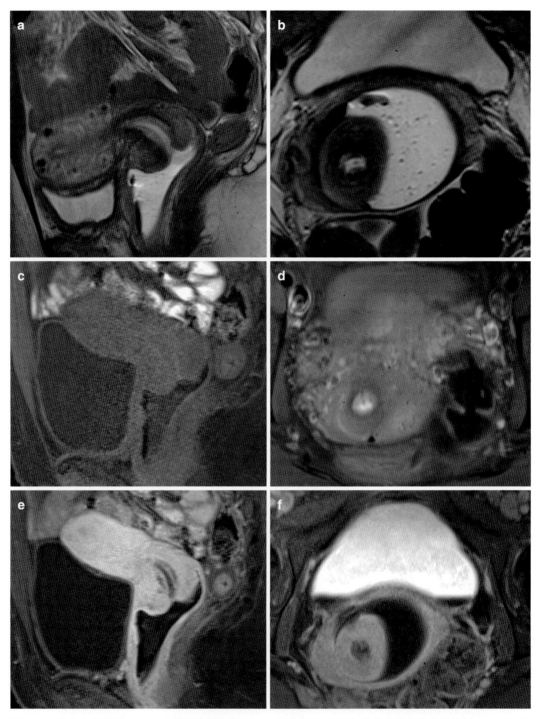

图6-11　成像方案说明。a、b. 矢状位和横断位T2W TSE成像；c、d. 矢状位和横断位脂肪抑制T1W TSE成像；e、f. 对比增强矢状位和横断位脂肪抑制T1W TSE成像

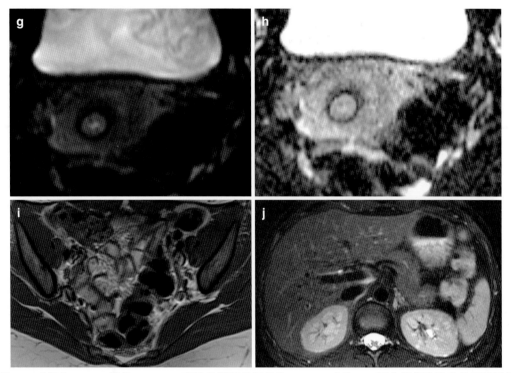

图6-11（续）　g、h. 轴位DWI；i. 真骨盆淋巴结评价的PD-TSE成像；j. 评价腹部淋巴结的呼吸门控（PACE）T2W TSE成像

2.2.2　动态MRI

宫颈动态对比增强MRI用于评价感兴趣区（ROI）对比强化的过程。首先采集大约23秒的平扫数据，紧接着在静脉注射对比剂后15~20秒进行第一次增强后采集，10分钟后再重复测量ROI的信号强度。动态MRI研究是鉴别治疗后改变和复发肿瘤常规方案的一部分，而在治疗前评价宫颈癌很少应用。虽然与正常宫颈周围基质相比，活性肿瘤组织在动脉早期强化，但在彩色编码动态MRI成像的研究中，并没有发现它在鉴别肿瘤或显示子宫旁组织侵犯方面存在益处，然而，治疗之前显示肿瘤坏死和确定肿瘤血管结构有助于评估肿瘤的放疗敏感性，而且，对比增强时间-强度曲线和血管生成活性的相关性可作为淋巴系统侵犯的指征，对其他恶性肿瘤标准如浸润深度

和盆腔淋巴结转移未发现具有相关性。

2.2.3　线圈技术

宫颈癌形态学MRI分期对信噪比、信号均匀度和空间分辨率有较高的要求，因此，推荐应用体相控阵表面线圈，与体积线圈相比，信噪比增高，也能提高空间分辨率或缩短采集时间。将表面线圈置于躯干，必须覆盖整个成像区域，虽然已证实局部线圈（如直肠内或阴道内线圈）检查小宫颈癌比外控阵线圈更准确，但局部线圈可扭曲解剖结构如压迫脂质层，所以很少应用。此外，大多数病例需要体相控阵线圈进行其他检查以评价整个盆腔包括淋巴结。由于体相控阵线圈信噪比高、容易操作，且患者感觉更舒适，所以局部线圈尚未被广泛接受（图6-12）。

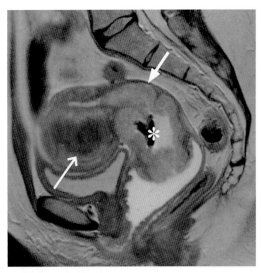

图6-12 肿瘤生长和阴道对比剂充盈。矢状位T2W TSE成像显示高信号宫颈癌内中心坏死腔（星号所示），可见气液平面；子宫颈和宫颈口呈桶状膨胀，肿瘤生长进入子宫腔（箭头所示）。附属表现：子宫体平滑肌瘤（开放箭头所示）。阴道和阴道穹隆被凝胶扩张，可排除阴道浸润

2.2.4 阴道充盈

一方面，大多数患者经临床检查和阴道镜检查就可充分评价阴道病变，因此阴道受累的评估并不是MRI分期最重要的目标。另一方面，阴道浸润成像对于设计近距离放疗很重要。由于阴道扩张不完全且解剖关系扭曲，已不再使用阴道内插对比剂浸泡的阴道塞，然而，发现阴道内应用对比剂如超声凝胶作为阴性对比剂可提高对阴道受累的评价，已成为许多中心常规方案的一部分。

2.3 分期

2.3.1 MRI一般表现

T2加权MRI是宫颈癌影像学评价的基础，具有较高的软组织分辨率，能够很好地区分肿瘤与正常宫颈基质以及邻近组织。宫颈癌呈高信号，在低信号宫颈基质背景中显示清晰。宫颈癌源自宫颈黏膜，通常表现为局部肿块，可向表浅环状生长，也可向深部浸润宫颈基质。矢状位和横断位T2WI能确定肿瘤位置和大小，显示宫颈基质浸润的深度，在诊断宫颈外扩散以及子宫旁组织、阴道、膀胱和直肠侵犯方面，这些序列也很重要。采用垂直于宫颈轴的横断位成像评价两个关键问题即浸润深度和子宫旁组织受累最为可靠。

宫颈癌发生在移行带，即宫颈口鳞状上皮和宫颈管柱状上皮结合处。在年轻女性中，这个区域通常位于宫颈口，宫颈癌通常呈外生性生长；相反，在老年女性，移行带缩入宫颈管，宫颈癌通常向宫颈内生长（图6-13）。当肿瘤增大或坏死出现宫颈内溃疡时，这种生长类型通常产生典型的桶形宫颈。

宫颈癌在T1WI上的信号强度与正常宫颈基质相同，与子宫体、阴道和子宫旁组织的分界也很模糊（图6-14），宫颈癌范围较大出现占位效应时，方能被识别。

然而，T1WI有助于显示子宫旁组织内的肿瘤组织，子宫旁组织高信号脂肪与肿瘤低信号形成鲜明的对比。T1加权序列在常规临床检查中主要用于淋巴结分期，在计划使用对比剂的情况下，用非增强成像作为对比。

静脉注射对比剂后15~30秒宫颈癌早期增强，肿瘤信号强度的增大提高了它在T1WI上与低信号宫颈基质的对比度。然而，宫颈癌的信号强度不均匀，随血管化程度而变化。在治疗前各期中，精确定位宫颈癌的范围以及与子宫体、子宫旁组织

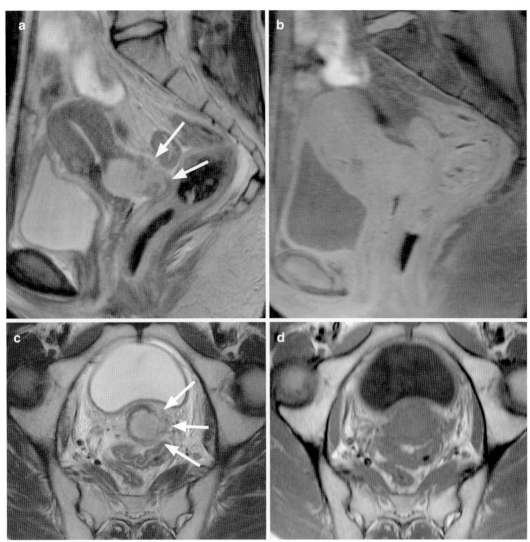

图6-13 T2W和T1W成像的比较。a、b. 矢状位和横断位T2W TSE成像显示宫颈后壁ⅡB期癌，后面（矢状位）和左外侧（横断位）宫颈基质低信号断裂（箭头所示）；c、d. 相同矢状位和横断位脂肪抑制T1W TSE成像，由于T1W序列软组织对比度低，无法评价宫颈癌在基质内的范围

和阴道的关系非常重要，大多数宫颈癌在T2WI上较对比增强T1WI显示更清晰，但这种表现不适用于评价浸润膀胱、直肠或侵犯盆壁的晚期宫颈癌，也不能用治疗后MRI来排除肿瘤复发。

2.3.2　罕见组织类型

鳞状细胞癌是最常见的组织类型，大约占宫颈癌的90%，本章以及文献所述的宫颈癌通常都是指这种组织类型，除非另有明确声明。本节对宫颈癌其他组织类型，特别是腺癌的临床和影像特点进行简要叙述。一般情况下，MRI表现不能区分宫颈鳞状细胞癌和其他少见组织类型宫颈癌。

在罕见组织类型中，腺癌相对常见，占10%～15%。组织学区别很重要，腺癌源自宫颈柱状上皮，与鳞状上皮细胞癌比

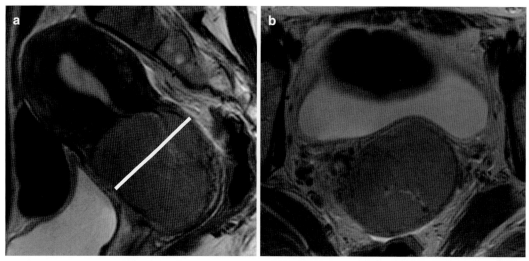

图6-14　确定肿瘤大小。a、b. 矢状位和横断位T2W TSE成像显示宫颈桶状膨胀，按照WHO的实性肿瘤疗效评价（RECIST）标准确定肿瘤的最大径，如矢状位成像中白线所示

较，子宫体侵犯、淋巴管扩散以及局部复发都有较高的风险。腺癌组织学显示困难，常常到了晚期才能诊断。临床和影像学评价肿瘤范围也存在挑战性，例如，一些腺癌在上皮下生长，呈弥漫性浸润。子宫旁组织浸润常看不到相关的宫颈基质破坏。由于小腺癌通常呈弥散生长，信号强度与正常宫颈组织相同，在MRI上常不表现为局灶性病变。形态学MRI表现随着亚组织类型不同而变化，黏液腺癌是最常见的亚组织类型，可位于宫颈内或宫颈外，依据黏液含量的多少，T2WI表现为中等信号或稍高信号，肿瘤边缘不规则且模糊。第二常见的亚组织类型是恶性腺瘤，它是一种分化极好的黏液腺癌，组织病理学很难证实。恶性腺瘤是高信号实体肿瘤内出现簇状囊性病变，实性成分是它与扩张的宫颈腺和纳氏囊肿区别的关键。其他亚组织类型还包括宫颈子宫内膜样腺癌、亮细胞腺癌和浆液性腺癌，组织学与子宫体腺癌类似，它们在MRI上表现为中等信

号或稍高信号，发生于宫颈内，自此向宫颈基质浸润。此类肿瘤很难判断源自宫颈还是源自子宫体，一般情况下，发生肿瘤的子宫部分与其他部分（宫颈或宫体）相比较，肿瘤浸润程度更深，增大更显著。宫颈腺鳞癌是一种罕见的亚组织类型，其生长方式以及在MRI上的形态学表现与鳞状细胞癌相似。

宫颈神经内分泌癌是第二常见的罕见组织类型，在MRI上类似于鳞状细胞癌，表现不均匀，T2WI呈高信号。

2.3.3　肿瘤大小

肿瘤增大形成肉眼所见的肿块，即肿块直径为1～2cm或2～4cm（FIGO ⅠB）时，MRI能够显示。除淋巴结转移外，肿瘤大小是最重要的预后因素，而确定肿瘤大小的首选方法是需要至少2个平面的T2加权成像，这些序列是鉴别宫颈癌与周围组织的最佳方法。妇科检查容易低估肿瘤大小，报道的准确率低至60%，而MRI则

很准确，5mm组织大小的准确率达93%。精确评价肿瘤大小非常关键，不但对早期宫颈癌患者可规划保留生育能力的手术，也可对ⅡA期或以下宫颈癌患者进行规划，因为肿瘤大于4cm的患者被认为是非手术候选者。初步比较研究表明，应用对比增强能进一步提高肿瘤的显示和大小的测定，T1WI对比增强在显示宫颈癌位置和肿瘤边缘方面，明显优于T2WI，尤其是肿瘤较小的患者。

肿瘤大小通常由肿块最长径和其垂直径来确定，基于WHO指南，二维测量用于评价实性肿瘤对化疗或放疗的反应。由于术前精确描述肿瘤的空间范围很关键，因此，肿瘤大小应采用三维测量。在评价放化疗反应具有重要价值的患者中，肿瘤大小测定应参照修订的实性肿瘤疗效评价标准（RECIST）指南，采用一维测量（图6-13）。这些指南已经取代WHO二维测量作为标准。

也可以应用肿瘤体积测量技术，这些技术依赖于公式（如，高×宽×长×$\pi/6$）来大略计算肿瘤体积或通过集成单层体积确定肿瘤整个体积（图6-12）。

2.3.4 局部分期

2.3.4.1 ⅠA期

微小浸润性宫颈癌不引起正常宫颈MRI形态学变化（图6-15），因此，MRI对于微小浸润性宫颈癌（ⅠA期）的作用不大。正常宫颈在T2WI上表现为连续高信号黏膜层外包绕低信号宫颈基质，后者由结缔组织和平滑肌组成。因此，对于ⅠB1或更低分期的肿瘤患者选择成像检查。阴

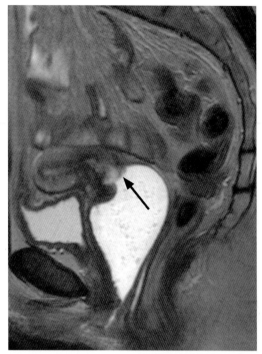

图6-15 ⅠB期。矢状位T2W TSE成像显示宫颈癌呈高信号（箭头所示），主要累及宫颈前壁和宫颈口。阴道充盈凝胶

道镜和锥切术是评价这些早期病变的首选方法，锥切缺损在MRI表现为宫颈外口的局灶性病变，常与邻近的血清瘤或血块有关。进一步发展，则可见宫颈口收缩。

2.3.4.2 ⅠB期

ⅠB期宫颈癌深度超过5mm，直径超过7mm，临床上可以看到。肿瘤仍局限于宫颈，局部浸润生长，是MRI所能显示的最早期病变，MRI平均检出率是95%。ⅠB1期（直径小于4cm）和ⅠB2期（直径大于4cm）的差别主要在于肿块大小，ⅠB2期预后较差，应同时进行化疗和放射治疗。矢状位和横断位T2WI显示宫颈癌呈高信号或中等信号，位于低信号卵圆形宫颈基质内（图6-11，图6-16~图6-19）。此期宫颈癌边缘光滑，完全由低信号宫颈

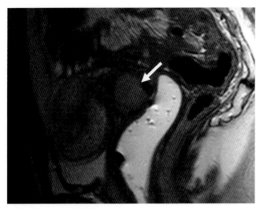

图6-16　ⅠB期。矢状位T2W TSE成像显示宫颈癌（箭头所示）呈高信号，边缘光滑，位于低信号的椭圆形宫颈基质内。阴道充盈凝胶

基质包裹，偶尔向外生长膨入阴道或子宫旁，误认为浸润。

　　ⅠB2期宫颈癌较大，可阻塞宫颈管，引起子宫积水或子宫积血。子宫积水是指宫腔内液体集聚，T1WI呈低信号，T2WI呈高信号；而子宫积血的特征是T1WI和T2WI都呈高信号。

　　此期应用MRI能精确评价肿瘤大小、子宫旁组织侵犯、阴道下部受累和淋巴结转移。确定这些预后因素将排除外科治疗，因此对制订治疗计划非常关键。

2.3.4.3　ⅡA期

　　ⅡA期宫颈癌侵及阴道上2/3，而不累及阴道下1/3。阴道受累在T2WI上表现为高信号节段破坏或病变位于低信号阴道壁内，前后穹隆以及阴道壁侵犯最好在矢状位观察（图6-20～图6-23）。放射医生解释图像时必须意识到外生性宫颈癌较大时可使穹隆增宽，酷似阴道浸润。在这种情况下，阴道对比剂充盈和扩张有帮助。

　　与ⅠB期一样，ⅡA期也进一步分为ⅡA1期（肿瘤直径小于或等于4cm）和ⅡA2期（肿瘤直径大于4cm）。ⅡA期进一步明确为没有子宫旁组织侵犯，在横断位T2WI上，如果肿瘤有低信号环包裹，则坚信除外子宫旁组织侵犯。

2.3.4.4　ⅡB期

　　ⅡB期宫颈癌特征是子宫颈旁组织侵犯，但没有延及盆壁。子宫颈旁组织侵犯对治疗方法具有重要意义，通常有经验的临床医生可检查到大体子宫颈旁组织侵

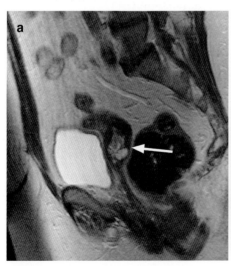
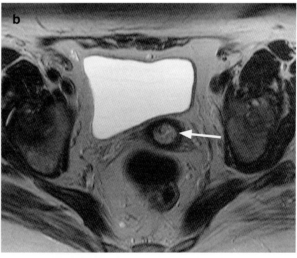

图6-17　ⅠB期。a、b. 矢状位和横断位T2W TSE成像显示宫颈癌呈高信号，位于宫颈内（箭头所示）；矢状位和横断位显示宫颈癌周围包绕低信号宫颈基质。附属表现：巴氏腺囊肿

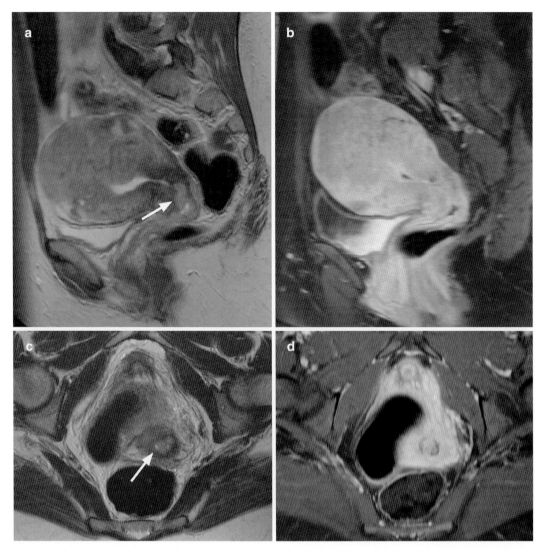

图6-18　ⅠB期。a、b. 矢状位和横断位T2W TSE成像显示宫颈癌呈高信号（箭头所示），肿瘤周围低信号基质保留；c、d. 注射Gd-DTPA后1分钟矢状位和横断位脂肪抑制T1W TSE成像，未发现局限性宫颈癌。附属表现：子宫腺肌病

犯，而早期侵犯常常不被发现，临床分期检查子宫颈旁组织和盆壁侵犯的报告准确性仅为29%～53%。MRI是唯一能够充分评价子宫颈旁组织侵犯的非侵袭性方法，据报道其敏感性、特异性和阴性预测值分别为69%、93%和100%。矢状位和垂直于宫颈管的横断位T2WI最适合用于评价子宫颈旁组织侵犯，表现为宫颈基质低信号破坏，肿瘤侵入子宫旁组织。宫颈基质

环没有断裂，厚度超过3mm（低信号环征），可排除子宫颈旁组织侵犯，特异性高达99%。MRI评价子宫颈旁组织侵犯的准确性依据肿瘤大小而变化，小肿瘤准确性达96%，大肿瘤达70%。如果高信号肿瘤组织不规则，边缘不锐利，宫颈基质破坏且未见正常宫颈基质分隔肿瘤和子宫旁组织，则提示早期显微镜下子宫旁组织浸润。子宫旁组织侵犯最可靠

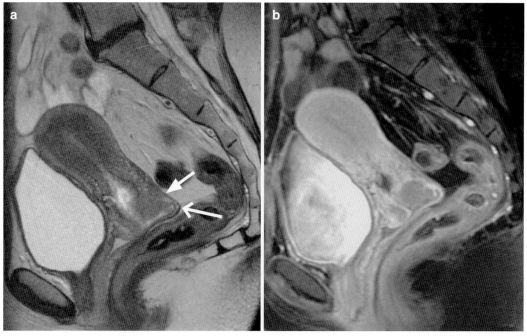

图6-19　ⅠB期。a. 矢状位T2W TSE成像显示宫颈癌呈高信号（箭头所示），主要累及宫颈后壁，周围包绕低信号宫颈基质，阴道后穹隆未见浸润（开放箭头所示）；b. 注射Gd-DTPA后矢状位脂肪抑制T1W TSE成像，可见肿瘤部分坏死

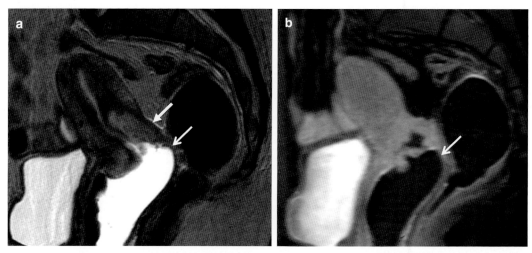

图6-20　ⅠB期。a. 矢状位T2W TSE成像显示宫颈癌呈高信号（箭头所示），主要累及宫颈后壁，周围包绕低信号宫颈基质，阴道后穹隆未见浸润（开放箭头所示）；b. 注射Gd-DTPA后矢状位脂肪抑制T1W TSE成像，可见一种血管化良好的宫颈癌

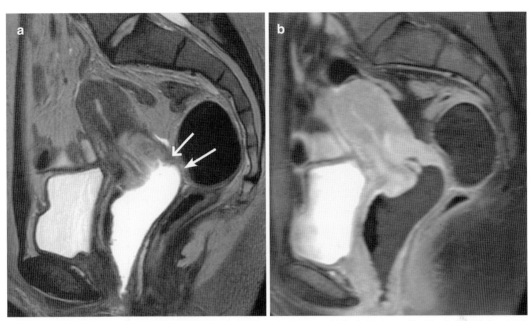

图6-21　ⅡA期。a. 矢状位T2W TSE成像显示宫颈癌呈高信号（开放箭头所示），其后部分出现溃疡，侵及阴道后穹隆（箭头所示）；b. 注射Gd-DTPA后矢状位脂肪抑制T1W TSE成像，可见低信号宫颈癌（乏血管）出现溃疡，侵及阴道后穹隆。阴道充盈凝胶

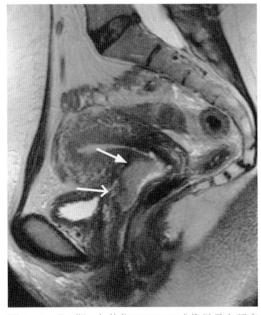

图6-22　ⅡA期。矢状位T2W TSE成像显示宫颈癌表现为宫颈前壁的高信号肿块（箭头所示），侵及阴道近端（开放箭头所示）

的MRI标准是看到肿瘤直接进入子宫旁组织（图6-24～图6-27），偶尔可见自阴道旁间隙向上侵犯子宫旁组织。真骨盆的解剖决定了宫颈癌进一步扩散的途径，直肠子宫或膀胱子宫韧带在子宫附着处侵犯，MRI表现为局部增厚。罕见情况下，子宫旁组织侵犯引起宫颈向侵犯侧牵拉移位。

2.3.4.5　ⅢA期

阴道下1/3受侵犯，定义为ⅢA期。与ⅡA期肿瘤一样，矢状位和斜横断位T2WI是评价阴道侵犯的最佳序列，表现为高信号破坏以及阴道壁连续性或非连续性增厚，延及阴道下1/3。此期与表浅腹股沟淋巴结转移扩散风险增高有关，诊断评价时必须予以考虑。阴道的下1/3相当于尿道的长度（从盆底至膀胱水平）。

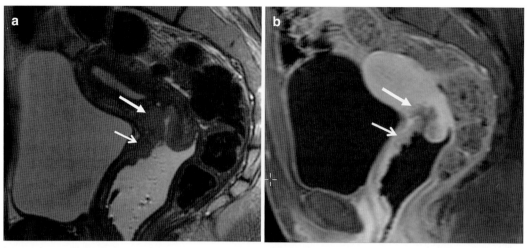

图6-23　ⅡA期。a. 矢状位T2W TSE成像显示宫颈癌表现为宫颈近端前壁的高信号肿块（箭头所示），侵及阴道上2/3（开放箭头所示）；b. 注射Gd-DTPA后矢状位脂肪抑制T1W TSE成像，可见乏血管宫颈癌

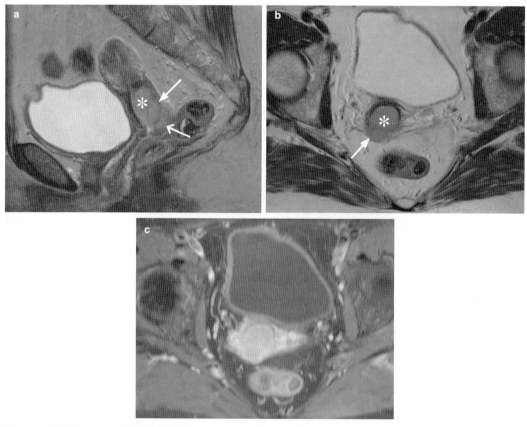

图6-24　ⅡB期。a、b. 矢状位和横断位T2W TSE成像显示宫颈癌（星号所示）侵及阴道后壁（开放箭头所示），宫颈基质后部断裂，实性肿瘤向后生长（箭头所示），被认为是子宫旁组织浸润的征象；c. 注射Gd-DTPA后1分钟横断位脂肪抑制T1W TSE成像，显示中等富血管宫颈癌和乏血管宫颈基质，外侧子宫旁组织呈富血管

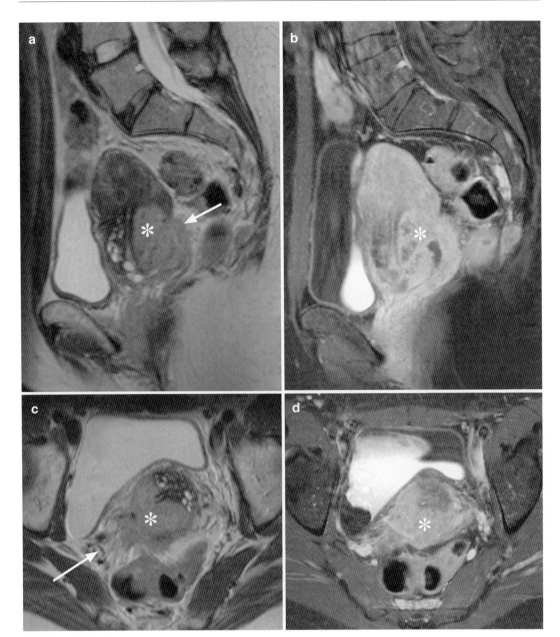

图6-25　ⅡB期。a、b. 矢状位和横断位T2W TSE成像显示宫颈癌（星号所示）侵及阴道后穹隆，后方及右侧子宫旁组织受累（箭头所示）清晰可见，未侵及盆壁或直肠；c、d. 注射Gd-DTPA后1分钟矢状位和横断位脂肪抑制T1W TSE成像，可见不均匀富血管宫颈癌（星号所示），伴乏血管坏死成分。附属表现：宫颈囊肿

2.3.4.6　ⅢB期

宫颈癌侵及盆壁，则定义为ⅢB期。宫颈癌通过子宫旁组织和骶骨向外侧连续生长侵及盆壁，也可沿着子宫骶韧带向后延伸累及盆壁（图6-28）。肿瘤侵犯在

T2WI上表现为中等信号肌肉组织内或低信号骨皮质内出现高信号或表现为血管壁增厚；T1WI能够评价晚期子宫旁组织侵犯以及可能的盆壁侵犯，外侧子宫旁组织低信号肿瘤和中等信号的肌肉组织对比较

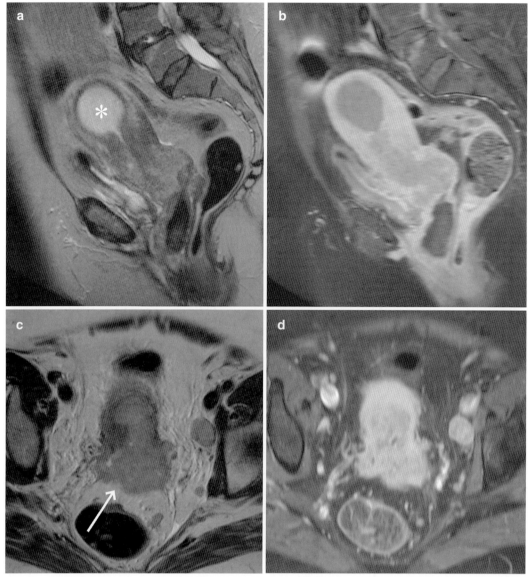

图6-26　ⅡB期。a、b. 矢状位和横断位T2W TSE成像显示宫颈癌侵及子宫体，肿瘤阻塞宫颈管引起子宫积血（星号所示）；巨大实性肿瘤向后延及子宫旁组织（开放箭头所示），未侵及直肠；左侧闭孔内淋巴结、髂血管旁淋巴结和直肠旁淋巴结转移；c、d. 注射Gd-DTPA后1分钟矢状位和横断位脂肪抑制T1W TSE成像

好。即使没有明显的侧壁直接浸润，从手术角度看，T1WI上显示与肿瘤相关的盆腔外侧脂肪层信号消失，则提示延及盆腔侧壁。距闭孔内肌、肛提肌和梨状肌或髂血管3mm内看到肿瘤，高度提示ⅢB期病变。

输尿管浸润阻塞引起的肾盂积水也归入ⅢB期病变（图6-29）。输尿管在降入盆腔之前，从背外侧经过腰大肌。在真骨盆，输尿管从骨盆侧壁开始沿前内侧走行，在子宫旁下段走向膀胱底部。在输尿管峡部，输尿管在子宫颈外侧1～2.5cm处

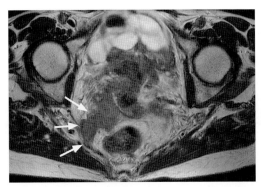

图6-27 ⅢB期。横断位T2W TSE成像显示宫颈癌侵及右侧子宫旁组织和右侧盆壁（箭头所示）

走行，前面交叉走行子宫动脉。当肿瘤经子宫旁组织向外生长时，通常浸润输尿管，表现为输尿管壁增厚和肾盂积水。如果子宫旁出现肿块，成像时一定要包括肾脏和输尿管，证实或排除输尿管梗阻和肾盂积水。

2.3.4.7 ⅣA期

ⅣA期宫颈癌的特征是直肠或膀胱黏膜侵犯。FIGO分类基于这些器官黏膜浸润的

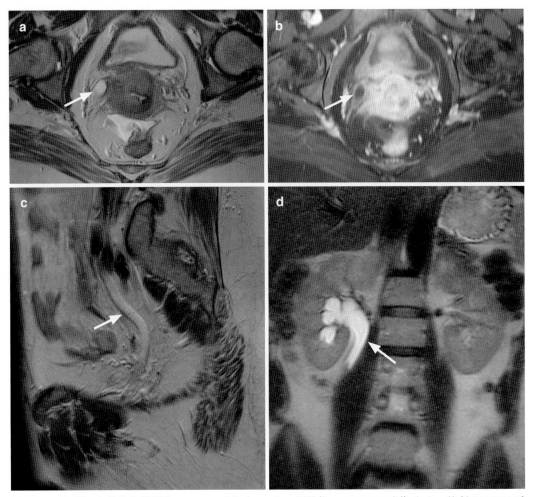

图6-28 ⅢB期。矢状位和横断位T2W TSE成像（a、b）、冠状位HASTE TSE成像（c）、注射Gd-DTPA后1分钟横断位脂肪抑制T1W TSE成像（d），显示宫颈癌侵及右侧子宫旁组织和右侧输尿管，引起右侧输尿管扩张（箭头所示）

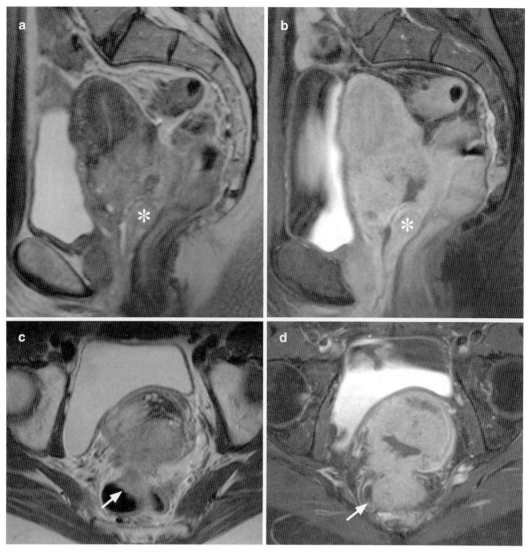

图6-29 ⅣA期。矢状位和横断位T2W TSE成像（a，b）、注射Gd-DTPA后1分钟矢状位和横断位脂肪抑制T1W TSE成像（c，d），宫颈癌侵及后面子宫旁组织，直肠侵犯（箭头所示）表现为高信号肿瘤破坏直肠前壁（对比剂应用前呈低信号，应用后呈中等信号），阴道后壁也可见肿瘤（星号所示）

原因是内镜和活检不能评价外侧壁，MRI则能确定膀胱和直肠外肌层是否侵犯。肿瘤要么通过子宫骶韧带侵及直肠，要么通过直肠子宫间隙道格拉斯窝直接侵及直肠前壁（图6-30）。道格拉斯窝的腹膜皱襞是一道天然屏障，阻止肿瘤延及直肠前壁。

宫颈癌向前生长，沿着子宫与膀胱之间的腹膜皱襞（也称膀胱子宫韧带）侵及膀胱（图6-31和图6-32）。矢状位和横断位T2WI显示浸润为膀胱或直肠低信号肌壁被高信号肿瘤破坏，对比增强T1WI显示肿瘤相较于肌层显著强化，能更加可靠地确定节段性破坏。膀胱和（或）直肠壁侵犯以及宫颈癌与上述任何一个器官邻近具有重要的治疗意义。MRI成像显示膀胱或直肠侵犯的敏感性和特异性分别为

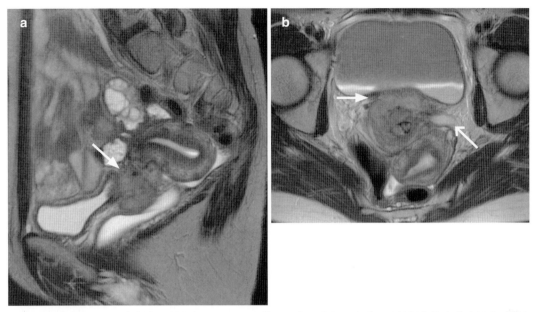

图6-30　ⅣA期。a、b. 矢状位和横断位T2W TSE成像显示宫颈癌侵及膀胱，可见低信号膀胱壁断裂，肿瘤生长进入膀胱（箭头所示）。另外，可见左侧子宫旁组织和左侧输尿管侵犯，左侧输尿管扩张（开放箭头所示）

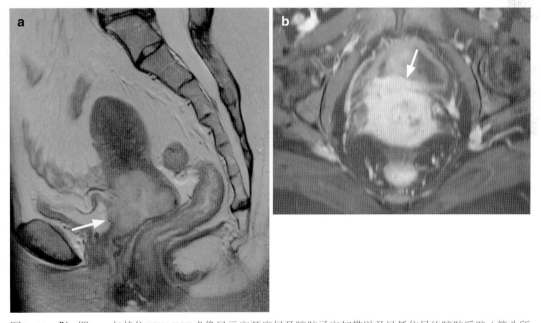

图6-31　ⅣA期。a. 矢状位T2W TSE成像显示宫颈癌侵及膀胱子宫韧带以及呈低信号的膀胱后壁（箭头所示）；b. 注射Gd-DTPA后1分钟横断位脂肪抑制T1W TSE成像，膀胱后壁可见富血管肿瘤（箭头所示）（引自Nicolas et al. 2005）

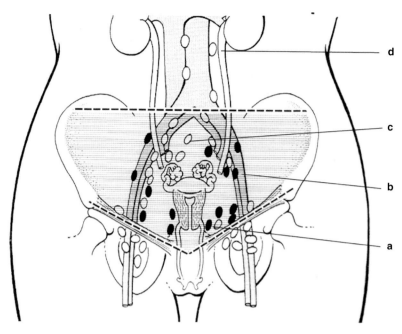

图6-32 淋巴结分期。宫颈癌淋巴结转移扩散分期。a. 子宫旁淋巴结；b. 沿着髂外动脉和髂总动脉的淋巴结；c. 骶前淋巴结；d. 主动脉旁淋巴结（视为远处转移）（引自Wittekind et al. 2005）

71%～100%和89%～91%，其排除膀胱或直肠侵犯的阴性预测值达到100%，侵袭性内镜检查已很少使用。

肿瘤侵犯空腔器官，通常与瘘管发生有关。特别是经化疗或放疗的患者，膀胱内出现气体，提示存在膀胱子宫瘘（图6-46～图6-48）。评价瘘管最好采用脂肪抑制对比增强T1WI，表现为强化的管状结构；或者在T2WI上表现为高信号线状结构，采用T2加权翻转恢复序列的敏感性较高。

2.3.4.8 ⅣB期

ⅣB期宫颈癌的特征是血源性扩散。

2.3.5 淋巴结分期

侵入子宫旁淋巴管后，宫颈癌可扩散到盆腔和主动脉旁淋巴结。淋巴结转移影响治疗方案和生存率，尽管一些研究表明

淋巴结转移是宫颈癌患者最重要的预后因素之一，但FIGO分类考虑淋巴结状况，与淋巴结转移相关的最早肿瘤分期是ⅠB期（20%），风险随肿瘤大小和分期而不同（见章节1.7和章节1.9）。肿瘤复发和腺癌患者（与鳞状细胞癌比较）的淋巴结转移风险增大。淋巴管扩散常先影响子宫旁组织的初级淋巴结，沿着髂内和髂外动脉，而后扩散到次级髂总动脉骶前淋巴结，再到主动脉旁淋巴结（图6-33～图6-36）。

最后，可能会扩散到腹部外淋巴结，主要是奇静脉和半奇静脉终止于上腔静脉形成的静脉角处的锁骨上淋巴结（图6-37），气管旁淋巴结和腋窝淋巴结转移少见。淋巴结转移引起的形态改变从孤立淋巴结大小轻微增加到大淋巴结团块。

手术淋巴结切除仍然是诊断淋巴结转

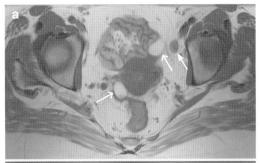

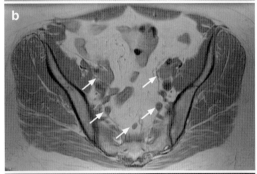

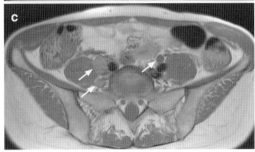

图6-33　不同患者的淋巴结分期。a~c. 横断位PD-TSE成像。a. 宫颈癌患者，双侧子宫旁组织侵犯和输尿管扩张（开放箭头所示），左侧髂外动脉可见直径1cm的圆形轮廓可疑淋巴结；b. 双侧髂外动脉可疑圆形肿大淋巴结和骶前淋巴结圆形增大（箭头所示）；c. 双侧髂总动脉组可疑圆形肿大淋巴结（箭头所示）。FIGO分期系统没有考虑盆腔淋巴结转移

移的金标准，然而，虽然微创外科技术具有显著优势，但手术淋巴结切除仍然是严重并发症的潜在来源。因此，最近数年来大量研究应用影像技术无创性可靠评价淋巴结状态。放射学评价淋巴结的状态一直仅基于形态学标准，即大小和形态。在CT或MRI上，子宫旁淋巴结短轴大于或等于5mm，怀疑淋巴结转移；盆腔淋巴结或主动脉旁淋巴结呈卵圆形时短轴大于10mm或呈圆形时轴径大于8mm，则描述为潜在淋巴结转移。其他形态学标准是轮廓不规则、对比强化不均匀和中心坏死。静脉内注射对比剂特别有助于鉴别血管结构和确定坏死区域。传统大小标准在排除早期宫颈癌患者淋巴结转移的特异性几乎达90%，但报道的敏感性受限于形态学影像技术的缺陷，不能检查正常大小和正常形态的淋巴结转移。弥散加权MRI成像（DWI）能够提供关于细胞膜完整性和组织黏稠度的功能信息，已被提议可借助被量化为表观弥散系数（ADC）的信号强度的差异提高正常和转移淋巴结的鉴别能力。近年来，大量的研究表明，DWI能区别宫颈癌患者转移淋巴结和良性淋巴结。Chen等报道DWI结合ADC测量鉴别增生淋巴结和转移淋巴结的敏感性是83.3%，特异性是74.7%，准确度达78.4%。采用最小ADC（≤0.881×10^{-3} mm²/s）作为阈值，Liu等报道鉴别转移和非转移淋巴结的敏感性和特异性分别是95.7%和96.5%。在最近的荟萃分析中，Shen等报道敏感性和特异性的合并估计数分别是0.86（95%CI：0.84~0.89）和0.84（95%CI：0.83~0.86），提示DWI有助于评估宫颈癌患者盆腔淋巴结转移情况。

另外一种方法即全身5-氟脱氧葡萄糖正电子发射断层摄影术（FDG-PET），可作为随访中淋巴结分期的辅助检查，但与现有的成像方式有相似的局限性，包括微转移瘤的鉴别以及肿瘤和炎症的鉴别。FDG-PET没有形态学信息，采用图像融合技术必须与CT或MRI结合，现在整合PET

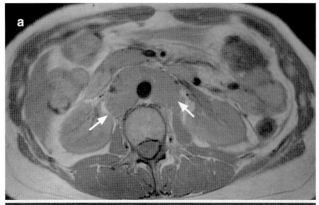

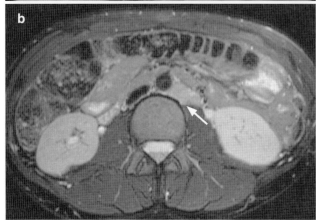

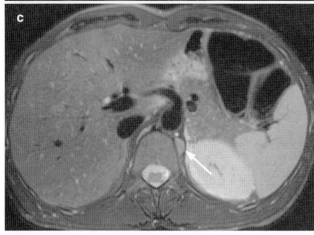

图6-34 不同患者的淋巴结分期。a. 横断位PD-TSE成像显示主动脉旁和主动脉腔静脉间淋巴结转移（箭头所示）；b、c. 横断位T1W-TSE成像显示主动脉旁和膈脚后可疑圆形肿大淋巴结（箭头所示）。主动脉旁淋巴结转移被认为是远处转移，因此患者分期归为FIGO ⅣB期

和计算机断层扫描仪（PET-CT）已广泛应用于日常临床工作中。Kitajima等对比研究了DWI和FDG-PET-CT在评价宫颈癌和子宫内膜癌引起的淋巴结转移中的作用，报道显示，FDG-PET-CT与DWI相比，敏感性较低（38.9% $vs.$ 83.3%）但特异性较高（96.3% $vs.$ 51.2%）。

2.3.6　远处转移

远处转移是ⅣB期宫颈癌的特征，在FIGO分类中，主动脉旁淋巴结转移归类于远处转移。血行扩散发生在宫颈癌晚期或局部肿瘤复发的患者，最常受累的器官是肺，肝、腹膜和骨骼的发病率较低。排除远处转移的系统分期表现在Ⅲ期和Ⅳ期宫颈癌。在德国，推荐口服对比剂充盈肠道和静脉内注射对比剂后，应用螺旋CT扫描胸部、肝和盆腔，包括锁骨上区。

尸检发现大约35%宫颈癌复发患者发生肺转移，宫颈腺癌和鳞状细胞癌发生肺转移的概率相似。肺转移表现为单发或多发结节，与其他原发肿瘤肺转移相同，临床症状发生较晚。胸CT是排除肺转移的一线成像方法，或者，在治疗前评估心肺状态所进行的常规胸部X线检查同样可用于排除肺转

移，但其敏感性较CT低。30%肺转移瘤伴有纵隔或肺门淋巴结病，大约27%的患者合并胸膜转移（尸检研究），据报道宫颈腺癌发生胸膜转移的风险稍高。心包转移、支气管扩散合并支气管内阻塞（5%）和肺淋巴管癌瘤病（3%）较为罕见。

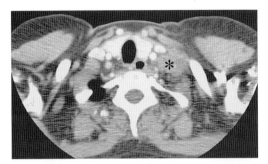

图6-35 淋巴结分期。增强CT成像显示左侧锁骨上淋巴结转移（星号所示），FIGO ⅣB期

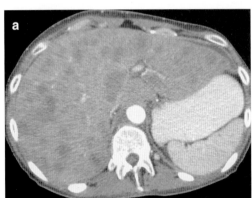

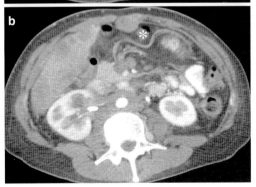

图6-36 远处转移。a、b.增强CT可见肝脏内大量乏血管转移瘤。另外，显示转移瘤扩散到腹膜（星号所示）以及主动脉旁淋巴结广泛转移。FIGO ⅣB期

大约30%的宫颈癌复发患者发生肝转移（图6-37），超声显示多发低回声病灶，CT和MRI表现为不均匀对比强化的局灶性病变。MRI检查肝脏转移瘤敏感性最高，特别是应用肝脏特异性对比剂后。尸检研究发现，5%~27%的患者出现腹膜（图6-38）、大网膜或肠系膜转移。临床症状出现较晚，出现腹痛和腹围增大，CT和MRI识别这些结构的转移瘤很敏感。MRI检查需要应用对比强化脂肪抑制T1加权序列，选择性辅以口服乳油剂。腹膜转移的典型征象是局部病变压迫造成的波浪

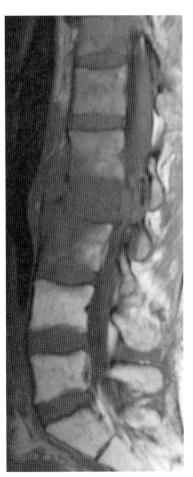

图6-37 远处转移。矢状位T1W TSE成像，主动脉旁淋巴结转移，L1~L3椎体浸润，L2椎体连续性完全塌陷。FIGO ⅣB期

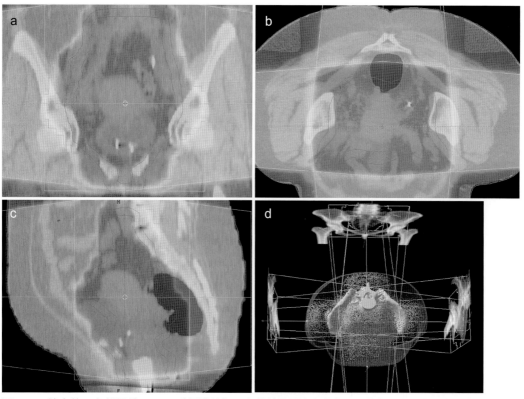

图6-38　放疗前CT扫描设计。a～c.采用横断位CT扫描转换形成矢状位和冠状位层面，来确定靶容积，设计放射治疗方案；d.用四野技术安排照射野和靶容积剂量，靶容积由阴道、子宫和局部区域淋巴结引流系统包括安全边缘组成，俯卧位照射可避开小肠（由柏林L.Moser博士提供）

形肝轮廓、腹膜结节性肿块和腹膜不规则增厚，腹腔状液没有特异性，但可提示腹膜转移。

尸检发现15%～29%的宫颈癌复发患者合并骨转移（图6-38），骨盆、腰椎及其他椎体是典型转移位置，肋骨和四肢转移少见。骨转移通常表现为溶骨特征，源自盆腔侧壁的晚期肿瘤或复发肿瘤或由主动脉旁淋巴结转移患者逆行肿瘤扩散产生。血行扩散骨转移发生较晚，MRI应用平扫和对比强化脂肪抑制T1加权序列显示骨转移瘤，表现为低信号骨髓内出现高信号的病变，检查敏感性很高。CT主要显示骨破坏的程度。

大约15%的宫颈癌复发患者发生肾上腺转移，脾脏、胰腺、胃肠道和肾脏转移极其罕见。

2.4　特殊诊断咨询

2.4.1　术前成像

治疗前局部肿瘤分期对确定可切除性和选择最适合的手术方案（单纯卵巢切除术、根治性卵巢切除术、宫颈切除术、淋巴结切除的范围）至关重要，主要根据肿瘤大小、淋巴结状态和子宫旁组织受累情况来进行。依据MRI表现选择的手术方案通常通过手术淋巴结分期可进一步特异化，如果没有进行初次手术，也没有手术淋巴结分期，MRI检查可确定照射的靶体积。辅助治疗后MRI可作为重新考虑手术适应证的依据，局部复发患者的MRI表现对于决定再次手术和手术方案具有重要作用。腹腔内种植、不能切除淋巴结、盆腔侧壁广泛受累以及肺或肝转移是根治性廓清术的禁忌证。

此外，MRI在确立根治性宫颈切除术的适应证中起重要作用，只有MRI显示子宫峡部的宫颈管内口没有肿瘤的患者才能进行宫颈切除术，因此评估肿瘤与子宫峡部的距离以及与阴道穹窿的距离也具有重要意义。如果子宫峡部浸润或子宫体肌层浸润，就不要进行宫颈切除术，根据其直径较小和子宫血管入口来识别子宫峡部。

2.4.2 放疗前成像

没有手术分期，计划初次放疗的患者，治疗前进行影像学评估结合临床表现很重要。虽然外照射放射治疗通常通过CT扫描进行设计，但MRI在治疗计划和控制辐射方面的作用越来越大（图6-39和图6-40），T2加权成像显示原发性肿瘤和邻近软组织侵犯的卓越精确度使MRI越来越受到重视。规划放射治疗的CT扫描用于确定照射的物理参数，如照射野的大小和方向、矫正以及剂量分布，基于3D的个性化照射野设计几乎已完全取代四野照射技术（图6-39）。

剂量体积柱状图用于确定与特定器官如膀胱或直肠体积相对应的剂量，在设计被照射的靶体积（PTV，物理靶向体积）时，要考虑患者的相关因素，如原发肿瘤的体积（GTV，大体肿瘤体积）、肿瘤潜在范围的面积（CTV，临床靶向体积）和

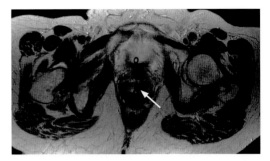

图6-39　腔内近距离放射治疗中的MRI。腔内近距离放射治疗中的轴位T2W成像便于治疗设计，有助于控制肿瘤与治疗者（箭头所示）之间的关系。测量探针置于直肠（由Koln的S.Marnitz教授提供）

边缘安全性以及器官的运动。临床靶向体积（CTV）包括子宫、阴道近端至少1/3、高达盆壁的子宫旁组织和盆腔淋巴管引流系统，后者需要足够高的剂量确保清除微转移和明显转移。主动脉旁淋巴结照射的唯一指征是证实有主动脉旁淋巴结转移，为了避免肠道受损害，设计和照射通常让患者俯卧在腹板上进行。

现代放射疗法对宫颈癌患者的治疗通常是外照射治疗（EBRT）和近距离照射（BT），后者是必不可少的，尤其是在基于治愈目的的治疗时。

BT规划3D治疗的出现，以精准剂量照射靶体积，限制处于风险器官的剂量，是宫颈癌治疗的最新进展之一。基于CT的3D治疗计划的引入能够将有风险的器官描述为体积结构，而不是随意的参考点，估计周围风险器官照射最大剂量较好，提高局部肿瘤的控制。MRI成像具有卓越的软组织分辨率，准确显示肿瘤大小、位置和范围，越来越多地用于基于成像的近距离放射治疗。在MRI和基于CT的治疗计划的对比研究中，MRI显示肿瘤更好且使肿瘤照射增加更大。

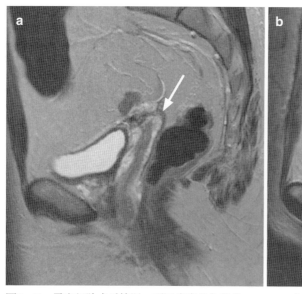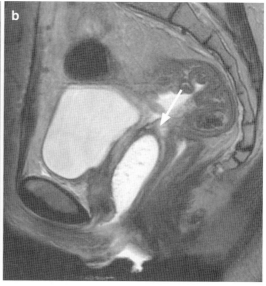

图6-40 子宫切除术后情况。不同患者的矢状位T2W TSE成像（a，b），子宫切除术后阴道残端（箭头所示）的正常表现；a.阴道未充盈对比剂；b.阴道充盈对比剂，患者插管

2.5 随访

2.5.1 手术后表现

6个月以上的瘢痕组织在T1WI和T2WI上与肌肉信号一样呈低信号，而术后最初几个月内的新鲜瘢痕组织由于炎症和新血管形成，在T2WI上表现为高信号，随着纤维化进展，信号逐渐减低，这就是为什么不在治疗后6个月之前做MRI检查的原因。即使如此，复发性肿瘤和瘢痕组织的信号强度仍可能在T2WI上重叠。在这些情况下，有必要进行动态对比增强研究，基于其早期和更显著的对比剂强化，以帮助更好地区别复发肿瘤。

根治性子宫切除术后，子宫和阴道缺如，阴道残端光滑，表现为对称性长形或矩形结构，边界清楚（图6-41）。残基上端，切除的空腔由膀胱和肠道填充。矢状位成像最适于评价阴道壁，阴道在T2WI

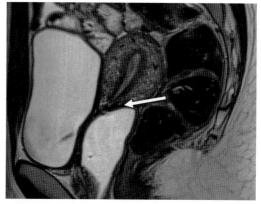

图6-41 子宫颈切除术后情况。矢状位T2W TSE成像，宫颈切除术、保留生育能力的子宫阴道吻合（箭头所示）后宫颈显著缩短。阴道充盈凝胶

上的特征是内层黏膜层呈高信号，外围平滑肌层呈低信号。手术夹MRI表现为阴道残基处小的无信号区。有些患者阴道残基顶部出现纤维瘢痕组织，在T2WI和T1WI上表现为中等信号或低信号，如果呈结节状轮廓，很难与肿瘤复发鉴别。

围手术期和术后并发症包括膀胱阴道瘘，通常发生在术后1~2周的坏死基础

上。如果不自行闭合，需要在辅助放疗8周或之后进行手术。3%～5%根治性子宫切除术患者出现膀胱损伤，2%患者发生输尿管损伤，输尿管损伤通常采用一级手术修复。典型的输尿管阴道瘘发生于术后第2周，发生率大约是1%，放置双J导管后可自行闭合。术后腿部淋巴水肿发生率是3%，辅助放疗后发生率是5%～15%。根治性子宫切除伴淋巴结摘除后，由于机械因素以及膀胱支配神经损伤，大约15%的患者临床上出现急性膀胱排空障碍，发病率随着手术的彻底性而增加。

在根治性子宫颈切除术后，MRI可显示端端吻合以及新后穹隆的形成（图6-42）。后者可发生于愈合的过程中，必须仔细与肿瘤复发鉴别。子宫颈切除术后，可观察到少数复发宫颈癌发生在吻合处，偶尔可观察到狭窄。另外，子宫旁组织和阴道旁组织移动导致阴道壁弥漫性增厚，在MRI上类似于复发的浸润性肿瘤。这些术后改变，大多数可自行消退，有些患者的子宫旁静脉丛可见无症状性增宽。对于子宫颈切除术后怀孕的患者，放置环扎带以保持宫颈闭合。

淋巴结切除后，盆壁常见金属夹，MRI表现为局部低信号伪影，CT呈金属密度结构。淋巴结切除术后常发生淋巴囊肿，通常较小，没有症状，无须治疗可自行消退。如果淋巴囊肿出现症状或壁对比增强怀疑感染时，需要采取再次手术、穿刺、引流或硬化治疗。

盆腔廓清术是盆腔中心肿瘤复发患者的首选治疗方法，包括阴道切除术和子宫切除术，去除膀胱（前廓清术）或膀胱和直乙状结肠（完全廓清术）。另外，还有采用肛提肌上松解部分肛提肌板切除或经提肛肌松解加上会阴切除术和提肛肌、尿生殖膈以及外阴会阴软组织根治性切除术进行治疗，随后通过深部直肠吻合术、建造尿囊和尽可能建造新阴道来对盆腔器官进行重建，提高患者的生活质量。这种治疗相关死亡率大约是5%。

2.5.2 化疗后表现

评价化疗效果的主要标准是肿瘤体积缩小。化疗后对肿瘤大小的随访，按照RECIST标准，测量病变的最大横径。肿瘤至少缩小30%，定义为对治疗的部分反应；当肿瘤至少增大20%时，认为是肿瘤进展。MRI是评价宫颈癌患者化疗反应的首选方法，然而，化疗患者可同时出现存活肿瘤组织和炎症反应区域，在T2WI上都呈高信号，在对比增强T1WI上显示早期强化，这就是为什么此期不能用T2加权成像的信号强度和T1WI对比增强来评价肿瘤组织的原因。因此，此期评价对化疗反应的最重要标准是肿瘤体积的缩小。周围组织的伴随反应和纤维化不仅干扰影像诊断，也影响后期的手术治疗。近年来，弥散加权成像（DWI）作为另一种成像方法用于随访肿瘤对化疗的反应。使用DWI监测肿瘤反应是基于：治疗后肿瘤体积缩小，水分子活动增大。因此，弥散表观系数（ADC）增大，可作为肿瘤反应的早期指标。利用DWI-MRI作为早期生物标志物评估肿瘤对新辅助化疗的反应的初步研究已看到曙光，需要未来大规模前瞻性研究进一步证实。

2.5.3 放疗后表现

MRI是放射治疗后随访的一线成像方法，放疗完成后6~12个月，无论临床或妇科表现提示肿瘤复发与否，都应进行MRI检查。放疗期间或刚放疗后，整个放射野在T2WI上表现为反应性信号增高，对比增强T1WI上强化更明显，无法区别肿瘤组织和反应性炎症组织。因此，放射治疗前6个月内或放射治疗后6个月内的MRI用于特殊情况下评价肿瘤缩小或瘘管评估。

有效的放射治疗会引起肿瘤明显缩小

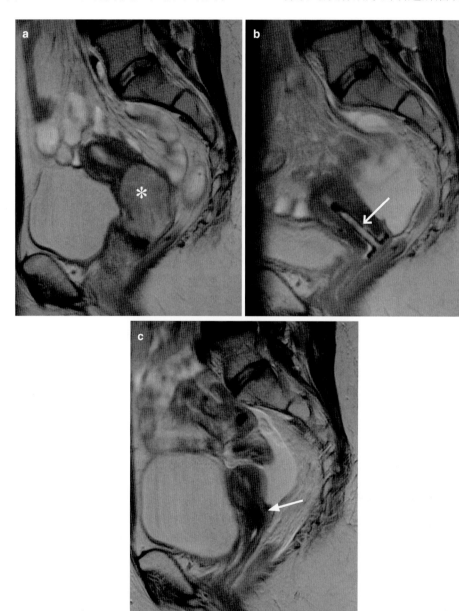

图6-42　放疗后监测。矢状位T2W TSE成像（a~c）；a.宫颈癌（星号所示）侵犯阴道和子宫旁组织；b.放疗后2个月，宫颈肿块消失，宫颈管恢复原位（箭头所示）；c.辐照完成后12个月，宫颈表现正常，子宫萎缩（箭头所示）。少量游离液体

或完全消失，肿瘤在T2WI上的信号强度降低（图6-43和图6-44）。肿瘤完全消失的一个可靠指征是宫颈和近端阴道的正常解剖结构重新恢复，表现为均匀低信号基质，黏膜层光滑，常伴有宫颈萎缩。肿瘤复发典型表现为T2WI高信号肿块，与初始肿瘤一致。

MRI上所见的信号改变与所用的总辐射剂量有关，子宫体的子宫肌层辐射水肿在放疗后可持续达6个月。放疗完成后，T2WI上信号减低，子宫内膜狭窄，子宫肌层带状解剖消失。绝经后妇女，辐射水肿吸收后，子宫恢复其先前的MRI表现，缺乏带状解剖，阴道在T2WI上信号增高，与放疗后急性和亚急性期水肿及炎症改变有关。放疗结束后大约6个月，T2WI

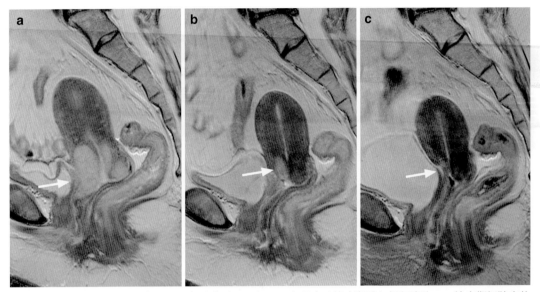

图6-43　放疗后监测。矢状位T2W TSE成像（a～c）；a. 宫颈癌（箭头所示）侵犯膀胱；b. 放疗期间肿瘤体积减小（箭头所示）；c. 辐照完成后3个月，宫颈未见局部肿瘤（箭头所示）

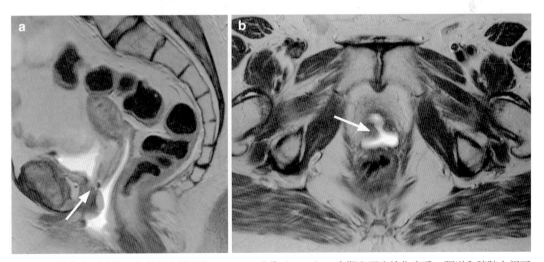

图6-44　放化疗后瘘管。矢状位和横断位T2W TSE成像（a，b），晚期宫颈癌放化疗后，阴道和膀胱之间可见充满液体的高信号瘘管（箭头所示），阴道内可见尿液

上出现纤维化相关的信号减低，子宫颈和阴道的收缩有时会导致有效的狭窄（放射性纤维化），继而发生子宫积水或子宫积血。这种情况常伴子宫对称性增大，中心积液。如果其内蛋白成分或血量较高，T2WI和T1WI呈高信号。

　　放疗后的并发症是瘘管形成，这是由于治疗引起侵袭性宫颈癌回缩造成的（图6-45～图6-47）。对比增强T1WI，瘘管表现为低信号，瘘管周围异常强化。

如果膀胱内出现气体，考虑存在子宫或阴道通向膀胱的瘘管。

　　放射性结肠炎特征是肠壁向心性水肿增厚，层状结构保留，伴有直肠周围脂肪水肿增厚和浸润。输尿管辐射狭窄或骶骨不全骨折已很罕见，辐射野骨盆骨髓通常被脂肪替代，T1WI表现为高信号。

　　近年来，一些作者研究了功能MRI在评价单独放疗或结合化疗后的治疗反应以及预测临床结果中的作用，包括弥散加权成像和灌注加权成像。静脉内应用低分子顺磁性血管内对比剂的DCE-MRI，能够非创性评价肿瘤灌注和氧合情况，这两者是肿瘤细胞对放疗产生反应的主要因素。近年来许多研究显示，治疗后DCE参数诸如信号强度或峰值强化减低，与治疗效果较好有关。同样，其他研究组也证明了治疗中期ADC可能是治疗反应的一个有用的替代生物标志物。

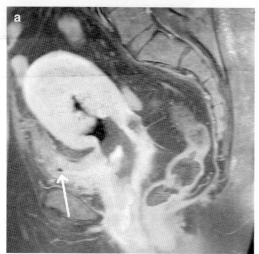

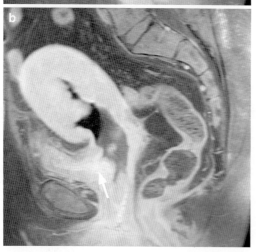

图6-45　放化疗后瘘管形成。矢状位和横断位T2W TSE成像（a，b），晚期宫颈癌放化疗后，阴道和膀胱之间可见充满液体的高信号瘘管（箭头所示），膀胱内可见气体（开放箭头所示）

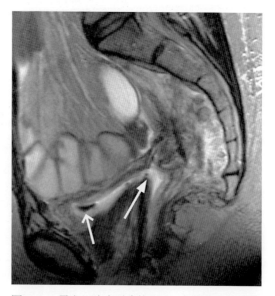

图6-46　子宫切除术后瘘管形成。矢状位T2W TSE成像，宫颈癌子宫切除术后，阴道和膀胱之间可见充满液体的高信号瘘管（箭头所示），膀胱内可见气体（开放箭头所示）

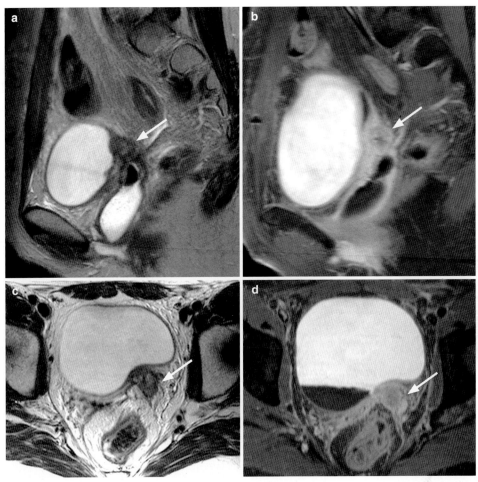

图6-47　子宫切除术后宫颈癌复发。矢状位和横断位T2W TSE成像（a，b）；注射Gd-DTPA后1分钟矢状位和横断位脂肪抑制T1W TSE成像（c，d）。子宫切除术后MRI显示阴道顶部可见一结节状病变，增强后强化（箭头所示）。注意病变的异常低信号（像瘢痕），而强烈强化提示肿瘤复发。阴道凝胶充盈

2.5.4　宫颈癌复发

宫颈癌在最初诊断后的2年内容易复发。复发是指在至少6个月无瘤间隔期后，局部肿瘤重新生长，出现淋巴结转移或血源性远处转移。大约30%的浸润性宫颈癌患者死于肿瘤复发。一些指南建议在前3年每隔3个月进行1次随访检查，在之后2年内每隔6个月进行1次随访检查，此后每年进行1次随访检查。纳入结构化随访中的生存优势尚未被证明。常规随访检查仅为临床检查，包括病史、体格检查和阴道检查，可辅以阴道镜检查和细胞学检查，以及经阴道超声检查。对临床怀疑局部区域肿瘤复发的患者进行史广泛的检查。妇科随访检查的结果或患者报告排尿困难、排便困难或有其他可疑症状，提示肿瘤复发。盆腔侧壁复发性肿瘤浸润神经可出现疼痛，或阻塞淋巴管引起腿部水肿。

CT、MRI和PET-CT是检查复发性宫颈癌的公认技术。MRI在检查局部复发和评估放疗后效果方面特别准确。当临床症

状提示有远处转移时，CT或PET-CT优于MRI。对于淋巴结转移的评估，PET-CT比MRI或CT具有更高的敏感性和特异性。

由于MRI在区分复发性肿瘤和围手术期或急性术后改变方面存在局限性，通常在完成初始治疗后的前6个月内，不进行随访MRI检查。与原发分期一样，采用矢状位和横断位T2加权序列以及呼吸门控的T1加权腹部PACE序列和盆腔T1加权序列进行随访检查，对淋巴结进行分期。与治疗前MRI不同，随访检查应始终包括对比增强T1加权序列，常与相同方向的未增强T1加权检查相结合。理想情况下，对比增强图像能够将早期明显强化的复发肿瘤与瘢痕组织相鉴别。如果侵及骨盆底，在这个基本方案的基础上再辅以冠状位T2加权序列。如果怀疑有肾积水，则需要额外的冠状位T2加权序列或对比增强MRI尿路造影术。除了标准的解剖序列外，弥散加权成像（DWI）在欧美中心的应用也越来越普遍。在最近发表的一项研究中，T2加权序列结合DWI可显著提高MRI在宫颈癌复发检测中的准确性（92.1% *vs* 80%）。

复发性宫颈癌在MRI上有不同的表现。肿瘤可表现为结节状，边界不清，侵犯周围组织，可能导致肠梗阻。肿瘤轮廓不规则是由肿瘤蔓延和纤维增生反应所致。或者，复发的肿瘤可表现为弥漫性生长。在这种情况下，因为没有局限性肿块，使得肿瘤很难与术后瘢痕区分开。经临床检查，瘢痕组织和复发性肿瘤均可出现硬化。复发性肿瘤与瘢痕组织和肌肉的区别在于其在T2加权像上的信号强度较高，而在动态增强的T1加权像上的强化更

早、更明显。肿瘤退行部分可通过缺乏强化来确定。相比之下，瘢痕组织类似于肌肉，T1和T2加权图像信号强度较低。此外，如果在治疗结束6个月后进行MRI检查，瘢痕组织只表现为轻度或延迟强化。

尽管检查时间短，没有肠运动引起的伪影，但CT在鉴别治疗后改变和真盆腔复发肿瘤方面作用很小。然而，口服乳浊液和静脉注射对比剂后胸部、腹部和盆腔的CT检查可用于宫颈癌的随访，以排除远处转移和术后并发症。

术后复发性肿瘤多见于手术区，主要是阴道残端和切除缘，特别是盆腔侧壁。根治性子宫切除术后，大多数肿瘤在阴道残端顶部和直肠阴道间隙（通常在膀胱和直肠之间）出现阴道上复发（20%）。偶尔患者会在阴道残端的顶部形成纤维化瘢痕组织，在T2和T1加权像上表现为中等至低信号强度。当发现复发肿瘤时，应描述其与阴道残端的关系，并排除膀胱和直肠的浸润（图6-10和图6-48）。

后部肿瘤生长向后浸润骶前间隙和骶骨，或向前浸润直肠周围间隙和直肠。大约17%的复发性宫颈癌伴随直肠浸润，最常见的部位是直肠乙状结肠交界处。复发的肿瘤向外侧蔓延，可累及盆腔侧壁。如果复发的局部肿瘤沿腹膜皱褶向前生长，就会浸润膀胱。晚期复发性宫颈癌可能累及结肠或小肠，通常伴有肠袢粘连，引起肠梗阻。

第二常见的复发部位是盆腔侧壁，它是淋巴结转移的好发部位（图6-49和图6-50）。了解复发肿瘤与骨盆和髂血管的毗邻关系很重要，影响到手术方案的

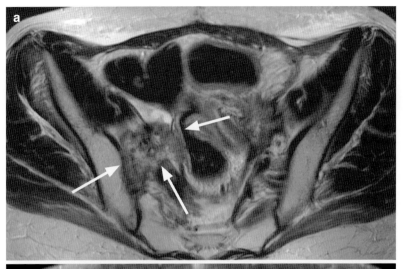

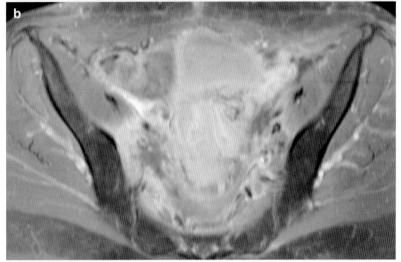

图6-48 子宫切除术后盆腔侧壁肿瘤复发。a. 横断位T2W TSE成像，右侧盆壁可见一实性不均匀肿块（箭头所示），侵犯盆壁，延及髂骨，与乙状结肠粘连；b. 注射Gd-DTPA后1分钟横断位脂肪抑制T1W TSE成像显示肿瘤强化，可见中心坏死

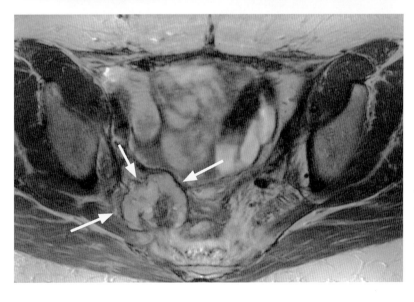

图6-49 子宫切除术后盆腔侧壁肿瘤复发。矢状位T2W TSE成像，坐骨神经孔前可见一实性不均匀肿块，边缘不规则（箭头所示），侵犯肌肉

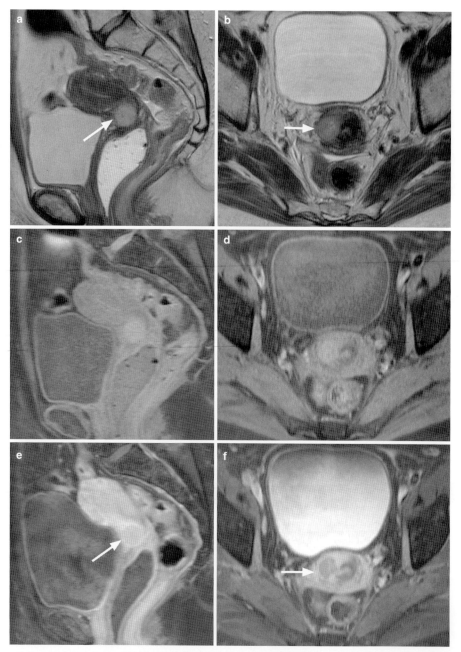

图6-50 放化疗后宫颈癌复发。原发性放射化疗后6个月复发性宫颈癌，a、b. 矢状位和横断位T2W TSE成像显示宫颈右侧可见一高信号肿块（箭头所示），阴道凝胶充盈；c、d. 矢状位和横断位脂肪抑制T1W TSE成像显示宫颈癌复发，信号稍高；e、f. 注射Gd-DTPA后1分钟矢状位和横断位脂肪抑制T1W TSE成像显示肿瘤中等强化（箭头所示）

选择。对于髂血管，应区分髂下和髂周转移；对于骨盆，应区分坐耻骨、髋臼、髂骶骨和骶尾骨转移。进一步发展可能导致骨性骨盆的破坏。

盆腔肿瘤复发通常包埋输尿管及其开口导致输尿管外梗阻，表现为肾积水。随访MRI检查能够评估梗阻的病因和部位。

初始放化疗后局部复发的特点是宫颈

发生新肿瘤或阴道浸润（图6-51）。或者，在宫颈和阴道向外侧蔓延引起子宫旁组织复发。宫颈内巨大复发肿瘤引起占位效应，可能会阻塞宫颈内口而导致宫腔积液或宫腔积脓。或者，宫颈可能被照射引起的狭窄所阻塞。CT和MRI表现为一个对称扩大的子宫体，宫腔内含有不强化的液体。

如果可能的话，对中心盆腔肿瘤复发的患者应进行手术治疗。当盆壁浸润时，应用根治性盆腔清除术较为困难。因此，盆壁复发性肿瘤通常采用放化疗来治疗，对于以前没有接受过放疗的患者，可以用治愈剂量来进行放疗。盆壁复发与中心盆腔复发相比，局部控制更差，预后也更差。对于以前接受过放射治疗的患者，可以采用特定的手术方法，尽可能减少放射治疗。然而，这些积极的措施会造成相当大的副作用。淋巴结转移通常采用放射治疗，而远处转移则采用化疗。

2.6 其他诊断方法的作用

2.6.1 *超声*

尽管超声在诊断子宫内膜癌方面具有一定的作用，但它对于检查和诊断宫颈癌分期的作用不大。超声不能可靠显示子宫旁浸润，三维超声对宫颈癌直接成像在控制肿瘤放化疗反应中的应用正在研究之中。盆腔淋巴结和主动脉旁淋巴结分别位于盆壁和腹膜后，由于受肠道气体影响，超声检查具有一定的局限性。经腹部或经直肠超声检查常规用于治疗前分期、排除肝脏转移和随访，最重要的是排除输尿管

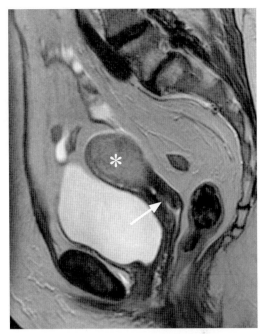

图6-51 宫颈其他肿瘤。矢状位T2W TSE成像显示子宫内膜癌（箭头所示）的宫颈表现（星号所示）

梗阻。超声检查依赖于操作者以及所用设备的限制，缺乏足够的证据和产生结果的可重复性。

2.6.2 PET-CT

近年来，18F-氟脱氧葡萄糖（FDG）正电子发射断层扫描-计算机断层扫描（PET-CT）被大家接受用于初步评价局部晚期宫颈癌患者的病变范围，特别是检查淋巴结转移和远处转移。此外，FDG-PET-CT还被用于影像引导放射治疗和检查治疗后远处、盆腔外肿瘤复发情况的评价。

2.7 宫颈其他类型恶性肿瘤

2.7.1 *转移瘤*

多数宫颈转移瘤来自子宫内膜癌

（图6-52）（通过肿瘤浸润/连续性），源自卵巢、乳腺或胃原发肿瘤少见。影像学上几乎不可能区分转移瘤和原发性癌。

2.7.2 恶性黑色素瘤

女性1%～3%的黑色素瘤发生在生殖道，通常源自阴道黏膜，浸润宫颈。宫颈原发性黑色素瘤极其罕见。女性生殖道黑色素瘤的特征是T1WI呈高信号，T2WI呈低信号。T1WI上信号缩短的程度随黑色素含量不同而变化，肿瘤发生出血很常见，进一步影响信号的改变。

2.7.3 淋巴瘤

典型的宫颈恶性淋巴瘤由其他部位晚期淋巴瘤继发浸润所致，子宫原发性淋巴瘤仅占所有原发性淋巴结外恶性淋巴瘤的2%，常累及宫颈，T1WI呈低信号，T2WI呈高信号，类似宫颈鳞状细胞癌。淋巴瘤大，缺乏周围结构浸润，借此大多数淋巴瘤可与宫颈癌区分开来。另一个显著特点是原发性宫颈淋巴瘤呈显著弥漫性对比增强。

2.8 宫颈良性病变

2.8.1 纳氏囊肿

纳氏囊肿是宫颈腺的潴留囊肿，继发于慢性宫颈炎，常被偶然发现。宫颈炎引起上皮增生，可导致局部过度增生阻塞腺体。纳氏囊肿大小通常数毫米，也可超过4cm，产生占位效应。T1WI上呈中等信号和较高信号，说明囊肿内蛋白含量较高；在T2WI上，表现为圆形或卵圆形高信号，边缘光滑。有时MRI表现很难与恶性腺瘤

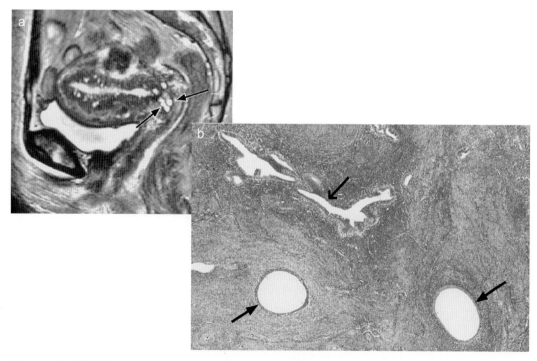

图6-52 巴氏腺囊肿。a. 矢状位T2W TSE成像显示宫颈基质内囊性病变（箭头所示）；b. 宫颈标本HE染色可见基质内囊性病变（箭头所示），也可见宫颈腺体（开放箭头所示）

（分化较好的宫颈腺癌伴囊性变）鉴别，囊性周围或分隔的实性成分提示恶性。

2.8.2　平滑肌瘤

小于或等于10%的子宫平滑肌瘤累及宫颈，其典型临床表现是不孕和妊娠期间的并发症，典型特征是T2WI低信号类圆形肿块，边缘轮廓光滑。

2.8.3　息肉

宫颈息肉是宫颈最常见的良性病变，通常发生于围绝经期妇女，常引起周期间出血。它们通常有蒂，大小从几毫米到3cm不等。其发病机制是多因素的，包括子宫颈腺的化生过程和炎症变化。宫颈息肉由宫腔镜诊断，影像学典型表现为宫颈内肿块。

2.8.4　罕见良性肿瘤

宫颈罕见良性肿瘤包括毛细血管或海绵状血管瘤、淋巴管瘤、乳头状腺纤维瘤、子宫腺肌病、纤维腺瘤和中肾乳头状瘤。

2.8.5　宫颈炎

宫颈炎是由与阴道炎相同的病原体引起的，包括阴道毛滴虫、白色念珠菌和单纯疱疹病毒。它们侵入宫颈口的上皮，引起外子宫颈发炎。然而，诸如淋病奈瑟菌和沙眼衣原体等细菌则会影响宫颈腺体，引起黏液脓性宫颈炎。细菌感染常表现为阴道分泌物或盆腔隐痛，偶尔宫颈发生潴留囊肿，MRI可清楚显示。如果没有临床症状，单独基于MRI表现，则很难与腺体增生或恶性腺瘤相鉴别。

2.8.6　子宫内膜异位症

宫颈子宫内膜异位症罕见，一旦出现，通常累及宫颈口或宫颈管。子宫内膜异位病变的实性成分在T1WI和T2WI上表现为低信号，对比增强显著强化。这些病变通常含有血液，这往往是导致囊肿形成的原因，在T1WI上呈高信号。另外，子宫体子宫内膜异位症可突入宫颈管，类似源自子宫肌层结合带的覆盖子宫内膜的息肉样肿块。

2.8.7　宫颈异位妊娠

随着越来越多的女性堕胎，宫颈妊娠的数量也在增加，其发生率是1/24000～1/1000。宫颈妊娠MRI表现为不均匀信号的宫颈肿块，边缘呈低信号，但并非病变四周都如此。通常采用排除法进行诊断。

参考文献

Akita A, Shinmoto H, Hayashi S, Akita H, Fujii T, Mikami S, Tanimoto A, Kuribayashi S (2011) Comparison of T2-weighted and contrast-enhanced T1-weighted MR imaging at 1.5 T for assessing the local extent of cervical carcinoma. Eur Radiol, 21(9):1850–1857.

Ascher SM, Takahama J, Jha RC (2001) Staging of gynecologic malignancies. Top Magn Reson Imaging, 12(2):105–129.

Badib AO, Kurohara SS, Webster JH, Pickren JW (1968) Metastasis to organs in carcinoma of the uterine cervix. Influence of treatment on incidence and distribution. Cancer 21:434–439.

Balleyguier C, Sala E, Da Cunha T, Bergman A, Brkljacic B, Danza F, Forstner R, Hamm B, Kubik-Huch R, Lopez C, Manfredi R, McHugo J,

Oleaga L, Togashi K, Kinkel K (2011) Staging of uterine cervical cancer with MRI: guidelines of the European Society of Urogenital Radiology. Eur Radiol 21(5):1102–1110.

Bammer R (2003) Basic principles of diffusion-weighted imaging. Eur J Radiol 45(3):169–184.

Benedet JL, Anderson GH (1996) Stage IA carcinoma of the cervix revisited. Obstet Gynecol 87:1052–1059.

Bosch FX, Manos MM, Munoz N, Sherman M, Jansen AM, Peto J, Schiffman MH, Moreno V, Kurman R, Shah KV (1995) Prevalence of human papillomavirus in cervical cancer: A worldwide perspective. International biological study on cervical cancer (IBSCC) Study Group. J Natl Cancer Inst 87:796–802.

Boss EA, Barentsz JO, Massuger LF, Boonstra H (2000) The role of MR imaging in invasive cervical carcinoma. Eur Radiol 10:256–270.

Brenner H (2002) Long-term survival rates of cancer patients achieved by the end of the 20th century: a period analysis. Lancet 360:1131–1135.

Brenner DE, Whitley NO, Prempree T, Villasanta U (1982) An evaluation of the computed tomographic scanner for the staging of carcinoma of the cervix. Cancer 50:2323–2232.

Brodman M, Friedman F Jr, Dottino P, Janus C, Plaxe S, Cohen C (1990) A comparative study of computerized tomography, magnetic resonance imaging, and clinical staging for the detection of early cervix cancer. Gynecol Oncol 36:409–412.

Brown JJ, Gutierrez ED, Lee JK (1992) MR appearance of the normal and abnormal vagina after hysterectomy. AJR Am J Roentgenol 158:95–99.

Burghardt E, Baltzer J, Tulusan AH, Haas J (1992) Results of surgical treatment of 1028 cervical cancers studied with volumetry. Cancer 70:648–655.

Cancer Research UK (2016) Cervical cancer incidence by age. Cancer Research UK, London

Castle PE, Maza M (2016) Prophylactic HPV vaccination: past, present, and future. Epidemiol Infect 144(3):449–468.

Castle PE, Wacholder S, Lorincz AT, Scott DR, Sherman ME, Glass AG, Rush BB, Schussler JE, Schiffman M (2002) A prospective study of high-grade cervical neoplasia risk among human papillomavirus-infected women. J Natl Cancer Inst 94:1406–1414.

Chen KT (1986) Female genital tract tumors in Peutz-Jeghers syndrome. Hum Pathol 17: 858–861.

Chen YB, Liao J, Xie R, Chen GL, Chen G (2011) Discrimination of metastatic from hyperplastic pelvic lymph nodes in patients with cervical cancer by diffusion-weighted magnetic resonance imaging. Abdom Imaging 36:102–109.

Chen J, Zhang Y, Liang B, Yang Z (2010) The utility of diffusion-weighted MR imaging in cervical cancer. Eur J Radiol 74(3):e101–e106.

Cheng X, Cai S, Li Z, Tang M, Xue M, Zang R (2004) The prognosis of women with stage IB1-IIB node-positive cervical carcinoma after radical surgery. World J Surg Oncol 2:47.

Choi JI, Kim SH, Seong CK, Sim JS, Lee HJ, Do KH (2000) Recurrent uterine cervical carcinoma: spectrum of imaging findings. Korean J Radiol 1:198–207.

Committee on Practice B-G (2002) ACOG practice bulletin. Diagnosis and treatment of cervical carcinomas, number 35, May 2002. Obstet Gynecol 99:855–867.

Dang HT, Terk MR, Colletti PM, Schlaerth JB, Curtin JP (1991) Primary lymphoma of the cervix: MRI findings with gadolinium. Magn

Reson Imaging 9:941–944.

Dargent D, Martin X, Sacchetoni A, Mathevet P (2000) Laparoscopic vaginal radical trachelectomy: a treatment to preserve the fertility of cervical carcinoma patients. Cancer 88(8):1877–1882.

Davidson SE, Symonds RP, Lamont D, Watson ER (1989) Does adenocarcinoma of uterine cervix have a worse prognosis than squamous carcinoma when treated by radiotherapy? Gynecol Oncol 33:23–26.

deSouza NM, Dina R, McIndoe GA, Soutter WP (2006) Cervical cancer: value of an endovaginal coil magnetic resonance imaging technique in detecting small volume disease and assessing parametrial extension. Gynecol Oncol 102(1):80–85.

Doi T, Yamashita Y, Yasunaga T, Fujiyoshi K, Tsunawaki A, Takahashi M, Katabuchi H, Tanaka N, Okamura H (1997) Adenoma malignum: MR imaging and pathologic study. Radiology 204:39–42.

Downey K, Attygalle AD, Morgan VA, Giles SL, MacDonald A, Davis M, Ind TE, Shepherd JH, deSouza NM (2016) Comparison of optimised endovaginal vs external array coil T2-weighted and diffusion-weighted imaging techniques for detecting suspected early stage (IA/IB1) uterine cervical cancer. Eur Radiol 26(4):941–950.

Drescher CW, Hopkins MP, Roberts JA (1989) Comparison of the pattern of metastatic spread of squamous cell cancer and adenocarcinoma of the uterine cervix. Gynecol Oncol 33:340–343.

Ebner F, Tamussino K, Kressel HY (1994) Magnetic resonance imaging in cervical carcinoma: diagnosis, staging, and follow-up. Magn Reson Q 10:22–42.

Eisenhauer EA, Therasse P, Bogaerts J, Schwartz LH,

Sargent D, Ford R, Dancey J, Arbuck S, Gwyther S, Mooney M, Rubinstein L, Shankar L, Dodd L, Kaplan R, Lacombe D, Verweij J (2009) New response evaluation criteria in solid tumours: revised RECIST guideline (version 1.1). Eur J Cancer 5(2):228–247.

Fagundes H, Perez CA, Grigsby PW, Lockett MA (1992) Distant metastases after irradiation alone in carcinoma of the uterine cervix. Int J Radiat Oncol Biol Phys 24:197–204.

Ferlay J, Steliarova-Foucher E, Lortet-Tieulent J, Rosso S, Coebergh JW, Comber H, Forman D, Bray F (2013) Cancer incidence and mortality patterns in Europe: estimates for 40 countries in 2012. Eur J Cancer 49(6):1374–1403.

Freeman SJ, Aly AM, Kataoka MY, Addley HC, Reinhold C, Sala E (2013) The revised FIGO staging system for uterine malignancies: implications for MR imaging. Radiographics 32(6):1805–1827.

Friedlander M, Grogan M (2002) Guidelines for the treatment of recurrent and metastatic cervical cancer. Oncologist 7:342–347.

Fu C, Bian D, Liu F, Feng X, Du W, Wang X (2012) The value of diffusion-weighted magnetic resonance imaging in assessing the response of locally advanced cervical cancer to neoadjuvant chemotherapy. Int J Gynecol Cancer 22(6):1037–1043.

Fu YS, Reagan JW, Fu AS, Janiga KE (1982) Adenocarcinoma and mixed carcinoma of the uterine cervix. II. Prognostic value of nuclear DNA analysis. Cancer 49:2571–2577.

Gustafsson L, Ponten J, Bergstrom R, Adami HO (1997) International incidence rates of invasive cervical cancer before cytological screening. Int J Cancer 71:159–165.

Hamm B, Mahfouz AE, Taupitz M, Mitchell DG,

Nelson R, Halpern E, Speidel A, Wolf KJ, Saini S (1997) Liver metastases: improved detection with dynamic gadolinium-enhanced MR imaging? Radiology 202:677–682.

Hamm B et al (1999) MRT von Abdomen und Becken. Thieme, Berlin Harkenrider MM, Alite F, Silva SR, Small W Jr (2015) Image-based brachytherapy for the treatment of cervical cancer. Int J Radiat Oncol Biol Phys 92(4): 921–934.

Harry VN, Semple SI, Gilbert FJ, Parkin DE (2008) Diffusion-weighted magnetic resonance imaging in the early detection of response to chemoradiation in cervical cancer. Gynecol Oncol 111(2):213–220.

Hawighorst H, Knapstein PG, Knopp MV, Weikel W, Schaeffer U, Zuna I, Schonberg SO, Essig M, Hoffmann U, Brix G, van Kaick G (1998) Angiogenesis of cervix carcinoma. Contrast-enhanced dynamic MRI, histologic quantification of capillary density and lymphatic system infiltration. Radiologe 38:50–57.

Hawighorst H, Knapstein PG, Weikel W, Knopp MV, Schaeffer U, Essig M, Brix G, Zuna I, Schonberg S, van Kaick G (1997) Invasive cervix carcinoma (pT2bpT4a). Value of conventional and pharmacokinetic magnetic resonance tomography (MRI) in comparison with extensive cross sections and histopathologic findings. Radiologe 37:130–138.

Heron CW, Husband JE, Williams MP, Dobbs HJ, Cosgrove DO (1988) The value of CT in the diagnosis of recurrent carcinoma of the cervix. Clin Radiol 39:496–450.

Herrera FG, Prior JO (2013) The role of PET-CT in cervical cancer. Front Oncol 3:34 Hille A, Weiss E, Hess CF (2003) Therapeutic outcome and prognostic factors in the radiotherapy of recurrences of cervical carcinoma following surgery. Strahlenther Onkol 179:742–747.

Holtz DO, Dunton C (2002) Traditional management of invasive cervical cancer. Obstet Gynecol Clin N Am 29:645–657.

Hoogendam JP, Klerkx WM, de Kort GA, Bipat S, Zweemer RP, Sie-Go DM, Verheijen RH, Mali WP, Veldhuis WB (2010) The influence of the b-value combination on apparent diffusion coefficient based differentiation between malignant and benign tissue in cervical cancer. J Magn Reson Imaging 32(2):376–382.

Hricak H, Gatsonis C, Chi DS, Amendola MA, Brandt K, Schwartz LH, Koelliker S, Siegelman ES, Brown JJ, RB MG, Iyer R, Vitellas KM, Snyder B, Long HJ, Fiorica JV, Mitchell DG, American College of Radiology Imaging Network 6651; Gynecologic Oncology Group 183 (2005) Role of imaging in pretreatment evaluation of early invasive cervical cancer: results of the intergroup study American College of Radiology Imaging Network 6651-Gynecologic Oncology Group 183. J Clin Oncol 23:9329–9337.

Hricak H, Hamm B, Semelka RC, Cann CE, Nauert T, Secaf E, Stern JL, Wolf KJ (1991) Carcinoma of the uterus: use of gadopentetate dimeglumine in MR imaging. Radiology 181:95–106.

Hricak H, Lacey CG, Sandles LG, Chang YC, Winkler ML, Stern JL (1988) Invasive cervical carcinoma: comparison of MR imaging and surgical findings. Radiology 166:62363.

Hricak H, Powell CB, Yu KK, Washington E, Subak LL, Stern JL, Cisternas MG, Arenson RL (1996) Invasive cervical carcinoma: role of MR imaging in pretreatment work-up-cost minimization and diagnostic efficacy analysis. Radiology 198: 403–409.

Hricak H, Swift PS, Campos Z, Quivey JM, Gildengorin V, Goranson H (1993) Irradiation of the cervix uteri: value of unenhanced and contrast-enhanced MR imaging. Radiology 189:381–388.

Innocenti P, Pulli F, Savino L, Nicolucci A, Pandimiglio A, Menchi I, Massi G (1992) Staging of cervical cancer: reliability of transrectal US. Radiology 185:201–205.

Kahn JA (2009) HPV vaccination for the prevention of cervical intraepithelial neoplasia. N Engl J Med 361(3):271–278.

Kaminski PF, Norris HJ (1983) Minimal deviation carcinoma (adenoma malignum) of the cervix. Int J Gynecol Pathol 2: 141–152.

Kasales CJ, Langer JE, Arger PH (1995) Pelvic pathology after hysterectomy. A pictorial essay. Clin Imaging 19:210–217.

Kim SK, Choi HJ, Park SY, Lee HY, Seo SS, Yoo CW (2009) Additional value of MR/PET fusion compared with PET-CT in the detection of lymph node metastases in cervical cancer patients. Eur J Cancer 45(12):2103–2109.

Kim SH, Han MC (1997) Invasion of the urinary bladder by uterine cervical carcinoma: evaluation with MR imaging. AJR Am J Roentgenol 168:393–397.

Kim SH, Kim SC, Choi BI, Han MC (1994) Uterine cervical carcinoma: evaluation of pelvic lymph node metastasis with MR imaging. Radiology 190:807–811.

Kim JK, Kim KA, Park BW, Kim N, Cho KS (2008) Feasibility of diffusion-weighted imaging in the differentiation of metastatic from nonmetastatic lymph nodes: early experience. J Magn Reson Imaging 28(3):714–719.

Kim YS, Koh BH, Cho OK, Rhim HC (1997) MR imaging of primary uterine lymphoma. Abdom Imaging 22:441–444.

Kitajima K, Yamasaki E, Kaji Y, Murakami K, Sugimura K (2012) Comparison of DWI and PET-CT in evaluation of lymph node metastasis in uterine cancer. World J Radiol 4(5):207–214.

Klerkx WM, Bax L, Veldhuis WB, Heintz AP, Mali WP, Peeters PH, Moons KG (2010) Detection of lymph node metastases by gadolinium-enhanced magnetic resonance imaging: systematic review and meta-analysis. J Natl Cancer Inst 102(4): 244–253.

Koch CA, Azumi N, Furlong MA, Jha RC, Kehoe TE, Trowbridge CH, O'Dorisio TM, Chrousos GP, Clement SC (1999) Carcinoid syndrome caused by an atypical carcinoid of the uterine cervix. J Clin Endocrinol Metab 84:4209–4213.

Kosary CL (2007) Cancer of the uterine cervix. In: Ries LAG, Young JL, Keel GE, Eisner MP, Lin YD, Horner M-J (eds) SEER Survival Monograph: Cancer Survival Among Adults: U.S. SEER Program, 1988-2001, Patient and Tumor Characteristics. National Cancer Institute, SEER Program, NIH Pub. No. 07-6,215, Bethesda, MD.

Kristiansen SB, Anderson R, Cohen DM (1992) Primary malignant melanoma of the cervix and review of the literature. Gynecol Oncol 47:398–403.

Kupets R, Covens A (2001) Is the International Federation of Gynecology and Obstetrics staging system for cervical carcinoma able to predict survival in patients with cervical carcinoma?: an assessment of clinimetric properties. Cancer 92(4):796–804.

Lagasse LD, Creasman WT, Shingleton HM, Ford JH, Blessing JA (1980) Results and complications of operative staging in cervical cancer: experience of the Gynecologic Oncology

Group. Gynecol Oncol 9:90–98.

LaPolla JP, Schlaerth JB, Gaddis O, Morrow CP (1986) The influence of surgical staging on the evaluation and treatment of patients with cervical carcinoma. Gynecol Oncol 24:194–206.

Lea JS, Sheets EE, Wenham RM, Duska LR, Coleman RL, Miller DS, Schorge JO (2002) Stage IIB-IVB cervical adenocarcinoma: prognostic factors and survival. Gynecol Oncol 84:115–119.

Lemke AJ, Niehues SM, Amthauer H, Rohlfing T, Hosten N, Felix R (2004) Clinical use of digital retrospective image fusion of CT, MRI, FDG-PET and SPECT – fields of indications and results. Rofo 176:1811–1818.

Li H, Sugimura K, Okizuka H, Yoshida M, Maruyama R, Takahashi K, Miyazaki K (1999) Markedly high signal intensity lesions in the uterine cervix on T2-weighted imaging: differentiation between mucinproducing carcinomas and nabothian cysts. Radiat Med 17:137–143.

Lin G, Ho KC, Wang JJ, Ng KK, Wai YY, Chen YT, Chang CJ, Ng SH, Lai CH, Yen TC (2008) Detection of lymph node metastasis in cervical and uterine cancers by diffusion-weighted magnetic resonance imaging at 3T. J Magn Reson Imaging 28(1):128–135.

Liu Y, Liu H, Bai X, Ye Z, Sun H, Bai R, Wang D (2011) Differentiation of metastatic from non-metastatic lymph nodes in patients with uterine cervical cancer using diffusion-weighted imaging. Gynecol Oncol 122:19–24.

Liu Y, Ye Z, Sun H, Bai R (2013) Grading of uterine cervical cancer by using the ADC difference value and its correlation with microvascular density and vascular endothelial growth factor. Eur Radiol 23(3): 757–765.

Liu Y, Ye Z, Sun H, Bai R (2015) Clinical application

of diffusion-weighted magnetic resonance imaging in uterine cervical cancer. Int J Gynecol Cancer 25(6):1073–1078.

Lopes Dias J, Cunha TM, Gomes FV, Callé C, Félix A (2015) Neuroendocrine tumours of the female genital tract: a case-based imaging review with pathological correlation. Insights Imaging 6:43–52.

Lorincz AT, Castle PE, Sherman ME, Scott DR, Glass AG, Wacholder S, Rush BB, Gravitt PE, Schussler JE, Schiffman M (2002) Viral load of human papillomavirus and risk of CIN3 or cervical cancer. Lancet 360:228–229.

Low RN, Barone RM, Lacey C, Sigeti JS, Alzate GD, Sebre-chts CP (1997) Peritoneal tumor: MR imaging with dilute oral barium and intravenous gadoliniumcontaining contrast agents compared with unenhanced MR imaging and CT. Radiology 204:513–520.

Lucas R, Lopes Dias J, Cunha TM (2015) Added value of diffusion-weighted MRI in detection of cervical cancer recurrence: comparison with morphologic and dynamic contrast-enhanced MRI sequences. Diagn Interv Radiol 21(5):368–375.

Magee BJ, Logue JP, Swindell R, McHugh D (1991) Tumour size as a prognostic factor in carcinoma of the cervix: assessment by transrectal ultrasound. Br J Radiol 64: 812–815.

Mamsen A, Ledertoug S, Horlyck A, Knudsen HJ, Rasmussen KL, Nyland MH, Jakobsen A (1995) The possible role of ultrasound in early cervical cancer. Gynecol Oncol 56:187–190.

Marchiole P, Buenerd A, Scoazec JY, Dargent D, Mathevet P (2004) Sentinel lymph node biopsy is not accurate in predicting lymph node status for patients with cervical carcinoma. Cancer 100:2154–2159.

Martinez-Palones JM, Gil-Moreno A, Perez-Benavente MA, Roca I, Xercavins J (2004) Intraoperative sentinel node identification in early stage cervical cancer using a combination of radiolabeled albumin injection and isosulfan blue dye injection. Gynecol Oncol 92:845–850.

Mayr NA, Wang JZ, Zhang D, Grecula JC, Lo SS, Jaroura D (2010) Longitudinal changes in tumor perfusion pattern during the radiation therapy course and its clinical impact in cervical cancer. Int J Radiat Oncol Biol Phys 77(2):502–508.

Mayr NA, Yuh WT, Magnotta VA, Ehrhardt JC, Wheeler JA, Sorosky JI (1996) Tumor perfusion studies using fast magnetic resonance imaging technique in advanced cervical cancer: a new noninvasive predictive assay. Int J Radiat Oncol Biol Phys 36(3): 623–633.

Metcalf KS, Johnson N, Calvert S, Peel KR (2000) Site specific lymph node metastasis in carcinoma of the cervix: is there a sentinel node? Int J Gynecol Cancer 10:411–416.

Mikami Y, Hata S, Fujiwara K, Imajo Y, Kohno I, Manabe T (1999) Florid endocervical glandular hyperplasia with intestinal and pyloric gland metaplasia: worrisome benign mimic of "adenoma malignum". Gynecol Oncol 74: 504–511.

Mitchell DG, Snyder B, Coakley F, Reinhold C, Thomas G, Amendola M, Schwartz LH, Woodward P, Pannu H, Hricak H (2006) Early invasive cervical cancer: tumor delineation by magnetic resonance imaging, computed tomography, and clinical examination, verified by pathologic results, in the ACRIN 6651/GOG 183 Intergroup Study. J Clin Oncol 24(36):5687–5694.

Miyagi Y, Yamada S, Yamamoto J, Kawanishi K, Yoshinouchi M, Kodama J, Kamimura S, Takamoto N, Kudo T, Tagu-chi K (1997) Malignant melanoma of the uterine cervix: a case report. J Obstet Gynaecol Res 23:511–519.

Moon WK, Kim SH, Han MC (1993) MR findings of malignant melanoma of the vagina. Clin Radiol 48:326–328.

Munoz N, Franceschi S, Bosetti C, Moreno V, Herrero R, Smith JS, Shah KV, Meijer CJ, Bosch FX (2002) Role of parity and human papillomavirus in cervical cancer: the IARC multicentric case-control study. Lancet 359:1093–1101.

Nicolas CG et al (2005) Radiologic-pathologic correlations. Springer, Berlin Nicolet V, Carignan L, Bourdon F, Prosmanne O (2000) MR imaging of cervical carcinoma: a practical staging approach. Radiographics 20(6):1539–1549.

Okamoto Y, Tanaka YO, Nishida M, Tsunoda H Yoshikawa H, Itai Y (2003) MR imaging of the uterine cervix: imaging-pathologic correlation. Radiographics 23(2):425–445.

Outwater EK, Siegelman ES, Wilson KM, Mitchell DG (1996) Benign and malignant gynecologic disease: clinical importance of fluid and peritoneal enhancement in the pelvis at MR imaging. Radiology 200:483–488.

Pecorelli S, Odicino F (2003) Cervical cancer staging. Cancer J 9(5):390–394.

Pecorelli S, Zigliani L, Odicino F (2009) Revised FIGO staging for carcinoma of the cervix. Int J Gynaecol Obstet 105(2): 107–108.

Peppercorn PD, Jeyarajah AR, Woolas R, Shepherd JH, Oram DH, Jacobs IJ, Armstrong P, Lowe D, Reznek RH (1999) Role of MR imaging in the selection of patients with early cervical carcinoma for fertilitypreserving surgery: initial experience. Radiology 212:395–399.

Perez CA, Camel HM, Kuske RR, Kao MS,

Galakatos A, Hederman MA, Powers WE (1986) Radiation therapy alone in the treatment of carcinoma of the uterine cervix: a 20-year experience. Gynecol Oncol 23: 127–140.

Perez CA, Grigsby PW, Camel HM, Galakatos AE, Mutch D, Lockett MA (1995) Irradiation alone or combined with surgery in stage ⅠB, ⅡA, and ⅡB carcinoma of uterine cervix: update of a nonrandomized comparison. Int J Radiat Oncol Biol Phys 31:703–716.

Piver MS, Rutledge F, Smith JP (1974) Five classes of extended hysterectomy for women with cervical cancer. Obstet Gynecol 44:265–272.

Plaxe SC, Saltzstein SL (1999) Estimation of the duration of the preclinical phase of cervical adenocarcinoma suggests that there is ample opportunity for screening. Gynecol Oncol 75:55–56.

Postema S, Pattynama PM, Broker S, van der Geest RJ, van Rijswijk CS, Baptist Trimbos J (1998) Fast dynamic contrast-enhanced colour-coded MRI in uterine cervix carcinoma: useful for tumour staging? Clin Radiol 53:729–734.

Postema S, Pattynama PM, van Rijswijk CS (1999) Trimbos JB (1999) Cervical carcinoma: can dynamic contrast-enhanced MR imaging help predict tumor aggressiveness? Radiology 210:217–220.

Preidler KW, Tamussino K, Szolar DM, Ranner G, Ebner F (1996) Staging of cervical carcinomas. Comparison of body-coil magnetic resonance imaging and endorectal surface coil magnetic resonance imaging with histopathologic correlation. Investig Radiol 31:458–462.

Qin Y, Peng Z, Lou J, Liu H, Deng F, Zheng Y (2009) Discrepancies between clinical staging and pathological findings of operable cervical carcinoma with stage IB-IIB: a retrospective analysis of 818 patients. Aust N Z J Obstet Gynaecol 49(5):542–544.

Reinhardt MJ, Ehritt-Braun C, Vogelgesang D, Ihling C, Hogerle S, Mix M, Moser E, Krause TM (2001) Metastatic lymph nodes in patients with cervical cancer: detection with MR imaging and FDG PET. Radiology 218:776–782.

Richart RM (1973) Cervical intraepithelial neoplasia. Pathol Annu 8:301–328

Rockall AG, Ghosh S, Alexander-Sefre F, Babar S, Younis MT, Naz S, Jacobs IJ, Reznek RH (2006) Can MRI rule out bladder and rectal invasion in cervical cancer to help select patients for limited EUA? Gynecol Oncol 01(2):244–249.

Rohen JW (1999) Topographische Anatomie. Schattauer, Stuttgart Sahdev A, Jones J, Shepherd JH, Reznek RH (2005) MR imaging appearances of the female pelvis after trachelectomy. Radiographics 25: 41–52.

Sahdev A, Sohaib SA, Wenaden AE, Shepherd JH, Reznek RH (2007) The performance of magnetic resonance imaging in early cervical carcinoma: a longterm experience. Int J Gynecol Cancer 17(3):629–636.

Sala E, Rockall AG, Freeman SJ, Mitchell DG, Reinhold C (2013) The added role of MR imaging in treatment stratification of patients with gynecologic malignancies: what the radiologist needs to know. Radiology 266(3):717–740.

Sala E, Wakely S, Senior E, Lomas D (2007) MRI of malignant neoplasms of the uterine corpus and cervix. AJR Am J Roentgenol 188(6):1577–1587.

Sant M, Capocaccia R, Coleman MP, Berrino F, Gatta G, Micheli A, Verdecchia A, Faivre J, Hakulinen T, Coebergh JW, Martinez-Garcia C, Forman D, Zappone A (2001) Cancer survival increases in Europe, but international differences remain wide. Eur J Cancer 37:1659–1667.

Scheidler J, Heuck AF (2002) Imaging of cancer of the cervix. Radiol Clin N Am 40(3):577–590.

Scheidler J, Hricak H, Yu KK, Subak L, Segal MR (1997) Radiological evaluation of lymph node metastases in patients with cervical cancer. A meta-analysis. JAMA 278:1096–1101.

Schiffman M, Castle PE, Jeronimo J, Rodriguez AC, Wacholder S (2007) Human papillomavirus and cervical cancer. Lancet 370(9590):890–907.

Schmidt-Matthiesen H, Wallwiener D (2005) Gynäkologie und Geburtshilfe. Schattauer, Stuttgart Sedlis A, Bundy BN, Rotman MZ, Lentz SS, Muderspach LI, Zaino RJ (1999) A randomized trial of pelvic radiation therapy versus no further therapy in selected patients with stage IB carcinoma of the cervix after radical hysterectomy and pelvic lymphadenectomy: a Gynecologic Oncology Group Study. Gynecol Oncol 73:177–183.

Shen G, Zhou H, Jia Z, Deng H (2015) Diagnostic performance of diffusion-weighted MRI for detection of pelvic metastatic lymph nodes in patients with cervical cancer: a systematic review and meta-analysis. Br J Radiol 88:20150063.

Sheridan E, Lorigan PC, Goepel J, Radstone DJ, Coleman RE (1996) Small cell carcinoma of the cervix. Clin Oncol (R Coll Radiol) 8:102–105.

Shiraiwa M, Joja I, Asakawa T, Okuno K, Shibutani O, Akamatsu N, Kudo T, Hiraki Y (1999) Cervical carcinoma: efficacy of thin-section oblique axial T2-weighted images for evaluating parametrial invasion Abdom Imaging 24:514–551.

Siegel RL, Miller KD, Jemal A (2015) Cancer statistics, 2015. CA Cancer J Clin 65(1): 5–29.

Smith JS, Herrero R, Bosetti C, Munoz N, Bosch FX, Eluf-Neto J, Castellsague X, Meijer CJ, Van den Brule AJ, Franceschi S, Ashley R (2002a) Herpes simplex virus-2 as a human papillomavirus cofactor in the etiology of invasive cervical cancer. J Natl Cancer Inst 94:1604–1613.

Smith RA, Manassaram-Baptiste D, Brooks D, Doroshenk M, Fedewa S, Saslow D, Brawley OW, Wender R (2015) Cancer screening in the United States, 2015: a review of current American cancer society guidelines and current issues in cancer screening. CA Cancer J Clin 65(1):30–54.

Smith JS, Munoz N, Herrero R, Eluf-Neto J, Ngelangel C, Franceschi S, Bosch FX, Walboomers JM, Peeling RW (2002b) Evidence for Chlamydia trachomatis as a human papillomavirus cofactor in the etiology of invasive cervical cancer in Brazil and the Philippines. J Infect Dis 185:324–331.

Somoye G, Harry V, Semple S, Plataniotis G, Scott N, Gilbert FJ (2012) Early diffusion weighted magnetic resonance imaging can predict survival in women with locally advanced cancer of the cervix treated with combined chemo-radiation. Eur Radiol 22(11):2319–2327.

Stehman FB, Bundy BN, DiSaia PJ, Keys HM, Larson JE, Fowler WC (1991) Carcinoma of the cervix treated with radiation therapy. I. A multi-variate analysis of prognostic variables in the Gynecologic Oncology Group. Cancer 67:2776–2785.

Tewari KS, Sill MW, Long HJ 3rd, Penson RT, Huang H, Ramondetta LM, Landrum LM, Oaknin A, Reid TJ, Leitao MM, Michael HE, Monk BJ (2014) Improved survival with bevacizumab in advanced cervical cancer. N Engl J Med 370(8):734–743.

Thoeny HC, Forstner R, De Keyzer F (2012) Genitourinary applications of diffusion-weighted MR imaging in the pelvis. Radiology 263(2):326–342.

Thomeer MG, Gerestein C, Spronk S, van Doorn HC, van der Ham E, Hunink MG (2013) Clinical examination versus magnetic resonance imaging in the pretreatment staging of cervical carcinoma: systematic review and meta-analysis. Eur Radiol 23(7):2005–2018.

Togashi K, Nishimura K, Sagoh T, Minami S, Noma S, Fujisawa I, Nakano Y, Konishi J, Ozasa H, Konishi I et al (1989) Carcinoma of the cervix: staging with MR imaging. Radiology 171: 245–251.

Tsili AC, Tsangou V, Koliopoulos G, Stefos T, Argyropoulou MI (2013) Early-stage cervical carcinoma: the role of multidetector CT in correlation with histopathological findings. J Obstet Gynaecol 33:882–887.

Ueda G, Yamasaki M (1992) Neuroendocrine carcinoma of the uterus. Curr Top Pathol 85: 309–335.

Villasanta U, Whitley NO, Haney PJ, Brenner D (1983) Computed tomography in invasive carcinoma of the cervix: an appraisal. Obstet Gynecol 62:218–224.

Vizcaino AP, Moreno V, Bosch FX, Munoz N, Barros-Dios XM, Borras J, Parkin DM (2000) International trends in incidence of cervical cancer: II. Squamouscell carcinoma. Int J Cancer 86:429–435.

Walboomers JM, Jacobs MV, Manos MM, Bosch FX, Kummer JA, Shah KV, Snijders PJ, Peto J, Meijer CJ, Munoz N (1999) Human papillomavirus is a necessary cause of invasive cervical cancer worldwide. J Pathol 189:12–19.

Werber J, Prasadarao PR, Harris VJ (1983) Cervical pregnancy diagnosed by ultrasound. Radiology 149:279–280.

Wiebe E, Denny L, Thomas G (2012) Cancer of the cervix uteri. Int J Gynaecol Obstet 119(Suppl 2):S100.

Wittekind C, Klimpfinger M, Sobin LH (2005) TNMAtlas. Springer, Berlin.

Womack C, Warren AY (1998) The cervical screening muddle. Lancet 351:1129.

Yamada T, Manos MM, Peto J, Greer CE, Munoz N, Bosch FX, Wheeler CM (1997) Human papillomavirus type 16 sequence variation in cervical cancers: a worldwide perspective. J Virol 71:2463–2472.

Zahra MA, Tan LT, Priest AN, Graves MJ, Arends M, Crawford RA (2009) Semiquantitative and quantitative dynamic contrast-enhanced magnetic resonance imaging measurements predict radiation response in cervix cancer. Int J Radiat Oncol Biol Phys 74(3):766–773.

Zand KR, Reinhold C, Abe H, Maheshwari S, Mohamed A, Upegui D (2007) Magnetic resonance imaging of the cervix. Cancer Imaging 7:69–76.

第七章　子宫内膜癌

内　容

摘　要

　　子宫内膜癌是发达国家最常见的妇科恶性肿瘤，从生物学和临床病理学上将子宫内膜癌分为两型：1型（雌激素依赖性癌）和2型（雌激素非依赖性癌）。1型主要为子宫内膜样癌，大约占子宫内膜癌的90%；2型是指绝大多数其他组织病理学亚型。

　　绝大多数子宫内膜癌发生于绝经后妇女，表现为阴道异常出血，因此，75%的患者可获得早期诊断，总的预后良好。

　　诊断阴道异常出血患者的第一步是经阴道超声测量子宫内膜厚度，如果子宫内膜增厚或不均匀，则进行活检确立组织病理学诊断。

　　按照国际妇产科联合会（FIGO）分级系统，不考虑应用MRI。尽管如此，MRI在子宫内膜癌术前分期中起重要作用，可以帮助临床医生确定最佳治疗方案。此外，MRI在并发症的诊断、治疗反应的检测以及评价肿瘤复发方面也很重要。

1 子宫内膜癌：背景

1.1 流行病学

子宫内膜癌是全球女性继乳腺癌、结直肠癌、宫颈癌和肺癌之后第五常见恶性肿瘤，占女性所有癌症的4.8%。

与宫颈癌不同，子宫内膜癌在发达国家（欧洲和北美）发病率较高，是这些地区最常见的妇科恶性肿瘤。这可能与生活方式有关，尤其是肥胖。大约50%的子宫内膜癌和肥胖相关联。子宫内膜癌的发病率升高与人类预期寿命的增加有关。

子宫内膜癌多发生于绝经后妇女，常见于60~70岁。在英国，很少有35岁以下的病例。

尽管发病率相对较高，但大约82%的子宫内膜癌都能早期诊断，总的预后较好。它在全世界的死亡率都很低，估计在2.2%。

1.2 病理和危险因素

2014年世界卫生组织（WHO）对子宫体肿瘤的分类进行修订，子宫内膜癌（也称子宫内膜腺癌）归于"上皮肿瘤和癌前病变"组，临床病理分型如下。子宫内膜样癌、黏液癌、浆液性子宫内膜上皮内癌、浆液性癌、透明细胞癌、混合细胞腺癌、未分化癌和去分化癌（表7-1）。

尽管癌肉瘤归于"上皮和间质混合肿瘤"组，但应按子宫内膜癌分期。

在生物学和临床病理学上，子宫内膜癌分为两型：1型（雌激素依赖性癌）和2型（雌激素非依赖性癌）（表7-2）。

表7-1 子宫体上皮肿瘤和癌前病变的世界卫生组织分类

癌前病变
增生，没有异型性
不典型增生或子宫内膜样上皮内瘤
子宫内膜癌
子宫内膜样癌
鳞状分化
绒毛腺体
分泌
黏液癌
浆液性子宫内膜上皮内癌
浆液性癌
透明细胞癌
神经内分泌肿瘤
低级别神经内分泌肿瘤（类癌肿瘤）
高级别神经内分泌癌（小细胞神经内分泌癌；大细胞神经内分泌癌）
混合细胞腺癌
未分化癌
去分化癌

1型主要对应于子宫内膜样癌，大约占子宫内膜癌的90%，而2型则对应于绝大多数其他组织病理学亚型。

1型子宫内膜癌与长期无对抗性雌激素暴露有关，因此具有下列危险因素：雌激素替代治疗、己烯雌酚治疗乳腺癌、多囊卵巢综合征、产生雌激素的卵巢肿瘤、肥胖（脂肪组织内雄激素转化为雌激素）、糖尿病、初潮较早和绝经较晚及未产妇。

表7-2　子宫内膜癌类型

1 型子宫内膜癌
子宫内膜样癌（90%）
黏液癌（罕见）
通常与子宫内膜增生有关
雌激素依赖性癌
危险因素
雌激素替代治疗
己烯雌酚治疗乳腺癌
多囊卵巢综合征
产生雌激素的卵巢肿瘤
肥胖（脂肪组织内雄激素转化成雌激素）
糖尿病
初潮较早和绝经较晚
未产妇
通常在早期获得诊断
预后较好
2 型子宫内膜癌
其他组织类型，即浆液性癌和透明细胞癌
通常发生于息肉或萎缩的子宫内膜（浆液癌）
即使没有子宫肌层侵犯也可出现远处转移（浆液癌和透明细胞癌）
通常在晚期诊断
侵袭性临床行为
预后差

子宫内膜癌是子宫内膜腺体肿瘤，可先于或与子宫内膜增生有关。按照实性成分的多少，将其分化程度分为3级（自分化较好至分化较差），通常低级别肿瘤早期就能诊断，结局较好，而高级别子宫内膜样癌预后差。

子宫内膜样癌的特征性表现与*PTEN*、*K-RAS*和*CTNNB*基因突变有关。

黏液癌是1型子宫内膜癌的一种罕见类型，其中含有超过50%的腺细胞黏蛋白。大多数分化好，预后较好。

2型癌主要是其他组织类型，即浆液性癌和透明细胞癌。具有侵袭性较强的临床行为，预后差，通常在晚期被诊断。

这些类型的癌常见基因改变，如*p53*和*p16*基因失活以及*HER-2/neu*基因过表达。

虽然传统上认为2型癌与雌激素无关，但Setiawan及其同事发现1型和2型子宫内膜癌之间具有共同的危险因素。产次、口服避孕药、初潮年龄、糖尿病和吸烟与2型（主要是浆液性癌和混合性癌）和1型癌都有关，2型子宫内膜癌的危险因素与高级别子宫内膜样癌相同，而体重指数与1型癌更相关。

浆液性癌占2型子宫内膜癌的大部分，其特征是出现复杂乳头状结构伴显著核多形性。它们与子宫内膜增生无关，浆液性子宫内膜上皮内癌是局限于上皮内的非侵袭性癌，通常发生于息肉或萎缩的子宫内膜，可先于子宫内膜增生发生。

透明细胞癌是一种罕见的2型癌，类似于卵巢透明细胞癌。

子宫内膜未分化型癌和去分化型癌也较罕见，前者特征是肿瘤细胞未分化，后者则部分由未分化型癌构成，国际妇产科联合会（FIGO）将其归为1级或2级子宫内膜样癌。

混合性癌由2种以上类型的子宫内膜癌组成，其中至少有一种2型癌。

子宫内膜的神经内分泌肿瘤极其罕见。

尽管具有不同的病理学和流行病学特点，最新WHO分类将之都归为子宫内膜癌。

子宫内膜神经内分泌肿瘤可以是低级别神经内分泌肿瘤（类癌肿瘤），也可以是高级别神经内分泌肿瘤（小细胞神经内分泌癌和大细胞神经内分泌肿瘤）。

文献报道的绝大多数病例是小细胞神经内分泌癌，与肺部小细胞神经内分泌癌类似。

它们往往是侵袭性肿瘤，预后差。常见于绝经后妇女，出现阴道出血，由于具有侵袭性特点，可出现转移性疼痛。

癌肉瘤是癌和间充质肉瘤的混合物。癌性成分通常是高级别子宫内膜样癌、浆液性癌、透明细胞癌或未分化癌。癌肉瘤归于"上皮和间质混合瘤"组，然而，由于其癌性成分以及它们的危险因素表现出与高级别子宫内膜癌相似的症状和行为，所以，采用子宫内膜癌分期。

这些肿瘤的放射学表现和病理学表现不同于子宫内膜癌的其他组织病理学亚型，表现为具有出血和坏死的巨大肿块，扩张子宫内膜腔，压迫并经常侵犯子宫肌层和宫颈基质。诊断时常出现淋巴结转移，有时出现血行扩散，预后差，也常复发。

绝大多数子宫内膜癌呈散发性，然而，大约5%的子宫内膜癌由基因突变引起，常较散发型早10~20年发生。

1.3 症状和诊断

大约90%的子宫内膜癌患者出现阴道异常出血，因此，子宫内膜癌常能获得早期诊断和治疗，预后较好。

一些患者也因出现盆腔疼痛或压迫症状（通常是晚期患者）而寻求治疗。此外，宫颈细胞学检查出现不典型腺体细胞，需要进一步评价子宫内膜和宫颈的癌前病变或恶性肿瘤。

绝经前和绝经后妇女阴道异常出血诊断的第一步是经阴道超声（TVUS）（图7-1）测量子宫内膜厚度，也可用经腹部超声作为辅助方法，特别是诊断子宫肌瘤性大子宫或不能忍受TVUS的患者时。

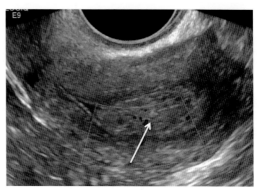

图7-1 59岁女性浆液性子宫内膜癌，出现阴道出血。经阴道超声可见子宫内膜增厚（箭头所示），后送活检诊断为浆液性子宫内膜癌

绝经后妇女阴道出血，正常子宫内膜厚度的上限应为5mm或4mm，小于或等于5mm则不考虑子宫内膜癌。这个阈值也适用于激素替代治疗患者和应用己烯雌酚的患者。

对于绝经前有症状的患者，正常子宫内膜厚度随着月经周期而变化，上限很难确定。这组患者子宫内膜的评价应在月经周期前半期测量。研究显示，子宫内膜厚度超过16mm时检查子宫内膜异常的敏感性和特异性分别是67%和75%。如果子宫内膜不均匀或局灶性增厚，则应进一步检查。

如果子宫内膜增厚或不均匀，则必须获取子宫内膜组织标本，建立最终的组织病理学诊断，这种情况下需采用宫腔镜活检或切取组织检查。

治疗之前，初步评价应包括病史、体格检查和妇科检查、全血计数和胸片。

如果发病年龄低于50岁，具有结直肠癌或子宫内膜癌家族史，应进行基因突变筛查。

没有子宫内膜癌的Lynch综合征患者，应每年进行子宫内膜组织活检筛查，这些患者可考虑进行预防性子宫切除术和双侧输卵管卵巢切除术。

2 子宫内膜癌分期

子宫内膜癌分期采用2009年修订的国际妇产科联合会（FIGO）分期系统（表7-3），此分类界定子宫内膜癌分期是基于手术病理的表现。

要想对子宫内膜癌进行完整的手术分期，需要行子宫切除术和双侧输卵管-卵巢切除术，对腹膜可疑病变活检评估腹腔情况，冲洗腹腔和盆腔进行细胞学检查，以及行盆腔和腹膜后淋巴结切除术。浆液性癌、透明细胞癌和癌肉瘤患者，手术分期应与卵巢癌相同。

FIGO 2009分期如下（表7-3）。

Ⅰ期，肿瘤局限于子宫。此期分为2个亚期：ⅠA期（肿瘤侵犯肌层小于50%）和ⅠB期（肿瘤侵犯肌层大于或等于50%）。

Ⅱ期，肿瘤侵犯宫颈基质，但没有超出子宫。

Ⅲ期分为3个亚期：ⅢA期，肿瘤侵犯浆膜或（和）附件（直接侵犯或转移）；ⅢB期，侵及子宫旁和（或）阴道（直接侵犯或转移）；ⅢC期，淋巴结受累

（ⅢC1即盆腔淋巴结阳性和ⅢC2即主动脉旁淋巴结阳性）。

Ⅳ期也分为2个亚期，如果肿瘤侵犯膀胱黏膜和（或）肠道黏膜考虑为ⅣA期；出现远处转移包括腹部转移和（或）腹股沟阳性淋巴结，则考虑为ⅣB期。

表7-3 子宫内膜癌分期：FIGO 2009

Ⅰ期——肿瘤局限于子宫体内
ⅠA——没有肌层侵犯或侵犯小于50%
ⅠB——肌层侵犯大于或等于50%
Ⅱ期——肿瘤侵犯宫颈基质，但没有超出子宫
Ⅲ期——有局部或区域侵犯
ⅢA——肿瘤侵犯浆膜和（或）附件
ⅢB——出现阴道和（或）子宫旁受累
ⅢC——出现盆腔或主动脉旁淋巴结转移
ⅢC1——出现盆腔淋巴结转移
ⅢC2——出现主动脉旁淋巴结转移，伴或不伴盆腔淋巴结转移
Ⅳ期——肿瘤侵及膀胱黏膜和（或）肠道黏膜，和（或）远处转移
ⅣA——肿瘤侵及膀胱黏膜和（或）肠道黏膜
ⅣB——出现远处转移，包括腹部转移和（或）腹股沟淋巴结转移

FIGO分期没有考虑MRI成像，由于MRI成像具有较高的对比分辨率和可重复性，在病变的术前分期起重要作用，因此，MRI对于评价患者是否适合手术治疗至关重要。

Ⅰ期患者复发危险性低，是否进行盆腔和主动脉旁淋巴结切除完成手术分期还没有达成共识。然而，众所周知，肿瘤组织类型和分级、肌层侵犯大于或等于50%以及淋巴血管间隙侵犯都与淋巴结转移和生存率有关。在这些因素中，只有组织学

类型和分级在没有影像学检查之前就可术前评估。尽管如此，有报道称术前和术后肿瘤组织学评价结果相差高达15%。

MRI能精准确定肌层侵犯的深度，因此，应和组织病理学分级一起来决定患者是否进行盆腔和主动脉旁淋巴结切除术以及排除低危患者采取手术等，从而避免与手术相关的发病率。据报道，30%以上子宫内膜癌肌层侵犯大于或等于50%的患者发生淋巴结转移，肌层侵犯小于50%的患者发生淋巴结转移的概率仅为5%。

淋巴血管间隙侵犯通常在术后评价，不仅与淋巴结受累的可能性有关，也与肿瘤复发和生存率较差有关。很少有研究涉及MRI在诊断淋巴管血管间隙受累中的作用。然而，Nougaret等的研究显示肿瘤体积和ADC有助于淋巴管血管间隙受累的预测。

宫颈基质侵犯也与淋巴结转移和生存率差有关，MRI能准确诊断宫颈基质侵犯和子宫旁侵犯，这对外科医生避免切开肿瘤从而进行广泛切除尤为重要。

此外，MRI有助于诊断累及附件和腹膜的晚期肿瘤，这通常是腹腔镜和机器人手术的禁忌证。MRI还可以诊断其他子宫外共存的病变，从而帮助确定手术方法。

因此，MRI不仅用于辅助外科手术的设计，也可选择晚期和手术困难的病例，引导他们到肿瘤专科中心就诊。

MRI也有助于确定活检证实为腺癌的肿瘤的起源位置（宫颈或子宫内膜）（图7-2）。Vargas及其同事的研究显示，MRI评价肿瘤中心确定腺癌源自子宫内膜或宫颈的准确率达85%～88%。而且，子宫内膜增厚、肿块引起的子宫腔扩

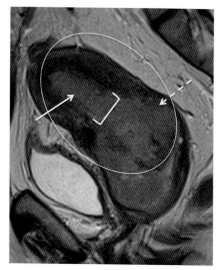

图7-2 53岁女性，子宫内膜癌侵及宫颈基质。矢状位T2WI区别子宫内膜和宫颈起源的腺癌具有挑战性，放射医生应该寻找肿瘤（>50%）（圆圈所示）的中心，以及帮助确定子宫内膜起源的其他征象，如子宫内膜厚度（箭头所示）、肿块引起的子宫腔扩大（订书钉形符号所示）和子宫肌层侵袭（虚线箭头所示）

大以及肿瘤侵犯肌层有助于二者的鉴别。这种区别很重要，早期宫颈腺癌采用手术治疗，晚期宫颈腺癌采用化疗和放疗，而子宫内膜癌主要采用手术治疗。

尽管保留生育能力的孕酮治疗不是子宫内膜癌的治疗标准，但治疗未侵犯肌层的低级别子宫内膜癌时根据患者的需求，可予考虑。这些情况下，非常有必要应用MRI来评价患者是否适合这种方法。

2.1 子宫内膜癌分期的MRI方案

我们机构子宫内膜癌分期的MRI方案如下（表7-4）。

嘱患者检查前禁食4～6小时，检查前一天和检查当天早上应用快速通便灌肠清洁肠道，鼓励患者检查前排空尿液，避免膀胱膨胀降低T2WI质量。

为了降低肠道蠕动，提高图像质量，检查前可静脉注射1mg胰高血糖素，或者肌内或静脉内注射20mg或40mg丁溴东莨菪碱。

表7-4　子宫内膜癌分期的MRI方案

子宫内膜癌分期的 MRI 方案
腹部
T2FSE 轴位（6mm/1mm）——从膈肌至髂嵴
轴位 DWI 及其相应的 ADC 图（6mm）
盆腔
T1 FSE 轴位（5mm/0.5mm）
T2 FSE 轴位（5mm/0.5mm）；T2 FSE 矢状位（4mm/0.4mm）；T2 FSE 子宫体斜轴位（垂直于子宫腔）（4mm/0.4mm）；
子宫体斜轴位平面动态对比增强研究：3D T1，FS 对比剂应用前后，5 个采集期相（直至 150 秒；2mm）
轴位 DWI 及其相应的 ADC 图（5mm/0.5mm）
方案变化
如果疑有宫颈侵犯
宫颈斜轴位 T2 FSE（垂直于宫颈管；4mm/0.4mm）
矢状位动态对比增强研究：3D T1，FS 对比剂应用前后，5 个采集期相（直至 150 秒；2mm）
注射对比剂后延迟期（4 分钟；2mm）宫颈斜轴位平面 3D T1，FS

建议患者不要使用阴道塞。

采用1.5T或3.0TMRI扫描仪。与1.5T MRI比较，3.0T MRI评价子宫内膜癌没有更明显的益处，因为3.0T MRI更容易产生磁易感性伪影和化学位移伪影，影响图像质量。

应用盆腔相控阵线圈，前面和上面加用饱和带。

全程检查患者取仰卧位，不合作患者可采用俯卧位。

评价晚期患者时，采用快速恢复、快速自旋回波T2WI（6mm/1mm，屏气）进行腹部轴位（自膈肌至髂嵴）扫描，也应获得腹部轴位弥散加权成像（DWI）（6mm，b值＝0s/mm^2、500s/mm^2、1000s/mm^2）及其相应的ADC图。

盆腔检查应采用轴位快速自旋回波T1-加权成像（5mm/0.5mm）、轴位快速自旋回波T2-加权成像（5mm/0.5mm）和矢状位快速自旋回波T2-加权成像（4mm/0.4mm）。

快速自旋回波斜轴位T2-加权成像（垂直于子宫腔，4mm/0.4mm）有助于评价子宫肌侵犯情况（图7-3）。

以速率2ml/s静脉注射0.1mmol/kg钆基对比剂后进行动态对比增强MRI成像。我们机构采用3D梯度回波脂肪抑制T1加权序列采集数据，注射对比剂前及注射后在斜轴位（垂直于子宫腔）平面上获得5个期相，直至150秒（2mm）。肾功能障碍患者避免应用动态研究。

轴位平面获取DWI（5mm/0.5mm，b值＝0s/mm^2、600s/mm^2、1000s/mm^2）和相应的ADC图。

如果疑有宫颈侵犯，应获得宫颈斜轴位快速自旋回波T2WI（垂直于宫颈管，4mm/0.4mm）来评价子宫旁侵犯情况（图7-3）。这些病例应在矢状位进行动态研究，采用3D梯度回波脂肪抑制T1加权序列采集数据，注射对比剂前及注射后获得5个期相，直至150秒（2mm）。并且，还应获得延迟期（4分钟，2mm）宫颈的斜轴位3D梯度回波脂肪抑制T1WI图像，便于更好地评价宫颈基质侵犯情况（图7-3）。

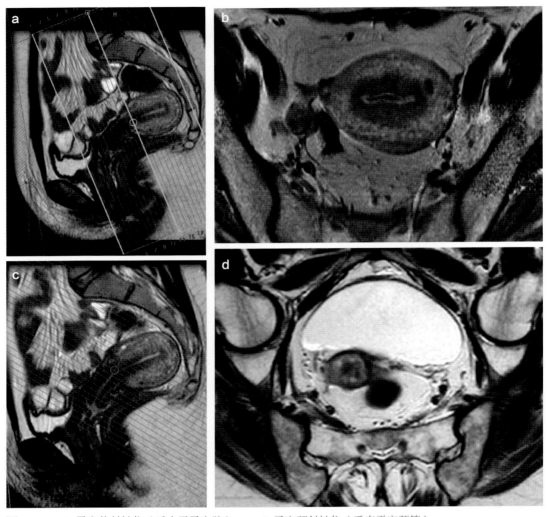

图7-3　a、b.子宫体斜轴位（垂直于子宫腔）；c、d.子宫颈斜轴位（垂直于宫颈管）

2.2　根据子宫内膜癌分期的MRI表现

在常规成像中，T2WI显示正常子宫解剖较好。子宫内膜呈高信号，结合带呈低信号，外层子宫肌层表现为中等信号（图7-4）。

子宫内膜癌在T1WI上信号与子宫内膜相等，在T2WI上最常显示为不均匀中等信号和高信号，然而也可呈低信号（图7-5）。

在DCE-MRI动脉期（约30秒），子宫内膜肿瘤强化早于正常子宫内膜，因此，是检查局限于子宫内膜内的子宫内膜小肿瘤最合适的序列。而在平衡期（120～180秒），肿瘤相对于子宫肌呈低信号，然而也可保持等信号，少数甚至呈高信号（图7-5和图7-6）。

肿瘤在DWI-MRI上常表现为弥散受

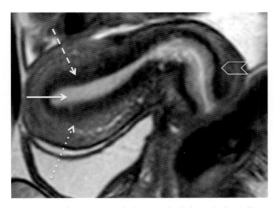

图7-4 正常子宫T2加权解剖。矢状位T2加权成像,子宫内膜呈高信号(箭头所示);结合带呈低信号(虚线箭头所示);外层子宫肌呈中等信号(点箭头所示);宫颈基质呈低信号(三角箭头所示)

限(在高b值序列上呈高信号,在相应的ADC图上呈低信号)(图7-6),ADC值明显低于正常子宫内膜和良性病变如子宫内膜息肉和黏膜下平滑肌瘤(图7-7),因此,当活检困难(如宫颈狭窄)或组织病理学尚不明确时,这一功能序列有助于子宫内膜肿瘤的诊断。由于宫腔内分泌液潴留也可表现为弥散受限,交叉参考常规序列可避免诊断错误。

一些研究显示,肿瘤分级、侵袭性和ADC值之间没有相关性,然而,一些研

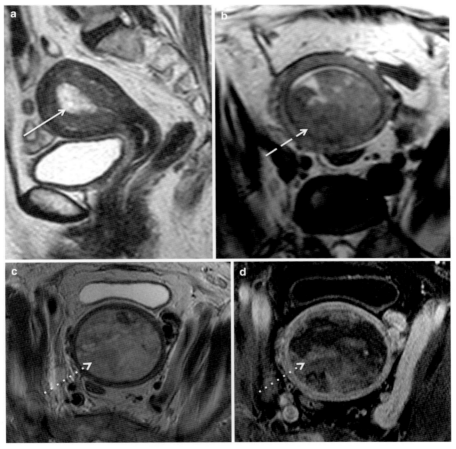

图7-5 子宫内膜癌MRI特点。a. 矢状位T2加权成像显示子宫内膜样癌呈不均匀高信号(箭头所示);b. 斜轴位T2加权成像显示子宫内膜样癌呈低信号,一种少见表现(虚线箭头所示);c、d. 斜轴位T2加权成像显示子宫内膜样癌呈不均匀高信号(点箭头所示),扩张子宫腔,压迫子宫肌层;注射钆剂后平衡期相对于外层子宫肌表现为混合性低信号和等信号(点箭头所示)

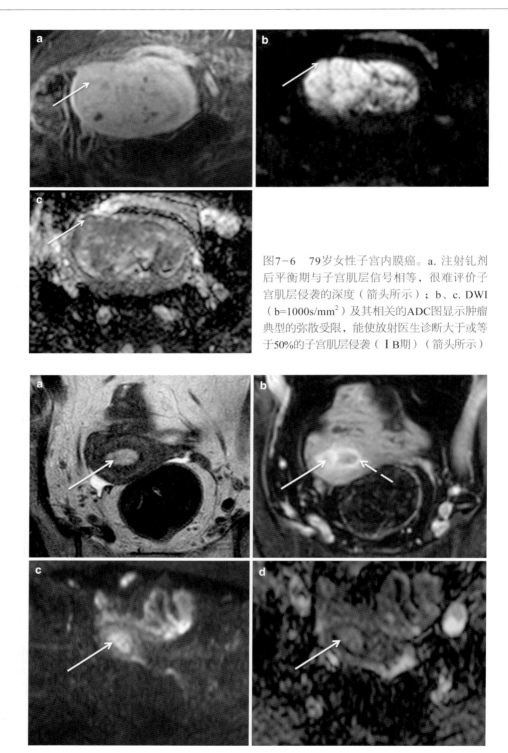

图7-6　79岁女性子宫内膜癌。a. 注射钆剂后平衡期与子宫肌层信号相等，很难评价子宫肌层侵袭的深度（箭头所示）；b、c. DWI（b=1000s/mm²）及其相关的ADC图显示肿瘤典型的弥散受限，能使放射医生诊断大于或等于50%的子宫肌层侵袭（ⅠB期）（箭头所示）

图7-7　60岁女性子宫良性息肉。a. 斜轴位T2WI显示子宫腔内可见一不均匀高信号；b. 注射钆剂后斜轴位3D脂肪抑制T1WI动脉期（30秒）显示病变不均匀强化（箭头所示），与外层子宫肌（虚线箭头所示）相比，此期结合带显著强化；良性息肉的T2WI和DCE-MRI特征类似于子宫内膜癌；c. 轴位DWI（b=1000s/mm²）显示肿瘤呈高信号；d. ADC图也呈高信号。与子宫内膜癌不同，良性息肉不表现为弥散受限

究认为较高级别的肿瘤伴有较低的ADC值，但也指出ADC值评估组织学分级有相当大的重叠。此外，伴有大量坏死的高级别肿瘤也被发现ADC值较高。

2.2.1　Ⅰ期病变

　　Ⅰ期子宫内膜癌大约占子宫内膜癌的74%。面对Ⅰ期子宫内膜癌，放射医生最重要的作用是确定子宫肌层的侵犯范围，如果肿瘤侵犯肌层小于50%，归为ⅠA期；如果肿瘤侵犯肌层大于或等于50%，归为ⅠB期（图7-8和图7-9）。如果患者考虑进行保留生育能力的治疗，清楚界定肿瘤局限于子宫内膜或侵犯浅表子宫肌层的标准很重要，后者不能用此方法治疗（图7-10）。

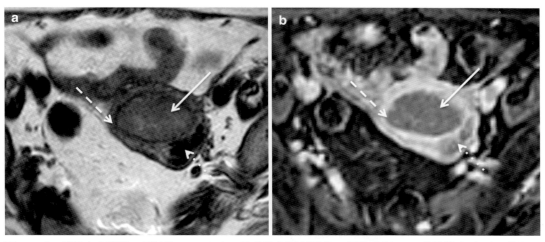

图7-8　ⅠA期子宫内膜癌。斜轴位T2WI（a）、注射钆剂后斜轴位3D脂肪抑制T1WI动脉期（b）（30秒），结合带在T2WI上保留低信号，注射钆剂后动脉期规则性强化（虚线箭头所示），因此肿瘤局限于子宫腔内（箭头所示）。注意子宫体后壁壁内平滑肌瘤（点箭头所示）

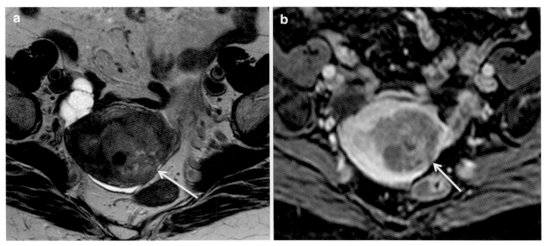

图7-9　85岁女性ⅠB期子宫内膜癌。斜轴位T2WI（a）、注射钆剂后斜轴位3D脂肪抑制T1WI平衡期（b）（120秒），肿瘤延及子宫肌左后壁的外侧部分（箭头所示），注射钆剂后平衡期显示清楚，低信号肿瘤和高信号外层子宫肌之间的对比噪声比更显著

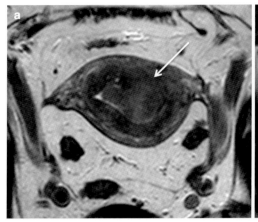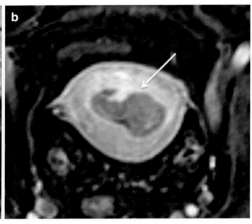

图7-10 子宫内膜样癌患者考虑保留生育能力的治疗。斜轴位T2WI（a）、注射钆剂后斜轴位3D脂肪抑制T1WI动脉期（b）（30秒），斜轴位T2WI不能确定子宫肌层侵犯，而DCE-MRI动脉期清楚显示无结合带断裂，因此肿瘤未侵及子宫肌层

T2加权成像有助于确定子宫肌层侵犯，子宫肌层局部或弥漫性增厚而结合带清晰完整，则是肿瘤局限于子宫内膜的征象（图7-8）；低信号结合带被破坏和不规则，意味着浅表子宫肌层侵犯。

子宫肌层侵犯深度取决于肿瘤侵入肌层最深处剩余子宫肌层的厚度。

然而，有些情况下T2WI评价子宫肌侵犯较困难，甚至不可能，如出现：宫角肿瘤（图7-11）、纤维瘤样子宫（图7-11）、绝经后结合带不明显（图7-12）、绝经后子宫肌层较薄（图7-13）、子宫腺肌病子宫（图7-14）、息肉样子宫、先天异常（图7-15），以及肿瘤与子宫肌层等信号或信号差别小（图7-6和图7-16）。这些情况下，DCE-MRI和DWI-MRI起重要作用，需要结合T2WI。

在DCE-MRI上，结合带与子宫内膜肿瘤相比，动脉期（约30秒）明显强化。子宫内膜下强化中断常提示子宫肌侵犯，这对于考虑保留生育能力治疗的患者尤其重要，而FIGO 2009界定Ⅰ期病变仅基于子宫肌出现内侧或外侧侵犯（图7-10）。

相反，平衡期（约120秒）能较好地诊断深部子宫肌层侵犯，子宫肌外层和子宫内膜肿瘤在此期的对比噪声比更显著，前者呈明显高信号，而后者通常呈低信号（图7-9，图7-13和图7-15）。必须注意肿瘤周围炎症强化，这可夸大子宫肌层侵犯的表现。

DWI-MRI在评估肌层浸润中非常有用，特别是不能接受静脉内注射对比剂的患者、注射对比剂后肿瘤与子宫肌层呈等信号或相对高信号的患者以及子宫腺肌病患者（图7-16，图7-14和图7-16）。

此外，DWI-MRI评价子宫肌侵犯情况非常准确。最近研究显示，DWI-MRI评价子宫肌层侵犯明显优于DCE-MRI。

Rechichi等通过前瞻性研究指出，DWI-MRI能高度精准评价子宫肌层侵犯的深度，也许可以取代DCE-MRI辅助T2加权图像术前评价子宫内膜癌。Bonatti等的研究结果也支持该结论，也认为T2加权成像和DWI能替代T2加权成像和对比增强T1加

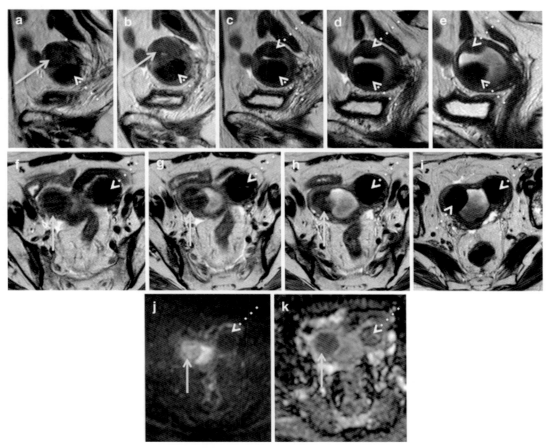

图7-11 71岁子宫内膜腺癌，之前因宫颈癌放疗而住院。a～e. 矢状位T2WI不能清楚显示右侧子宫较小的等信号肿瘤（黄色箭头所示），可见黏膜下平滑肌瘤（点箭头所示）；f～i. 斜轴位T2WI则显示等信号病变较好，能够清楚与低信号平滑肌瘤相鉴别；j. 轴位DWI（b=1000s/mm²）显示肿瘤呈高信号；k. ADC图呈低信号，因此肿瘤弥散受限。相反，左侧子宫角平滑肌瘤不显示弥散受限

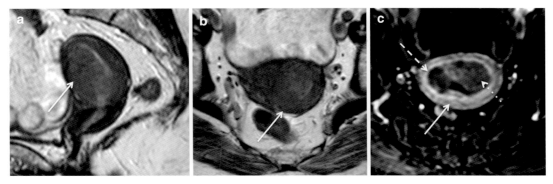

图7-12 72岁女性ⅠA期子宫内膜黏液性癌，结合带较薄。矢状位T2WI（a）、斜轴位T2WI（b）、注射钆剂后斜轴位3D脂肪抑制T1WI动脉期（c）（30秒），此绝经后妇女结合带在T2WI上无法识别，很难评价肿瘤侵袭子宫肌层深度，单独应用T2WI可能提示肿瘤侵袭子宫肌层外层部分（箭头所示）。然而，注射钆剂后动脉期则能清楚显示规律强化的结合带（虚线箭头所示），因此肿瘤局限于子宫腔内（点箭头所示）

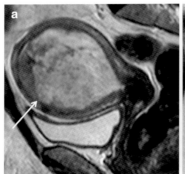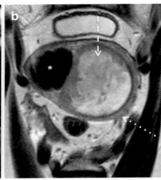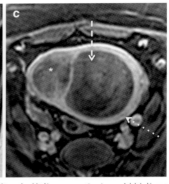

图7-13　72岁女性ⅠA期子宫内膜黏液性癌，肿瘤较大引起子宫肌变薄。矢状位T2WI（a）、斜轴位T2WI（b）、注射钆剂后斜轴位3D脂肪抑制T1WI平衡期（c）（120秒），T2WI图像上息肉样肿瘤基底部变形，很难与肿瘤侵袭外层子宫肌相鉴别（箭头所示）；对比增强平衡期清楚显示低信号肿瘤（虚线箭头所示），没有侵及外层子宫肌（点箭头所示）。注意T2低信号的壁内平滑肌瘤（星号所示）

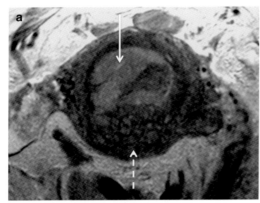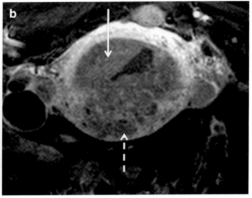

图7-14　71岁女性子宫内膜样癌，伴子宫腺肌病。斜轴位T2WI（a）、注射钆剂后斜轴位3D脂肪抑制T1WI平衡期（b）（120秒），后壁子宫腺肌病（虚线箭头所示）在T2WI和对比增强图像上干扰肿瘤（箭头所示）侵犯子宫肌层的评价。DWI有助于此病例的诊断

权成像来术前评价子宫内膜癌。

　　Takeuchi和同事也报道DWI评价子宫肌层侵犯的准确度达94%，而DCE-MRI评价子宫肌层侵犯的准确度是88%。

　　ADC图也显示能准确测定子宫肌层侵犯的深度。

　　尽管如此，最近一篇荟萃分析采纳了9个研究，结果显示：尽管DWI-MRI诊断子宫肌层侵犯的特异性稍高，DCE-MRI和DWI-MRI术前诊断子宫肌层侵犯的敏感性和特异性没有显著的差别。

2.2.2　Ⅱ期病变

　　Ⅱ期病变的特征是宫颈基质侵犯。

　　绝大多数患者，T2WI有助于诊断宫颈基质侵犯，表现为不均匀高信号肿瘤破坏低信号宫颈基质。

　　注射对比剂后，在宫颈斜轴位平面进行延迟（80~240秒）3D梯度回波脂肪抑制T1加权成像也有助于评价宫颈基质侵犯，表现为肿瘤破坏强化宫颈（图7-17）。肿瘤突入宫颈管内而没有侵犯宫颈基质，则可见正常强化的宫颈上皮（图7-18）。

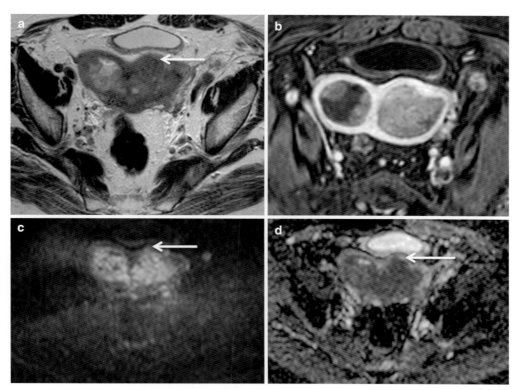

图7-15　76岁女性双角双宫颈子宫，ⅠB期子宫内膜样癌。斜轴位T2WI（a）、注射钆剂后斜轴位3D脂肪抑制T1WI平衡期（b）（120秒）、轴位DWI（b=1000s/mm²）（c）、ADC图（d）。在此双角双宫颈子宫，T2WI和对比增强图像上很难显示肿瘤侵袭前外层子宫肌，DWI及其相关的ADC图则清楚显示肿瘤侵袭前外层子宫肌的弥散受限局部区域，肿瘤分期为ⅠB期

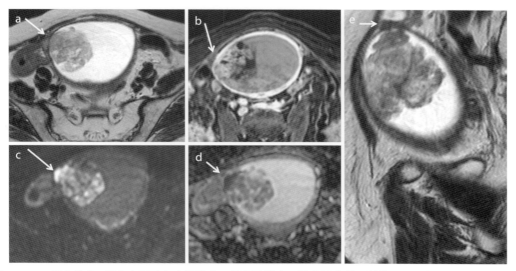

图7-16　68岁女性ⅠB期息肉样子宫内膜样癌，子宫腔扩大，子宫肌变薄。轴位T2WI（a）、注射钆剂后斜轴位3D脂肪抑制T1WI平衡期（b）（120秒）、轴位DWI（b=1000s/mm²）（c）、ADC图（d）、矢状位T2WI（e）。对比增强平衡期显示子宫内膜样肿瘤不均匀，可见相对于外层子宫肌的低信号区和高信号区，很难评价子宫肌层受侵；DWI及其相应的ADC图（箭头所示）在这个变薄的子宫肌层中显示肿瘤侵犯外层子宫肌较好

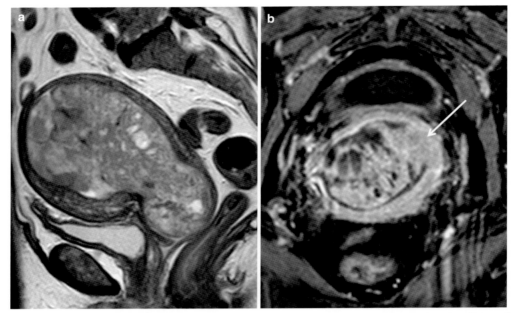

图7-17　83岁女性Ⅱ期子宫内膜样癌。矢状位T2WI（a）、注射钆剂后宫颈斜轴位（垂直于宫颈管）3D脂肪抑制T1WI晚期（b）（4分钟）。矢状位T2WI显示一体积较大的子宫内膜肿瘤脱入宫颈管，宫颈斜轴位有助于检查基质侵犯，特别是在钆剂注射后晚期（4分钟）更明显（箭头所示）

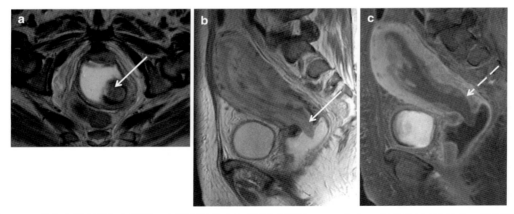

图7-18　子宫内膜癌脱入宫颈管。宫颈斜轴位（垂直于宫颈管）T2WI（a）、矢状位T2WI（b）、注射钆剂后矢状位3D脂肪抑制T1WI平衡期（c）（120秒）。斜轴位和矢状位T2WI怀疑宫颈侵犯，然而，宫颈上皮强化正常，未见断裂，排除Ⅱ期病变

2.2.3　Ⅲ期病变

Ⅲ期病变的定义是肿瘤局部或区域性扩散，分为3个亚期。

ⅢA期子宫内膜癌指肿瘤侵及浆膜和（或）附件（图7-19和图7-20）。T2WI显示浆膜低信号破坏或DCE-MRI显示子宫肌外侧缘强化消失，都提示浆膜侵犯（图7-19）。卵巢侵犯可由子宫内膜癌穿透子宫肌直接侵犯或转移所致，附件出现结节病灶尤其常见于Ⅱ型子宫内膜癌和高级别子宫内膜样癌。DWI-MRI显示这些病变以及盆腔腹膜疾病非常有用

（图7-20）。

在ⅢB期，肿瘤直接侵犯或跳跃性转移累及子宫旁和（或）阴道（图7-21~图7-23），宫颈斜轴位平面（垂直于宫颈管）检查有助于检查子宫旁侵犯（图7-21）。检查子宫旁侵犯非常重要，可提示医生避免进行单纯子宫切除术，从而进行更广泛的子宫切除。

ⅢC期子宫内膜癌则有淋巴结受累（盆腔淋巴结阳性为ⅢC1期，主动脉旁淋巴结阳性为ⅢC2期）（图7-24）。

MRI检查淋巴结受累的敏感性非常低，它评价淋巴结转移仍然基于形态学标

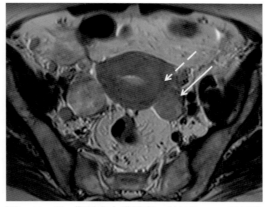

图7-19 ⅢA期子宫内膜样癌。斜轴位T2WI显示浆膜T2低信号断裂（虚线箭头所示），肿瘤侵犯左侧卵巢（箭头所示）

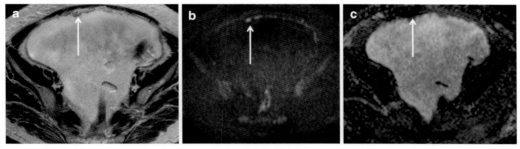

图7-20 ⅢA期子宫内膜样癌，合并腹膜微小结节。轴位T2WI（a）、轴位DWI（b=1000s/mm²）（b）、ADC图（c）。DWI能较好地显示腹膜微小种植（箭头所示）

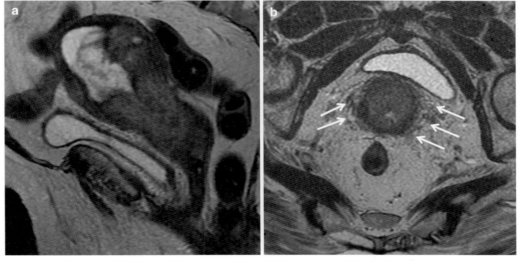

图7-21 ⅢB期子宫内膜样癌。矢状位T2WI（a）、宫颈斜轴位（垂直于宫颈管）T2WI（b）。宫颈斜轴位T2WI能较好地显示子宫旁组织侵犯，可见低信号基质断裂以及子宫旁两侧肿瘤侵犯（箭头所示）

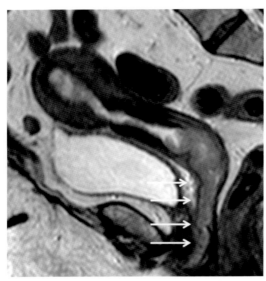

图7-22　ⅢB期子宫内膜样癌。矢状位T2WI显示阴道低信号断裂，侵及阴道下1/3（箭头所示）

准（最短轴直径大于10mm）。DWI-MRI能帮助检查淋巴结，但良、恶性淋巴结的ADC值明显重叠。

2.2.4　Ⅳ期病变

Ⅳ期子宫内膜癌分为2个亚期：ⅣA期是指膀胱和（或）肠道受累（图7-25～图7-26）；ⅣB期则指出现远处转移包括腹部转移和（或）腹股沟淋巴结阳性和（或）肾门上主动脉旁淋巴结阳性（图7-27）。

考虑为ⅣA期子宫内膜癌时，必须清楚看到病变侵犯膀胱和（或）肠道的低信号固有肌层以及高信号黏膜断裂（图7-25

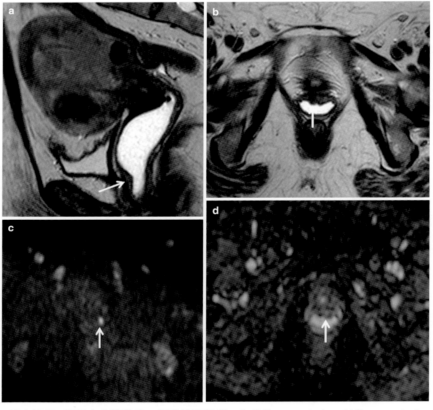

图7-23　62岁女性ⅢB期子宫内膜样癌，阴道跳跃转移。矢状位T2WI（a）、轴位T2WI（b）、轴位DWI（b=1000s/mm²）（c）、ADC图（d）。阴道下1/3前壁可见一弥散受限的小病变（箭头所示），诊断为阴道转移

和图7-26），此外，腔内也可看到强化的肿瘤（图7-25和图7-26）。这一点在与膀胱大疱性水肿（肿瘤累及膀胱浆膜和肌层而没有累及黏膜的征象）的鉴别诊断中非常重要，后者不考虑ⅣA期。

远处血行转移最常累及肝、肺和骨骼（图7-27），但这种情况罕见。

在2型子宫内膜癌和高级别子宫内膜样子宫内膜癌中，ⅣB可出现类似于卵巢癌伴腹膜转移癌的表现。

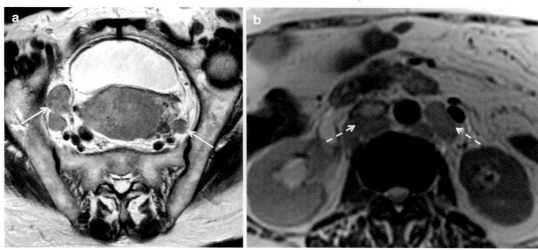

图7-24　ⅢC期子宫内膜癌。a.轴位T2WI显示盆腔淋巴结病变（箭头所示）（ⅢC1期）；b.轴位T2WI显示主动脉旁淋巴结病变（虚线箭头所示）（ⅢC2期）

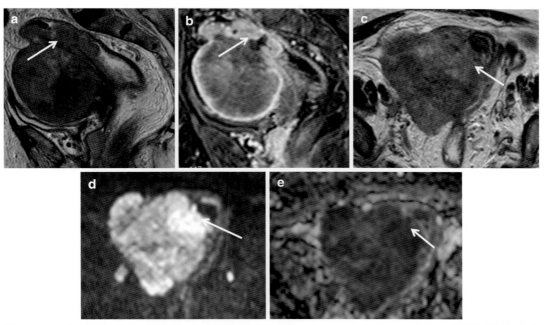

图7-25　75岁女性ⅣA期子宫内膜样癌，侵及乙状结肠（箭头所示）。矢状位T2WI（a）、注射钆剂后矢状位3D脂肪抑制T1WI平衡期（b）（120～180秒）、轴位T2WI（c）、轴位DWI（b=1000s/mm² ）（d）、ADC图（e）。T2WI显示低信号乙状结肠壁断裂，侵及黏膜，腔内可见强化肿瘤，肿瘤（包括乙状结肠腔内）也显示显著弥散受限

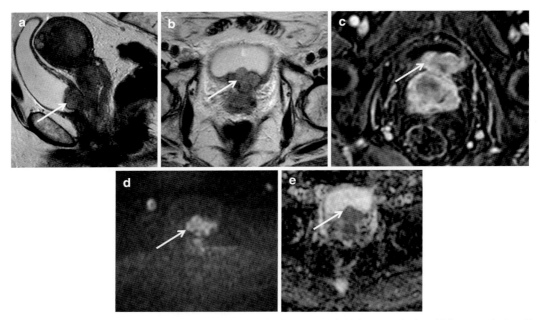

图7-26　76岁女性ⅣA期子宫内膜样癌，侵及膀胱（箭头所示）。矢状位T2WI（a）、轴位T2WI（b）、注射钆剂后斜轴位3D脂肪抑制T1WI平衡期（120秒）（c）、轴位DWI（b=1000s/mm²）（d）、ADC图（e）。T2WI显示低信号膀胱壁断裂，侵及黏膜，腔内可见强化肿瘤，肿瘤（包括膀胱腔内）也显示显著弥散受限

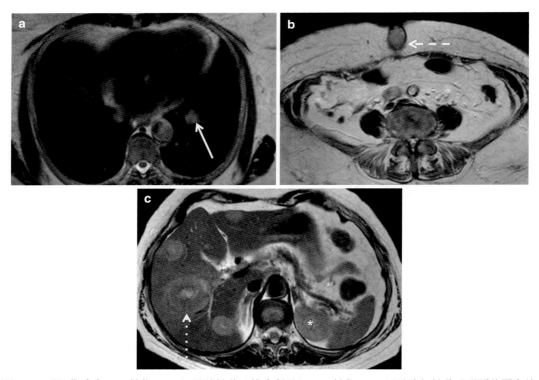

图7-27　ⅣB期病变。a. 轴位T2WI显示肺转移（箭头所示）；b. 轴位T2WI显示脐部转移（玛丽约瑟夫结节）（虚线箭头所示）；c. 轴位T2WI显示肝转移（点箭头所示）和左侧肾上腺转移（星号所示）

3 功能性MRI在评价子宫内膜癌方面的最新进展

MRI灌注成像是在钆剂通过肿瘤的过程中反复采集得到的一系列图像。获得的肿瘤信号强度随时间变化图以及定量灌注图，能够评价肿瘤的微血管结构参数。灌注MRI评价子宫内膜癌的价值还没有确立，需要进一步研究来验证其潜在的益处。

Haldorsen等认为DCE-MRI能够为子宫内膜癌的组织亚型和临床病程提供一些新的信息。而其他一些关于DCE灌注MRI和肿瘤分级的研究得出了相反的结果。

4 治疗方法

4.1 手术

所有医学上可手术治疗的子宫内膜癌患者，都应考虑手术。

子宫内膜癌的标准手术方法包括子宫全部切除和双侧输卵管卵巢切除，对可疑腹膜病变活检以评估腹腔情况，腹腔冲洗进行细胞学检查，至少要切除肿大淋巴结。

尽管系统性盆腔和主动脉旁淋巴结病变被认为是FIGO手术病理分期的一部分，但在Ⅰ期子宫内膜癌治疗中是否将其一并切除，还没有达成共识。

一项随机研究显示，系统性淋巴结切除的患者，术后并发症发生率较高，无病生存率和总的生存率没有提高。ASTEC手术试验也证实早期肿瘤患者进行盆腔淋巴结切除不能提高总的生存率或无复发生存率。这两项研究都有严重的局限性，必须

谨慎解读。

此外，一项大型回顾性研究（SEPAL研究）显示，中等（FIGO ⅠA期和ⅠB期，3级子宫内膜样癌；FIGO ⅠB期，1和2级子宫内膜样癌伴淋巴血管间隙侵犯；FIGO ⅠC和Ⅱ期子宫内膜样癌；任何2型子宫内膜癌）和高危（FIGO Ⅲ和Ⅳ期子宫内膜样癌）子宫内膜癌患者进行盆腔和主动脉旁淋巴结联合切除术可提高生存率。

Ⅱ期患者应考虑进行根治性子宫切除术，把双侧输卵管卵巢和盆腔、主动脉旁淋巴结切除。

功能状态良好的晚期患者（FIGO Ⅲ和Ⅳ期），对可切除肿瘤做最大减瘤手术。ⅣA期患者以及转移患者应考虑姑息手术盆腔前后壁清除术。

浆液性癌、透明细胞癌和癌肉瘤患者的手术病理分期应与卵巢癌患者的手术病理分期相同。浆液性癌和透明细胞癌发生于萎缩的子宫内膜，即使没有子宫肌侵犯，也可出现远处转移，因此，应进行大网膜切除、膈肌细胞学检查或活检和随机腹膜活检，强制性切除盆腔和主动脉旁淋巴结。

4.2 辅助治疗

放射治疗常用作辅助治疗，采用体外照射治疗（EBRT）和阴道近距离照射治疗（VBT）。

辅助放疗的目的是消除淋巴结和包括阴道穹隆在内的盆腔中心区域显微镜下病变，减少复发的危险性。

按照2014年美国放射肿瘤学会（ASTRO）指南，子宫内膜样癌不需要

辅助放疗的是子宫切除标本没有残留肿瘤的患者以及没有肌层侵犯或小于50%肌层侵犯的1级或2级子宫内膜癌患者，特别是没有高危特点的患者。没有肌层侵犯的3级子宫内膜样癌以及1级或2级癌伴有小于50%肌层侵犯和高危因素如年龄大于60岁和（或）淋巴血管间隙侵犯，可适当选取VBT治疗或不用VBT治疗。

这些指南也认同子宫内膜样癌患者接受阴道穹隆近距离照射和盆腔照射治疗具有相同的有效性，应该优先考虑。这些患者包括1级或2级癌伴有大于或等于50%肌层侵犯的患者以及3级肿瘤伴小于50%肌层侵犯的患者。

为了减低盆腔复发率，以下早期子宫内膜癌患者应接受EBRT治疗：Ⅰ期，3级癌伴大于或等于50%肌层侵犯或伴宫颈基质侵犯；Ⅱ期，1级或2级癌伴大于或等于50%肌层侵犯和其他危险因素如年龄大于60岁和（或）淋巴血管间隙侵犯。

如果存在负性预后因素，Ⅰ、Ⅱ期患者应采取盆腔放疗和（或）化疗。

EBRT和辅助化疗是Ⅲ期和ⅣA期患者的合理选择。这些患者应进行同步放化疗，之后再予以辅助化疗。

如果出现转移，同步放化疗可作为姑息性治疗。

浆液性癌、透明细胞癌和癌肉瘤患者应考虑应用铂类辅助化疗，可同步或不同步放射治疗。

4.3 保留生育能力的治疗

想保留生育能力的患者以及不典型子

宫内膜增生或MRI表现为1级子宫内膜样癌不伴肌层侵犯的患者可应用孕酮治疗来保留患者的生育能力。然而，这不是治疗的标准，这种保守决定势必隐藏多种危害，包括：子宫内膜癌分期不恰当和治疗不当，出现同时性或异时性癌，出现遗传基因易感性，缺乏标准医疗管理和监督。

5 随访和子宫内膜癌复发

仅15%的患者发生肿瘤复发，而绝大多数肿瘤复发（80%）都发生在最初3年之内。

随访原则是最初2年每3~4个月进行一次临床和妇科检查，直到第5年每6个月一次。

随访期间，放射检查仅用于有临床指征的患者。

大多数子宫内膜癌复发发生在淋巴结（46%）和阴道穹隆（42%），也有报道发生于腹膜和肺，但很少见。

MRI有助于阴道穹隆肿瘤复发的诊断，典型表现为与原发肿瘤相同的信号特征，常表现为肿块破坏低信号阴道壁。在这些病理中，MRI在确定盆腔复发肿瘤手术切除的可能性方面起重要作用。

PET-CT检查复发肿瘤显示出很高的敏感性（93%）、特异性（93%）和准确性（93%），然而，需要更多的较大规模的前瞻性研究以确定它在常规筛查中的作用。

5.1 复发的治疗

根据复发肿瘤的位置、治疗史以及病

变的初始分期，治疗方法不同。

阴道复发最常见，标准治疗是EBRT治疗联合VBP治疗。

盆腔中心复发通常采用手术和放射治疗，而盆腔区域复发尽可能采用放射治疗联合化疗。

浆液性癌和透明细胞癌复发，应采用与治疗卵巢癌相同的化疗制剂进行治疗。

6　预后

如前所述，子宫内膜癌的结局通常较好，预后因素包括组织亚型、组织分级、肿瘤分期、侵袭深度以及淋巴血管间隙的侵犯。

据报道，ⅠA和ⅠB期的5年生存率分别为88%和75%；Ⅲ期不同亚型的预后彼此之间差别很大，ⅢC1期的5年生存率是58%，而ⅢC2期是47%；Ⅳ期的5年生存率是15%~17%。

淋巴结转移即主动脉旁淋巴结转移对预后有很大的影响。报道称，肿瘤分期、淋巴血管间隙受累与否以及子宫肌层侵犯深度是淋巴结肿瘤侵犯的高危因素。

子宫肌层外半部分侵犯也与5年生存率下降呈强相关，此外，淋巴血管间隙受累患者的5年生存率是64%，而淋巴血管间隙未受累患者的5年生存率达88%。

总结

按照FIGO分级系统，不考虑应用MRI。尽管如此，MRI在子宫内膜癌术前分期中起重要作用，可以帮助临床医生确定最佳治疗方案。此外，MRI在并发症的诊断、治疗反应的检测以及评价肿瘤复发方面也很重要。

功能性MRI技术以及特殊MRI序列平面对防止子宫内膜癌分期失误起重要作用。

为了防止诊断错误和指导合理治疗，放射医生应该掌握子宫内膜癌各期常见的MRI表现以及在评价子宫内膜癌时常犯的错误。

参考文献

Amant F, Moerman P, Neven P, Timmerman D, Van Limbergen E, Vergote I (2005) Endometrial cancer. Lancet 366(9484):491–505.

Amant F, Moerman P, Neven P, Timmerman D, Van Limbergen E, Vergote I (2007) Treatment modalities in endometrial cancer. Curr Opin Oncol 19(5):479–485.

American Cancer Society (2016) http://www.cancer.org/cancer/endometrialcancer/detailedguide/endometrialuterine-cancer-survival-rates. Accessed 25 May 2016.

Andreano A, Rechichi G, Rebora P, Sironi S, Valsecchi MG, Galimberti S (2014) MR diffusion imaging for preoperative staging of myometrial invasion in patients with endometrial cancer: a systematic review and meta-analysis. Eur Radiol 24(6):1327–1338.doi:10.1007/s00330-014-3139-4.

ASTEC Study Group, Kitchener H, Swart AM, Qian Q, Amos C, Parmar MK (2009) Efficacy of systematic pelvic lymphadenectomy in endometrial cancer (MRC ASTEC trial): a randomised study. Lancet 373(9658):125–136. doi:10.1016/S0140-6736(08)61766-3.

Beddy P, Moyle P, Kataoka M, Yamamoto AK,

Joubert I, Lomas D et al (2012) Evaluation of depth of myome-trial invasion and overall staging in endometrial can-cer: comparison of diffusion-weighted and dynamic contrast-enhanced MR imaging. Radiology 262(2):530–537. doi:10.1148/radiol.11110984.

Benedetti Panici P, Basile S, Maneschi F, Alberto Lissoni A, Signorelli M, Scambia G et al (2008) Systematic pelvic lymphadenectomy vs no lymphadenectomy in early-stage endometrial carcinoma: randomized clini-cal trial. J Natl Cancer Inst 100(23):1707–1716. doi:10.1093/jnci/djn397.

Bennet GL, Andreotti RF, Lee SI, Dejesus Allison SO, Brown DL, Dubinsky T et al (2011 Jul) ACR Appropriateness Criteria? on Abnormal Vaginal Bleeding. J Am Coll Radiol 8(7):460–468. doi:10.1016/j.jacr.2011.03.011.

Bharwani N, Miquel ME, Sahdev A, Narayanan P, Malietzis G, Reznek RH et al (2011) Diffusion-weighted imaging in the assessment of tumour grade in endometrial cancer. Br J Radiol 84(1007):997–1004. doi:10.1259/bjr/14980811.

Bonatti M, Stuefer J, Oberhofer N, Negri G, Tagliaferri T, Schifferle G et al (2015) MRI for local staging of endometrial carcinoma: is endovenous contrast medium administration still needed? Eur J Radiol 84(2):208–214. doi:10.1016/j.ejrad.2014.11.010.

Boronow RC (1990) Advances in diagnosis, staging, and management of cervical and endometrial cancer Stages I and II. Cancer 65(3 Suppl):648–659.

Bri?t JM, Hollema H, Reesink N, Aalders JG, Mourits MJE, Hoor ten KA et al (2005) Lymphvascular space involvement: an independent prognostic factor in endometrial cancer. Gynecol Oncol 96(3):799–804.

Calle EE, Kaaks R (2004) Overweight, obesity and can-cer: epidemiological evidence and proposed mecha-nisms. Nat Rev Cancer 4(8):579–591.

Cancer Incidence Statistics (2015) http://www.cancerre-searchuk.org/health-professional/cancer-statistics/sta-tistics-by-cancer-type/uterine-cancer. Accessed on 22 May 2015.

Colombo N, Preti E, Landoni F, Carinelli S, Colombo A, Marini C et al (2013) Endometrial cancer: ESMO Clinical Practice Guidelines for diagnosis, treatment and follow-up. Ann Oncol 24(Suppl 6):vi33–vi38. doi:10.1093/annonc/mdt353.

Colombo N, Creutzberg C, Amant F, Bosse T, González-Martín A, Ledermann J et al (2016). ESMO-ESGO-ESTRO consensus conference on endometrial cancer: diagnosis, treatment and follow- up. Int J Gynecol Cancer 26(1):2–30. doi:10.1097/IGC.0000000000000609.

Creasman W (2009) Revised FIGO staging for carcinoma of the endometrium. Int J Gynaecol Obstet 105(2):109. doi:10.1016/j.ijgo.2009.02.010.

Eichhorn JH, Young RH (2001) Neuroendocrine tumors of the genital tract. Am J Clin Pathol 115(Suppl):S94–112.

Epstein E, Blomqvist L (2014) Imaging in endometrial cancer. Best Pract Res Clin Obstet Gynaecol 28(5):721–739. doi:10.1016/j.bpobgyn.2014.04.007.

Fanning J, Tsukada Y, Piver MS (1990) Intraoperative frozen section diagnosis of depth of myometrial invasion inen-dometrial adenocarcinoma. Gynecol Oncol 37(1):47–50.

Ferlay J, Soerjomataram I, Ervik M, Dikshit R, Eser S, Mathers C, Rebelo M et al (2013) Cancer Incidence and Mortality Worldwide: IARC CancerBase No. 11 [Internet]. Lyon: International Agency for Research on Cancer. Available from: http://globocan.iarc.fr. Accessed 23 May

2015.

Fisher B, Costantino JP, Redmond CK, Fisher ER, Wickerham DL, Cronin WM (1994) Endometrial can-cer in tamoxifen-treated breast cancer patients: find-ings from the National Surgical Adjuvant Breast and Bowel Project (NSABP) B-14. J Natl Cancer Inst 86(7):527–537.

Frei KA, Kinker K (2001) Staging endometrial cancer: role of magnetic resonance imaging. J Magn Reson Imaging 13(6):850–855.

Frei KA, Kinkel K, Bonél HM, Lu Y, Zaloudek C, Hricak H (2000) Prediction of deep myometrial invasion in patients with endometrial cancer: clinical utility of contrast-enhanced MR imaging–a meta-analysis and bayesian analysis. Radiology 216(2):444–449.

Fujii S, Matsusue E, Kigawa J, Sato S, Kanasaki Y, Nakanishi J et al (2008) Diagnostic accuracy of the apparent diffusion coefficient in differentiating benign from malignant uterine endometrial cavity lesions: ini-tial results. Eur Radiol 18(2):384–389.

Fujii S, Kido A, Baba T, Fujimoto K, Daido S, Matsumura N (2015) Subendometrial enhancement and peri-tumoral enhancement for assessing endometrial cancer on dynamic contrast enhanced MR imag-ing. Eur J Radiol 84(4):581–589. doi:10.1016/j. ejrad.2015.01.004.

Gallego JC, Porta A, Pardo MC, Fernández C (2014) Evaluation of myometrial invasion in endometrial cancer: comparison of diffusion-weighted mag-netic resonance and intraoperative frozen sections. Abdom Imaging 39(5):1021–1026. doi:10.1007/s00261-014-0134-9.

Goldstein RB, Bree RL, Benson CB, Benacerraf BR, Carlos R et al (2001) Evaluation of the woman with postmenopausal bleeding: society of radiologists in ultrasound-sponsored consensus conference state-ment. J Ultrasound Med 20(10):1025–1036.

Gull B, Karlsson B, Milsom I, Granber S (2003) Can ultrasound replace dilation and curettage? A longitudi-nal evaluation of postmenopausal bleeding and trans-vaginal sonographic measurement of the endometrium as predictors of endometrial cancer. Am J Obstet Gynecol 188(2): 401–408.

Gupta JK, Chien PF, Voit D, Clark TJ, Khan KS (2002) Ultrasonographic endometrial thickness for diagnos-ing endometrial pathology in women with postmenopausal bleeding: a meta-analysis. Acta Obstet Gynecol Scand 81(9):799–816.

Haider MA, Patlas M, Jhaveri K, Chapman W, Fyles A, Rosen B (2006) Adenocarcinoma involving the uter-ine cervix: magnetic resonance imaging findings in tumours of endometrial, compared with cervical, ori-gin. Can Assoc Radiol J 57(1):43–48.

Haldorsen IS, Salvesen HB (2012) Staging of endometrial carcinomas with MRI using traditional and novel MRI techniques. Clin Radiol 67(1):2–12. doi:10.1016/j. crad.2011.02.018.

Haldorsen IS, Grüner R, Husby JA, Magnussen IJ, Werner HMJ, Salvesen ?O et al (2013) Dynamic contrast-enhanced MRI in endometrial carcinoma identifies patients at increased risk of recurrence. Eur Radiol 23(10):2916–2925. doi:10.1007/ s00330-013-2901-3.

Hecht JL, Mutter GL (2006) Molecular and pathologic aspects of endometrial carcinogenesis. J Clin Oncol 24(29):4783–4791.

Hori M, Kim T, Onishi H, Imaoka I, Kagawa Y, Murakami T et al (2013) Endometrial cancer: preoperative stag-ing using three-dimensional T2-weighted turbo spin-echo and diffusion-weighted MR imaging at 3.0 T: a prospective comparative study. Eur Radiol 23(8):2296–

2305. doi:10.1007/s00330-013-2815-0.

Hulka CA, Hall DA, McCarthy K, Simeone JF (1994) Endometrial polyps, hyperplasia, and carcinoma in postmenopausal women: differentiation with endo-vaginal sonography. Radiology 191(3):755–758.

Ippolito D, Minutolo O, Cadonici A, Talei Franzesi C, Bonaffini P, Perego P et al (2014a) Endometrial can-cer: diagnostic value of quantitative measurements of microvascular changes with DCE-MR imaging. MAGMA 27(6):531–538. doi:10.1007/s10334-014-0435-6.

Ippolito D, Cadonici A, Bonaffini PA, Minutolo O, Casiraghi A, Perego P et al (2014b) Semiquantitative perfusion combined with diffusion-weighted MR imaging in pre-operative evaluation of endometrial carcinoma: Results in a group of 57 patients. Magn Reson Imaging 32(5):464–472. doi:10.1016/j.mri.2014.01.009.

Jafari Shobeiri M, Mostafa Gharabaghi P, Esmaeili H, Ouladsahebmadarek E, Mehrzad-Sadagiani M (2013) Fertility sparing treatment in young patients with early endometrial adenocarcinoma: case series. Pak J Med Sci 29(2):651–655.

Jalloul RJ, Elshaikh MA, Ali-Fehmi R, Haley MM, Yoon J, Mahan M et al (2012) Mucinous adenocarcinoma of the endometrium. Int J Gynecol Cancer 22(5):812–818. doi:10.1097/IGC.0b013e31824a.

J?rvinen HJ, Renkonen-Sinisalo L, Aktán-Collán K, Peltom?ki P, Aaltonen LA, Mecklin J-P (2009) Ten years after mutation testing for Lynch syndrome: can-cer incidence and outcome in mutation-positive and mutation-negative family members. J Clin Oncol 27(28):4793–4797. doi:10.1200/JCO.2009.23.7784.

Kaneda S, Fujii S, Fukunaga T, Kakite S, Kaminou T, Kigawa J et al (2011) Myometrial invasion by endo-metrial carcinoma: evaluation with 3.0 T MR imaging. Abdom Imaging 36(5):612–618. doi:10.1007/s00261-011-9719-8.

Karlsson B, Granberg S, Wikland M, Ylostalo P, Torvid K, Marsal K et al (1995) Transvaginal ultrasonogra-phy of the endometrium in women withpostmeno-pausal bleeding—a Nordic multicenter study. Am J Obstet Gynecol 172(5):1488–1494.

Kesterson JP, Fanning J (2012) Fertility-sparing treatment of endometrial cancer: options, outcomes and pitfalls. J Gynecol Oncol 23(2):120–124. doi:10.3802/jgo.2012.23.2.120.

Kinkel K (2006) Pitfalls in staging uterine neoplasm with imaging: a review. Abdom Imaging 31(2):164–173.

Kitajima K, Murakami K, Yamasaki E, Domeki Y, Kaji Y, Morita S et al (2008) Performance of integrated FDG-PET/contrast-enhanced CT in the diagnosis of recurrent uterine cancer: comparison with PET and enhanced CT. Eur J Nucl Med Mol Imaging 36(3):362–372. doi:10.1007/s00259-008-0956-1.

Klopp A, Smith BD, Alektiar K, Cabrera A, Damato AL, Erikson B et al (2014) The role of postopera-tive radiation therapy for endometrial cancer: Executive Summary of an American Society for Radiation Oncology evidence-based guideline. Pract Radiat Oncol 4(3):137–144. doi:10.1016/j.prro.2014.01.003.

Koh WJ, Greer BE, Abu-Rustum NR, Apte SM, Campos SM, Chan J et al (2014) Uterine Neoplasms, version 1.2014. J Natl Compr Canc Netw 12(2):248–280.

Koyama T, Tamai K, Togashi K (2007) Staging of carci-noma of the uterine cervix and endometrium. Eur Radiol 17(8):2009–2019.

Kurman RJ, Carcangiu ML, Herrington CS, Young RH (2014) Tumours of the Uterine Corpus. In: WHO clas-sification of tumours of female reproductive organs, vol 6, 4th edn. International Agency for Research on Cancer, Lyon, pp. 121–155.

Larson DM, Connor GP, Broste SK, Krawisz BR, Johnson KK (1996) Prognostic significance of gross myome-trial invasion with endometrial cancer. Obstet Gynecol 88(3):394–398.

Lopes Dias J, Cunha TM, Gomes FV, Callé C, Félix A (2015) Neuroendocrine tumours of the female genital tract: a case-based imaging review with pathological correlation. Insights Imaging 6(1):43–52. doi:10.1007/s13244-014-0378-5.

Magrina JF, Zanagnolo V, Giles D, Noble BN, Kho RM, Magtibay PM (2011) Robotic surgery for endome-trial cancer: comparison of perioperative outcomes and recurrence with laparoscopy, vaginal/laparos-copy and laparotomy. Eur J Gynaecol Oncol 32(5): 476–480.

Manfredi R, Mirk P, Maresca G, Margariti PA, Testa A, Zannoni GF et al (2004) Local-regional staging of endometrial carcinoma: role of MR imaging in surgi-cal planning. Radiology 231(2):372–378.

Manfredi R, Gui B, Maresca G, Fanfani F, Bonomo L (2005) Endometrial cancer: magnetic resonance imag-ing. Abdom Imaging 30(5):626–636.

May K, Bryant A, Dickinson HO, Kehoe S, Morrison J (2010) Lymphadenectomy for the management of endometrial cancer. Cochrane Database Syst Rev 20(1):CD007585. doi:10.1002/14651858. CD007585. pub2.

McPherson CP, Sellers TA, Potter JD, Bostick RM, Folsom AR (1996) Reproductive factors and risk of endometrial cancer. The Iowa Women's Health Study. Am J Epidemiol 143(12):1195–1202.

Meyer LA, Broaddus RR, Lu KH (2009) Endometrial cancer and Lynch syndrome: clinical and pathologic considerations. Cancer Control 16(1):14–22.

Nakai G, Matsuki M, Inada Y, Tatsugami F, Tanikake M, Narabayashi I et al (2008) Detection and evaluation of pelvic lymph nodes in patients with gynecologic malignancies using body diffusion-weighted mag-netic resonance imaging. J Comput Assist Tomogr 32(5):764–768. doi:10.1097/RCT.0b013e318153fd43.

Nakao Y, Yokoyama M, Hara K, Koyamatsu Y, Yasunaga M, Araki Y et al (2006) MR imaging in endometrial carcinoma as a diagnostic tool for the absence of myometrial invasion. Gynecol Oncol 102(2):343–347.

Nougaret S, Tirumani SH, Addley H, Pandey H, Sala E, Reinhold C (2013) Pearls and pitfalls in MRI of gyne-cologic malignancy with diffusion-weighted tech-nique. AJR Am J Roentgenol 200(2):261–276. doi:10.2214/AJR.12.9713.

Nougaret S, Reinhold C, Alsharif SS, Addley H, Arceneau J, Molinari N et al (2015) Endometrial cancer: com-bined MR volumetry and diffusion-weighted imaging for assessment of myometrial and lymphovascular invasion and tumor grade. Radiology 276(3):797–808. doi:10.1148/radiol.15141212.

Numazaki R, Miyagi E, Konnai K, Ikeda M, Yamamoto A, Onose R et al (2009) Analysis of stage IVB endo-metrial carcinoma patients with distant metastasis: a review of prognoses in 55 patients. Int J Clin Oncol 14(4):344–350. doi:10.1007/s10147-009-0878-3.

Patel S, Liyanage SH, Sahdev A, Rockall AG, Reznek RH (2010) Imaging of endometrial and cervical cancer. Insights Imaging 1(5–6): 309–328.

Pecorelli S (2009) Revised FIGO staging for carcinoma of the vulva, cervix, and endometrium. Int J Gynaecol Obstet 105(2):103–104.

Rechichi G, Galimberti S, Signorelli M, Perego P, Valsecchi MG, Sironi S (2010) Myometrial invasion in endometrial cancer: diagnostic performance of diffu-sion-weighted MR imaging at 1.5-T. Eur Radiol 20(3):754–762. doi:10.1007/s00330-009-1597-x.

Rechichi G, Galimberti S, Signorelli M, Franzesi CT, Perego P, Valsecchi MG et al (2011) Endometrial cancer: correlation of apparent diffusion coefficient with tumor grade, depth of myometrial inva-sion, and presence of lymph node metastases. AJR Am J Roentgenol 197(1):256–262. doi:10.2214/AJR.10.5584.

Renehan AG, Tyson M, Egger M, Heller RF, Zwahlen M (2008) Body-mass index and incidence of cancer: a systematic review and meta-analysis of prospective observational studies. Lancet 371(9612):569–578. doi:10.1016/S0140-6736(08)60269-X.

Resnick KE, Hampel H, Fishel R, Cohn DE (2009) Current and emerging trends in Lynch syndrome iden-tification in women with endometrial cancer. Gynecol Oncol 114(1):128–134. doi:10.1016/j.ygyno.2009.03.003 Epub 2009 Apr 17.

Roy C, Bierry G, Matau A, Bazille G, Pasquali R (2010) Value of diffusion-weighted imaging to detect small malignant pelvic lymph nodes at 3 T. Eur Radiol 20(8):1803–1811. doi:10.1007/s00330-010-1736-4.

Saez F, Urresola A, Larena JA, Martín JI, Pijuán JI, Schneider J et al (2000) Endometrial carcinoma: assessment of myometrial invasion with plain and gadolinium-enhanced MR imaging. J Magn Reson Imaging 12(3):460–466.

Sala E, Rockall A, Rangarajan D, Kubik-Huch RA (2010) The role of dynamic contrast-enhanced and diffusion weighted magnetic resonance imaging in the female pelvis. Eur J Radiol 76(3):367–385. doi:10.1016/j. ejrad.2010.01.026.

Sala E, Rockall AG, Freeman SJ, Mitchell DG, Reinhold C (2013) The added role of MR imaging in treatment stratification of patients with gynecologic malignan-cies: what the radiologist needs to know. Radiology 266(3):717–740. doi:10.1148/radiol.12120315.

Salani R, Backes FJ, Fung MF, Holschneider CH, Parker LP, Bristow RE et al (2011 Jun) Posttreatment surveil-lance and diagnosis of recurrence in women with gynecologic malignancies: society of Gynecologic Oncologists recommendations. Am J Obstet Gynecol 204(6):466–478. doi:10.1016/j.ajog.2011.03.008.

Schmeler KM, Lynch HT, Chen LM, Munsell MF, Soliman PT, Clark MB et al (2006) Prophylactic sur-gery to reduce the risk of gynecologic cancers in the lynch syndrome. N Engl J Med 354(3):261–269.

Scoutt LM, McCarthy SM, Flynn SD, Lange RC, Long F, Smith RC et al (1995) Clinical stage I endometrial car-cinoma: pitfalls in preoperative assessment with MR imaging Work in progress. Radiology 194(2): 567–572.

Seki H, Takano T, Sakai K (2000) Value of dynamic MR imaging in assessing endometrial carcinoma involve-ment of the cervix. AJR Am J Roentgenol 175(1): 171–176.

Setiawan VW, Yang HP, Pike MC, McCann SE, Yu H, Xiang Y-B et al (2013) Type I and II endometrial can-cers: have they different risk factors? J Clin Oncol 31(20):2607–2618. doi:10.1200/JCO.2012.48.2596.

Shapiro S, Kelly JP, Rosenberg L, Kaufman DW, Helmrich SP, Rosenshein NB et al (1985) Risk of localized and widespread endometrial cancer in relation to recent and discontinued use of conjugated estrogens. N Engl J Med 313(16):969–972.

Shen S-H, Chiou Y-Y, Wang J-H, Yen M-S, Lee R-C, Lai C-R et al (2008) Diffusion-weighted single-shot echo-planar imaging with parallel technique in assessment of endometrial cancer. Am J Roentgenol 190(2):481–488. doi:10.2214/AJR.07.2155.

Smith-Bindman R, Kerlikowske K, Feldstein VA, Subak L, Scheidler J, Segal M et al (1998) Endovaginal ultra-sound to exclude endometrial cancer and other endo-metrial abnormalities. JAMA 280(17):1510–1517.

Sohaib SA, Houghton SL, Meroni R, Rockall AG, Blake P, Reznek RH (2007) Recurrent endometrial cancer: patterns of recurrent disease and assessment of prog-nosis. Clin Radiol 62(1):28–34.

Soliman PT, Wu D, Tortolero-Luna G, Schmeler KM, Slomovitz BM, Bray MS et al (2006) Association between adiponectin, insulin resistance, and endome-trial cancer. Cancer 106(11):2376–2381.

Soliman PT, Frumovitz M, Spannuth W, Greer MJ, Sharma S, Schmeler KM et al (2010 Nov) Lymphadenectomy during endometrial cancer staging: Practice patterns among gynecologic oncologists. Gynecol Oncol 119(2):291–294. doi: 10.1016/j.ygyno.2010.07.011.

Takeuchi M, Matsuzaki K, Nishitani H (2009) Diffusion-weighted magnetic resonance imaging of endometrial cancer: differentiation from benign endometrial lesions and preoperative assessment of myometrial invasion. Acta Radiol 50(8):947–953. doi:10.1080/02841850903099981.

Tamai K, Koyama T, Saga T, Umeoka S, Mikami Y, Fujii S et al (2007) Diffusion-weighted MR imaging of uterine endometrial cancer. J Magn Reson Imaging 26(3):682–687.

Tirumani SH, Shanbhogue AK, Prasad SR (2013) Current concepts in the diagnosis and management of endometrial and cervical carcinomas. Radiol Clin North Am 51(6):1087–1110. doi:10.1016/j.rcl.2013.07.003.

Todo Y, Kato H, Kaneuchi M, Watari H, Takeda M, Sakuragi N (2010) Survival effect of para-aortic lymph-adenectomy in endometrial cancer (SEPAL study): a retrospective cohort analysis. Lancet 375(9721):1165–1172. doi:10.1016/S0140-6736(09)62002-X.

Vargas HA, Akin O, Zheng J, Moskowitz C, Soslow R, Abu- Rustum N et al (2011) The value of MR imaging when the site of uterine cancer origin is uncertain. Radiology 258(3):785–792. doi:10.1148/radiol.10101147.

Venkat P, Chen LM, Young-Lin N, Kiet TK, Young G, Amatori D et al (2012) An economic analysis of robotic versus laparoscopic surgery for endometrial cancer: costs, charges and reimbursements to hospitals and professionals. Gynecol Oncol 125(1):237–240. doi:10.1016/j.ygyno.2011.11.036.

Wakefield JC, Downey K, Kyriazi S, deSouza NM (2013) New MR techniques in gynecologic cancer. AJR Am J Roentgenol 200(2):249–260. doi:10.2214/AJR.12.8932.

Yamashita Y, Mizutani H, Torashima M, Takahashi M, Miyazaki K, Okamura H et al (1993a) Assessment of myometrial invasion by endometrial carcinoma: trans-vaginal sonography vs contrast-enhanced MR imag-ing. AJR Am J Roentgenol 161(3):595–599.

Yamashita Y, Harada M, Sawada T, Takahashi M, Miyazaki K, Okamura H (1993b) Normal uterus and FIGO stage I endometrial carcinoma: dynamic gado-linium-enhanced MR imaging. Radiology 186(2):495–501.

第八章 子宫肉瘤

1 流行病学

肉瘤术语源自希腊语，意思是"肉质生长"。

妇科肉瘤少见，具有侵袭性行为，大约占女性生殖道恶性肿瘤的1%，占子宫癌的3%～7%。绝大多数妇科肉瘤是平滑肌肉瘤。

大多数肉瘤发生于子宫，按照源自组织平滑肌或子宫内膜间质进行分类。妇科肉瘤虽然不常见，但其组织病理学多样性导致出现了许多不规范名称，对其命名缺乏统一性。

肉瘤也可发生在女性生殖道的其他位置，具有不同的特点，如卵巢纤维肉瘤、外阴阴道平滑肌肉瘤或横纹肌肉瘤，但这些肿瘤极其罕见，不在本章讨论范围内。

2 病理学

目前女性生殖器官肿瘤的分类采用2014年世界卫生组织（WHO）修订和再版的分类方法，将子宫内膜间质肿瘤分为平滑肌起源肿瘤、子宫内膜间质起源肿瘤、混合型上皮和间质起源肿瘤和其他间质肿瘤。

与2003年WHO分类相比，在新近出现的分子和形态学数据的支持下，新分类重新引入了高级别子宫内膜间质肉瘤作为独立的类别，并且用未分化子宫肉瘤替代了未分化子宫内膜肉瘤，说明不能确定是否是子宫内膜起源。

子宫肉瘤通常在早期即发生腹膜转移和血行扩散远处转移，与癌局部扩散和淋巴结转移不同。

2.1 平滑肌肿瘤

平滑肌肿瘤由平滑肌分化细胞组成，源自子宫肌，可为良性或恶性。因为它们出现在基质中，传统组织学对侵犯的标准不像上皮肿瘤那样容易确定。

平滑肌肿瘤包括以下肿瘤。

- 典型良性平滑肌瘤（最常见的子宫肿瘤）。
- 不确定良恶性的平滑肌肿瘤（STUMP），也称不典型平滑肌肿瘤，不完全符合平滑肌瘤或平滑肌肉瘤标准的病变。
- 平滑肌肉瘤，是一种恶性肿瘤，偶尔显示上皮样或黏液样特点。

平滑肌肉瘤和平滑肌瘤是独立病变，具有不同的细胞遗传学异常，但可同时存在。经典教科书认为绝经妇女平滑肌瘤快速生长应怀疑恶性变，然而，最近证据不支持子宫肉瘤源自平滑肌瘤的说法，仅极个别例外（大约0.2%）。根据遗传学研究所达成的共识，目前认为大多数肉瘤是单独发生的。而且，平滑肌瘤快速生长也见于绝经前女性。

2.2 子宫内膜间质肿瘤

子宫内膜基质肿瘤是子宫内膜间质肿瘤的一个分类，占子宫肉瘤的不到10%。这些罕见的子宫肿瘤类似子宫内膜增生，却有子宫肌和（或）血管侵犯。

最近分子遗传学和免疫组织化学分析的发展提高了对这些病变的认识，并帮助将WHO分类重新定义为对区分预后更有意义的分类。

- 低级别子宫内膜间质肉瘤。
- 高级别子宫内膜间质肉瘤。
- 未分化子宫肉瘤。

肿瘤内存在局部平滑肌分化，如果平滑肌成分占肿瘤体积的30%以下，则该肿瘤考虑为子宫内膜间质肉瘤。如果平滑肌成分较多，则称为"混合型子宫内膜间质和平滑肌肿瘤"或"间质肌瘤"。然而，关于这些病变的资料仍然很少。

2.3 混合型上皮和间质肿瘤

这类肿瘤包括子宫腺肉瘤，是一种罕见肿瘤，占子宫肉瘤的5%~9%。其中上皮成分为良性或不典型性，基质成分为低度恶性。诊断困难，需要经验丰富的妇科病理学医生才能正确诊断。

尽管腺肉瘤通常具有较低的恶性潜能，然而，有一个亚组被定义为肉瘤过度生长，纯肉瘤成分至少占肿瘤体积的25%。

之前所谓的恶性Müllerian肿瘤，即癌肉瘤，最近被重新分类为去分化或化生型子宫内膜癌（Ⅱ型癌）。另外，癌肉瘤的流行病学、危险因素以及临床行为与子宫内膜癌的关系比其他肉瘤更密切。

2.4 其他间质肿瘤

此组包括横纹肌肉瘤，是一种非常罕见的肿瘤，显示骨骼肌分化，发生在阴道、子宫体和宫颈，通常见于儿童和青少年。

仅限于本章，间质起源以及混合型上皮和间质起源的恶性子宫肉瘤如表8-1所示。

表8-1 恶性子宫肉瘤

间质起源	混合型上皮和间质起源
平滑肌起源	腺肉瘤
平滑肌肉瘤	
子宫内膜间质及其相关起源	
低级别子宫内膜间质肉瘤	
高级别子宫内膜间质肉瘤	
未分化子宫肉瘤	

3 临床背景

子宫肉瘤的临床表现没有特异性，发病高峰为50～65岁，需要注意的是，低级别子宫内膜间质肉瘤主要发生于绝经前妇女。

常有子宫肿块快速生长、阴道异常出血和盆腔或腹部疼痛的病史。平滑肌肉瘤出现血腹（由于肿瘤破裂）或子宫外侵犯或转移的症状很少见。

子宫肉瘤的诊断常常出乎意料，常因良性病变行子宫切除术后组织病理学分析中偶然发现。术前诊断子宫平滑肌瘤而行子宫切除术后，0.5%的患者随后诊断为子宫平滑肌肉瘤。

非洲裔美国妇女的平滑肌肉瘤（不是其他类型子宫肉瘤）发病率大约是高加索妇女的2倍。

偶有病例与长期他莫昔芬治疗、多囊卵巢疾病、长期雌激素刺激或盆腔辐射有关，也有病例与遗传性病变（如遗传性平滑肌瘤或肾细胞癌综合征）和儿童视网膜母细胞瘤有关。

肥胖症、糖尿病以及初潮时年龄较小与子宫内膜间质肉瘤的风险增加有关，但所涉及的分子机制还不明了。

与较为常见的子宫内膜癌（上皮性肿瘤）相比，子宫肉瘤表现为侵袭性行为，预后较差。

4 分期

分期便于外科手术，包括子宫全切术和双侧输卵管卵巢切除术，分期仍然是子宫肉瘤最有力的预测因素。然而，治疗前评估、分期很大程度上取决于影像学检查，因为临床评估手段非常有限。

由于它们的临床生物学行为不同，2009年FIGO推出了两种新的专用分期系统，专门针对子宫肉瘤设计，肿瘤的形态亚型决定使用哪种分期系统：一种分期系统是针对子宫平滑肌肉瘤和子宫内膜间质肉瘤，另一种则针对子宫腺肉瘤（表8-2）。

子宫腺肉瘤发生于子宫内膜或宫颈表面，逐渐侵及子宫肌或宫颈间质，与子宫内膜癌的侵犯方式相同。分期系统与子宫内膜癌相似，而平滑肌肉瘤和子宫内膜间质肉瘤常源自子宫肌内，肿瘤发展不同，具有不同的分期方式。

表8-2 2009年FIGO子宫肉瘤分期系统

子宫平滑肌肉瘤和子宫内膜间质肉瘤	
Ⅰ 期	肿瘤局限于子宫
Ⅰ A	≤ 5cm
Ⅰ B	> 5cm
Ⅱ 期	肿瘤超出子宫，但位于盆腔内
Ⅱ A	附件受累
Ⅱ B	盆腔其他组织受累
Ⅲ 期	肿瘤侵入腹部组织（非仅突入腹部）
Ⅲ A	一个位置
Ⅲ B	一个位置以上
Ⅲ C	盆腔淋巴结和（或）主动脉旁淋巴结转移
Ⅳ 期	
Ⅳ A	肿瘤侵入膀胱和（或）直肠
Ⅳ B	远处转移
子宫腺肉瘤	
Ⅰ 期	肿瘤局限于子宫
Ⅰ A	肿瘤局限于子宫内膜或宫颈内膜，没有侵犯子宫肌层
Ⅰ B	侵犯不超过50%的子宫肌层
Ⅰ C	侵犯超过50%的子宫肌层
Ⅱ 期	肿瘤超出子宫，但位于盆腔内
Ⅱ A	附件受累
Ⅱ B	盆腔其他组织受累
Ⅲ 期	肿瘤侵入腹部组织（非仅突入腹部）
Ⅲ A	一个位置
Ⅲ B	一个位置以上
Ⅲ C	盆腔淋巴结和（或）主动脉旁淋巴结转移
Ⅳ 期	
Ⅳ A	肿瘤侵入膀胱和（或）直肠
Ⅳ B	远处转移

5 影像学

即便诊断依赖于组织学检查，影像学检查在评价病变范围和治疗决策上仍起重要作用。并非所有患者都能通过子宫内膜采样获得正确诊断，因此发生于子宫内膜的肉瘤可能无法与子宫内膜癌鉴别，源自子宫肌的肉瘤也很难与退化的平滑肌瘤鉴别。

子宫肉瘤的术前分期是治疗子宫肉瘤的重要手段，虽然各种子宫肉瘤的影像学特点有很多相似之处，然而，一些特征性表现有助于鉴别诊断。

超声通常是检查女性子宫潜在病变的一线研究方法，操作简单，没有创伤，价格相对便宜。能初步评价病变的位置和大小，确定侵袭性的一些特征，但其准确度较低。

CT主要用于分期，评估盆腔外病变、远处转移和随访。

检查子宫肉瘤的主要方法是MRI，能提高病变局部显示的能力。当用MRI评价可疑子宫肉瘤病变时，表8-3列出了评估病变时的一些关键点。

表8-3　MRI评价子宫肉瘤病变的关键点

肿瘤边界	早期子宫平滑肌肉瘤边界清楚，而晚期病变通常边缘不规则。此外，子宫内膜间质肉瘤可能表现为子宫肌层弥漫性浸润
肿瘤侵犯深度	在 I 期腺肉瘤的亚型中起重要作用：I A 期肿瘤局限于子宫内膜，I B 期肿瘤侵袭不超过子宫肌层的50%，I C 期肿瘤侵袭子宫肌层超过50%。也考虑为复发的危险因素。 由于大多数其他子宫肉瘤都是以子宫肌层为基础的病变，因此，在这些肿瘤的分期中不考虑子宫肌层侵犯
宫颈受累	对预后有不利影响，例如平滑肌肉瘤
附件受累	附件受累影响肿瘤分期（FIGO II A），可能是肿瘤直接延伸或转移扩散的结果
淋巴结受累	盆腔和（或）主动脉旁淋巴结受累，将子宫肉瘤归于 III C 期
盆腔组织受累	盆腔肿瘤累及的其他部位应记录在案，因为这相当于 FIGO II B
大网膜和其他腹部组织受累	腹腔组织累及位置的数目对于 FIGO 分期很重要，一个位置受累属于 III A 期，一个以上位置受累则属于 III B 期

5.1　平滑肌肉瘤

平滑肌肉瘤较为罕见，通常体积大（超过10cm），可见出血和坏死区；呈孤立肿块，膨入和扭曲子宫腔，但病变中心位于子宫肌。

盆腔超声是评价女性子宫潜在病变的一线检查方法，如果出现结构回声不均匀、中心坏死，以及彩色多普勒可见不规则血管分布等表现，提示平滑肌肉瘤的诊断。然而，超声检查特异性不高，很难与平滑肌瘤（最常见的子宫肌肿瘤）鉴别。

平滑肌肉瘤常引起子宫显著增大，T1WI表现为不均匀低信号或中等信号，可见散在高信号灶；T2WI则显示边界不清楚的不规则病变，呈中等和高信号，囊性区域代表坏死（50%以上患者都出现）。检查到散在出血点或坏死灶提示诊断，但信号强度并不是可靠的恶性指征（图8-1）。

如前所述，平滑肌肉瘤和平滑肌瘤是独立的病变，具有不同的细胞遗传学异常，然而可以共存。良性平滑肌瘤主要发生于育龄妇女，通常在绝经后肿瘤大小稳定或减小；相反，年龄增长是子宫肉瘤的一个重要危险因素，当绝经妇女子宫出现新的或快速生长的肿块时需要进一步评估。

然而，平滑肌肉瘤和不典型平滑肌瘤的MRI表现、信号强度以及强化特征具有较高的相似性，因此，子宫肉瘤的诊断常常是在子宫切除后进行组织病理分析时偶然获得。还应该强调的是，随着腹腔镜手术的发展，一些未获得诊断的子宫肉瘤患者，被认为是平滑肌瘤，经腹腔镜手术分

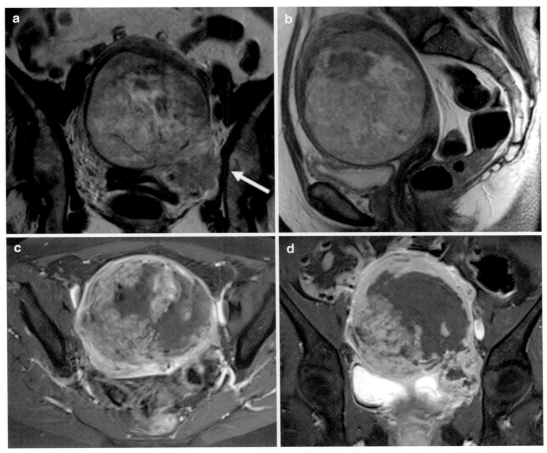

图8-1 56岁女性平滑肌肉瘤。冠状位（a）和矢状位（b）T2WI显示子宫明显增大，不均匀子宫肌肿瘤侵及左侧盆壁（箭头所示）；轴位（c）和冠状位（d）钆剂增强脂肪抑制T1WI可见肿瘤实性区域显著强化和广泛肿瘤坏死

碎后，治疗效果很不理想，这就促使需要更好的术前肿瘤定性。

肿瘤边缘不规则、T2WI呈高信号以及T1WI出现高信号区则偏向于平滑肌肉瘤而非平滑肌瘤，但这些表现的特异性尚未确定。无钙化也是平滑肌肉瘤的常见表现。

肿瘤发生黏液样变和上皮样变，表现更为复杂，这种情况确立诊断更为困难（图8-2和图8-3）。

平滑肌肉瘤在早期即可通过血行转移扩散至肺和肝，盆腔淋巴结受累不常见，通常并发于晚期腹腔内病变，生存率下降（图8-4）。

弥散加权成像（DWI）序列的主要优势是能显示恶性病变，DWI是对子宫较大病变进行软组织定性的一个潜在的有用工具：子宫肉瘤肿瘤细胞的核质比高，细胞内水分子运动受限，病变在DWI上呈高信号，在相应的ADC图上呈低信号。

平滑肌肉瘤在DWI上显示弥散受

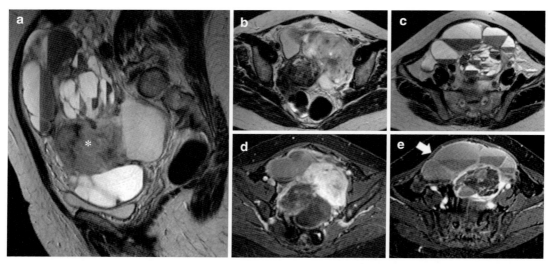

图8-2 60岁女性黏液样平滑肌肉瘤，从子宫肌层前面实性结节长出［（星号所示），矢状位（a）和轴位（b）T2WI］，与丰富的多房性囊性成分交通，可见多发液平面（c）；轴位对比增强脂肪抑制T1WI（d，e）显示一些与出血相关的高信号（箭头所示）

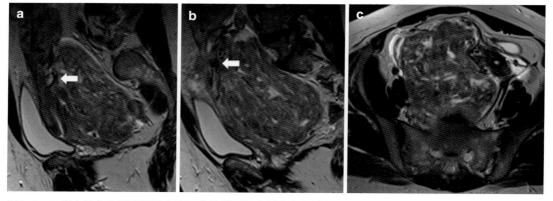

图8-3 43岁女性上皮样平滑肌肉瘤，此浆膜下肿瘤源自右侧子宫后壁。矢状位T2WI（a，b）可见连接血管的流空信号（箭头所示），轴位T2WI（c）显示病变位于宫颈右侧，子宫内膜腔不清楚

限。研究显示，DWI能降低平滑肌肉瘤误诊为平滑肌瘤的风险，具有较高的准确性。在鉴别子宫肉瘤和良性平滑肌瘤方面，T2WI结合DWI比单独应用DWI更好。然而重要的是，存在一个潜在的缺陷，细胞密度较高的非恶性病变（如细胞含量较高的平滑肌瘤），DWI也表现为弥散受限。

PET与CT相结合，在形态学数据上叠加了代谢信息，然而其主要作用限于治疗后监测，以检查远处转移或局部复发，它在显示良、恶性肿瘤中氟脱氧葡萄糖（FDG）平均摄入标准值（SUV）方面存在显著的变异性。

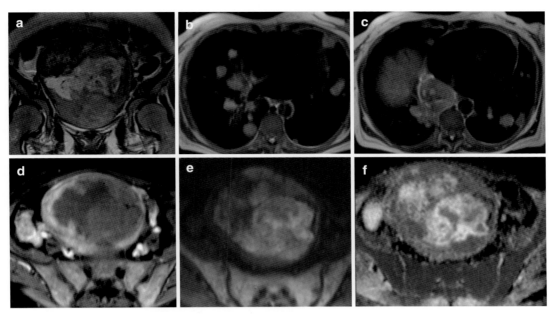

图8-4　55岁女性平滑肌肉瘤，盆腔冠状位T2WI（a）显示子宫明显增大，可见一不均匀子宫肌层内肿块，含有高信号区；肺底水平轴位T2WI（b，c）显示肺转移瘤和后纵隔淋巴结肿大（c）；轴位对比增强脂肪抑制T1WI（d）显示肿瘤周边早期显著强化，中心呈不规则低信号提示广泛坏死，子宫内膜腔难以显示；DWI-MRI（e）和ADC图（f）可见肿瘤实性部分弥散受限

5.2　子宫内膜间质肉瘤

超声对这类病变的评价非常不明确，表现为子宫内膜不均匀低回声肿块，子宫内膜和子宫肌层交界面不规则，有时呈指样侵入子宫肌层，多普勒可见病变内低阻力动脉。

T2WI是检查肿瘤的子宫内膜特性及其与周围子宫肌层关系最有帮助的MRI序列。

提示子宫内膜间质肉瘤的另一特点是持续延伸侵及邻近结构，最常见的是卵巢，但也可见于输卵管、周围韧带和血管，大约1/3的患者都有这一特点。DWI显示指状肿瘤侵犯最好，由于肿瘤呈高信号，与静脉内平滑肌瘤病不同。

高达30%的患者出现淋巴结转移，除盆腔淋巴结外，也有波及主动脉旁淋巴结的报道。

5.2.1　低级别子宫内膜间质肉瘤

与高级别子宫内膜间质肉瘤相比，低级别子宫内膜间质肉瘤多发生于年轻女性，通常累及子宫内膜，形成息肉样肿块，T2WI呈均匀高信号，可发生梗死或出血（图8-5）。

有子宫肌层侵犯和浸润性生长模式，可能在子宫肌层形成边界清楚的结节，或可能导致子宫肌层弥漫性增厚而没有明确肿块的证据。有些弥漫性增厚的患者可误诊为子宫腺肌病，如果病变较为局限，表现为子宫肌层肿块，类似于退变的囊性平滑肌瘤，但缺乏典型的境界清楚的边缘。在子宫肌层存在较大病变的情况下，评价邻近子宫内膜厚度、子宫内膜与子宫肌层交界面和病变边缘非常重要。

在MRI上，这些病变T1WI和T2WI信号都不均匀，病变侵入子宫肌层最重要的影像特点是T2WI出现带状低信号，代表保留的肌纤维束。

与正常子宫肌层相比，肿瘤通常表现为不均匀强化，呈等信号或高信号（与子宫内膜癌强化程度低于正常子宫肌层不同）。有时瘤体内可见流空信号，提示肿瘤的富血管特征。

尽管低级别子宫内膜间质肉瘤表现为惰性临床过程，但具有明显的复发倾向（图8-6）。

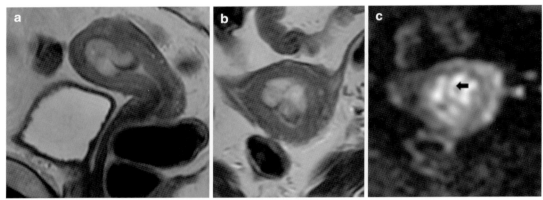

图8-5　62岁女性低级别子宫内膜基质肉瘤，出现绝经后出血。盆腔矢状位（a）和轴位（b）T2WI显示一高信号子宫内膜息肉样病变，子宫内膜和子宫肌层交界面不清，没有边界清楚的子宫肌层肿块证据。DWI-MRI（c）能够较好地显示病变，可见带状低信号（箭头所示），提示保留的肌纤维束。组织病理学显示子宫肌层内侵犯

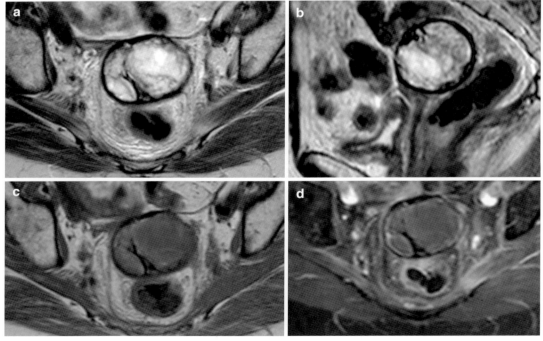

图8-6　70岁女性低级别子宫内膜间质肉瘤，术后2年。轴位（a）和矢状位（b）T2WI显示阴道穹隆可见一巨大不均匀囊实性肿块，轴位T1WI（c）病变呈低信号，对比增强后脂肪抑制T1WI（d）轻微强化

5.2.2　高级别子宫内膜间质肉瘤

最近发现了子宫内膜间质肉瘤一个亚型，其具有独特的基因重组和明确的形态学特点，预后介于低级别子宫内膜间质肉瘤和未分化子宫内膜间质肉瘤之间，需要将之考虑为单独的分类。

在MRI上，由于具有较强的侵袭生长能力（图8-7），与低级别子宫内膜间质肉瘤相比，保存的肌纤维束很薄，T2WI呈低信号，散在分布，更难于显示。

病变的其他特点包括肿瘤侵及周围器官、支撑结构和血管（图8-8）。

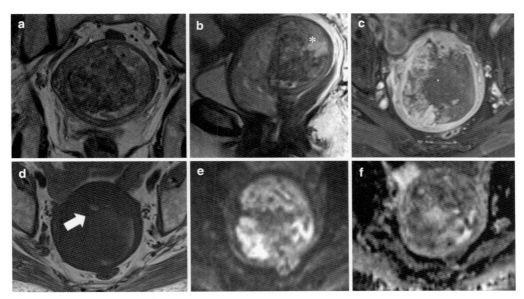

图8-7　75岁女性高级别子宫内膜基质肉瘤。冠状位（a）和矢状位（b）T2WI显示一具有坏死区的不均匀肿块（星号所示）延及宫颈，注射对比剂后（c）不均匀强化，在T1WI（d）上出现高信号灶提示出血（白色箭头所示），DWI（e）和ADC图（f）表现为弥散受限；大体标本检查显示不均匀子宫内膜肿块侵及子宫肌层达宫颈，提示侵袭性生长

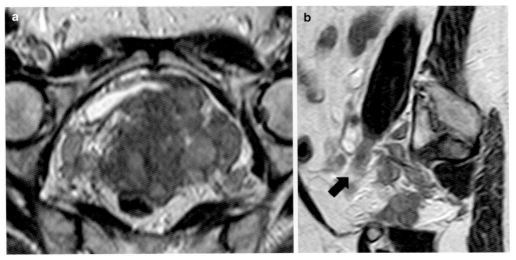

图8-8　64岁女性高级别子宫内膜基质肉瘤。轴位（a）和矢状位（b）T2WI显示一不均匀多结节肿瘤，广泛子宫肌层侵犯，高信号肿瘤沿盆腔血管蔓延（黑色箭头所示）

5.2.3 未分化子宫肉瘤

这是子宫内膜或子宫肌层起源的肿瘤，与增生期子宫内膜间质没有任何相似之处。

描述未分化子宫肉瘤的特征表现的研究很少。与高级别子宫内膜间质肉瘤相似，未分化子宫肉瘤表现为充满子宫内膜腔的息肉样肿块，呈多发边缘不规则的肿瘤结节，广泛出血、坏死和子宫肌层侵犯（图8-9）。

这些肿瘤的典型特征是大小不一的血管随意排列，因此表现为增强肿块，显著侵犯血管和淋巴管（图8-10）。

子宫外出现转移性病变也较子宫内膜间质肉瘤类型更常见。

5.3 腺肉瘤

大多数腺肉瘤发生于子宫内膜，也可发生于子宫肌层、宫颈或子宫外Müllerian组织。

腺肉瘤的超声特点是子宫内膜腔膨大，伴有不均匀增厚和囊性复杂肿块，类似于妊娠滋养细胞疾病。

这些肿瘤呈息肉样实性肿块或边界清楚的多分隔囊性肿块伴不均匀实性成分，通常源自子宫底，有时突入宫颈口，子宫明显增大，子宫肌层较薄（图8-11）。在

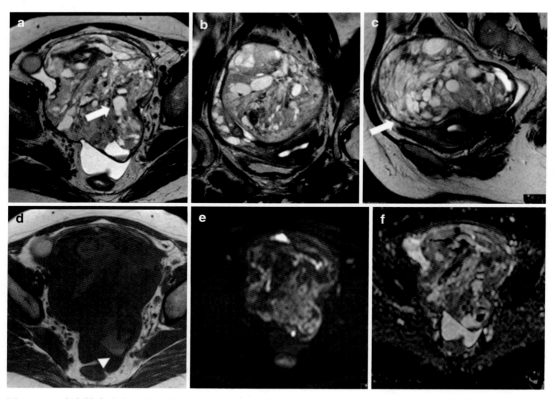

图8-9 56岁女性未分化子宫肉瘤。轴位（a）、冠状位（b）和矢状位（c）T2WI显示子宫显著增大，可见一巨大浆膜下不均匀分叶肿瘤，具有广泛囊性坏死区（白色箭头所示）。T1WI（d）显示出血（三角箭头所示），DWI（e）和ADC图（f）可见肿瘤显著弥散受限

MRI上，囊肿T2WI呈亮信号，代表腺上皮成分或坏死，实性成分T2WI则呈低信号，注射对比剂后其内间隔强化形成格子样表现（图8-12）。

文献报道有些腺肉瘤的肉瘤成分过度生长，表现为盆腔内巨大肿块，其内信号强度不均匀，可见囊性成分，经腹腔蔓延，伴相邻血管内生长。

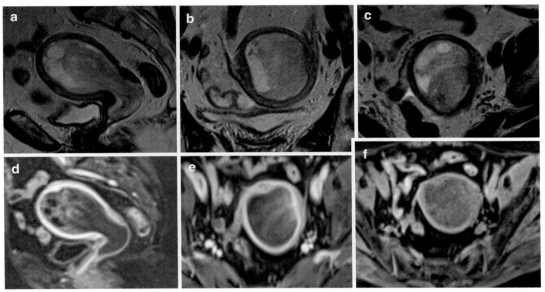

图8-10　72岁女性未分化子宫肉瘤。矢状位（a）、冠状位（b）和轴位（c）T2WI显示一息肉样不均匀高信号肿块，位于子宫内膜腔内，通过宫颈口突向阴道；钆剂注射后脂肪抑制T1WI在3个相同层面上（d～f），与周围子宫肌层相比，表现为不均匀强化

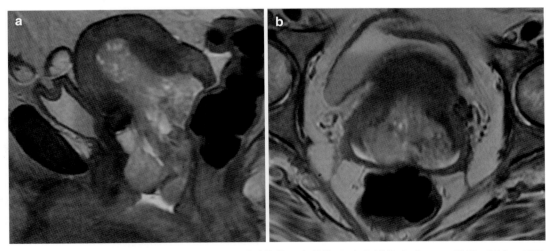

图8-11　48岁女性腺肉瘤，出现盆腔肿块和阴道分泌物。矢状位（a）和轴位（b）T2WI显示一巨大、不均匀高信号肿块，位于子宫内膜腔，通过宫颈管突出脱垂

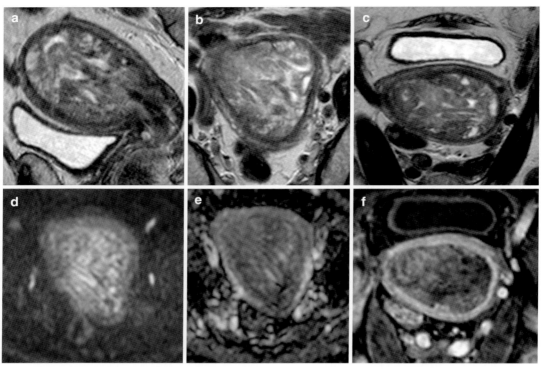

图8-12 77岁女性腺肉瘤，出现绝经后出血。盆腔矢状位（a）、轴位（b）和子宫体轴位（c）T2WI显示一巨大子宫内膜肿块，具有囊腔和不均匀实性成分，子宫轮廓尚存。轴位DWI-MRI（d）显示高信号，ADC图（e）呈低信号。注射对比剂后脂肪抑制T1WI显示隔膜和实性区域早期强化，病理学上未见子宫肌层侵犯

6　预后和治疗

子宫肉瘤的5年生存率为18%～55%，远远低于子宫内膜癌。预后因素包括年龄、临床分期、肿瘤大小、肿瘤分界、有丝分裂指数和淋巴血管侵犯。

平滑肌肉瘤和未分化子宫肉瘤侵袭性高，有明显的宫外扩散和全身转移倾向，淋巴结转移不常见。

在未分化子宫肉瘤中，相当大比例的患者（超过60%）诊断时已处于晚期，肿瘤扩散至子宫外侵及上腹部、盆腔淋巴结，甚至发生远处转移，如肺转移。

相反，低级别子宫内膜基质肉瘤则表现为惰性临床过程，尽管晚期有复发倾向，但长期生存率较好。分期是最重要的预后因素，FIGO Ⅰ期和Ⅱ期肿瘤具有良好的5年生存率。

腺肉瘤是一种低级别恶性倾向的混合肿瘤，含有良性上皮成分和恶性间质成分，而恶性基质成分常是低级别恶性。除非合并肉瘤过度生长或深部子宫肌层侵犯，通常预后良好，5年生存率在80%以上。

当前子宫肉瘤的治疗标准仍然是手术：腹式子宫切除术并双侧输卵管卵巢切除术。年轻患者早期病变可考虑保留卵巢。

对于证实有子宫外侵犯的患者，仅在腹腔内转移可以切除，而没有腹腔外病变的情况下，可进行手术分期和减瘤术；如果患者不能手术，则予以内科治疗。是否

需要系统性淋巴结切除仍有争议。

辅助化疗视具体情况而定，没有统一的标准。放疗对提高生存率没有多大帮助，通常也不主张应用，但在高危女性中可降低局部复发率。

肿瘤复发的治疗可采用手术切除或系统性化疗，一些特殊患者存在激素受体，可考虑应用激素治疗。

参考文献

Abeler VM, Royne O, Thoresen S et al (2009) Uterine sarcomas in Norway. A histopathological and prog-nostic survey of a total population from 1970 to 2000 including 419 patients. Histopathology 54:355–364.

Ali RH, Rouzbahman M (2015) Endometrial stromal tumours revisited: an update based on the 2014 WHO classification. J Clin Pathol 68(5): 325–332.

Amant F, Coosemans A, Debiec-Rychter M, Timmerman D, Vergote I (2009) Clinical management of uterine sarcomas. Lancet Oncol 10:1188–1198.

Blom R, Guerrieri C (1999) Adenosarcoma of the uterus: a clinicopathologic, DNA flow cytometric, p53 and mdm-2 analysis of 11 cases. Int J Gynecol Cancer 9(1):37–43.

Bodner K, Bodner-Adler B, Kimberger O et al (2003) Estrogen and progesterone receptor expression in patients with uterine leiomyosarcoma and correlation with differ-ent clinicopathological parameters. Anticancer Res 23:729.

Chan JK, Kawar NM, Shin JY et al (2008) Endometrial stromal sarcoma: a population-based analysis. Br J Cancer 99(8):1210–1215.

Chourmouzi D, Boulogianni G, Zarampoukas T,

Drevelengas A (2003) Sonography and MRI of tamox-ifen-associated Mullerian adenosarcoma of the uterus. AJR Am J Roentgenol 181: 1673–1675.

Conklin CM, Longacre TA (2014) Endometrial stromal tumours: the new WHO classification. Adv Anat Pathol 21(6):383–393.

Cornfield D, Israel G, Martel M et al (2010) MRI appear-ance of mesenchymal tumors of the uterus. Eur J Radiol 74:241–249.

D'Angelo E, Prat J (2010) Uterine sarcomas: a review. Gynecol Oncol 116:131–139.

Fekete PS, Vellios F (1984) The clinical and histologic spectrum of endometrial stromal neoplasms: a report of 41 cases. Int J Gynecol Pathol 3:198–212.

Felix AS, Cook LS, Gaudet MM et al (2013) The etiology of uterine sarcomas: a pooled analysis of the epidemi-ology of endometrial cancer consortium. Br J Cancer 108:727–734.

Gandolfo N, Gandolfo NG, Serafini G, Martinoli C (2000) Endometrial stromal sarcoma of the uterus: MR and US findings. Eur Radiol 10: 776–779.

Hodge JC, Morton CC (2007) Genetic heterogeneity among uterine leiomyomata: insights into malignant progression. Hum Mol Genet 16(1):R7.

Huang PS, Chang WC, Huang SC (2014) Müllerian ade-nosarcoma: a review of cases and literature. Eur J Gynaecol Oncol 35(6):617–620.

Kao YH, Saad U, Tan AE, Magsombol BM, Padhy AK (2011) Fluorine-18-fluorodeoxyglucose PET-CT for the evaluation of suspected recurrent uterine leiomyo-sarcomas. Acta Radiol 52: 463–466.

Kapp DS, Shin JY, Chan JK (2008) Prognostic factors and survival in 1396 patients with uterine leiomyosarco-mas: emphasis on impact of lymphadenectomy and oophorectomy. Cancer 112:820–830.

Kim SA, Jung JS, Ju SJ, Kim YT, Kim KR (2011) Mullerian adenosarcoma with sarcomatous over-growth in the pelvic cavity extending into the inferior vena cava and the right atrium. Pathol Int 61:445–448.

Koivisto-Korander R, Butzow R, Koivisto AM, Leminen A (2008) Clinical outcome and prognostic factors in 100 cases of uterine sarcoma: experience in Helsinki University Central Hospital 1990–2001. Gynecol Oncol 111:74–81.

Koyama T, Togashi K, Konishi I et al (1999) MR imaging of endometrial stromal sarcoma: correlation with patho-logic findings. AJR Am J Roentgenol 173:767–772.

Kurman RJ, Carcangiu ML, Herrington S, Young RH et al (2014) WHO classification of tumours of the female reproductive organs, 4 edn. IARC, Lyon Leath CA III, Huh WK, Hyde J Jr et al (2007) A multi-institutional review of outcomes of endometrial stro-mal sarcoma. Gynecol Oncol 105:630–634.

Lee C-H, Mari?o-Enriquez A, Ou W et al (2012) The clinicopathologic features of YWHAE-FAM22 endo-metrial stromal sarcomas: a histologically high-grade and clinically aggressive tumor. Am J Surg Pathol 36:641–653.

Leitao MM, Sonoda Y, Brennan MF, Barakat RR, Chi DS (2003) Incidence of lymph node and ovarian metasta-ses in leiomyosarcoma of the uterus. Gynecol Oncol 91(1):209–212.

Major FJ, Blessing JA, Silverberg SG et al (1993) Prognostic factors in early stage uterine sarcoma. A Gynecologic Oncology Group study. Cancer 71(Suppl 4):1702–1709.

McCluggage WG (2002a) Malignant biphasic uterine tumours: carcinosarcomas or metaplastic carcinomas? J Clin Pathol 55:321–325.

McCluggage WG (2002b) Uterine carcinosarcomas (malignant mixed Mullerian tumors) are metaplastic carcinomas. Int J Gynecol Cancer 12:687–690.

McCluggage WG, Fisher C, Hirschowitz L; On behalf of the Working Group for Cancer Services of The Royal College of Pathologists (2014) Standards and datasets for reporting cancers. Dataset for histological report-ing of uterine sarcomas. London: The Royal College of Pathologists Murase E, Siegelman ES, Outwater EK, Perez-Jaffe LA, Tureck RW (1999) Uterine leiomyomas: histopatho-logic features, MR imaging findings, differential diag-nosis, and treatment. Radiographics 19(5):1179–1197.

Namimoto T, Yamashita Y, Awai K et al (2009) Combined use of T2-weighted and diffusion-weighted 3-T MR imaging for differentiating uterine sarcomas from benign leiomyomas. Eur Radiol 19:2756–2764.

Prat J (2009a) Corrigendum to 'FIGO staging for uterine sarcomas' [Int J Gynaecol Obstet 2009; 104:179]. Int J Gynaecol Obstet 106:277.

Prat J (2009b) FIGO staging for uterine sarcomas. Int J Gynaecol Obstet 104:177–178.

Prat J, Mbatani N (2015) Uterine sarcomas. Int J Gynaecol Obstet 131(Suppl 2):S105–S110.

Riopel J, Plante M, Renaud M-C et al (2005) Lymph node metastases in low-grade endometrial stromal sarcoma. Gynecol Oncol 96:402–406.

Sagae S, Yamashita K, Ishioka S et al (2004) Preoperative diagnosis and treatment results in 106 patients with uter-ine sarcoma in Hokkaido, Japan. Oncology 67(1):33–39.

Sala E, Rockall AG, Freeman SJ, Mitchell DG,

Reinhold C (2013) The added role of MR imaging in treatment stratification of patients with gynecologic malignan-cies: what the radiologist needs to know. Radiology 266: 717–740.

Santos P, Cunha TM (2015) Uterine sarcomas: clinical presentation and MRI features. Diagn Interv Radiol 21(1):4–9.

Schwartz LB, Zawin M, Carcangui MA, Lange R, McCarthy S (1998) Does pelvic magnetic resonance imaging differentiate among the histologic subtypes of uterine leiomyomata? Fertil Steril 70:580–587.

Seddon BM, Davda R (2011) Uterine sarcomas -recent progress and future challenges. Eur J Radiol 78(1): 30–40.

Sherman ME, Devesa SS (2003) Analysis of racial differ-ences in incidence, survival, and mortality for malig-nant tumors of the uterine corpus. Cancer 98:176–186.

Sutton G (2013) Uterine sarcomas 2013. Gynecol Oncol 130(1):3–5.

Szklaruk J, Tamm EP, Choi H, Varavithya V (2003) MR imaging of common and uncommon large pelvic masses. Radiographics 23:403–424.

Tamai K, Koyama T, Saga T et al (2008) The utility of diffusion-weighted MR imaging for differentiating uterine sarcomas from benign leiomyomas. Eur Radiol 18:723–730.

Tanaka YO, Nishida M, Tsunoda H, Okamoto Y, Yoshikawa H (2004) Smooth muscle tumors of uncer-tain malignant potential and leiomyosarcomas of the uterus: MR findings. J Magn Reson Imaging 20: 998–1007.

Tanner EJ, Garg K, Leitao MM Jr, Soslow RA, Hensley ML (2012) High grade undifferentiated uterine sar-coma: surgery, treatment, and survival outcomes. Gynecol Oncol 127(1):27–31.

Thomassin-Naggara I, Dechoux S, Bonneau C et al (2013) How to differentiate benign from malignant myome-trial tumours using MR imaging. Eur Radiol 23:2306–2314.

Tirumani SH, Ojili V, Shanbhogue AK, Fasih N, Ryan JG, Reinhold C (2013) Current concepts in the imaging of uterine sarcoma. Abdom Imaging 38(2):397–411.

Toro JR, Nickerson ML, Wei MH et al (2003) Mutations in the fumarate hydratase gene cause hereditary leio-myomatosis and renal cell cancer in families in North America. Am J Hum Genet 73:95–106.

Tse KY, Crawford R, Ngan HY (2011) Staging of uterine sarcomas. Best Pract Res Clin Obstet Gynaecol 25(6):733–749.

Wu TI, Yen TC, Lai CH (2011) Clinical presentation and diagnosis of uterine sarcoma, including imaging. Best Pract Res Clin Obstet Gynaecol 25:681–689.

Xue WC, Cheung AN (2011) Endometrial stromal sar-coma of uterus. Best Pract Res Clin Obstet Gynaecol 25(6):719–732.

Yu CL, Tucker MA, Abramson DH et al (2009) Cause-specific mortality in long-term survivors of retinoblas-toma. J Natl Cancer Inst 101: 581–591.

第九章　卵巢和输卵管的正常表现和异常改变

摘　要

　　正常卵巢的识别是影像学评价盆腔肿块的基石之一。MRI软组织对比度好，能够观察典型和非典型位置的卵巢。通过卵巢血管蒂和附着韧带等解剖标志，即使CT也能识别绝经前后的卵巢。偶然发现最常见的是滤泡衍生物，包括滤泡囊肿和黄体囊肿。最近颁布了关于大小方面的标准，指导卵巢囊肿的管理。

　　本章介绍正常卵巢和输卵管及其血管和韧带附着。虽然畸形较子宫异常罕见，但它们可能是引起误诊的原因之一，认识它们对于不孕症的治疗至关重要，这同样适用于盆腔放疗前需要进行移位的卵巢。

1　卵巢和输卵管：正常表现

1.1　解剖关系

　　女性附件结构位于盆腔，包括输卵管、卵巢和韧带附着。输卵管长8~12cm，是阔韧带上部的成对长管状结构，连接子宫和卵巢，解剖上分为4个部分：壁内部、峡部、壶腹部和具有腹膜口的漏斗部。漏斗部呈喇叭形，卵巢端开口入腹腔，由不规则指状突起构成悬在卵巢的伞；漏斗部逐渐变窄，从直径15mm变窄到大约4mm，与输卵管蜿蜒状壶腹部融合；壶腹部超过输卵管长度的一半；峡部周围肌肉增厚，是输卵管最窄处；壁内部位于子宫内，长1～2cm，汇入子宫输卵管结合处。子宫外输卵管借助其系膜附着于阔韧带的上缘。

卵巢通常位于盆腔侧壁的卵巢窝（图9-1），绝大多数女性卵巢在子宫角的外上方、髂总动脉分叉处（髂内、外动脉之间）。或者，用平行于子宫长轴层面确定的"卵巢轴"观察卵巢及其与子宫的关系（图9-1）。偶尔，卵巢位置不典型，如邻近子宫角、子宫底的上后方（图9-2）或陷窝后面。卵巢固定在阔韧带的后缘，通常位于盆腔后区子宫底的上方，并非在陷窝前面。然而，当子宫后倾时，可以发现一个或两个卵巢在子宫的前面或后面。另外，诸如妊娠、子宫肌瘤等疾病相关性子宫增大或盆腔肿块可把卵巢推移至骨盆外。

1.2　育龄期正常卵巢

成人卵巢长3～5cm，宽1.5～3cm，厚0.5～1.5cm。然而，根据年龄、激素状态、月经周期以及滤泡衍生物不同，卵巢的表现和大小变化较大。育龄期正常卵巢体积是4～16cm³。一项大样本研究显示，超声获得的卵巢平均体积在30岁之前年龄组最大，是6.6cm³。妊娠期卵巢体积也增大。育龄早期卵巢呈卵球状和杏仁状，表面光滑，之后变得越来越不规则。卵巢外包裹薄纤维层，即白膜，其内有卵巢基质，由成纤维细胞、平滑肌细胞、动脉、

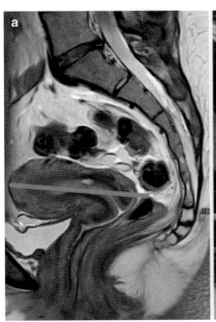
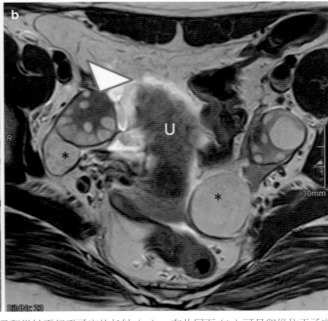

图9-1　子宫轴和卵巢窝。矢状位T2WI显示卵巢轴平行于子宫的长轴（a），在此层面（b）可见卵巢位于子宫（U）附近的卵巢窝，卵巢窝是髂内外血管之间的腹膜浅沟。卵巢在T2WI上容易被观察，是由于其含有小滤泡囊性结构，且位于卵巢基质周边，呈中等T2信号（三角箭头所示）；卵巢附近可见卵巢旁囊肿（星号所示）

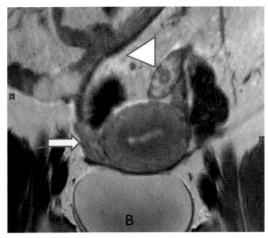

图9-2 育龄期卵巢位置。冠状位T2WI显示左侧卵巢位置较高（三角箭头所示），而右侧卵巢（白色箭头所示）正常位于子宫附近和外侧。B为膀胱

静脉、淋巴管、神经和滤泡组成。组织学上，卵巢含有3个边界不清楚的区域，即外皮质区、富血管内髓区和门区。皮质主要由滤泡、黄体、成纤维细胞和平滑肌细胞组成。

育龄期时，在每个月经周期中，许多滤泡受刺激开始成熟，但通常只有一个滤泡能完成这个过程。在月经中期，排卵前的优势卵泡可定义为一个薄壁囊肿，大小为15~25mm。黄体形成后，黄体壁可能内卷，变得不规则；黄体可能是囊性的或内卷的非囊性结构，由于其血管结构丰富，可引起出血（图9-3）。

正常输卵管腔内含有少量液体，分散在输卵管黏膜的皱襞内。由于这些皱襞的存在，正常输卵管CT或MRI显示并非完全是充满液体的结构。此外，由于其管径较小，横断面成像上很难与邻近韧带和血管鉴别。除非有腹水的衬托，正常输卵管表

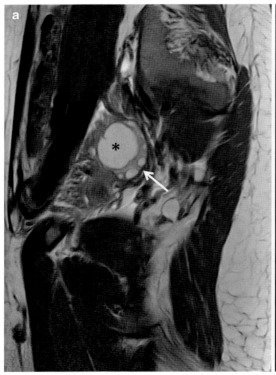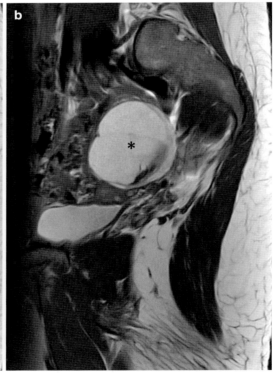

图9-3 24岁女性，出血性囊肿。间隔1周T2WI（a，b），卵巢显示多发小滤泡（箭头所示）和一个成熟滤泡（星号所示）（a）；随访（b）显示成熟滤泡增大，底部出现低信号，代表出血

现为子宫附近薄的蜿蜒状结构，通常在陷窝内向前或向后延伸。在输卵管结扎患者中，夹子可以帮助识别输卵管（图9-4）。

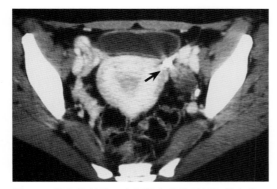

图9-4　输卵管结扎。左侧输卵管位于阔韧带上缘，CT上可借助金属夹识别（黑色箭头所示）。子宫旁出现扩张扭曲的血管结构，右侧盆壁出现静脉曲张

影像学表现

由于卵巢与子宫位置并列，CT和MRI可以识别卵巢。滤泡是卵巢的标志，T2WI显示最好（图9-1和图9-5）。CT检查需要肠道充盈阳性对比剂，便于观察正常卵巢（图9-6）。正常卵巢表现为卵球形软组织结构，含有囊性正常滤泡。大于1cm的优势卵泡出现，有助于卵巢的识别。黄体是另一生理表现，它与滤泡的区别是黄体壁较厚（图9-6），CT上可表现为高密度或出现液-液平面。

MRI借助卵巢内滤泡可识别绝大多数绝经前女性（95%）卵巢，T1WI表现为低信号或中等信号（图9-5），多数绝经前

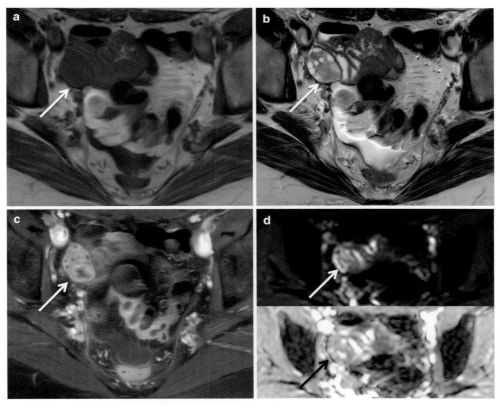

图9-5　绝经前女性正常右侧卵巢。横轴位T1WI（a）、T2WI（b）、Gd T1FS（c）和DWI（b=800s/mm² 和ADC）（d）。右侧卵巢含有多发小滤泡，T1WI呈中等信号（a），T2WI信号很亮（b）。滤泡后面可见一黄体（箭头所示），T1WI呈中等信号（a），T2WI低信号（b），符合出血，壁不规则强化（c），可见弥散受限（d）。陷窝可见生理性游离液体

女性的卵巢（75%）在T2WI上呈区带状表现，皮质呈低信号，而髓质信号强度较高（图9-1）。由于卵巢基质在T2WI上呈相对低信号，因此滤泡结构显示较好，它表现为高信号，壁薄呈环状低信号，大小为0.2~4.7cm，主要位于皮质内。在育龄期，卵巢出现单房囊性病变可达3cm或其他的小囊肿是正常表现，代表卵巢滤泡成分。根据最近的超声和CT管理建议，绝经前女性出现3cm单房薄壁含水囊肿是正常表现，3~5cm囊肿应在报告内予以提示，但不需要进一步随观。或者，对3~5cm的单纯囊肿6个月后随访。

静脉注射对比剂后，黄体厚壁明显强化（图9-5和图9-6）。黄体内出血在T1WI和T2WI上表现为亮信号，是亚急性出血的征象。在2~3个月经周期后的随访中可能会被吸收，因此可与子宫内膜瘤鉴别。DWI影像特点取决于月经周期，正常卵巢在整个月经期内显示高信号，黄体期最为明显，而ADC值据报道没有明显的周期改变。

绝经前女性卵巢可见生理性FDG/PET示踪剂摄取，尤其是黄体，因此，务必警惕这个年龄组卵巢恶性病变和功能性改变的区别，二者的标准摄取值（SUV）相似度很高。在月经前或月经后1周内进行PET-CT检查，此时通常不出现黄体，可减少误诊的风险。

1.3　正常围绝经期和绝经后卵巢

正常妇女绝经的平均年龄是51岁，绝经后，卵巢通常缩小到育龄期的一半，体积为1.6~4.6cm³，据报道绝经早期平均体积是2.6cm³。

大多数卵巢缩小呈脑回状，也有一些卵巢轮廓光滑。卵巢基质体积增大，可见未吸收的黄体。月经停止后，滤泡可持续数年，可能是散在性排卵和滤泡囊肿形成

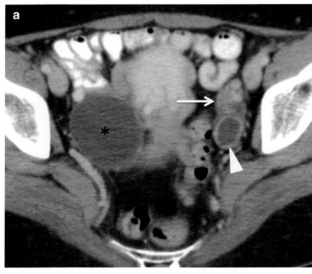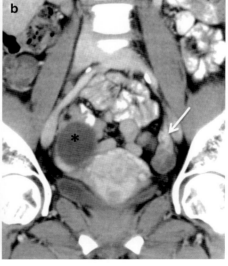

图9-6　功能性卵巢囊肿CT表现。卵巢含有小囊性滤泡，黄体（三角箭头所示）壁强化可与之区别；卵巢血管经卵巢悬韧带（箭头所示）进入左侧卵巢，6cm薄壁囊肿（星号所示）提示功能性囊肿或囊性腺瘤。随访后3个月内消失是功能性囊肿诊断的证据

的原因。绝经后4～5年，通常未发现卵泡活动。而绝经后女性卵巢皮质基质和髓质可见轻度增生，基质产生过多雄激素引起相应的临床表现，常与糖尿病、肥胖症和高血压有关。绝经后引起卵巢增大的其他因素包括多产或激素替代治疗。卵巢也可显示基质萎缩，显著纤维化；常见多发1～3mm小囊肿，可能继发于滤泡和表面上皮包涵体囊肿。随着年龄增长，卵巢基质内血管发生钙化或透明变性。

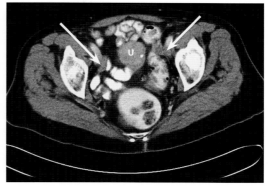

图9-7　绝经后卵巢CT表现。卵巢（箭头所示）表现为带状软组织结构，位于髂血管和肠袢之间；如果肠道不充盈对比剂，很难识别正常绝经后卵巢。U为宫底子宫肌瘤钙化的子宫

影像学表现

　　CT上识别绝经后卵巢难度较大，如果肠道充盈阳性对比剂（图9-7），则容易与肠袢相鉴别。沿着腰大肌向下追踪卵巢血管，通常能够识别即使很小的卵巢。绝经后卵巢CT表现为三角形或带状软组织结构，呈低或中等程度对比强化（图9-7和图9-8）。点状营养不良性钙化或绝经早期小囊肿（通常是包涵体囊肿或滤泡）的出现有助于卵巢的检查。

　　绝经后卵巢在MRI上呈卵圆形结构，T1WI和T2WI常呈均匀的中低信号（图9-8）。尽管体积小、没有特殊征象，但通过与子宫和卵巢血管的关系，大多数绝经后妇女卵巢还是能被识别的。由于MRI软组织对比度极好，绝经后卵巢小囊肿较CT更容易识别（图9-8）。基于这些常见表现，小于或等于1cm的卵巢囊肿属于正常表现，不需要随访。绝经后卵巢既不出现MRI检查的弥散受限，也不出现FDG/PET示踪剂摄取。

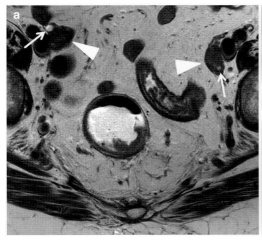
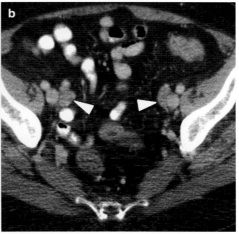

图9-8　正常绝经后卵巢MRI和CT表现，74岁女性。横轴位T2WI（a）和相应CT（b）显示正常卵巢较小（三角箭头所示），位于髂外血管附近，可见小钙化灶。MRI可见小囊肿（箭头所示），可能是包涵体囊肿（a）

1.4 盆腔液体

盆腔内少量液体常见于陷窝，随着体积增大，许多液体小囊袋勾勒出整个盆腔内的肠袢。盆腔游离液是整个月经周期的常见表现，分泌期达高峰。尽管一些液体与卵巢囊肿破裂有关，但大多数似乎没有相关性。出现盆腔游离液是盆腔放疗后常见的后遗症。绝经后女性盆腔出现游离液体不常见，需要警惕，应进一步检查。而绝经前女性，当盆腔内出现大量液体时，应检查是否有腹膜扩散的迹象。静脉注射对比剂后，正常腹膜不强化，DWI没有弥散受限；如果出现腹膜弥漫性强化，也没有特异性，既可见于炎症良性病变，也可见于恶性病变。

1.5 卵巢附着和血管供应

阔韧带是由覆盖在子宫上的两层腹膜形成，横向延伸到盆腔侧壁。其下缘称为主韧带，其上缘内侧是输卵管，外侧是卵巢悬韧带。这些腹膜皱褶之间是子宫旁组织，含有输卵管、圆韧带、卵巢韧带、子宫和卵巢血管、神经、淋巴管、中肾管残余和部分输尿管。

每侧卵巢借助3个支撑结构悬吊于腹腔：卵巢系膜，将卵巢固定在阔韧带的后面；卵巢韧带，将卵巢附着于子宫角；卵巢悬韧带或漏斗骨盆韧带，将卵巢固定在盆腔侧壁。

卵巢韧带和悬韧带并非紧密支撑结构，更像是肠系膜。卵巢血管和淋巴管走行于卵巢系膜的腹膜皱褶内，经卵巢门出

入卵巢。卵巢和子宫血管吻合支与淋巴管密切相关，都位于卵巢系膜内。

卵巢悬韧带位于阔韧带的上外侧面，从卵巢前外侧延伸到髂外血管和髂总血管，与腰大肌上的结缔组织融合。卵巢血管和淋巴管横过卵巢悬韧带，沿着卵巢系膜达卵巢门。

卵巢韧带是一圆形纤维肌肉带，自卵巢延伸到子宫角，位置随卵巢而变动，位于输卵管和圆韧带的正后方和下方。子宫动脉的卵巢分支通过卵巢韧带，在卵巢系膜内与卵巢动脉分支互相吻合。

卵巢动脉源自肾门附近的腰主动脉，伴随卵巢静脉和输尿管，沿腹膜后走行于腰大肌的前面，然后穿过输尿管和骨盆边缘附近的髂总血管，进入卵巢悬韧带。卵巢动脉在靠近卵巢系膜边缘的阔韧带两层之间的内侧和下方走行，形成多个分支，通过卵巢系膜进入卵巢门。它的走行蜿蜒弯曲，在卵巢附近最明显。

卵巢静脉呈单发，也可有多支，伴随卵巢动脉。左侧卵巢静脉引流入左肾静脉，右侧卵巢静脉引流入下腔静脉。在盆腔层面，它们位于髂外血管的内侧。卵巢淋巴管伴随卵巢血管，沿着腰大肌上升，几乎完全流入位于肾下极水平的主动脉旁淋巴结。一些患者出现副淋巴管，通过阔韧带引流入髂内和髂总淋巴结以及主动脉间淋巴结，或沿着圆韧带走行，注入髂外和腹股沟淋巴结。输卵管可见额外淋巴管至骶前淋巴结，偶尔也可见自壶腹部至臀部淋巴结。

影像学上识别韧带

除非周围有大量腹水，否则横断面成

像通常不能辨别阔韧带和卵巢系膜，它们的位置应根据其所含结构进行识别。腹水时可见卵巢悬吊于阔韧带的后面（图9-9），偶尔可见卵巢韧带表现为子宫与卵巢之间的一短窄软组织带。

在腹膜后、肾下极水平，卵巢动脉和静脉可沿着输尿管内侧的腰大肌识别（图9-10）。卵巢动脉位于静脉的内侧，由于其管径较小，在CT或MRI上不明显。它们在腰部中下区斜穿于输尿管的前面，而后走行于下腹部和盆腔输尿管的外侧（图9-10和图9-11）。

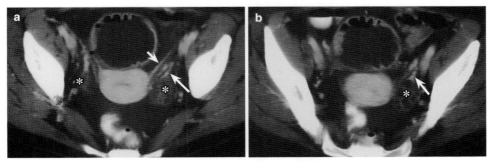

图9-9　阔韧带和卵巢CT。具有游离液体的患者，可见卵巢（星号所示）位于阔韧带的后外侧。左侧圆韧带（小箭头所示）在阔韧带的前面，向腹股沟内管的前外侧走行（a）。在阔韧带外侧游离缘，卵巢悬韧带附着于左侧卵巢的前缘，其内走行卵巢动脉和静脉（长箭头所示），和卵巢系膜相邻（a，b）

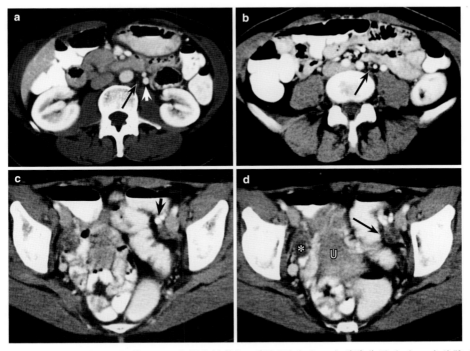

图9-10　腹膜后卵巢血管和悬韧带——"卵巢血管蒂"。肾门下（a）、主动脉分叉（b）、上盆腔（c）和中盆腔（d）CT扫描，卵巢动脉和静脉（箭头所示）沿着腰肌、平行于输尿管走行（长箭头所示）（a）；在下腰区，与输尿管斜行交叉（箭头所示），走行在输尿管外侧（长箭头所示）。卵巢血管（箭头所示）与髂外血管附近（c）的悬韧带相连，接近卵巢时呈楔形。识别卵巢要借助多发小滤泡（d）。右侧卵巢滤泡囊肿（星号所示）。U为子宫

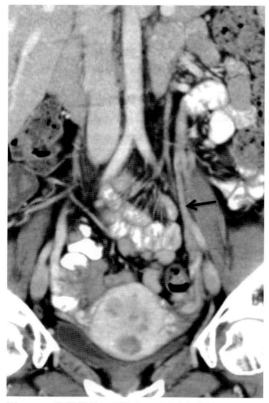

图9-11 卵巢静脉。冠状位CT显示卵巢静脉。左侧卵巢静脉（箭头所示）可自左侧卵巢追踪至腹膜后

从腹膜后向下连续追踪这些血管至盆腔卵巢悬韧带（图9-6），悬韧带是定位卵巢的极好标志，表现为短窄扇形软组织带，接近卵巢时变宽。有时呈线状带，较卵巢静脉厚。鉴于悬韧带的血管标志，它比其他卵巢韧带更容易识别。卵巢血管蒂征也可作为有益的征象，以鉴别卵巢盆腔肿块或子宫肿块。

2 发育异常

卵巢发育异常罕见，尽管卵巢与子宫和输卵管的发育起源不同，但卵巢异常更常与先天性子宫异常有关（22%），尤其是单角子宫。子宫和输卵管自中肾旁管发育而来，中肾旁管缺损不但造成子宫异常，还会引起输卵管、肾和输尿管异常。

在孕的宫腔内，原始卵巢位于下胸和上腰椎两侧的泌尿生殖道嵴的内表面的Wolffian体内，胚胎第3个月卵巢开始下降，位于髂嵴水平，至1岁末进入卵巢窝。卵巢移行依靠引带的指导，而引带连接生殖腺下极，附着于子宫，形成卵巢和子宫圆韧带。

2.1 先天性异常

在女性表型中，双侧卵巢缺失通常与异常核型和性腺发育不全综合征有关，这些患者性腺发育低下，出现单侧或双侧条索状性腺（图9-12），具有恶性变的风险。正常女性卵巢先天性单侧发育不全极其罕见，常无症状，它更可能是由卵巢扭转引起的萎缩，尤其是在产前。卵巢先天性单侧发育不全可能伴有同侧肾或输尿管发育不全和（或）同侧输卵管畸形。

副卵巢或多余卵巢也极为罕见，可伴有其他泌尿生殖道先天异常。副卵巢含有卵巢组织，通常位于正常卵巢附近。多余卵巢不附着在卵巢上，但可能见于骨盆内外的其他部位。多数情况下，异常卵巢小于1cm，异位卵巢组织具有正常卵巢的功能以及病理倾向，可能产生原发性腹膜癌。

输卵管壁和阔韧带内可见到肾上腺皮质残迹。

输卵管先天异常也很罕见，与卵巢一样，更可能是由扭转或炎性病变所致。输卵管独立先天异常包括发育不良、重复畸形、副口和先天性憩室，也可出现部分闭锁或发

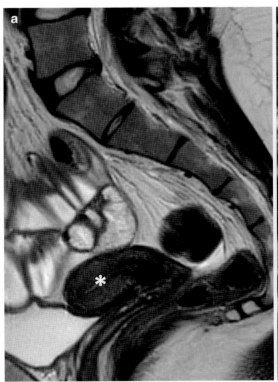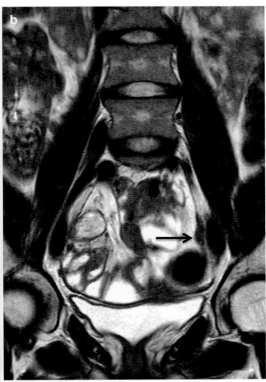

图9-12　条索状性腺。23岁女性，矢状位T2WI（a）显示子宫发育不良（星号所示），未见正常卵巢。髂外血管附近带状软组织结构（箭头所示）是左侧条索状性腺（b）

育不良，这些可能与子宫异常（如残角子宫或双角子宫）有关。暴露于己烯雌酚的妇女的后代由于出现输卵管异常（如短囊状或扩张的输卵管），可能患有不孕症。

2.2　卵巢下降不良

卵巢下降不良发病率为0.2%～0.5%，可单侧或双侧发病，常见于Müllerian管畸形（17%），与双角子宫、单角或双角子宫以及子宫发育不良关系最密切。在卵巢下降不良中，异位卵巢见于从腰区至卵巢窝迁徙途径的任何位置，卵巢很少会下降得太远，直到腹股沟管。

卵巢下降不良在骨盆缘以上的一个常见位置是结肠旁沟（图9-13）。怀孕后，由于卵巢粘连可能会受阻，无法恢复到原来的位置。此外，异位卵巢可能与粘连、炎症和手术有关，或阔韧带延长导致卵巢异常活动所致。

影像学表现

卵巢错位定义为卵巢上极在髂血管分叉水平或以上。绝大多数育龄期妇女根据典型的滤泡形态可识别异位的卵巢，MRI是诊断卵巢下降不良或异位卵巢的首选检查技术，T2WI观察最好（图9-13）。卵巢窝内看不到卵巢，应该在子宫附近和盆缘上方等其他位置搜寻，罕见位于腹股沟附件。

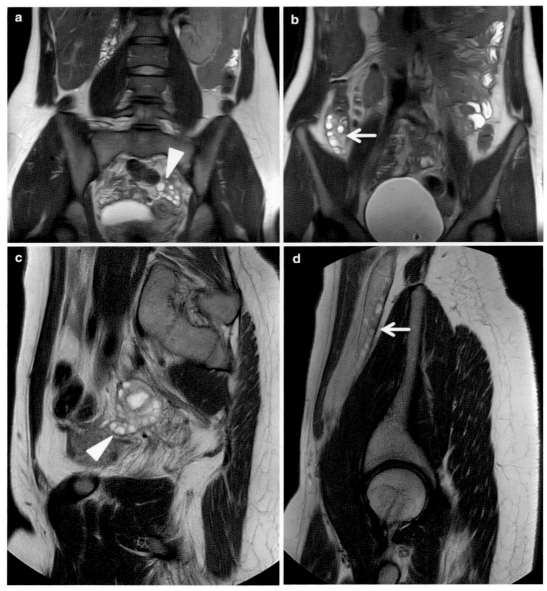

图9-13　卵巢下降不良伴子宫畸形。冠状位（a，b）和矢状位（c，d）T2WI。左侧卵巢位置正常，位于单角子宫旁（三角箭头所示）（a，c）；右侧卵巢位置较高，位于腰肌前面（d），含有多发周边滤泡（b），形状呈不典型延长（箭头所示）（d）

鉴别诊断：单侧卵巢缺失的鉴别诊断包括异位卵巢和附件扭曲造成的卵巢萎缩。Müllerian管异常支持先天性病因，应沿着骨盆外腰大肌进行搜索。

3　卵巢移位

需要盆腔照射治疗的患者，如果保留卵巢功能，必须在治疗前完成卵巢的外科移位。卵巢、支持韧带及其血管供应可借助手术移出盆腔，最常见的是移至腰大肌前、结肠旁沟的外侧。

其他位置是靠近髂窝的下结肠旁沟。宫颈癌、阴道癌、盆腔肉瘤和霍奇金病的患者需进行外侧移位，内侧移位是指将卵巢附着于子宫表面。通常每侧卵巢固定手术夹以标记其位置。

影像表现

移位的卵巢可以通过成熟滤泡的形态学特征来识别，金属夹有助于CT识别卵巢（图9-14）。此外，从中腰区向下追踪卵巢血管也有助于卵巢的识别。外侧移位的卵巢血管偏向髂窝的外侧，而非向下走行。移位的卵巢不应误诊为腹腔种植，病史、CT所见的金属手术夹以及T2WI上仔细分析具有滤泡的卵巢形态有助于鉴别诊断。对于萎缩的小卵巢，没有可识别的特点，CT可借助手术夹来识别，而MRI则较为困难。

鉴别诊断

了解卵巢移位的病史是确立正确诊断的关键，需要与阑尾黏膜囊肿、腹腔种植、结肠肿块、淋巴囊肿和淋巴结转移进行鉴别。

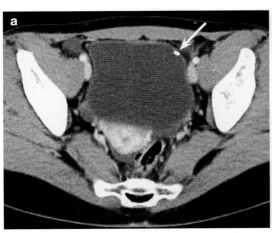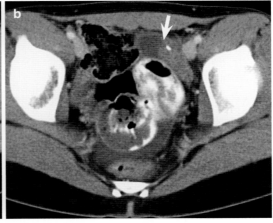

图9-14　手术移位。卵巢移位后（a）和放疗后（b）的轴位CT，内镜移位期间，左侧卵巢金属夹标记（箭头所示），后期随访，囊实性病变是正常移位卵巢发生囊性改变。没有金属夹（箭头所示），易误认为肿瘤。腹水是放疗后遗症

参考文献

Addley HC, Vargas HA, Moyle PL, Crawford R, Sala E (2010) Pelvic imaging following chemotherapy and radiation therapy for gynecologic malignancies. Radiographics 3:1843–1856.

Allen JW, Cardall S, Kittijarukhajorn M, Siege CL (2012) Incidence of ovarian maldescent in women with mül-lerian duct anomalies: evaluation by MRI. AJR Am J Roentgenol 198:W381–W385.

Bashist B, Freidman WN, Killackey MA (1989)

Surgical transposition of the ovary: radiological appearance. Radiology 173:857–860.

Clement PB (2002) Anatomy and histology of the ovary. In: Kurman RJ (ed) Blaustein's pathology of the female genital tract. Springer, New York, pp 649–674.

Cohen HL, Tice HM, Mandel FS (1990) Ovarian volumes measured by US: bigger than we think. Radiology 177:189–192.

Dabirash H, Mohammad K, Moghadami-Tabrizi N (1994) Ovarian malposition in women with uterine anoma-lies. Obstet Gynecol 83:293–294.

Davis JA, Gosink BB (1986) Fluid in the female pelvis: cyclic patterns. J Ultrasound Med 5:75.

Diop AD, Fontarensky M, Montoriol PF, Da Ines D (2014) CT imaging of peritoneal carcinomatosis and its mimics. Diagn Interv Imaging 95:861–872.

Dueck A, Poenaru D, Jamieson MA (2001) Unilateral ovarian agenesis and fallopian tube maldescent. Pediatr Surg Int 17:228–229.

Foshager MC, Walsh JW (1994) CT anatomy of the female pelvis: a second look. Radiographics 14:51–66.

Ghattamaneni S, Bhuskute NM, Weston MJ, Spencer JA (2009) Discriminitive MRI features of fallopian tube masses. Clin Radiol 64:815–831.

Hahn-Pedersen J, Larsen PM (1984) Supernumary ova-ries. Acta Obstet Gynecol Scand 63:365–366.

Karaosmanoglu D, Karcaaltincaba M, Karcaaltincaba D, Akata D, Ozmen M (2009) MDCT of the ovarian vein.Normal anatomy and pathology. AJR Am J Roentgenol 192:295–299.

Kier R, Chambers SK (1989) Surgical transposition of the ova-ries: imaging findings in14 patients. AJR 153:1003–1006.

Kim DC, Bennett GL, Somberg M, Campbell N et al (2016) A multidisciplinary approach to improving appropriate follow-up imaging of ovarian cysts. A quality improvement initiative. J Am Coll Radiol 13:535–541.

Langer JE, Oliver ER, Lev-Toaff AS, Coleman BG (2012) Imaging of the female pelvis through the life cycle. Radiographics 32:1575–1597.

Lee JH, Jeong YK, Park JK et al (2003) Ovarian vascular pedicle sign revealing organ origin of mass lesion on helical CT. AJR 181:131–137.

Lerman H, Metser U, Grisaru D et al (2004) Normal and abnormal 18F-DG endometrial and ovarian uptake in pre-and postmenopausal patients: assessment by PET-CT. J Nucl Med 45:266–271.

Levine D, Brown DL, Andreotti RF et al (2010) Management of asymptomatic ovarian and other adnexal cysts imaged at US: Society of Radiologists in Ultrasound consensus conference statement. Radiology 256:943–954.

Morisawa N, Kido A, Koyama T, Okada T, Kataoka M et al (2012) Changes in the normal ovary during men-strual cycle in reproductive age on the diffusion-weighted image. J Comput Assist Tomogr 36:319–322.

Nunley WC, Pope TL, Bateman BG (1984) Upper repro-ductive tract radiographic findings in DES-exposed female offspring. AJR 142:337–339.

Outwater EK, Mitchell DG (1996) Normal ovaries and func-tional cysts: MR appearance. Radiology 198:397–402.

Outwater EK, Talerman A, Dunton C (1996) Normal adnexa uteri specimens: anatomic basis of MR imag-ing features. Radiology 201:751–755.

Pavlik EJ, DePriest PD, Gallion HH, Ueland FR, Reedy MB, Kryscio RJ, van Nagell JR Jr (2000) Ovarian volume related to age. Gynecol Oncol 77:410–412.

Rezvani M, Shaabab AM (2011) Fallopian tube disease in the nonpregnant patient. Radiographics

31: 527–548.

Saksouk FA, Johnson SC (2004) Recognition of the ova-ries and ovarian origin of pelvic masses with CT. Radiographics 24:133–146.

Seidman JD, Russell P, Kurman RJ (2002) Surface epithe-lial tumors of the ovary. In: Kurman RJ (ed) Blaustein's pathology of the female genital tract. Springer, New York, pp 791–904.

Sella T, Mironov S, Hricak H (2005) Imaging of trans-posed ovaries in patients with cervical carcinoma. AJR Am J Roentgenol 184:1602–1610.

Spencer JA, Gore RM (2011) The adnexal incidentaloma: a practical approach to management. Cancer Imaging 11:48–51.

Spencer JA, Forstner R, Cunha TM, Kinkel K, on behalf of the ESUR Female Imaging Sub-Committee (2010) ESUR guidelines for MR imaging of the sonographi-cally indeterminate adnexal mass: an algorithmic approach. Eur Radiol 20:25–35.

Stevens SK (1992) The adnexa. In: Higgins CB, Hricak H, Helms CA (eds) MRI of the body. Raven Press, New York, pp 865–889.

Trinidad C, Tardaguila F, Fernandez GC (2004) Ovarian maldescent. Eur Radiol 14:805–808.

Well D, Yang H, Houseni M, Iruvuri S, Alzeair S et al (2007) Age-related changes in the pelvic reproductive end organs. Semin Nucl Med 37:137–184.

Welt CK (2016) Ovarian development and failure (meno-pause) in normal women. Barbeiri RL, Crowley WF (Section eds), Martin KA (Dep ed). www.uptodate.com.

Wo JY, Viswanathan AN (2009) Impact of radiotherapy on fertility, pregnancy, and neonatal outcomes in female cancer patients. Int J Radiat Oncol Biol Phys 73:1304–1312.

第十章　附件肿块：卵巢良性病变及其特征

摘　要

　　放射科医生在日常工作中，经常偶然发现无症状的附件肿块。其中大多数肿块属于卵巢良性病变，不需要进行临床干预及处理。然而，超声检查确定盆腔肿块的起源可能具有挑战性。此外，超声检查在部分盆腔肿瘤的良恶性鉴别方面不具备优势。

　　大多数超声检查不能确定的附件肿块多为常见良性肿瘤，MRI容易诊断。预测恶性肿瘤的可能性对临床很关键，以便患者得到合理的治疗。

　　本章将首先介绍卵巢病变定性诊断的MRI技术以及放射科医生确诊盆腔肿块解剖起源的影像特点。其次，总结卵巢良性病变及其组织学类型特点。最后介绍卵巢功能性肿瘤以及发生于儿童、青少年、年轻女性和妊娠妇女的卵巢肿瘤。

1　引言

　　术前影像学检查在可疑附件肿块患者的分诊管理中起着关键作用，也有助于医生制定合理的手术方案。在卵巢良性病变中，腹腔镜手术已广泛替代开放性手术。虽然影像学检查不能明确组织病理学诊断，但对预测恶性可能性有一定帮助，这对于患者的合理治疗至关重要。影像学评价附件肿块应强调下列参数：①确定肿块起源；②如果病变位于卵巢，确定是生理性表现还是肿瘤性表现；③当肿瘤病变需要手术时，确定恶性的风险，并提供鉴别诊断。

2　推荐用于卵巢病变定性的技术

女性盆腔的MRI检查最好在禁食至少4小时后进行，并预先注射蠕动抑制剂以减少肠道运动伪影。患者取仰卧位，将盆腔、躯干或心脏线圈包绕盆腔或腹部。扫描范围需要从解剖学上覆盖整个卵巢肿块和子宫，以确定肿块的起源是卵巢还是子宫。应用高分辨率快速自旋回波T2加权序列确定肿块解剖起源，明确鉴别卵巢肿块的性质。检查基本方案包括盆腔矢状位T2WI序列和同一正交层面（轴位、冠状位或斜位）采用相等的层厚进行覆盖附件肿块的T1WI和T2WI序列扫描，进一步组织定性还需要综合考虑T1加权序列和T1FS加权序列以及静脉注射钆剂后的信号强度。

快速自旋回波（TSE）序列因其良好的空间图像分辨率，是目前女性盆腔检查的首选序列，成像参数如下：视野200～300mm，矩阵512×256，层厚3～5mm；T2加权快速自旋回波（FSE）序列采用TR/TE= 4000/90毫秒，而T1加权序列的TR在500毫秒左右，选择最短TE。由于时间限制，可应用快速T2加权序列，如超快速半傅里叶单次激发快速自旋回波序列（HASTE，每层3秒）或3D T2WI序列。HASTE序列的图像因其分辨率有限，仅在当高分辨率TSE成像不理想或需要额外的成像平面来对高分辨率TSE进行补充时，才考虑应用。

DWI检查选用800～1000s/mm^{2}的高b值，弥散受限见于良性和恶性附件肿块的实性成分以及脂肪和出血性肿块，如子宫内膜瘤。有研究显示，常规成像加扫DWI可使诊断可信度提高大约15%。当可疑附件肿块的实性成分在T2WI上呈低信号，而整个肿块在b值=800～1000s/mm^{2}的DWI上表现为低信号时，良性的可能性很高。因此，DWI对绝大多数以实性为主的常见良性附件肿块（如卵巢纤维瘤或囊腺纤维瘤）以及绝大多数带蒂子宫平滑肌瘤具有诊断价值。此外，具有低DWI信号的T2WI实性肿块不论其形状及对比度增强的类型如何，都极有可能是良性肿瘤。对卵巢病变定性，静脉注射对比剂对确定囊内实性成分（如乳头状突起、实性肿块内坏死、间隔或壁增厚）（图10-1）有很明确的价值。最新研究显示，动态对比增强是区分卵巢良恶性特征的最佳方法，这是基于附件肿块实性成分的时间-强度曲线（TIC）与作为比对参考的子宫外肌层的时间-强度曲线的对比。因此，DCE MRI序列成像应用在包含附件肿块实性成分（如实性乳头状突起、增厚的不规则间隔或实性部分）和子宫肌层的层面有一定价值。

最新ESUR指南推荐应用动态对比增强成像以获得时间-强度曲线来定性诊断超声不确定肿块，表10-1显示最常见卵巢良性肿块组织学类型的信号强度差异。

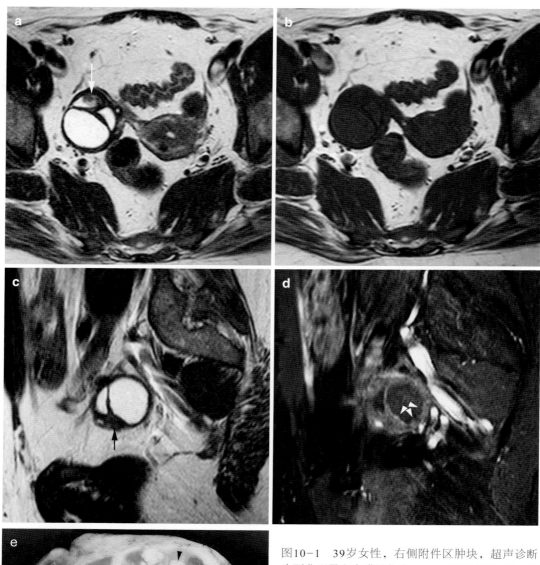

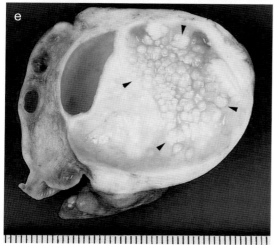

图10-1 39岁女性，右侧附件区肿块，超声诊断为不典型子宫内膜异位症。MRI用来对病变进一步定性。斜轴位T2（a）和T1加权成像（b）、矢状位T2加权成像（c）、对比增强脂肪抑制T1加权成像（d）、大体标本摄像术（e）。a. 右侧卵巢多房囊性肿块，最前面小房内容物信号不均匀（箭头所示）；b. 相应T1WI未见出血证据，排除子宫内膜瘤诊断；c. 通过囊肿不均匀区的矢状位T2WI显示一低信号实性部分（箭头所示），汇聚于囊肿的薄隔膜，提示卵巢正常实质可能性大；d. 囊壁和实性部分仅显示轻度强化（三角箭头所示）；e. 右侧卵巢大体标本摄像显示一多房性囊肿和白色纤维成分，后面小房壁内（三角箭头所示）可见小乳头状突起。组织学诊断为卵巢浆液性囊腺纤维瘤

表10-1 根据组织病变类型和序列，卵巢良性病变在盆腔MRI上的信号强度

卵巢肿瘤	信号强度				
	T2	T1	FS T1	Gd T1[a]	DWI[a]（b > 800s/mm^2）
浆液性囊腺瘤	高	低	低	TIC 1	低
黏液性囊腺瘤	高	中等	中等	TIC 1	低
成熟囊性畸胎瘤	中等	高	低	Rokitansky 结节可呈 TIC 3	亮
子宫内膜瘤	高	高	高	TIC 1 或 2	亮
纤维瘤	低 - 中等	中等	中等	TIC 1，罕见 TIC 2	低，一些亮区

注：TIC—时间-强度曲线；[a]壁、分隔或纤维瘤实性区域。

与MRI相比，CT因其软组织分辨率较低，不能作为定性超声不确定附件病变的首选方法。CT的适应证包括MRI检查的禁忌证、评价急性盆腔疼痛、评价盆腔炎症并发症以及卵巢癌分期。然而，由于CT临床应用广泛，许多附件病变是在CT检查中偶然发现的。文献报道关于这些"意外瘤"的管理建议，有助于对这些常见表现进行分类。CT评价附件肿块常推荐检查前肠道准备（口服对比剂），有助于区分充满液体的肠袢和附件囊性肿块，提高腹膜种植的识别。此外，体型纤瘦患者和绝经后妇女正常卵巢的检查通常只有在肠道准备的情况下才能实现。因此，应在CT检查前1小时给予1000ml的稀释对比剂或水。直肠对比剂充盈也对评价直肠或乙状结肠是否受累有帮助。静脉内注射对比剂是检查附件病变的关键，具有较好定性肿块内部结构和区分盆腔血管结构（包括显示卵巢血管蒂）的优势。多数情况下，静脉期显示肿块内部结构最好，早期容易遗漏实性强化成分和乳头状突起。如果超声怀疑是成熟畸胎瘤，不应用静脉对比剂

足以进行诊断。

3 定义盆腔肿块起源：附件、附件外或腹膜外

评价附件可疑肿块的第一步是确定肿块的起源，依据起源位置不同，其鉴别诊断和治疗方案往往不同。附件、附件外腹膜肿块，甚至腹膜外病变的大小、结构和位置可表现相同，然而，确定肿块和周围盆腔结构的解剖关系的特殊征象有助于鉴别诊断，这些参数包括卵巢结构的可视性、卵巢和盆腔肿块之间界面的轮廓畸形类型，以及血管、输尿管和盆腔其他器官被推移的类型等。

确认与同侧卵巢分离的肿块非卵巢起源（图10-2），然而，特别是盆腔内较大病变，卵巢常被肿块遮蔽或完全侵犯。较小病变没有完全遮蔽卵巢，识别卵巢滤泡可确认其卵巢起源（图10-3）。此外，特定的标志，如鸟嘴征和嵌入器官征有助于更好地界定其与卵巢的关系。当肿块使卵巢边缘变形呈喙状时，则很可能源自卵巢

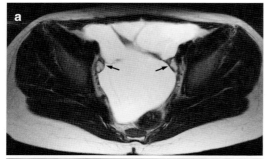

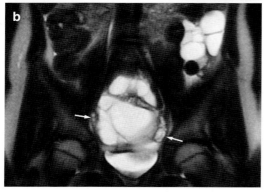

图10-2 非卵巢囊性肿瘤。14岁女孩，超声除外阑尾切除术后脓肿，发现一多囊性卵巢病变。横轴位（a）和冠状位T2加权成像（b）显示双侧巨大多分隔病变延伸至脐水平以上，正常卵巢（箭头所示）的识别除外卵巢起源。手术标本组织病理学诊断为乳糜肿

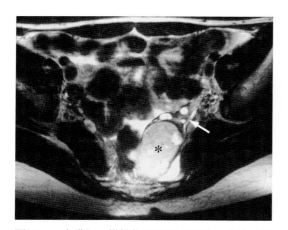

图10-3 鸟嘴征。横轴位T2WI显示陷窝内肿块（星号所示），由于内含多个滤泡（箭头所示），可清楚确定其卵巢起源。肿块与卵巢组织的界面锐利成角，呈典型的鸟嘴征。陷窝内少量游离液体是绝经前的生理性表现，分泌期达高峰

（图10-3）；相反，当相邻卵巢界面呈钝角时，提示肿瘤压迫卵巢，而非源自卵巢。

大的卵巢肿块通常会使输尿管后移或向后外侧移位，腹腔内其他病变如膀胱和源自子宫或肠道的肿块也可引起相似的移位。附件肿块通常推移髂血管向外侧移位，相反，源自盆腔侧壁的卵巢外肿块或淋巴结病变（图10-4）引起髂血管向内侧移位。通过追踪血管蒂或卵巢悬韧带可以进一步阐明肿块的起源，CT上92%的卵巢病变可见卵巢血管进入或从附件肿块发出。确定卵巢血管蒂也能够与类似卵巢肿瘤的病变（如子宫浆膜下平滑肌瘤）相鉴别。此外，绝大多数平滑肌瘤可见子宫和平滑肌瘤之间的血管桥征或爪征，在卵巢病变中则不存在此征象（图10-5）。由于输卵管和卵巢解剖关系密切，即使确定卵巢血管或卵巢悬韧带，源自输卵管的肿块也不能与卵巢病变鉴别，囊性附件肿块壁上出现的不完全间隔提示肿块起源于输卵管（图10-6）。

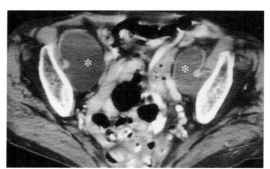

图10-4 髂血管向内移位。患者超声怀疑双侧卵巢癌，横轴位CT显示双侧囊性病变（星号所示），壁增厚，类似卵巢病变。然而，髂血管移位的类型是典型的盆腔侧壁起源。该类风湿关节炎患者的病变是由双侧髂耻滑囊炎引起

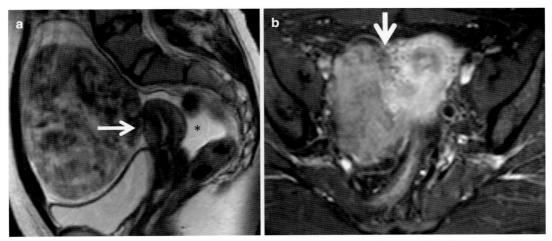

图10-5　卵巢肿块与卵巢外肿块。矢状位T2WI和轴位Gd-增强脂肪抑制T1成像显示两名育龄妇女的子宫旁实性病变。a. 卵巢纤维瘤，子宫与卵巢肿块（箭头所示）分开，在纤维瘤和陷窝周围发现腹水；b. 子宫浆膜下平滑肌瘤，借助多发桥接血管可与卵巢肿块鉴别，这些血管（箭头所示）见于病变与子宫肌层之间的界面

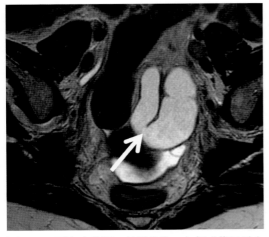

图10-6　不完全分隔。斜冠状位T2加权成像显示左侧附件肿块，不完全交叉指状隔膜（箭头所示）是输卵管积水的典型表现

4　附件良性病变

4.1　卵巢和附件非肿瘤性病变

4.1.1　卵巢生理性囊肿：滤泡囊肿和黄体囊肿

卵巢外观随卵巢周期发生周期性改变，卵巢周期包括滤泡发育、破裂、排卵、黄体形成和退化，卵巢内含有不同发育阶段的滤泡、黄体囊肿和表面包涵体囊肿。

附件囊性病变中的大多数病变为卵巢生理性囊肿，育龄妇女卵巢囊肿的定义是其直径大于3cm，而较小的囊肿则是滤泡。囊肿分为功能性和非功能性，前者伴有激素形成。非妊娠患者黄体囊肿源自黄体退化失败或出血。

绝大多数功能性囊肿无症状，黄体囊肿中孕酮的产生及持续存在，造成月经延迟或异常出血。较大的生理性囊肿引起腹压增高或下背部疼痛，发生破裂、出血或扭转等并发症时，可出现急腹症。

据估计，卵巢囊肿的患病率为18%，是育龄期常见表现。绝经后也可见小囊肿，但较少见。在一项74例正常卵巢的系列研究中，最大囊肿的平均大小是1cm（范围：0.2～4.7cm）。功能性囊肿通常不超过5cm，偶尔可达8～10cm（图10-7），大多数呈自限性，自行消退。与滤泡囊肿不同，黄体囊肿常需要长达3个月的时间

才能消退。

4.1.1.1　卵巢生理性囊肿的影像学表现

经阴道超声检查是诊断卵巢囊肿的金标准。根据最新管理指南，育龄期无症状女性出现小于5cm的单纯卵巢囊肿不需要进一步检查。单纯滤泡囊肿表现为无回声薄壁囊肿，出血性滤泡或黄体囊肿则表现

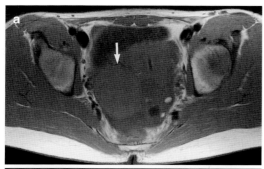
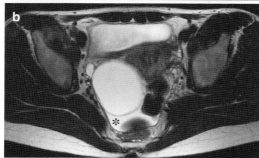
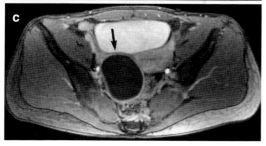

图10-7　29岁女性，功能性滤泡。横轴位T1（a）、T2加权（b）和对比增强脂肪抑制T1加权成像（c）。卵巢8cm囊性病变（箭头所示）在T1WI上呈中等信号，与子宫肌层相似（a），而在T2WI上信号很高（b）；壁薄，T2WI（b）和对比增强（c）显示较好。功能性囊肿，以黄体囊肿可能性最大，不能与卵巢囊腺瘤相区别。超声随访3个月内明显减小。陷窝可见少量生理性液体

为渔网状不均匀低回声，也被描述为小梁形胶状物。大多数囊肿短期随访减小或消失，在一项随访研究中，65%囊肿月经后持续存在，3个月内消失，与口服避孕药无关。

卵巢单纯囊肿通常在CT或MRI上偶然发现，单房，壁不明显或较薄（小于3mm）。CT表现为圆形或类圆形水样密度病变（小于20Hu）；绝大多数囊肿出现水样液体，在T1WI上显示中等或低信号，T2WI呈显著高信号，T2WI显示囊壁最好，呈低信号，对比增强扫描信号高于卵巢基质。黄体囊肿壁较厚，内衬较厚的黄体细胞，明显强化。黄体囊肿内由于碎屑和纤维蛋白凝块而出现分层，不强化，可与上皮肿瘤的乳头状突起鉴别。

4.1.1.2　鉴别诊断

单房囊腺瘤类似卵巢单纯囊肿（图10-8），2~3个周期随访退化支持生理性囊肿诊断。

黄体囊肿和子宫内膜瘤都可见囊内出血，然而，子宫内膜瘤倾向于双侧多发，通常显示T2明显缩短（"遮蔽"），壁内凝块出现T2暗点征。

4.1.2　卵巢旁囊肿

卵巢旁囊肿（输卵管旁囊肿）源自卵巢系膜的Wolffian管残余，是常见的"意外瘤"。可发生于任何年龄，但最常见于中年妇女，研究数据显示其占附件肿块的10%~20%。呈圆形或卵圆形的单房薄壁囊肿，大小为1~12cm。并发症与其他卵巢囊肿没有区别，良恶性乳头状瘤继发性转化极其罕见。

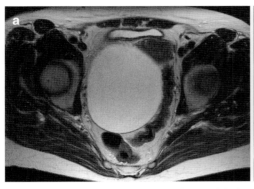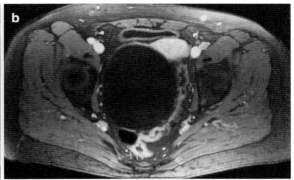

图10-8　55岁女性，附件巨大囊性病变。横轴位T2WI（a）和Gd增强脂肪抑制T1WI（b）显示右侧附件可见一单房囊肿，推移子宫和邻近乙状结肠，没有恶性肿瘤的征象。由于发生在绝经后，且体积增大，于是手术切除，病理组织学诊断为浆液性囊腺瘤

4.1.2.1　影像学表现

卵巢旁囊肿往往是大的薄壁单房囊肿，通常位于阔韧带内（图10-9），偶尔含有间隔。CT和MRI表现为典型的卵巢囊肿表现，但与同侧卵巢分离。

4.1.2.2　鉴别诊断

卵巢旁囊肿只有在卵巢囊肿与卵巢明显分离时，才能与卵巢囊肿相鉴别。卵巢旁囊肿通常较大，源自输卵管伞端的

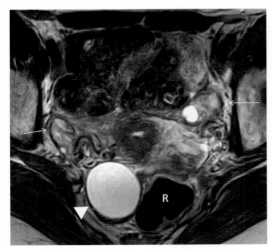

图10-9　53岁女性，卵巢旁囊肿。横轴位T2WI显示一5cm囊肿（三角箭头所示），与右侧绝经后卵巢（右侧箭头所示）明显分离；左侧卵巢（左侧箭头所示）内可见一具有薄隔膜的1cm囊肿。R为直肠

Morgagni囊肿直径不超过1cm。卵巢旁囊肿的鉴别诊断包括卵巢囊腺瘤、卵巢偏心性囊肿、腹膜后囊肿和淋巴囊肿，淋巴囊肿可以根据临床病史以及血管移位的类型加以区分。输卵管积液可能在阔韧带内有类似的位置，然而，它表现为管状和交叉指状隔膜。与卵巢旁囊肿不同，腹膜包涵体的形状由周围结构决定。

4.1.3　腹膜包涵体囊肿

腹膜包涵体囊肿（假囊肿或多房包涵体囊肿）是卵巢产生的积液由腹膜粘连包裹形成，大小不一，通常见于曾接受手术、具有子宫内膜异位症或盆腔炎症疾病（PID）的绝经前妇女。假囊肿外表面并非真正的囊壁，受周围结构影响，常呈不规则形，由于占位效应，可出现明显的临床症状（如盆腔慢性疼痛），也可无症状。

4.1.3.1　影像学表现

腹膜包涵体囊肿往往呈其发生部位的形状，卵巢内陷通常位于囊肿内或囊肿壁内，可能被误认为实性结节（图10-10）。腹膜包涵体囊肿的内部结构取决于其内

容物，大多数内容物为单纯液体，T1WI呈低信号，T2WI信号很高，CT表现为低密度；出血和含铁血黄素分层可导致T1高信号和T2低信号，CT密度较高。在一项研究中，发现15例腹膜包涵体囊肿中11例有分隔。

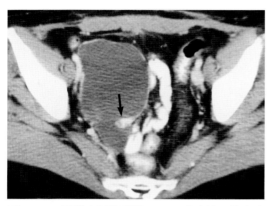

图10-10　腹膜包涵体囊肿CT。33岁女性，数次盆腔手术史，超声发现右侧附件一囊性病变。CT显示囊性病变，具有强化的薄壁，其后襞可见一卵圆形实性结构（箭头所示），手术证实腹膜包涵体囊肿。实性结构是正常卵巢

4.1.3.2　鉴别诊断

由于内部隔膜和位于囊壁上的卵巢酷似囊性肿块内的实性成分，在CT上鉴别假囊肿与囊腺瘤或者卵巢癌较为困难。顺应腹腔形状、周围器官包裹而非推移以及手术史、PID或克罗恩病病史是正确诊断的关键因素（图10-11）。

4.1.4　黄体膜囊肿

黄体膜囊肿是内衬黄体膜细胞的卵巢囊肿，发生于血清绒毛膜促性腺激素水平高的患者，与多胎妊娠、滋养层疾病和妊娠合并胎儿水肿有关。也可发生于卵巢过度刺激综合征患者（图10-12）。

4.1.4.1　影像学表现

黄体膜囊肿通常较大，表现为双侧多间隔卵巢囊肿，内含单纯液体。它们可导致卵巢增大，直径可达10～20cm。T2WI或对比增强MRI或CT通常不会显示出囊壁增厚的征象（图10-13）。

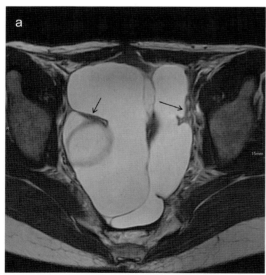
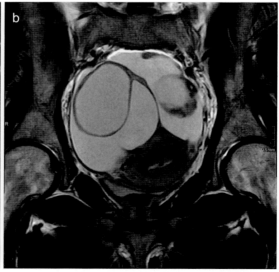

图10-11　腹膜假性囊肿MRI。横轴位（a）和冠状位（b）T2WI显示双侧多分隔囊性肿块，该病变的典型影像学特征包括显示在囊壁上或隔膜内的卵巢（箭头所示）、薄隔膜以及遵循解剖间隙的轮廓

育龄妇女，见于50%的不孕妇女。

尽管在Stein-Leventhal综合征中典型表现为闭经、多毛、肥胖和卵巢硬化，但临床表现较广泛。仅1/4～1/2患者出现典型表现。多囊卵巢综合征的另一特点是出现代谢性疾病，如糖尿病、心血管疾病和子宫内膜增生或子宫内膜癌发生的风险增大。形态学标志是双侧卵巢轻度增大，中央间质增生，周围包绕许多滤泡。

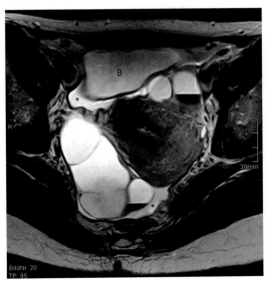

图10-12 45岁女性卵巢过度刺激综合征，应用他莫昔芬治疗。双侧卵巢肿大，具有多发薄壁囊肿，部分囊肿内出血。膀胱（B所示），腹水（星号所示）

4.1.5.1 影像学表现

由于影像学上正常卵巢和多囊性卵巢有许多相似之处，因此，多囊卵巢综合征的诊断依据为激素变化以及临床和影像学表现。

经阴道超声检查是评价PCOS的首选方法。Rotterdam共识确定的阈值是滤泡数至少12个，大小为2～9mm，和（或）卵巢体积大于10cm³。最新数据建议采用3D技术计算滤泡数和增加的滤泡数目。MRI通常不能确诊PCOS，其作用是辅助超声排除男性化卵巢肿瘤和评价肾上腺。

PCOS的MRI表现是双侧卵巢呈中等球形增大（高达5cm），伴有大量直径小于10mm的滤泡（图10-14），每侧卵巢周围至少分布12个滤泡，对侧卵巢正常罕见。卵巢被膜硬化增厚，T1WI和T2WI通常显示丰富的低信号基质（图10-14）。

4.1.5.2 鉴别诊断

不同发育阶段出现的多发滤泡，包括复杂囊肿，是青少年的常见表现，是青春期中晚期的正常表现。使用12个滤泡的阈值，正常年轻女性和PCOS患者存在交叉重叠。卵巢多发滤泡也见于高催乳素血症、下丘脑无排卵和体重相关性闭经，

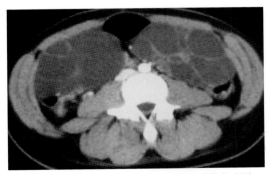

图10-13 27岁葡萄胎患者，双侧卵泡膜黄体囊肿，脐部水平CT显示双侧卵巢增大，可见多发薄壁水样密度囊肿，未见强化的实性结构或乳头状突起。卵泡膜黄体囊肿见于20%的葡萄胎患者

4.1.4.2 鉴别诊断

黄体膜囊肿类似双侧卵巢囊腺瘤，但其临床背景不同。

4.1.5 多囊卵巢综合征

多囊卵巢综合征（PCOS）是一复杂的内分泌病变，其特征是促性腺激素分泌不当导致的慢性无排卵。它影响5%～10%的

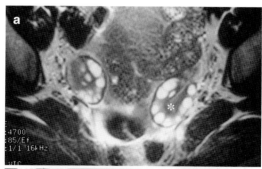

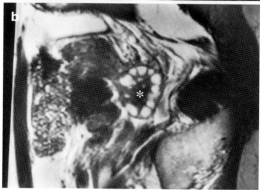

图10-14 多囊卵巢MRI。Stein-Leventhal综合征患者，横轴位T2WI（a）和旁矢状位T2WI（b）显示双侧球形卵巢，可见大量大小均一的小滤泡位于卵巢周边，很像包绕卵巢基质（星号所示）的一串珍珠，PCOS卵巢基质通常在T2WI上信号很低

它们与PCOS的区别是囊肿数量较少、滤泡大小不一、没有基质肥厚以及卵巢内分布较大的滤泡。还有一点与PCOS不同的是，经过治疗后卵巢可恢复正常表现。

4.2 卵巢良性肿瘤性病变

卵巢良性肿瘤占卵巢上皮肿瘤的57%，占卵巢所有肿瘤的80%。尽管卵巢良性肿瘤很多，但绝大多数仍限于几种不同的组织类型。囊腺瘤或畸胎瘤是否常见仍有争议。一项大系列研究显示，绝大多数良性肿瘤是囊性畸胎瘤（58%），然后依次是浆液性囊腺瘤（25%）、黏液性

囊腺瘤（12%）、良性间质肿瘤（纤维瘤或卵泡膜细胞瘤）（4%）和Brenner肿瘤（1%）。在上皮肿瘤中，良性囊腺瘤的不同亚型、交界性肿瘤和恶性上皮瘤之间存在交叉性。

4.2.1 囊腺瘤

育龄期囊腺瘤占卵巢良性肿瘤的37%～50%，随着年龄增长，出现频率更高，绝经后囊腺瘤占卵巢良性肿瘤的80%。囊腺瘤是薄壁单房或多房囊性病变，含有浆液、黏液，有时出血；浆液性囊腺瘤很少见到囊壁内小乳头状突起。浆液性囊腺瘤和黏液性囊腺瘤的病理学、预后和疾病过程都有所不同，国际卵巢肿瘤分析组（IOTA）系列分析了3000例附件肿块患者，结果显示浆液性囊腺瘤较黏液性囊腺瘤更常见，发生率分别为11.2%和7.4%。两种类型的囊腺瘤都被认为是卵巢癌的癌前病变，缓慢转变形成交界性肿瘤和侵袭性卵巢癌。

浆液性囊腺瘤占卵巢所有良性肿瘤的40%，发生顶峰年龄是40～50岁，20%呈双侧。黏液性囊腺瘤占卵巢所有良性肿瘤的20%～25%，仅5%呈双侧。两类囊性病变充满水样液体或高蛋白液体，超过30%的黏液性囊腺瘤囊壁或囊内可见小粗钙化，而浆液性囊腺瘤中的微小砂粒体在CT中罕见。黏液性囊腺瘤较大，常呈多房，小房内内容物不同（图10-15）。这些小房多发，由较薄隔膜分隔，破裂形成腹膜假黏液瘤。

4.2.1.1 影像学表现

尽管二者表现具有许多相同之处，

但影像学特点仍有助于浆液性囊腺瘤和黏液性囊腺瘤的鉴别。通常情况下，浆液性囊腺瘤类似单纯囊肿类型，而黏液性囊腺瘤则呈多房性病变。CT和MRI显示囊腺瘤边界清楚，具有强化的薄壁和间隔（如果出现）（图10-15），壁和间隔薄（小于3mm）且规则（图10-16）；囊腺瘤可出现乳头状突起，但都较小（小于3mm），提示良性病变（图10-17和图10-18）。

浆液性囊腺瘤小房内显示单纯液体信号，相反，黏液性囊腺瘤不同的小房内容

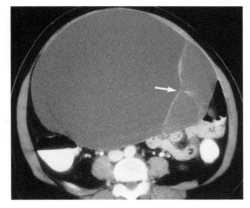

图10-15　黏液性囊腺瘤CT。L5水平可见一直径为25cm的囊性卵巢病变延及上腹部，引起腹壁隆起，并使肠袢向后移位。肿块内可见多发薄壁隔膜（箭头所示）。左侧周边小房内密度较水高、病变大以及小房内密度不同是提示黏液性囊腺瘤的表现

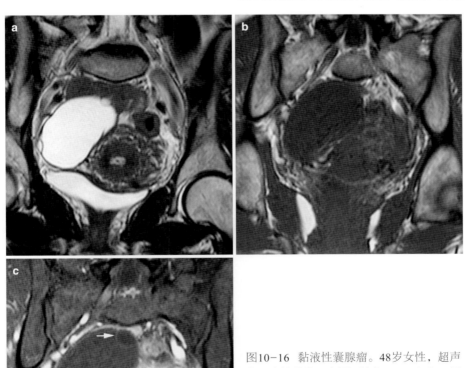

图10-16　黏液性囊腺瘤。48岁女性，超声发现囊性肿块，应用冠状位T2WI（a）、冠状位T1WI（b）和对比增强脂肪抑制T1WI MRI成像予以证实。盆腔冠状位T2WI显示右侧附件区可见一高信号多房性囊性肿块，具有薄的隔膜（a）；T1WI证实单纯囊内容物的囊肿（b）；隔膜薄，增强后强化（c）。腹腔镜卵巢摘除后病理学证实为卵巢良性黏液性囊腺瘤

物不同，则其信号强度也不同，可表现为水样、蛋白样或出血。相对于浆液性囊腺瘤，黏液性囊腺瘤表现为T1WI稍高信号和T2WI低信号。如果发生出血，MRI可确定血液分解产物性质。黏液性囊腺瘤表现为单纯囊肿很少见。

黏液性囊腺瘤较大，平均大小10cm，最大可达30cm。

4.2.1.2 鉴别诊断

浆液性囊腺瘤和黏液性囊腺瘤可显示相同的CT和MRI表现，如果出现乳头状突起，与交界性肿瘤相比，数量少且小，时间-强度曲线呈Ⅰ型。壁结节则高度提示交界性肿瘤或侵袭性恶性肿瘤（图10-18）。子宫内膜瘤与黏液性囊腺瘤类似，尤其是子宫内膜瘤并发出血时。T2WI低信号不排除子宫内膜瘤。均匀强化是子宫内膜瘤的常见表现，但复杂肿块出现局灶性或多灶性强化也可见于卵巢子宫内膜样癌。此外，子宫内膜瘤壁较厚，不规则，直径常小于10cm。CT不能鉴别子宫内膜瘤和囊腺瘤。输卵管积水也表现为单侧或双侧附件多房性病变，与囊腺瘤不同，前者可见小房交通和不完整的间隔。

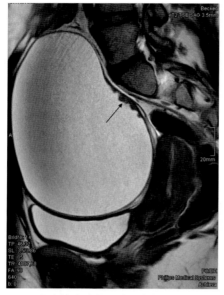

图10-17 黏液性囊腺瘤乳头状突起。MRI检查用于补充超声对持久性卵巢囊肿的诊断。矢状位T2WI显示一巨大单房囊肿，后壁可见小部分不规则增厚，系乳头状突起（箭头所示）

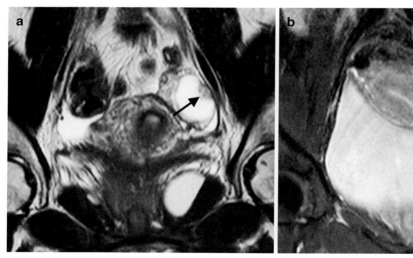
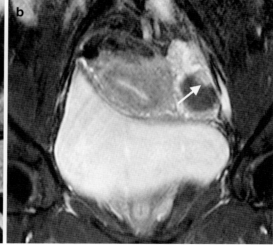

图10-18 囊肿内赘生物。冠状位T2WI（a）和对比增强脂肪抑制T1WI（b）。直径为3.5cm的卵巢囊肿内可见一直径为10mm的壁结节（箭头所示），T2WI（a）呈中等信号，对比增强也可显示。这种表现应警惕恶性肿瘤，特别是交界性肿瘤。囊腺瘤的乳头状突起较小

4.2.2　囊腺纤维瘤

囊腺纤维瘤占卵巢肿瘤的1.7%，是良性囊性肿瘤，由上皮和不同数量的实性间质成分组成。可表现为纯粹的囊性病变伴显微镜下基质小病灶，边界清楚，边缘光滑，未见内分泌活性。

4.2.2.1　影像学表现

囊腺纤维瘤表现为单侧或双侧卵巢以囊性为主的肿瘤，实性基质成分在T2WI上信号很低，是提示囊腺纤维瘤的关键

点。这种实性基质成分见于弥漫性或部分增厚的囊肿壁，或者见于病变内的多囊性成分或实性成分。MRI可显示小乳头状突起（图10-1），CT上的粗大钙化提示良性。卵巢囊腺纤维瘤内纤维基质含量不同，形成的影像特点也不同，可表现为单纯的囊肿，也可表现为含有一个或多个实性成分的复杂囊性肿瘤。在一项包括32例囊腺纤维瘤患者的研究中，50%的囊腺纤维瘤表现为与囊腺瘤相同的

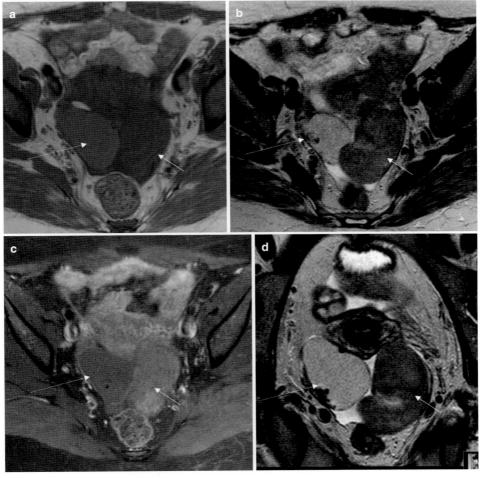

图10-19　45岁女性，右侧卵巢囊腺纤维瘤，左侧卵巢纤维瘤。轴位T1WI（a）、轴位T2WI（b）、钆剂增强脂肪饱和轴位T1WI（c）、斜轴位T2WI（d）。T2WI显示左侧卵巢可见一低信号实性病变，中等强化，符合纤维瘤表现（箭头所示）；右侧卵巢可见一囊性病变，T2WI显示一小片低信号，表现为囊腺纤维瘤（虚线箭头所示）

多房性肿块，剩余50%的囊腺纤维瘤是含有一个或多个实性成分和信号很低的光滑增厚间隔的复杂囊性肿瘤，这个特征被命名为黑色海绵征。

4.2.3 成熟畸胎瘤

成熟畸胎瘤是45岁以下妇女最常见的卵巢肿瘤，占19岁以下女性肿瘤的70%。一项大型研究显示，成熟畸胎瘤占附件肿块的10.6%。卵巢畸胎瘤源自生殖细胞，主要分为3种类型，其中成熟囊性畸胎瘤占99%，单胚层畸胎瘤很少见，包括卵巢甲状腺肿和类癌。单胚层畸胎瘤不是囊性，主要含有实性结构；成熟囊性畸胎瘤通常含脂质成分，由囊肿腔内的皮脂液体或囊肿壁或皮样塞内的脂肪组织组成。

4.2.3.1 成熟囊性畸胎瘤

成熟畸胎瘤或皮样囊肿由来自3个生殖细胞层中至少两个生殖细胞层的成熟组织组成。3个生殖细胞层是外胚层、中胚层和内胚层。通常为单侧卵巢病变，10%~15%为双侧。绝大多数成熟畸胎瘤（88%）是单房性囊性病变，充满皮脂性物质，囊腔内突起、Rokitansky结节或皮样塞是成熟畸胎瘤的标志。成熟畸胎瘤含有多种组织，常包括脂肪、牙齿或死骨样钙化等，90%以上的成熟畸胎瘤可见脂肪，31%的成熟畸胎瘤可见牙齿，56%的成熟畸胎瘤囊肿壁钙化。

小部分成熟囊性畸胎瘤不显示脂肪或壁内或Rokitansky结节内小灶性脂肪。Yamashita等报道，15%的成熟畸胎瘤囊内不含脂肪，50%的成熟畸胎瘤壁内或皮样塞内显示少量脂肪，8%的良性畸胎瘤检测不到脂肪。

成熟畸胎瘤常无症状，生长缓慢，所以老年女性如果出现直径小于5cm的病变时需谨慎对待。并发症包括恶性变和破裂，高达16%的患者发生扭转。恶性变极其罕见，与病变较大（大于10cm）有关，常见于绝经后女性；成熟畸胎瘤破裂，脂肪性内容物漏出引起肉芽肿性腹膜炎，产生急腹症；巨大畸胎瘤占据盆腔和腹部少见。最近报道了卵巢畸胎瘤相关性抗NMDAR脑炎，是年轻女性潜在致命性病变，其临床表现为脑炎，主要由成熟畸胎瘤引起。

影像学表现

成熟畸胎瘤超声表现多样化，而CT和MRI显示病变内脂肪是成熟畸胎瘤的一个特征（图10-20和图10-21）。脂肪成分CT表现为特征性低密度（−20~−120Hu），CT表现的另一个特征是囊壁或皮样塞内出现钙化（图10-20）。

MRI表现为圆形或卵圆形、边界清楚锐利的病变，T1WI呈高信号，脂肪抑制T1WI高信号消失或在反相位化学位移成像上信号减低。脂肪内容物表现多样化，可表现为腔内充满脂肪、病变内或壁内脂肪灶以及脂-液平面（典型表现为一团漂浮的头发）。

T2WI信号变化较大，但往往类似皮下脂肪。此外，频率编码方向上可观察到化学位移伪影，证实有脂肪存在，可与出血鉴别。囊壁或皮样塞钙化在T1WI和T2WI上呈低信号，MRI检查时经常遗漏。DWI检查必须注意可能因为弥散受限而产生的误诊。

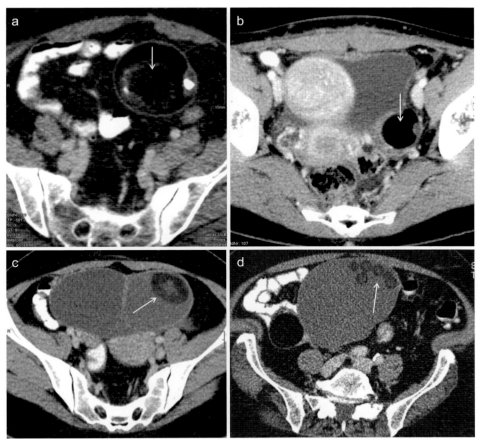

图10-20　成熟囊性畸胎瘤CT表现。4个不同患者的成熟囊性畸胎瘤（a~d）。箭头所示脂肪是此类型肿瘤的特征性表现

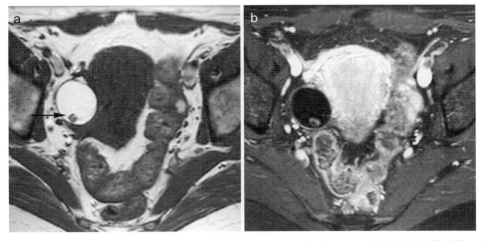

图10-21　成熟囊性畸胎瘤的典型MRI表现。44岁女性，主诉月经不规律，经阴道超声怀疑附件肿块。髋臼水平轴位T1WI（a）和对比增强脂肪抑制T1WI（b）。右侧卵巢囊性结构内容物呈高信号，囊肿下部可见一圆形结节（箭头所示）（a），脂肪抑制后内容物呈低信号（b）证实囊肿属于脂肪特性。病理学上，圆形结节对应于成熟囊性畸胎瘤内的毛发球

鉴别诊断

出血性病变如子宫内膜瘤、出血性囊肿和肿瘤等在T1WI和T2WI上表现相同,脂肪抑制或化学位移成像鉴别出血和脂肪最为可靠。

如果病变内没有脂肪或仅含少量脂肪（8%）, 畸胎瘤不易与卵巢良性囊性肿瘤或卵巢癌鉴别（图10-22）。

皮样塞引起的被膜穿透是成熟畸胎瘤恶变的一个征象。含有脂肪的脂肪肉瘤或卵巢未成熟畸胎瘤较为少见, 不能与成熟畸胎瘤鉴别。然而, 未成熟畸胎瘤极其罕见, 发生在20岁之前, 26%的患者伴有同侧畸胎瘤, 10%的患者伴有对侧畸胎瘤。瘤体巨大, 主要是实性或囊实性, 仅含少量脂肪。

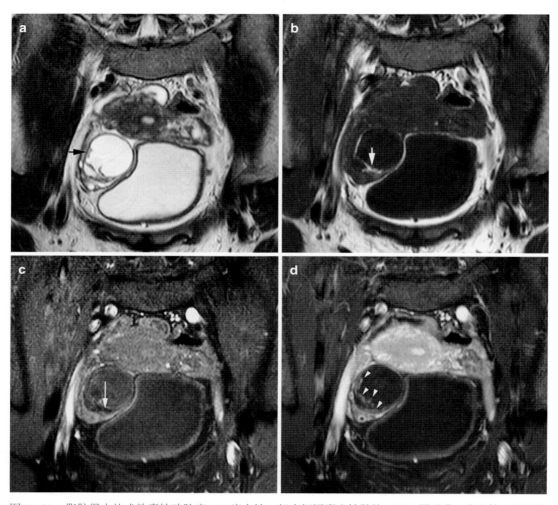

图10-22 脂肪很少的成熟囊性畸胎瘤。31岁女性, 超声怀疑囊实性肿块, MRI用于进一步定性。冠状位T2WI（a）、T1WI（b）、脂肪抑制T1WI（c）、对比增强脂肪抑制T1WI（d）。a. 显示一源自右侧附件的多房性肿块, 壁不规则增厚（箭头所示）; b. 冠状位T1WI证实肿块的囊性特征, 囊肿下部可见线性高信号（白色箭头所示）; c. 相对应的冠状位脂肪抑制T1WI显示线状高信号消失, 证实囊肿下部出现少量脂肪（白色箭头所示）; d. 对比增强脂肪抑制T1WI显示不规则壁和隔膜（三角箭头所示）强化, 符合脂肪很少的成熟囊性畸胎瘤的Rokitansky结节表现。成熟囊性畸胎瘤壁突出强化可被误认为卵巢癌

4.2.3.2 单胚层畸胎瘤

单胚层畸胎瘤主要由一种组织类型组成，包括卵巢甲状腺肿、卵巢类癌和神经分化肿瘤。

卵巢甲状腺肿最常见，占所有成熟畸胎瘤的3%，主要由或仅由成熟甲状腺组织构成，可见充满甲状腺胶质的腺泡、出血、纤维化和坏死。卵巢甲状腺肿很少会引起甲状腺毒症。

卵巢类癌常伴有成熟囊性畸胎瘤或卵巢黏液性肿瘤，与多数囊性畸胎瘤不同，卵巢类癌主要见于绝经后妇女。病程通常为良性，其中一小部分类癌和卵巢甲状腺肿是恶性。类癌综合征不常见。

影像学表现

卵巢甲状腺肿在CT和MRI上表现为不均匀复杂肿块（图10-23），可呈囊性病变或多房性表现，小房在T1WI和T2WI上显示高信号，也可表现为T1WI和T2WI低信号。卵巢甲状腺肿内看不到脂肪。卵巢类癌是实性肿瘤，不能与卵巢实性恶性肿瘤鉴别。

4.2.4 良性性索间质肿瘤

性索间质肿瘤是由颗粒细胞、卵泡膜细胞及其黄体化衍生物（含支持细胞、睾丸间质细胞和性腺间质来源的成纤维细胞）所构成的肿瘤，比较罕见，具有激素

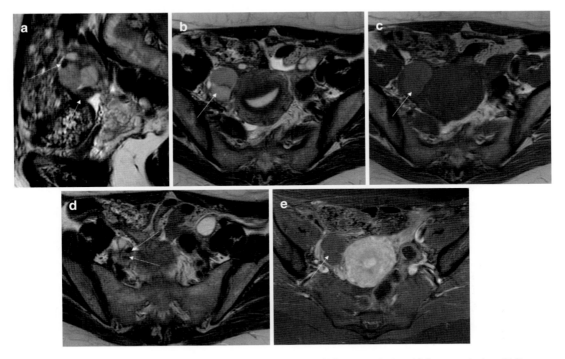

图10-23 49岁患者，卵巢内甲状腺肿。矢状位T2WI（a）、轴位T2WI（b）、轴位T1WI（c）、轴位T2WI（d）、钆剂增强后脂肪抑制轴位T1WI（e）。T1和T2加权成像显示右侧卵巢可见一多房性囊性肿块，小房内信号不同，一些小房表现为T1和T2加权成像呈高信号，钆剂增强后脂肪抑制轴位T1WI呈低信号，与脂肪信号一致（箭头所示）。注意由于存在胶样内容物（虚线箭头所示），典型小房T2加权成像呈低信号

活性，从而可与上皮肿瘤鉴别。最近，性索间质肿瘤被分为单纯间质肿瘤、单纯性索肿瘤和混合性索间质肿瘤。

绝大多数良性性索间质肿瘤是单纯间质肿瘤中的纤维瘤和卵泡膜细胞瘤。

4.2.4.1 纤维瘤和卵泡膜细胞瘤

纤维瘤和卵泡膜细胞瘤是卵巢实性肿瘤，占卵巢所有肿瘤的3%~4%，占附件实性肿瘤的10%，通常为单侧（90%），发生于围绝经期和绝经后妇女，组织学上主要表现为性索间质肿瘤。

纤维瘤主要由成纤维细胞、梭形细胞和丰富的胶原成分组成，没有激素活性。卵巢纤维瘤、腹水和胸腔积液三联征构成良性Meigs综合征，伴CA125水平升高。在基底细胞痣综合征中，许多基底细胞癌伴发骨骼、眼、脑异常和肿瘤，包括双侧卵巢纤维瘤。

卵泡膜细胞瘤由卵泡膜细胞组成伴不同程度的纤维化，罕见发生致密无形钙化。与纤维瘤不同，60%的卵泡膜细胞瘤具有雌激素活性，表现为子宫异常出血。此外，超过20%的患者同时发生子宫内膜癌。

影像学表现

纤维瘤和卵泡膜细胞瘤是实性肿瘤，CT和MRI影像学特点与非退行性变的子宫平滑肌瘤类似（图10-24和图10-25），T1WI表现为中等信号或低信号，T2WI通常信号很低或低信号伴中等信号（图10-25）。大病变结构不均匀，实性低信号病变内出现高信号区，代表水肿或囊性变。40%的患者表现不典型，呈囊实性混合型，以囊性为主，几乎一半以上病变表现为T1WI和T2WI高信号。少量腹水是纤维瘤和卵泡膜细胞瘤的一个常见表现，其还有一个特点是致密无定形钙化，CT容易观察。纤维瘤和卵泡膜细胞瘤显示轻度或延迟对比强化，通常呈1型时间-强度类型曲线，也可表现为2型时间-强度类型曲线。细胞性纤维瘤较为罕见，血管结构形成较好，具有低度恶性倾向（图10-26）。高b值DWI呈低信号可除外附件实性肿块的恶性潜能，可能存在腹水，即使存在大量腹水也没有恶性肿瘤的征象。

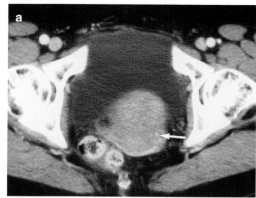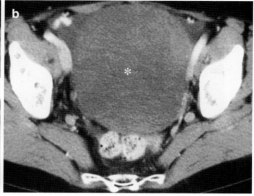

图10-24 卵巢纤维瘤CT。55岁女性，腹胀。子宫水平（a）及其上（b）横轴位盆腔CT显示中盆腔内可见一巨大病变（星号所示），位于子宫和膀胱之上。病变表现为边界清楚、密度稍不均匀的实性结构，对比强化明显低于子宫肌层（箭头所示），病变内未见钙化。可见少量腹水。组织病理学显示左侧卵巢直径为9cm的纤维瘤

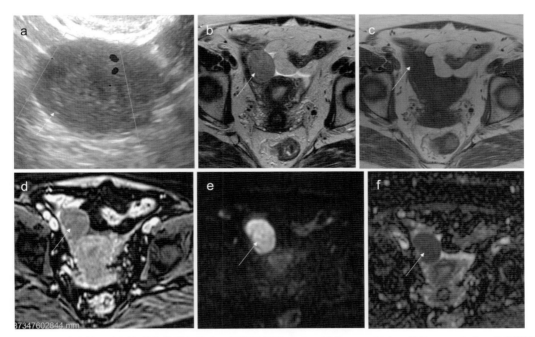

图10-25　67岁女性，右侧卵巢卵泡膜细胞瘤。经阴道超声（a）、轴位T2WI（b）、轴位T1WI（c）、钆剂增强后脂肪饱和轴位T1WI（d）、轴位DWI（b=1000s/mm²）（e）、轴位ADC图（f）。超声检查显示右侧均匀血管性实性肿块，T2WI表现为中等信号实性病变（箭头所示），T1WI呈低信号，中等强化，弥散受限（箭头所示）

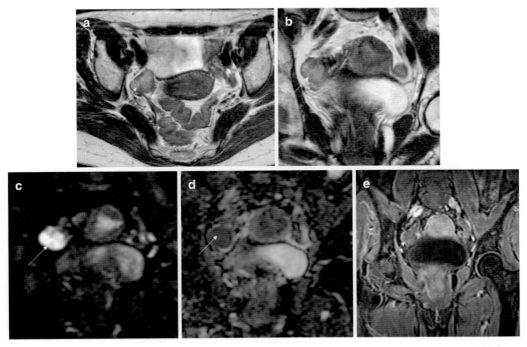

图10-26　60岁女性，右侧卵巢细胞性纤维瘤。轴位T2WI（a）、斜轴位T2WI（b）、斜轴位DWI（b=1000s/mm²）（c）、斜轴位ADC图（d）、钆剂增强后脂肪饱和斜轴位T1WI（e）。T2WI显示细胞性纤维瘤呈中等信号（a，b）

4.2.4.2 硬化性间质肿瘤

卵巢硬化性间质肿瘤是良性性索间质肿瘤的一种罕见类型，是30岁之前妇女最常见的良性肿瘤，较其他类型间质肿瘤发病早。肉眼观，这些肿瘤显示周围水肿性卵巢皮质间质包绕结节状富血管细胞成分。有些具有雌激素效应，罕见雄激素效应引起的月经不规则延长或盆腔疼痛，腹水也较罕见。

影像学表现

卵巢硬化性间质肿瘤倾向于卵巢单侧

包裹良好的多房囊状或异质性病变，其特征是向心性强化（图10-27）。T1WI和T2WI可见低信号薄环状包膜，T2WI在靠近高信号中心部分周围发现一个不规则的低信号边缘，呈结节状表现。增强动态成像上，动脉期轻度强化，静脉期显著强化，可见假小叶。延迟期缓慢向心性强化被认为是卵巢硬化性间质肿瘤的典型影像学特征。

4.2.5 Brenner瘤

Brenner瘤是罕见的卵巢肿瘤，占卵巢

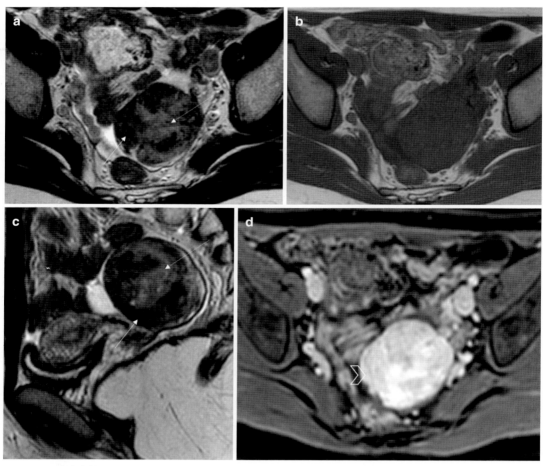

图10-27 18岁女性，左侧卵巢硬化性间质肿瘤。轴位T2WI（a）、轴位T1WI（b）、矢状位T2WI（c）、钆剂增强后脂肪抑制斜轴位T1WI（d）。T2WI显示左侧卵巢肿块，假小叶呈车轮状，其特征是外面实性成分呈低信号（箭头所示）、中心呈中等信号（虚线箭头所示），钆剂增强后外面实性成分显著强化（三角箭头所示）

肿瘤的1%～3%，平均发病年龄是50岁。大多数Brenner瘤是良性，小于2%的Brenner瘤属于交界性或具有恶变潜能。通常表现为单侧卵巢小实性肿瘤，60%的Brenner瘤小于2cm，有时可见广泛钙化。绝大多数

偶然发现于附件的病理标本。很少产生雌激素，一旦产生则伴有子宫内膜增厚。如果Brenner瘤含有囊性成分，与囊腺瘤有关，高达20%的Brenner瘤伴随黏液性囊腺瘤或其他上皮肿瘤（图10-28）。

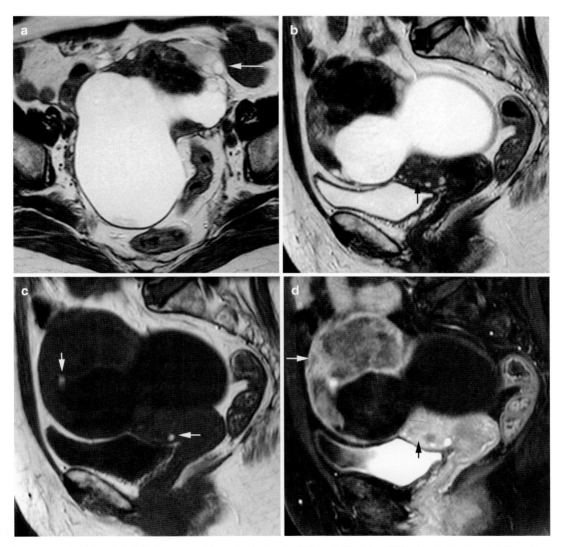

图10-28　具有黏液成分的大Brenner瘤。75岁女性，超声发现盆腔巨大可疑肿块，CA125水平中等升高。轴位T2WI（a）、矢状位T2WI（b）、矢状位T1WI（c）、矢状位脂肪抑制T1WI（d）。显示一囊性肿块（a），前部分呈实性低信号，左前可见含有2个滤泡的卵巢实质（箭头所示），左侧卵巢肿块下可见小子宫（箭头所示）（b），肿块的囊实性成分之间的界面规则；矢状位T1WI（c）除实性部分和前面子宫肌层可见两条血管外（箭头所示），囊肿未见血流。b和c同一层面的矢状位脂肪抑制T1WI（d）显示囊肿的实性部分（白色箭头所示）强化程度比显著强化的子宫肌层（黑色箭头所示）低，不均匀。子宫切除和双侧卵巢切除术后组织学病理诊断为左侧卵巢良性Brenner瘤伴黏液变

4.2.5.1 影像学表现

在T2WI上，Brenner瘤通常表现为极低信号小实性肿瘤，CT典型表现是卵巢小实性肿瘤出现致密无形性钙化。在一项包括8例Brenner瘤患者的研究中，Brenner瘤的平均大小是11.5cm，一半以上呈混合囊实性表现，类似于卵巢癌。卵巢多间隔肿瘤的实性成分在CT上显示广泛钙化或在MRI上信号强度很低，提示由Brenner瘤和卵巢囊性肿瘤如囊腺瘤形成的碰撞瘤（图10-28）。

4.2.5.2 鉴别诊断

纤维瘤和卵泡膜细胞瘤的典型表现为实性形态和在T2WI上明显低信号，带蒂子宫平滑肌瘤和阔韧带平滑肌瘤也可显示类似的影像学特征。浆膜下带蒂平滑肌瘤可通过桥接血管征来鉴别；单侧或双侧卵巢平滑肌瘤非常罕见，影像学无法确切分辨，高对比剂摄入提示卵巢平滑肌瘤。纤维瘤中心大面积坏死类似于卵巢恶性肿瘤，特别是Krukenberg肿瘤，DWI和最重要的DCE（动态增强）能鉴别绝大多数病例。CT上显示致密无形钙化也支持基质肿瘤的诊断，小钙化实性肿瘤偏向于Brenner瘤。与良性间质肿瘤不同，卵巢癌的钙化呈小逗点状，即所谓的砂粒体。

卵巢硬化性间质肿瘤具有向心性对比增强特点，形态学类似于Krukenberg肿瘤，发生年龄较小是本病的特征。

5 卵巢功能性肿瘤

临床表现结合影像学结果可诊断卵巢功能性肿瘤。

影像学表现为卵巢肿块，间接表现有子宫异常伴子宫增大、绝经前后女性子宫内膜增厚、异常出血、男性化特征或内分泌症状。

绝大多数卵巢功能性肿瘤是性索间质肿瘤，这些良性肿块以及低度恶性倾向肿瘤占雌激素生成肿瘤的绝大多数。颗粒细胞肿瘤和卵泡膜细胞瘤是最常见的雌激素生成肿瘤（图10-29），一些黏液性囊腺瘤和罕见的卵巢癌、转移瘤也可以产生雌激素。在绝大多数育龄妇女中，多囊卵巢综合征（PCOS）伴有男性化。男性化卵巢肿瘤很少见，多为实体卵巢肿瘤（图10-30）。支持间质细胞瘤通常见于年轻女性，2/3的患者出现多毛症或男性化。而多发生于中年妇女的支持间质细胞瘤可出现男性化和（或）库欣综合征。此外，少见的颗粒细胞肿瘤、Brenner瘤和卵泡膜细胞瘤也产生男性化特征。

处于亚临床水平的卵巢甲状腺肿通常可产生甲状腺激素。25%卵巢甲状腺肿出现甲状腺功能亢进，5%发生甲状腺毒症。卵巢原发性类癌很少伴有类癌综合

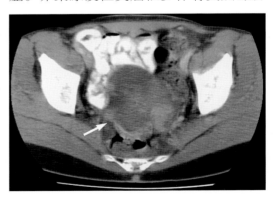

图10-29　颗粒细胞肿瘤。52岁女性，有子宫切除术和数年前由于颗粒细胞肿瘤行单侧卵巢切除的病史。髋臼水平可见一囊实性肿块，边缘不规则，推移肠袢。从影像学上，不易与卵巢癌鉴别

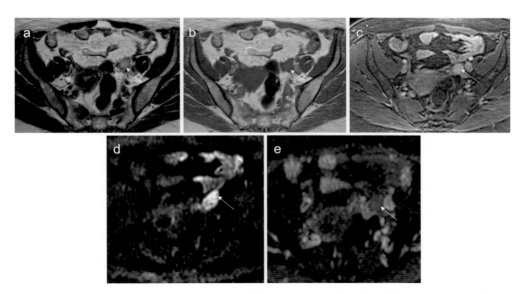

图10-30　63岁女性，左侧类固醇细胞瘤（原间质黄体瘤），出现多毛症。轴位T2WI（a）、轴位T1WI（b）、钆剂增强后脂肪饱和轴位T1WI（c）、轴位DWI（b=1000s/mm²）（d）、轴位ADC图（e）。影像学表现为小实性肿瘤，T2WI信号高于卵巢基质，出现强化和弥散受限（箭头所示）

征，而转移至卵巢的类癌，50%出现类癌综合征。卵巢良、恶性黏液瘤的囊壁可产生胃泌素，临床上出现Zollinger-Ellison综合征。

6　儿童、青少年和年轻女性的卵巢肿瘤

9岁以上儿童和年轻女性的绝大多数卵巢肿瘤是良性肿瘤，包括滤泡囊肿和成熟囊性畸胎瘤，这个年龄组发生卵巢恶性肿瘤的概率小于5%。然而，35%的卵巢恶性肿瘤都发生在儿童和青少年时期，尤其是9岁以下的儿童，大约80%的卵巢肿瘤是恶性肿瘤，因此，对于结构复杂的病变应精细检查，儿童发现卵巢实性肿块在组织学证实为其他病变之前都应考虑为恶性肿瘤。鉴别诊断包括无性细胞瘤、神经母细胞瘤、横纹肌肉瘤、淋巴瘤

和盆腔非生殖肿瘤。这个年龄组发生的一些卵巢肿瘤可分泌蛋白肿瘤标志物，包括甲胎蛋白、乳酸脱氢酶和人绒毛膜促性腺激素等，有助于诊断和随访。甲胎蛋白由内胚窦肿瘤、混合性生殖细胞肿瘤和未成熟畸胎瘤产生；乳酸脱氢酶由无性细胞瘤分泌；人绒毛膜促性腺激素升高可见于妊娠和妊娠相关肿瘤以及胚胎性卵巢癌。卵巢扭转是儿童和年轻人出现卵巢肿块的一个特殊表现，卵巢肿块伴发扭转见于良性病变（图10-31），直径大于5cm的良性囊性病变具有较高的卵巢扭转发生风险。儿童正常卵巢也可以发生卵巢扭转。盆腔急性疼痛是诊断卵巢扭转的主要因素，而影像学表现有时呈亚急性表现，具有误导性，类似于卵巢恶性肿瘤。

青春期之前发生卵巢囊肿很少见，绝大多数是生理性滤泡囊肿，可自行吸收。一些卵巢囊肿可能具有激素活性，

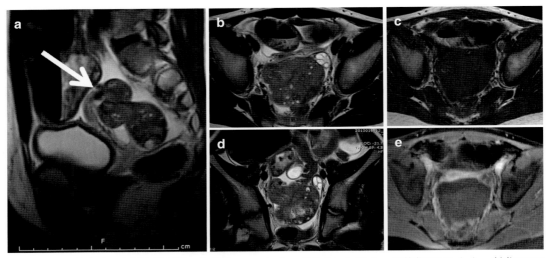

图10-31　10岁女孩，右侧卵巢扭转。矢状位T2WI（a）、轴位T2WI（b）、冠状位T2WI（c）、轴位T1WI（d）、轴位脂肪抑制T1WI（e）。常见表现不具特异性，包括中线附件肿块向对侧盆腔旋转、子宫偏向患侧卵巢（e）和腹水。右侧卵巢肿大伴周边囊肿（直径高达1cm），没有血流迹象。盆腔可见少量游离液体，受累卵巢周边鸟嘴样突起是血管充血的表现（箭头所示）（a），卵巢未见强化（e）。手术发现卵巢出血和坏死，蒂呈360°扭转。组织病理学分析，卵巢充血出血，没有正常卵巢组织

可导致性早熟，如McCune-Albright综合征。青春期至18岁之间，卵巢囊肿非常常见，大多数是功能性卵巢囊肿，直径可达8～10cm。这个年龄段的卵巢旁囊肿或间皮囊肿、输卵管积液和生殖道阻塞性病变也可刺激卵巢发生囊性病变。生殖细胞肿瘤占18岁以下女孩肿瘤的1/2～2/3，占10～30岁女性卵巢肿瘤的70%，绝大多数生殖细胞肿瘤为单侧良性畸胎瘤，仅3%卵巢生殖细胞瘤是恶性肿瘤，其中无性细胞瘤大约占青少年和年轻女性恶性肿瘤的50%，其次是内胚窦瘤（20%）和未成熟畸胎瘤（19%）。与许多卵巢恶性肿瘤一样，快速生长是无性细胞瘤的典型表现，但与其他恶性生殖细胞肿瘤不同的是，无性细胞瘤常表现为双侧。幼年型颗粒细胞瘤是具有低度恶性倾向的间质细胞肿瘤，发生于青春期后30岁之前，罕见于青春期前，临床上出现性早熟。未成熟畸胎瘤常

与成熟畸胎瘤有关，占畸胎瘤的1%，最常见于20岁之前，肿瘤标志物阴性。

7　妊娠期附件肿块

据报道称，1%～2%的妊娠期发生附件肿块，大多数为偶然发现，出现功能性囊肿，在孕16周之前消失。卵巢癌并发持久附件肿块的发生率为3%～5.9%。一项关于60例妊娠期附件肿块的回顾性分析研究结果显示，50%的妊娠期附件肿块是成熟囊性畸胎瘤，20%的妊娠期附件肿块是囊腺瘤，15%的妊娠期附件肿块是卵巢功能性囊肿，15%的妊娠期附件肿块是恶性肿瘤。8例恶性病变属于FIGO分期ⅠA肿瘤，其中6例是低度恶性倾向。妊娠期附件肿块的处理取决于肿块大小、超声形态学标准和胎龄。MRI在诊断外生平滑肌瘤、非典型成熟囊性畸胎瘤以及评估恶性

附件肿块的远处扩散等方面提供了准确有效的信息。与妊娠有关的血管形成较好的附件肿块（包括蜕膜子宫内膜瘤和妊娠黄体瘤），类似恶性病变，但临床病史结合超声检查和MRI检查可正确诊断。如果出现疼痛或急腹症应警惕出血、破裂和附件肿块扭转等并发症或盆腔非妇科病变。

参考文献

Acien P, Acien N, Ruiz-Macia E, Martin-Estefania C (2014) Ovarian teratoma-associated anti-NDMDAR encephali-tis: a systematic review of reported cases. Orphanet J Rare Dis 9:157. doi:10.1186/s13023-014-0157-x.

Buy JN, Ghossain MA, Moss AA et al (1989) Cystic tera-toma of the ovary: CT detection. Radiology 171:697–670. doi:10.1148/radiology.171.3.2717741.

Caspi B, Appelman Z, Rabinerson D et al (1997) The growth pattern of ovarian dermoid cysts: a prospective study in premenopausal and postmenopausal women. Fertil Steril 68:501–505.

Cass DL, Hawkins E, Brandt ML et al (2001) Surgery for ovarian masses in infants, children, and adolescents: 102 consecutive patients treated in a 15-year period. J Pediatr Surg 36:693–699. doi:10.1053/jpsu.2001.22939.

Chiang G, Levine D (2004) Imaging of adnexal masses in pregnancy. J Ultrasound Med 23:805–819.

Christensen JT, Boldsen JL, Westergaard JG (2002) Functional ovarian cysts in premenopausal and gyneco-logically healthy women. Contraception 66:153–157.

Cho SM, Byun JY, Rha SE et al (2004) CT and MRI find-ings of cystadenofibromas of the ovary. Eur Radiol 14:798–804. doi:10.1007/s00330-003-2060-z.

Chung BM, Park SB, Lee JB, Park HJ, Kim YS, Oh YJ (2015) Magnetic resonance imaging features of ovarian fibroma, fibrothecoma, and thecoma. Abdom Imaging 40:1263–1272. doi:10.1007/s00261-014-0257-z.

Clement PB (2002) Non-neoplastic lesions of the ovary. In: Kurman RJ (ed) Blaustein's pathology of the female genital tract. Springer Verlag, New York, pp 675–728.

Corwin MT, Gerscovich EO, Lamba R, Wilson M, McGahan JP (2014) Differentiation of ovarian endo-metriomas from hemorrhagic cysts at MR imaging: utility of the T2 dark spot sign. Radiology 271:126–132. doi:10.1148/radiol.13131394.

Dias JL, Veloso Gomes F, Lucas R, Cunha TM (2015) The shading sign: is it exclusive of endometriomas? Abdom Imaging 40:2566–2572. doi:10.1007/s00261-015-0465-1.

Duijkers IJ, Klipping C (2010) Polycystic ovaries, as defined by the 2003 Rotterdam consensus criteria, are found to be very common in young healthy women. Gynecol Endocrinol 26:152–160. doi: 10.1080/09513590903247824.

Forstner R, Thomassin-Naggara I, Cunha TM et al (2016) ESUR recommendations for MR imaging of the sono-graphically indeterminate adnexal mass: an update. Eur Radiol Oct 21 [Epub ahead of print] Erratum in: Eur Radiol. 2016 Dec 5. doi:10.1007/s00330-016-4600-3.

Foshager MC, Hood LL, Walsh JW (1996) Masses simulat-ing gynaecologic diseases at CT and MRI. RadioGraphics 16:1085–1099. doi:10.1148/radiographics. 16.5.8888392.

Franks S (2006) Controversy in clinical endocrinology: diagnosis of polycystic ovarian syndrome: in defense of the Rotterdam criteria. J

Clin Endocrinol Metab 91:786–789. doi:10.1210/jc.2005-2501.

Frisch LS, Copeland KC, Boepple PA (1992) Recurrent ovarian cysts in childhood: diagnosis of McCune-Albright syndrome by bone scan. Pediatrics 90: 102–104.

Garcia-Villanueva M, Badia Figuerola N, Ruiz del Arbol L, Hernandez Ortiz MJ (1990) Zollinger Ellison syn-drome due to a borderline mucinous cystadenoma of the ovary. Obstet Gynecol 75:549–552.

Ghattamaneni S, Bhuskute N, Weston MJ, Spencer JA (2009) Discriminative MR imaging features of Fallopian tube masses. Clin Radiol 64:815–831. doi:10.1016/j.crad.2009.03.007.

Hassen K, Ghossain MA, Rousset P et al (2011) Characterization of papillary projections in benign ver-sus borderline and malignant ovarian masses on conven-tional and color Doppler ultrasound. AJR Am J Roentgenol 196:1444–1449. doi:10.2214/AJR.10.5014.

Hermans RH, Fisher DC, van der Putte HW et al (2003) Adnexal masses in pregnancy. Onkologie 26:167–172. doi:69838.

Heifetz SA, Cushing B, Giller R et al (1998) Immature teratomas in children: pathologic considerations: a report from the combined Pediatric Oncology Group/Children's Cancer Group. Am J Surg Pathol 22:1115–1124.

Hochberg L, Hoffman MS (2017) Differential diagnosis of adnexal mass. www uptodate 2017.

Honoré LH, O'Hara KE (1980) Serous papillary neoplasms arising in paramesonephric paraovarian cysts: a report of 8 cases. Acta Obstet Gynecol Scand 59:525–528.

Horta M, Cunha TM (2015) Sex cord-stromal tumors of the ovary: a comprehensive review and update for radiologists. Diagn Interv Radiol 21:277–286. doi:10.5152/dir.2015.34414.

Hricak H, Chen M, Coakley FV et al (2000) Complex adnexal masses: detection and characterization with MRI—multivariate analysis. Radiology 214:39–46. doi:10. 1148/radiology.214.1.r00ja3939.

Johnstone EB, Rosen MP, Neri R et al (2010) The poly-cystic ovary post-Rotterdam: a common, age-dependent finding in ovulatory women without metabolic significance. J Clin Endocrinol Metab 95:4965–4972. doi:10.1210/jc.2010-0202.

Jung SE, Lee JM, Rha SE, Byun JY, Jung JI, Hahn ST (2002) CT and MRI of ovarian tumors with emphasis on the differential diagnosis. RadioGraphics 22:1305–1325. doi:10.1148/rg.226025033.

Jung DC, Kim SH, Kim SH (2006) MR imaging findings of ovarian cystadenofibroma and cystadenocarcinofi-broma: clues for the differential diagnosis. Korean J Radiol 7:199–204. doi:10.3348/kjr.2006.7.3.199.

Kaijser J, Vandecaveye V, Deroose CM et al (2014) Imaging techniques for the pre-surgical diagnosis of adnexal tumours. Best Pract Res Clin Obstet Gynaecol 28:683–695. doi:10.1016/j.bpobgyn.2014.03.013.

Kier R (1992) Nonovarian gynaecologic cysts: MR imag-ing findings. AJR Am J Roentgenol 158:1265–1269. doi:10.2214/ajr.158.6.1590120.

Kim JS, Lee HJ, Woo SK, Lee TS (1997) Peritoneal inclu-sion cysts and their relationship to the ovaries: evalua-tion with sonography. Radiology 204:481–484. doi:10.1148/radiology.204.2.9240539.

Kim JC, Kim SS, Park JY (2000) Bridging vascular sign in the MR diagnosis of exophytic uterine leiomyoma. J Comput Assist Tomogr 24:57–60.

Koonings PP, Campbell K, Mishell DR Jr, Grimes DA (1989) Relative frequency of primary ovarian neo-plasm: a 10-year review. Obstet Gynecol 74:921–926.

Kurman RJ, Ellenson LH, Ronnett B (2011) Blaustein's pathology of the female genital tract, 6th edn. Springer, New York.

Kurman RJ, Carcangiu ML, Herrington CS, Young RH (2014) Classification of tumors of the ovary. In: WHO classifica-tion of tumours, vol. 6, 4th edn. IARC, Lyon, pp 44–56.

Lakhani K, Seifalian AM, Atiomo WU, Hardiman P (2002) Polycystic ovaries. Br J Radiol 75:9–16. doi:10.1259/bjr.75. 889.750009.

Laufer MR (2017) Ovarian cysts and neoplasm in infants, children, and adolescents. www.uptodate.com.

Lee JH, Jeong YK, Park JK, Hwang JC (2003) "Ovarian vascular pedicle" sign revealing organ of origin of a pelvic mass lesion on helical CT. AJR Am J Roentgenol 181:131–137.

Lee TT, Rausch ME (2012) Polycystic ovarian syndrome: role of imaging in diagnosis. RadioGraphics 32:1643–1657.

Lengyel E (2010) Ovarian cancer development and metas-tasis. Am J Pathol 177:1053–1064. doi:10.2353/ajpath.2010.100105.

Levine CD, Patel UJ, Ghanekar D, Wachsberg RH, Simmons MZ, Stein M (1997) Benign extraovarian mimics of ovarian cancer: distinction with imaging studies. Clin Imaging 21:350–358.

Levine D, Brown DL, Andreotti RF et al (2010) Management of asymptomatic ovarian and other adnexal cysts imaged at US: society of radiologists in ultrasound consensus conference statement. Radiology 256:943–954. doi:10.1148/radiol.10100213.

Lujan ME, Jarrett BY, Brooks ED et al (2013) Updated ultrasound criteria for polycystic ovary syndrome: reliable thresholds for elevated follicle population and ovarian volume. Hum Reprod 28:1361–1368. doi:10.1093/humrep/det062.

Matsubayashi R, Matsuo Y, Doi J, Kudo S, Matsuguchi K, Sugimori H (1999) Sclerosing stromal tumor of the ovary: radiologic findings. Eur Radiol 9:1335–1338. doi:10.1007/s003300050844.

Matsuki M, Kaji Y, Matsuo M, Kobashi Y (2000) Struma ovarii: MRI findings. Br J Radiol 73:87–90. doi:10.1259/bjr.73.865.10721328.

Moon WJ, Koh BH, Kim SK et al (2000) Brenner tumor of the ovary: CT and MR findings. J Comput Assist Tomogr 24:72–76.

Moyle PL, Kataoka MY, Nakai A, Takahata A, Reinhold C, Sala E (2010) Nonovarian cystic lesions of the pelvis. RadioGraphics 30:921–938. doi:10.1148/rg.304095706.

Norris HJ, Jensen RD (1972) Relative frequency of ovar-ian neoplasm in children and adolescents. Cancer 30:713–719.

Okada S, Ohaki Y, Inoue K et al (2005) Calcifications in mucinous and serous cystic ovarian tumors. J Nippon Med Sch 72:29–33.

Outwater EK, Mitchell DG (1996) Normal ovaries and functional cysts: MR appearance. Radiology 198:397–402. doi:10.1148/radiology.198.2.8596839.

Palmeiro MM, Cunha TM, Loureiro AL, Esteves G (2016) A rare benign ovarian tumour. BMJ Case Rep (2016) Mar 1;2016. pii: bcr2015214101. doi: 10.1136/bcr-2015-214101.

Patel MD, Ascher SM, Paspulati RM et al (2013) Managing incidental findings on abdominal and pelvic CT and MRI, part 1: white paper of the ACR Incidental Findings Committee II on adnexal findings. J Am Coll Radiol 10:675–681. doi:10.1016/j.jacr.2013.05.023.

Rha SE, Byun JY, Jung SE et al (2004) Atypical CT and MRI manifestations of mature ovarian cystic teratomas. AJR Am J Roentgenol 183:743–750. doi:10.2214/ajr.183.3.1830743.

Sala EJ, Atri M (2003) MRI of benign adnexal disease. Top Magn Reson Imaging 14: 305–327.

Saksouk FA, Johnson SC (2004) Recognition of the ovar-ian origin of pelvic masses with CT. RadioGraphics 24(Suppl 1):S133–S146. doi:10.1148/rg.24si045507.

Seidman JD, Russell P, Kurman RJ (2002) Surface epithe-lial tumors of the ovary. In: Kurman RJ (ed) Blaustein's pathology of the female genital tract. Springer Verlag, New York, pp 791–904.

Sherard GB 3rd, Hodson CA, Williams HJ, Semer DA, Hadi HA, Tait DL (2003) Adnexal masses and pregnancy: a 12-year experience. Am J Obstet Gynecol 189:358–362. discussion 362–363.

Spencer JA, Gore RM (2011) The adnexal incidentaloma: a practical approach to management. Cancer Imaging 11:48–51. doi:10.1102/1470-7330.2011.0008.

Tanaka YO, Tsunoda H, Kitagawa Y, Ueno T, Yoshikawa H, Saida Y (2004) Functioning ovarian tumors: direct and indirect findings at MR imaging. RadioGraphics 24(Suppl 1):S147–S166. doi:10.1148/ rg.24si045501.

Tannus JF, Hertzberg BS, Haystead CM, Paulson EK (2009) Unilateral luteoma of pregnancy mimicking a malignant ovarian mass on magnetic resonance and ultrasound. J Magn Reson Imaging 29:713–717. doi:10.1002/jmri.21530.

Telischak NA, Yeh BM, Joe BN, Westphalen AC, Poder L, Coakley FV (2008) MRI of adnexal masses in preg-nancy. AJR Am J Roentgenol 191:364–370. doi:10.2214/AJR.07.3509.

Timmerman D, Moerman P, Vergote I (1995) Meigs syn-drome with elevated CA-125 levels: two case reports and review of the literature. Gynecol Oncol 59:405–408. doi:10.1006/gyno.1995.9952.

Timmerman D, Van Calster B, Testa A et al (2016) Predicting the risk of malignancy in adnexal masses based on the Simple Rules from the International Ovarian Tumor Analysis group. Am J Obstet Gynecol 214:424–437. doi:10.1016/ j.ajog. 2016.01.007.

Thomassin-Naggara I, Dara? E, Cuenod CA et al (2009) Contribution of diffusion-weighted MR imaging for pre-dicting benignity of complex adnexal masses. Eur Radiol 19:1544–1552. doi:10.1007/s00330-009-1299-4.

Thomassin-Naggara I, Toussaint I, Perrot N et al (2011) Characterization of complex adnexal masses: value of adding perfusion- and diffusion-weighted MR imag-ing to conventional MR imaging. Radiology 258:793–803. doi:10.1148/ radiol.10100751.

van Winter JT, Simmons PS, Podratz KC (1994) Surgically treated adnexal masses in infancy, childhood, and ado-lescence. Am J Obstet Gynecol 170:1780–1786. dis-cussion 1786–1789.

Young RH, Scully RE (2002) Sex cord stromal, steroid cell, and other ovarian tumors. In: Kurman RJ (ed) Blaustein's pathology of the female genital tract. Springer Verlag, New York, pp 903–966.

Yamashita Y, Hatanaka Y, Torashima M, Takahashi M, Miyazaki K, Okamura H (1994) Mature cystic terato-mas of the ovary without fat in the cystic cavity: MR features in 12 cases. AJR Am J Roentgenol 163:613–616. doi:10.2214/ ajr.163.3.8079854.

Yoshitake T, Asayama Y, Yoshimitsu K et al (2005) Bilateral ovarian leiomyomas: CT and MRI features. Abdom Imaging 30:117–119. doi:10.1007/s00261-004-0202-7.

第十一章 附件肿块：附件良性肿块的定性

摘 要

定性经阴道超声检查不能确定的或复杂的附件肿块，盆腔MRI是最好的检查技术。本文的目的在于解释MRI和CT检查在诊断症状不明或附件复杂肿块中的附加作用，本节旨在描述MRI和CT的地位以及认识如何结合形态学和功能序列的特点来准确诊断附件肿块。

分析分为两步：第一步是基于ADNEX MRI评分系统或EURAD评分来评估恶性肿瘤的风险；第二步是结合EURAD评分与患者年龄和肿瘤的形态提出一个组织病理学假说。

1 引言

常规临床应用中，两种情况下可应用超声检查这些肿块。第一种情况是急性或亚急性盆腔疼痛；第二种情况是在检查非特异性症状，如出血、慢性盆腔疼痛或不孕症时偶然发现附件肿块。

本章我们不会关注第一种临床情况，将会在"急性和慢性盆腔疼痛性疾病"章节的关于盆腔炎症和卵巢扭转中予以介绍。

2 诊断路径中的MRI

2.1 背景

大多数医学影像刊物都推荐使用MRI来定性复杂附件肿块，却对"复杂"一词的定义没有任何共识。尽管有大量的研究表明MRI在这个问题上的作用，但许多临床医生还是仅根据超声检查的特点进行腹腔镜手术。然而，关于卵巢手术对生育能力影响的最新数据正在影响着临床实践，用MRI获得的诊断标准可让良性病变患者避免不必要的手术。应用MRI的另一个重要意义是，其能计划手术操作时间，改善外科医生超负荷工作的状态。外科医生需要正确计划手术并告知患者外科手术中发现意外病变的可能性和风险，这就是为什么在这种情况下我们会越来越多地应用MRI。

2.2 哪些病变应该用MRI

超声检查是评价盆腔异常的一线成像技术，而MRI则是继超声检查之后的二线技术。经阴道超声和彩色多普勒能准确识别70%以上的附件肿块，根据文献报道，即使应用精确的超声模式，20%~25%的附件肿块经超声检查后仍然不能确诊，需进一步检查。

为了趋向于复杂附件肿块的定义，可采用目前发布的最可靠的模型，即模式识别分析或简单规则。

2.2.1 超声检查模式的适应证

超声检查的主要模式分为下列6种类型。

超声类型1：单纯囊肿（即无实性成分的单房无回声囊肿）。

超声类型2：非单纯囊肿（即无实性成分的单房回声囊肿）。

这两种超声类型归于国际卵巢肿瘤分析小组分类的第一类，即"单房囊肿"。这组病变包括输卵管良性病变（如输卵管积水、输卵管积血）和不同的回声信号病变（如"磨玻璃""出血性内容物"或"混合性内容物"）。

超声类型3：双房或多房囊肿（即没有实性成分的双房或多房囊肿）。

超声类型4：具有乳头状突起的囊肿。

超声类型5：混合不均匀肿块。

IOTA分类将后两类归为"单房实性"或"多房实性"，在这两类病变中，所述的病变含有囊性和实性成分。

超声类型6：卵巢肿大（包括单纯实性肿块，即病变内实性成分超过80%）。

后三类需要超声对其实性成分进行定性，观察声影、不规则边缘和多普勒血流特征，这些因素通常不足以准确预测恶性肿瘤的风险。

因此，对4、5和6超声类型的病变进行MRI检查，以明确组织病理学诊断。对超声类型3的病变，MRI能排除实性成分，定性不同的囊性成分，帮助完善组织学诊断。

相反，对于1、2类型病变，除非病变很大，否则MRI的附加价值很小。如果回声囊肿大于7cm或无回声囊肿大于10cm，远离阴道内探头的小实性成分容易被超声遗漏，MRI则显示较好。另外，MRI也能有效评价相关表现，如盆腔深部子宫内膜异位症伴随的子宫内膜瘤。

2.2.2　简单规则的适应证

IOTA分类描述的简单规则将10个超声特征分为两组：良性特征（B特征）和恶性特征（M特征）（表11-1）。

发现至少一个B特征，没有M特征，则考虑病变为良性；而至少出现一个M特征，没有B特征，则考虑病变为恶性。如果发现B特征和M特征，或没有B特征或没有M特征，则考虑病变为不确定。应用这些规则，恶性肿瘤在不确定病变里的风险是40%，需要进行MRI检查。

最近，Timmerman等人按照简单规则类型发表了一个预测恶性肿瘤的模型，对4848例患者的风险水平予以评估，恶性肿瘤的发病率是34.3%（1665/4848）。这一新模型建议"中度风险"（即风险8.3%）类病变也可用MRI获得额外的信息，以预测病变的良性程度（或者恶性风险）（表11-2）。

表11-1　简单规则（Timmerman et al. 2010）

良性特征	恶性特征
B1　单房囊肿	M1　不规则实性肿块
B2　出现实性成分，但小于7mm	M2　腹水
B3　声影	M3　至少4个乳头状结构
B4　光滑多房肿块，最大直径小于100mm	M4　不规则多房实性肿块，最大径大于或等于100mm
B5　没有血流	M5　很强的彩色多普勒血流

2.3　为什么MRI有益于定性附件肿块

附件肿块常有多发囊性和实性成分，如果囊肿无回声，超声检查可准确诊断单纯液体（水样表现）；如果肿块有回声，出现阳性多普勒血流可确定是实性成分，实性成分的出现并不一定是恶性肿瘤，而无阳性多普勒血流不能对乏血管实性成分和非单纯液体病变进行鉴别。回声移动以及液平面的出现与非单纯囊肿相一致，然

表11-2　按照简单规则超声病变预测恶性肿瘤风险

	简单规则描述	恶性肿瘤的阳性预测值
极低风险	没有 M 特征…+…> 2B 特征	0.6%（1/175）
低风险	没有 M 特征…+…2B 特征 没有 M 特征…+…B1 特征	1.3%（20/1560）
中度风险	没有 M 特征…+…1B 特征 （除 B1 外）	8.3%（60/722）
风险升高	没有特征 M 特征和 B 特征数量相等 B 特征多于 M 特征	41.1%（451/1096）
极高风险	M 特征多于 B 特征	87.5%（1133/1295）

注：$P < 0.05$。

而，在这种类型的肿块中，很难排除实性组织。

应用盆腔MRI时，如果空间分辨率足够薄（小于或等于3mm），附件肿块没有对比强化，则可除外实性成分。并且，T2WI、T1WI、DWI和静脉注射钆剂后T1WI结合应用可识别大多数附件肿块的囊性成分。加用DWI和DCE MRI成像则能可靠定性实性成分，区别良性、交界性和侵袭性恶性组织。按照定义，实性组织在注射钆剂后出现强化，然而，内部强化的结构并不都是实性组织。实性组织包括实性乳头状突起（>3mm）、不规则间隔、壁结节和单纯实性肿块。光滑的隔膜，无论厚度是多少都被视为实性成分，但不是实性组织。

因此，MRI分析分两步进行：第一步评价恶性肿瘤的风险；第二步讨论卵巢或输卵管肿瘤的组织病理学类型。

3　MRI方案和分析的关键

3.1　第一步：预测恶性肿瘤的风险

发现盆腔肿块时，第一步是确定它的起源。因此，需要识别正常同侧卵巢实质，要么在肿块周边呈新月形，要么在远离盆腔肿块的其他位置（提示卵巢外起源）。如果看不到卵巢实质，我们应该寻找卵巢蒂来找到卵巢窝的位置，确定卵巢蒂是否在肿块附近，这就是为什么MRI方案包括解剖腰-骨盆序列的缘故，最好应用T2WI序列自肾中部扫描到耻骨联合。此外，建议用矢状位T2WI序列来评价肿块及其与子宫的关系。最后，如果怀疑肿块源自输卵管，冠状位T2WI有助于诊断。

无实性组织是提示恶性肿瘤低风险（小于5%）的一个主要特点。按照定义，实性组织在注射钆剂后出现强化，然而，内部强化的结构并不都是实性组织。实际上，光滑的隔膜不能考虑为实性组织，它应归于"实性成分"而非实性组织。因此，实性成分组织包括未强化的部分（如血凝块和碎屑）以及强化组织（如光滑间隔和实性组织）。实性组织对应于不规则间隔、实性乳头状突起（大于3mm）、壁结节和单纯实性肿块。

据以往的研究结果显示，一种具有实性组织的单房囊肿内含有单纯液体或子宫内膜内容物或脂肪性内容物，恶性肿瘤的风险很低（小于2%）；另一种具有液体内容物的单房囊肿，恶性肿瘤的风险也很低（小于5%）。

没有实性组织的双房或多房囊肿，恶性肿瘤的风险很低（小于5%）。

检查到实性组织，分析实性组织内的T2WI信号、DWI信号和DCE MRI信号非常重要。实性组织在T2WI和DWI上呈低信号，恶性肿瘤风险很低（小于2%）。如果实性肿块在T2WI上表现为中等信号或在DWI上呈高信号，比较实性组织与邻近子宫肌层的时间-强度曲线有助于诊断。如果实性组织强化是1型时间-强度曲线，恶性肿瘤的阳性预测值低于5%；如果实性组织强化是3型时间-强度曲线，恶性肿瘤的阳性预测值大于95%；如果实性组织强化是2型时间-强度曲线，根据我们的经验，小于15%的病变仍然不确定。因此，开发出了一种欧洲（EURAD研究）认可的MRI分类法，命名为ADNEX MRI评分法（表11-3）。

表11-3　ADNEX MRI评分或EURAD评分（Thomassin-Naggara et al. 2013）

评分	特征	恶性肿瘤的阳性预测值
1分	没有附件肿块	0
2分	单房单纯囊肿或输卵管子宫内膜异位病变，没有内部Gd+ 脂肪性病变，没有实性组织 没有壁强化 实性组织 T2WI 和 DWI 低信号	< 2%
3分	单房非单纯囊肿（不包括脂肪性和子宫内膜异位） 多房性囊肿，没有实性组织 实性组织，1型时间－强度曲线	< 5%
4分	实性组织，2型时间－强度曲线	5% ~ 95%
5分	实性组织，3型时间－强度曲线 腹膜种植	> 95%

注：具有实性组织的病变对应于下文MRI分类的4、5和6。

3.2　第二步：预测组织病理学诊断

初级放射医生或普通放射医生一般能完成第一步，第二步则需要对功能性和器质性卵巢病变有更深入的了解。临床病史和不同的MRI参数有助于分析病变的囊性和实性成分特征、形状、囊壁和大小，有时鉴别功能性和器质性囊肿较为困难，超声随访有助于鉴别诊断。

与超声检查一样，我们将MRI特点分

为以下6类。

MRI类型1：单纯囊肿

单纯囊肿对应于单房囊性病变，内部没有强化，所含液体内容物在T1WI上呈低信号，T2WI高信号，DWI低信号以及ADC值高（图11-1）。非特异性囊肿、浆液性囊腺瘤、滤泡囊肿、腹膜假性囊肿和输卵管积水通常归于此类（表11-4）。

MRI类型2：非单纯囊肿

非单纯囊肿对应于没有内部强化的单房囊肿，所含液体内容物在T1WI上呈中等信号或高信号，T2WI、DWI和ADC图信号不一。仔细分析脂肪抑制前后囊内容物的信号变化、有无囊壁强化和DWI序列上的信号（表11-4）。

MRI类型3：多房囊肿

多房囊肿具有光滑的间隔，注射钆剂后强化。光滑间隔不被认为是实性组织。含有纤维蛋白成分的黄体囊肿在T2WI上类似于多房囊肿，间隔与纤维蛋白成分的差别是间隔出现强化。

间隔强化是帮助区别间隔与纤维蛋白成分的关键，后者注射对比剂后不发生强化。在这种情况下，囊肿被认为是单房黄体囊肿。归于类型3的病变不包含任何实性组织。

MRI在这一组中很重要，结合不同的MRI序列通过显示大的病变或者定性囊性成分来提示组织病理学分类。卵巢肿瘤内所见的不同囊液类型如下。

- 黏液（T1WI中等高信号、T2WI中等信号、DWI高信号，高ADC值）。

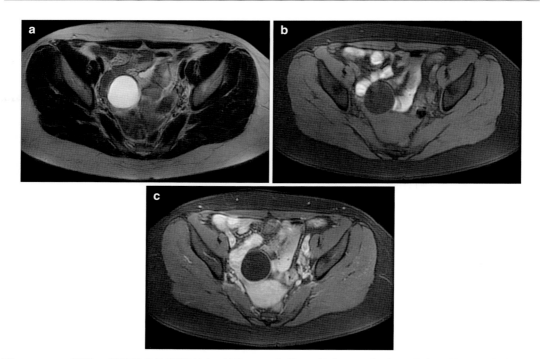

图11-1　MRI类型1：浆液性良性囊腺瘤（a. 轴位T2WI序列；b. 轴位T1WI序列；c. 注射钆剂后脂肪抑制轴位T1WI序列）。第一步：单房囊肿没有内部强化，液体内容物显示T2WI高信号，T1WI低信号，EURAD评分2分；第二步：没有帮助鉴别功能性囊肿和器质性囊肿的特定特征

表11-4　没有实性组织的附件肿块

诊断	临床病史	液体	形状	壁	特殊征象
类型 1 = 单纯囊肿					
滤泡囊肿	绝经前妇女	高 T2	卵圆形	薄 Gd+	自发性消失
非特异性囊肿	绝经后	高 T2	卵圆形	Gd−	—
浆液性囊腺瘤	40 ～ 50 岁	高 T2	卵圆形	Gd+	结石
输卵管积水	任何年龄	高 T2	管状（冠状位 T2WI）	Gd+	部分隔膜
腹膜假性囊肿	术后或盆腔炎性病变	高 T2	盆腔形状	Gd−	触诊变形
类型 2 = 非单纯囊肿					
黄体囊肿	绝经前	T1WI 信号变化	圆形	厚 Gd+ 或 DW+	自发性消失
子宫内膜瘤	绝经前	低 T2WI T1WI ＞脂肪	圆形	Gd−	凝血块
皮样囊肿	＜ 45 岁	低 T1 脂肪抑制	圆形		
输卵管积血	绝经前	T1WI 信号变化	管状	Gd+ 纤毛状 +	
输卵管卵巢脓肿	绝经前	T1WI 和 DWI 高信号，ADC 值低	圆形 + 管状	厚 Gd+	脂肪浸润

续表

诊断	临床病史	液体	形状	壁	特殊征象
类型 3 = 多房囊肿					
良性黏液性囊腺瘤	30 ~ 50 岁	具有不同信号的小房	卵圆形	Gd+	没有
卵巢甲状腺肿	40 ~ 50 岁	胶样	卵圆形	Gd+	没有
成人颗粒细胞瘤	55 岁	出血小房	卵圆形	Gd+	子宫内膜增厚子宫腺肌病
支持间质细胞瘤	20 ~ 30 岁	出血小房	卵圆形	Gd+	雄激素过多综合征
卵黄囊肿瘤	20 岁甲胎蛋白 > 1000	出血小房			

- 胶样（T2WI极低信号、T1WI中等高信号）。
- 血液（伴或不伴脂肪抑制T1WI呈高信号、T2WI中等信号）。
- 脓液（T1WI中等高信号、T2WI中等信号、DWI高信号、低ADC值）。
- 脂肪（T1WI高信号，脂肪抑制后信号降低）（图11-2）。

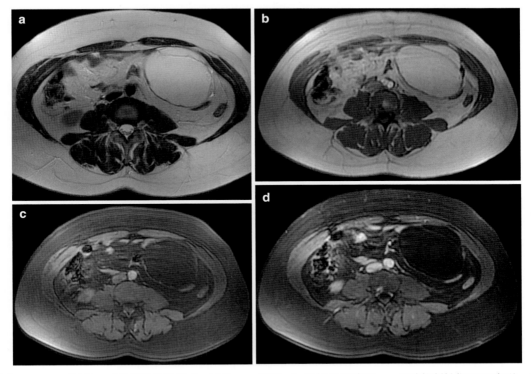

图11-2　MRI类型3：成熟囊性畸胎瘤（a.轴位T2WI序列；b.轴位T1WI序列；c.脂肪抑制轴位T1WI序列；d.注射钆剂后脂肪抑制轴位T1WI序列）。第一步：多房囊性囊肿，没有实性成分，液体内容物显示T2WI高信号，T1WI高信号，脂肪抑制后T1WI低信号，EURAD评分2分；第二步：脂肪内容物的存在和胶体的缺乏表明是畸胎瘤，此病例没有突起强烈提示成熟的囊性畸胎瘤

MRI类型4：囊肿伴乳头状突起

乳头状突起对应于实性组织，注射钆剂后中心强化（图11-3），这个特点对于获得时间-强度曲线（产生假阳性）之前鉴别实性乳头状突起和小房很重要。此外，扩张的输卵管内大小相同的假乳头状突起，规律地分布于囊壁，称为Cogwell征。管状形态有助于诊断输卵管积液。最后要与血凝块鉴别，后者注射钆剂后不强化。

实性乳头状突起是上皮肿瘤的病理学特征，不是交界性病变或良性病变的同义词。实性乳头状突起有两种主要类型。

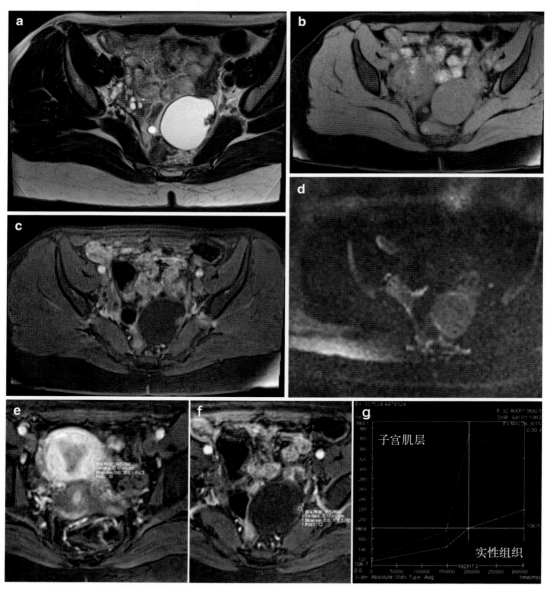

图11-3　MRI类型4：良性浆液性囊腺瘤（a. 轴位T2WI序列；b. 轴位T1WI序列；c. 注射钆剂后脂肪抑制轴位T1WI序列；d. 轴位DWI序列；e～g. 轴位DCE MRI序列）。第一步：单房囊性病变，实性成分与实性乳头状突起一致，显示T2WI高信号，DWI低信号，TIC 1型曲线，EURAD评分3分（可能良性）；第二步：单房囊肿伴直径大于1mm的乳头状突起提示浆液性囊腺瘤，可疑特征提示良性浆液性囊腺瘤

- 大于1mm，见于浆液性囊腺瘤。表现在良性病变，则T2WI和DWI呈低信号，1型时间-强度曲线（TIC 1）；表现在交界性囊腺瘤，则T2WI呈中等信号，DWI高信号，

2型时间-强度曲线（图11-4）。

- 小于1mm，见于交界性黏液性囊腺瘤，良性黏液性囊腺瘤仅显示光滑间隔，没有乳头状突起。

在此类型中，仅单房或多房囊肿具有

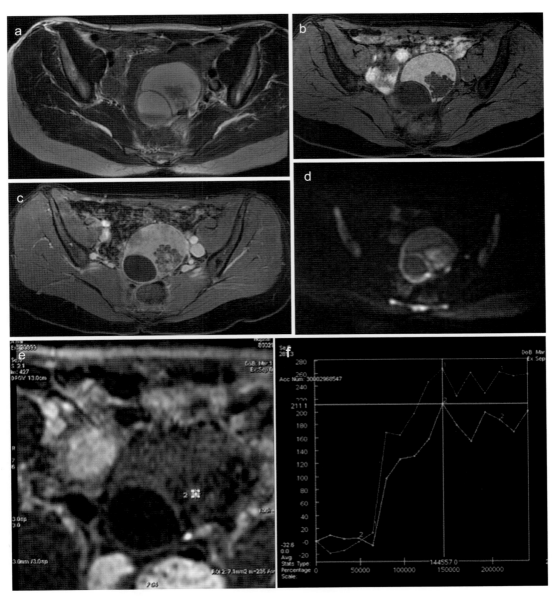

图11-4 MRI类型4：交界性浆液性囊腺瘤（a. 轴位T2WI序列；b. 轴位T1WI序列；c. 注射钆剂后脂肪抑制轴位T1WI序列；d. 轴位DWI序列；e、f. 轴位DCE MRI序列）。第一步：单房囊性病变，实性成分与成组实性乳头状突起一致，显示T2WI高信号，DWI高信号，TIC 2型曲线，EURAD评分4分；第二步：单房囊肿伴直径大于1mm的乳头状突起提示浆液性囊腺瘤，可疑特征提示交界性浆液性囊腺瘤

实性乳头状突起，不出现其他类型的实性组织（见下面的类型5）。

当实性乳头状突起组在一起时，很难与壁结节区别。如果病变组织显示为T2WI中等信号、DWI高信号和2型时间-强度曲线时，鉴别交界性囊腺瘤（具有实性乳头状突起）和恶性侵袭性囊腺癌（壁结节）很重要。壁结节（或实性部分）是由恶性增生引起的囊壁病理性增厚，与囊壁呈钝角；相反，成组的乳头状突起则与囊壁成锐角。

MRI类型5：混合性肿块

此类型对应着包括囊性和实性成分的多种肿瘤（图11-5）。分析钆剂强化可帮助识别真正显示实性部分（回声囊性部分在超声检查可能看起来像实性组织）的肿瘤。表11-5详细列出了鉴别诊断。MRI也有助于确定肿瘤起源，帮助识别非卵巢肿瘤。

MRI类型6：单纯实性肿块

由于卵巢水肿，最初诊断时卵巢肿大，T2WI表现为中等信号，DWI呈高信号，强化表现不一。卵泡位于卵巢周边。卵巢水肿的不同原因详见表11-5。

发现实性肿块，第一个要回答的问题是病变起源。卵巢最常见的实性肿瘤是纤

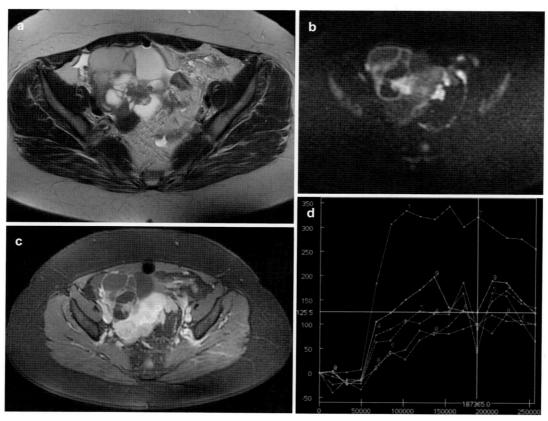

图11-5　MRI类型5：侵袭性囊腺癌（a. 轴位T2WI序列；b. 轴位DWI序列；c. 注射钆剂后脂肪抑制轴位T1WI序列；d. 轴位DCE MRI序列）。第一步：混合性肿块，壁结节实性成分显示T2WI中等信号，DWI高信号，TIC 2型曲线，EURAD评分4分；第二步：形态、患者年龄（65岁女性）和可疑表现提示侵袭性囊腺癌

维卵泡膜细胞瘤，需要与子宫旁最常见的子宫平滑肌瘤进行鉴别。卵巢其他常见的肿块是神经源性肿瘤如雪旺鞘膜瘤（主要特征：后腹膜前移位）、GIST肿瘤（主要特点：显著均匀强化，病变中心囊性改变）和盆腔淋巴结（主要特点：围绕血管周围）。

当肿瘤源自卵巢时，MRI分类可准确区别良性和恶性肿瘤，但组织定性的可靠性较低（图11-6）。临床病史、生物学标志和CT扫描对此类病变都有帮助（表11-5）。CT有助于检查钙化，如果钙化粗大，则提示卵巢平滑肌瘤；如果是中心无形钙化，则提示Brenner瘤。

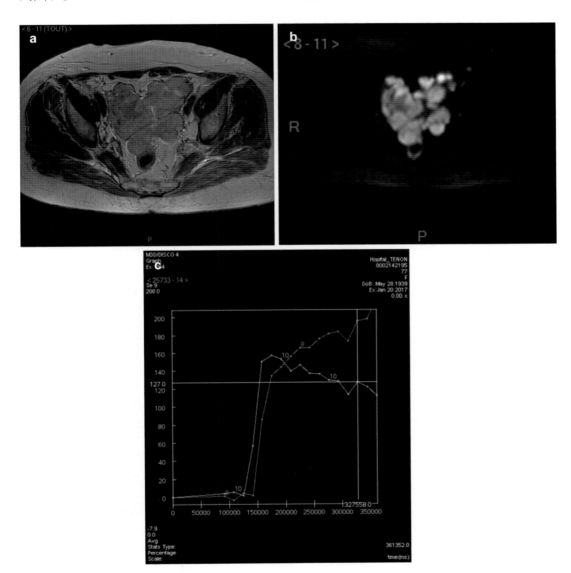

图11-6　MRI类型6：淋巴瘤（a. 轴位T2WI序列；b. 轴位DWI序列；c. 轴位DCE MRI序列）。第一步：双侧单纯实性肿块，T2WI中等信号，DWI高信号，TIC 3型曲线，EURAD评分5分（可能恶性）；第二步：形态和评分提示侵袭性恶性肿瘤。双侧发病以及患者的年龄（45岁女性）提示血液系统病变或卵巢转移瘤

表11-5 具有实性组织的附件肿块

诊断	临床病史	液体	实性	特殊征象
类型 4= 囊肿伴乳头状突起				
良性浆液性囊腺瘤	40 ～ 50 岁	单纯	T2WI 和 DWI 低信号 /1 型 TIC	
交界性浆液性囊腺瘤	40 ～ 50 岁	单纯	T2WI 中等信号 /2 型 TIC	
交界性黏液性囊腺瘤	30 ～ 50 岁	不同信号强度的小房	T2WI 低信号 /DWI 高信号	大
类型 5= 混合性肿块				
囊腺纤维瘤	40 ～ 50 岁	不同信号强度的小房	T2WI 和 DWI 低信号 /1 或 2 型 TIC	
卵巢和输卵管囊腺癌	绝经后 CA125+++	病理分型不一	T2WI 中等信号 /3 型 TIC	腹膜种植
成熟囊性畸胎瘤	＜ 45 岁	脂肪	不同	没有
转移瘤	绝经前	多房		原发性肠道肿瘤（结肠）
输卵管卵巢脓肿	绝经前	DWI 高信号 ADC 值低	T2WI 中等信号 / 壁增厚有血管结构	脂肪浸润
类型 6= 单纯实性肿块				
纤维卵泡膜细胞瘤	50 岁	NA	T2WI 和 DWI 低信号，1 型 TIC	细胞亚型 T2WI 中等信号
Brenner 瘤	40 ～ 80 岁	NA	T2WI 和 DWI 低信号，1 或 2 型 TIC	结石
硬化性间质瘤	30 岁		T2WI 和 DWI 低信号，2 型 TIC	
颗粒细胞瘤（年轻人）	30 岁 E2 et 抑制素	NA	T2WI 中等信号，DWI 高信号，2 或 3 型 TIC	中心出血
支持间质细胞瘤	＜ 30 岁	NA	与颗粒细胞瘤相似	产生雄性征
成熟实性畸胎瘤	＜ 45 岁	NA	T2WI 中等信号	T1 高信号脂肪灶
无性细胞瘤	20 ～ 30 岁		T2WI 中等信号，DWI 高信号，2 型 TIC	
卵巢和输卵管囊腺癌	＞ 50 岁		T2WI 中等信号，DWI 高信号，3 型 TIC	腹膜种植
转移瘤	绝经前	NA	T2WI 中等信号，DWI 高信号，3 型 TIC	乳腺癌或胃癌

4　结论

超声检查仍然是首选检查，盆腔MRI有助于复杂或不确定的附件肿块的定性（图11-6）。在两步分析中，盆腔MRI通过MRI评分可以给临床医生提供恶性的风险而不需要依赖阅片者的经验，如果阅片者具有较高的专业能力，也可能提示组织病理学诊断。超声检查定义了6种类型，MRI也可以确定这6种类型，除此之外，MRI有时会正确地重新分类一些超声检查误诊的病变，因为回声结构并不总是对应于实性组织。

参考文献

Brun JL, Fritel X, Aubard Y et al (2014) Management of presumed benign ovarian tumors: updated French guidelines. Eur J Obstet Gynecol Reprod Biol 183:52–58.

Buys SS, Partridge E, Greene MH et al (2005) Ovarian cancer screening in the Prostate, Lung, Colorectal and Ovarian (PLCO) cancer screening trial: findings from the initial screen of a randomized trial. Am J Obstet Gynecol 193(5):1630–1639.

Ghattamaneni S, Bhuskute NM, Weston MJ, Spencer JA (2009) Discriminative MRI features of fallopian tube masses. Clin Radiol 64:815–831.

Kinkel K, Lu Y, Mehdizade A et al (2005) Indeterminate ovarian mass at US: incremental value of second imaging test for characterization—meta-analysis and Bayesian analysis. Radiology 236(1): 85–94.

Thomassin-Naggara I, Aubert E, Rockall A et al (2013) Adnexal masses: development and preliminary valida-tion of an MR imaging scoring system. Radiology 267(2):432–443.

Timmerman D, Ameye L, Fischerova D et al (2010) Simple ultrasound rules to distinguish between benign and malignant adnexal masses before surgery: pro-spective validation by IOTA group. BMJ 341:c6839.

第十二章 卵巢癌的 CT 和 MRI 表现

内 容

摘 要

原发性卵巢癌分为表面上皮癌、生殖细胞肿瘤和性索间质肿瘤。卵巢上皮癌目前被认为是一系列不同的癌症，临床病理和分子水平变化很大。高级浆液性卵巢癌是最常见的癌症类型，典型表现为腹膜弥漫性扩散和腹水。其他癌症类型可显示不同的影像学特点。CT和MRI技术通常是对超声检查的补充，以进一步检查不确定的或明显的卵巢恶性病变。对于后者，CT是首选的成像方法，可对卵巢癌患者进行分类。MRI作为一种新技术来评价腹膜扩散，在病变定性方面优于CT。本章将熟悉卵巢癌的最新概念、各种卵巢癌的典型影像学表现和鉴别诊断，以及介绍FIGO分类系统的更新标准。

缩略词

ADC　表观弥散系数

BT　交界性肿瘤

CT　计算机断层扫描

DCE　动态对比增强

DWI　弥散加权成像

IV　静脉注射

MRI　磁共振成像

SI　信号强度

1　引言

绝大多数卵巢癌起源于上皮，占2016年美国新诊断的22280个卵巢癌病例的90%。早期卵巢癌常可以治愈，而晚期卵巢癌是女性最致命的癌症之一，当患者被诊断为骨盆外肿瘤扩散时，5年生存率大约为28%。现在认为卵巢癌是一系列不同的癌症，临床病理和分子水平变化很大。基因组分析可能会为卵巢癌个体化治疗开辟新的途径。

2　流行病学和危险因素

在发达国家，卵巢癌仅占女性肿瘤的3%，位列癌症死亡的第五位，是妇科癌症死亡的主要原因。据估计，75位妇女中有1位将发生卵巢癌，100位妇女中有1位死于此病。卵巢癌临床上常无症状，大约75%的病例诊断时已经处于晚期。

白人女性卵巢癌的发病率高于黑人或亚洲女性，世界各地的发病率均不一样。与卵巢癌患者相关的最大危险因素是家族性病史和年龄增长。绝大多数卵巢上皮癌在绝经后诊断，英国有一半以上的患者在65岁以上被诊断。

遗传易感性患者发生卵巢癌较一般人大约提前10年。20岁之前的女性，生殖细胞肿瘤占卵巢恶性肿瘤的2/3以上。持续排卵时间延长似乎在卵巢癌发生中起作用，不孕、不育、绝经期延迟、初潮较早、多囊卵巢综合征、子宫内膜异位症以及吸烟都将引起卵巢癌发病风险增大。

2.1　家族性或遗传性卵巢癌

遗传、生殖和环境因素已被确定在卵巢癌的发生发展中起到一定的作用。5%~15%的卵巢癌考虑为遗传性癌，3名或3名以上一级亲属患有卵巢癌和（或）卵巢和乳腺癌的家族，卵巢癌的发病风险显著增加（16%~60%）。

遗传性乳腺-卵巢癌综合征（HBOC）占遗传性卵巢癌的绝大多数（85%~90%）。在遗传性非息肉性结直肠癌（HNPCC）综合征（Lynch综合征）中，患者可出现结肠癌、子宫内膜癌、乳腺癌、卵巢癌和其他癌。据估计，她们发生卵巢癌的风险是8%~10%。*BRCA*基因突变携带者终身发生卵巢癌的风险高达10%~40%，*BRCA1*（35%~60%）基因突变携带者的风险高于*BRCA2*（12%~25%）基因突变携带者。遗传性卵巢癌主要归因于*BRCA1*和*BRCA2*基因突变，许多新发现的高风险基因还包括*PTEN*、*TP53*、*CDH1*和*STK11*，随着基因组检测的进展，其他生殖系突变已被证实。*BRCA*突变大多与高级浆液性卵巢癌有关，常呈晚期，平均发生年龄48岁，患病年龄较非遗传性卵巢癌年轻。基因突变与10%~13%的高级浆液性卵巢癌有关，对它们的识别非常重要，可提供新的治疗方法，患者预后较好。

3　卵巢癌筛选

根据定义，成功筛选能够降低卵巢癌的发病率和死亡率。通过应用大规模随机试验，对经阴道超声、血清CA125，或二者联合，甚至包括复杂算法等为卵巢癌筛选方法都予以评估，由于缺乏筛选能够提高生存率的证据，又基于卵巢癌发病率低以及筛查存在假阳性的问题，目前不建议对一般人群进行卵巢癌筛查。在随机对照PLCO（前列腺、肺、结直肠和卵巢）癌症筛查试验中，诊断分期和卵巢癌死亡率没有差异，大约10%的受试者出现假阳性结果。筛查中发现的假阳性结果，导致不必要的手术，造成副作用发病率增高。PLCO试验报告手术与癌症的比率约为20∶1，手术后并发症发生率很高。

然而，具有*BRCA1*和*BRCA2*基因突变的亲属、Lynch综合征或有显著卵巢癌家族风险等个人风险增大的女性，应该予以正式的基因咨询，进行多基因检测，因为她们患卵巢癌的风险显著增加。美国国家综合癌症网络推荐对*BRCA1*或*BRCA2*基因突变的妇女从30～35岁开始进行半年度经阴道超声筛查和CA125检查。为了降低这些女性的癌症风险，也可考虑采取预防性输卵管-卵巢切除术，可推迟到分娩完成或在35～40岁进行。

4　卵巢癌肿瘤发生学

根据不同的组织学特征，原发性卵巢恶性病变分为三大体系：上皮癌、生殖细胞肿瘤和性索间质恶性肿瘤。肉瘤和淋巴瘤较为罕见，转移瘤占5%～15%，具有卵巢转移倾向的原发肿瘤包括结直肠癌、胃癌、乳腺癌和子宫内膜癌。卵巢上皮癌占卵巢恶性肿瘤的绝大多数

（85%～95%），从介绍的用于区别Ⅰ型和Ⅱ型癌症的卵巢上皮癌癌变的二元模型中看，Ⅰ型和Ⅱ型癌症主要类型不仅发生途径不一样，肿瘤的生物学、侵袭性、癌前病变以及预后都有显著的不同。Ⅰ型癌症包括低度浆液性癌、子宫内膜样癌以及透明细胞癌、移形细胞癌和黏液癌，其特征是特异性基因突变，如*KRAS*、*BRAF*、*ERBB2*等，由癌前病变逐步变异形成，生长缓慢，临床过程较为缓和。相反，Ⅱ型癌症主要是高级浆液性癌，临床发展较为凶险，往往表现为晚期。常见*TP53*突变和亮细胞增生，这些肿瘤在遗传上通常不稳定。目前一致认为，虽然高级浆液性癌、原发性腹膜癌和多数输卵管癌不来源于卵巢，但这些肿瘤却都源自输卵管。

5　肿瘤标志物

糖蛋白抗原CA125是目前应用最广泛的卵巢癌肿瘤标志物，然而CA125升高超过35U/ml并非卵巢上皮癌所特有，也可见于其他恶性上皮肿瘤，包括胰腺癌、肺癌、乳腺癌和结肠癌以及非霍奇金淋巴瘤。此外，与CA125水平升高相关的良性病变也很多，包括肝硬化、腹膜炎、胰腺炎、子宫内膜异位症、子宫肌瘤、妊娠、卵巢良性囊肿、盆腔炎症疾病，甚至腹水。CA125水平与月经周期有关，绝经前妇女可出现90%以上的假阳性，因此，绝经前妇女单次试验CA125意义不大，系列测量都升高才具有价值。对于绝经后妇女，CA125区别良恶性病变较好，80%以上的晚期卵巢上皮癌CA125水平升高，对于卵巢上皮癌随访、疗

效监测和肿瘤复发至关重要。应用单克隆抗体的多种新的肿瘤标志物来检查卵巢癌现在正处于测试阶段，目前与CA125结合使用，但仍处于研究之中。

血清甲胎蛋白（AFP）和人绒毛膜促性腺激素（HCG）有助于术前识别内胚窦肿瘤、胚胎性癌、绒毛膜癌或混合型生殖细胞瘤。无性细胞瘤可能出现血清乳酸脱氢酶（LDH）升高，抗-Mullerian激素和抑制素用于绝经后女性颗粒细胞瘤的检查。

6 临床表现

绝大多数卵巢癌仅在晚期获得诊断，因此，它被称为"沉默的杀手"。早期症状不特异，或类似胃肠道或泌尿系统症状。腹部胀满提示腹水，阴道分泌物和阴道出血少见，与输卵管癌有关。偶尔可见激素引起的子宫异常出血、男性化或副肿瘤效应，可先于诊断。副肿瘤综合征包括神经病变（如边缘性脑炎或亚急性小脑变性）和胶原血管病（如皮肌炎和多发性肌炎、高钙血症或库欣综合征）。

7 卵巢癌影像学

7.1 卵巢癌影像学表现

7.1.1 卵巢恶性肿瘤的影像学特征

用于预测恶性肿瘤的影像学特点包括肿瘤大于4cm、壁或间隔增厚超过3mm、乳头状突起、坏死、部分囊性和实性结构、实性分叶肿块、出现肿瘤血管以及对比增强的类型和动态（表12-1，图12-1），

然而，这些影像标准没有一个具有足够的特异性作为一个单一因素来可靠地诊断卵巢癌。实性非纤维成分、间隔增厚以及坏死的出现增加恶性肿瘤的可能性，辅助表现如淋巴结病、腹膜病变和腹水提高卵巢癌诊断的可信度；肿瘤大小和结构结合辅助表现提高了恶性肿瘤的预测精确度，可达89%～95%。

表12-1　附件肿块中提示恶性病变的影像学表现

主要表现 [a]
肿瘤大小 > 4cm
壁/间隔厚度 > 3mm
乳头状突起
实性分叶肿块
坏死
实性和囊性结构
3 型时间 – 强度曲线
辅助表现
淋巴结肿大
腹膜病变
腹水

注：[a]作为单一因素没有特异性。

据报道，伴或不伴坏死的实性非脂肪非纤维组织为恶性肿瘤的一个有价值的预测因子，因此，附件肿块实性成分T2WI信号强度可用于预测恶性肿瘤，与骨骼肌信号一样低或低于骨骼肌信号的肿块通常是良性病变，而中等信号或高于骨骼肌信号的病变可能为良性、交界性或恶性病变。壁和间隔增厚不是恶性肿瘤的可靠征象，也可见于脓肿、子宫内膜瘤和良性肿瘤（如囊腺纤维瘤和黏液性囊腺瘤）。

乳头状突起是指在基质核心上上皮细

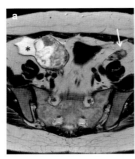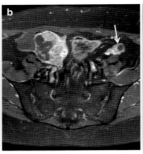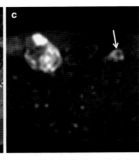

图12-1 双侧卵巢癌影像学特点。横轴位T2WI（a）显示右侧附件可见一囊实性肿块，呈中等信号，显著强化（b），DWI（b=1000s/mm²）（c）显示实性成分呈高信号，支持恶性表现。右侧肿块附近可见腹水（星号所示）。左侧正常大小卵巢（箭头所示）具有相似的结构和信号特征。手术发现双侧卵巢高级别浆液性癌

胞增生形成的皱襞，它是上皮性肿瘤的典型标志，识别它很重要。乳头状突起常与低度恶性倾向的上皮癌（图12-2）有关，也可见于38%的侵袭性癌，后者的大体表现通常以实性成分为主。小于3mm的小乳头状突起伴低对比强化是黏液性囊腺瘤的特点。

砂粒体是较小的钙化，见于大约10%的卵巢浆液性上皮癌的CT检查（图12-3）。钙化也可发生于良性畸胎瘤和卵巢良性间质肿瘤（如Brenner瘤或卵泡膜细胞瘤），这些肿瘤通常呈实性，显示广泛粗大钙化。

CT和MRI的对比增强扫描是肿瘤定性的基础，可更好地对乳头状突起和坏死进行评估以及观察血管结构类型（图12-1和图12-2）。由于良、恶性附件肿块的表现重叠，单用DWI具有一定限度，缺乏支持ADC量化能够预测恶性肿瘤的证据。DWI在定性附件肿块中最为有效，如果一实性附件肿块在高b值DWI上呈低信号，就可除外恶性肿瘤。应用半定量多期动态对比增强DCE MRI已成为附件肿块风险评估的一项重要成像技术，附件病变内实性区域和子宫肌层在多期动态对比增强系列期间各自获得相应的时间-强度曲线，将子宫肌层增强作为参考，可以识别出3种与良性、交界性和恶性肿瘤相关的增强曲线（图12-4）。1型时间-强度曲线的特征是对比剂逐渐摄入，相比于交界性病变，更常见于良性病变，不会出现在恶性病变中；2型时间-强度曲线是早期摄入对比剂，但低于子宫肌，随后呈一平台期，是交界性病变的特征（图12-2）；3型时间-强度曲线表现为早期显著对比剂摄取，迅速流出，是典型恶性肿瘤的征象。这项技术也是对复杂附件肿块进行MRI附件评分系统、标准MRI和报告系统的关键，MRI附件评分系统将肿块分为5类，从1分没有肿块一直到5分可能恶性肿块（表12-2），可行性研究证明了不同专业水平的良好再现性和观察者之间的一致性。

PET-CT预测附件肿块的恶性程度有一定限制，可出现假阳性表现，特别是绝经前卵巢黄体可生理性摄取FDG/PET示踪剂。但在绝经后较为可靠，良性畸胎瘤出现假阳性结果可见于任何年龄组。目前，没有证据显示PET-CT定性附件复杂肿块优于MRI。

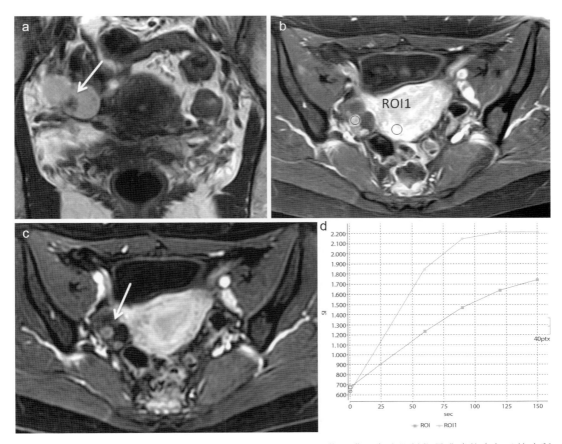

图12-2　右侧卵巢浆液性交界性癌。冠状位T2WI（a）显示薄隔膜和囊壁的低信号乳头状突起（箭头所示），横轴位对比增强脂肪抑制T1WI可见2个乳头状突起（b，圆圈所示）（c，箭头所示），较大结节显示2型强化曲线（b，d），常见于交界性肿瘤

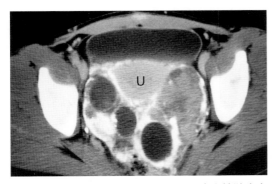

图12-3　卵巢癌钙化。双侧卵巢混合型囊实性肿瘤内可见多发斑块样钙化，它们也遮盖了子宫（U）表面的腹膜。这些小钙化物呈砂粒体样，见于低级别浆液性卵巢腺癌CT

表12-2　MRI附件评分

评分	特征	影像学表现
1分	没有肿块	附件没有病变
2分	良性	囊肿、子宫内膜瘤、皮样囊肿、囊腺瘤、实性组织在T2WI上呈低信号以及在DWI（b=1000s/mm^2）上呈低信号
3分	可能良性	囊性、没有实性组织1型曲线[a]
4分	不确定	2型曲线[a]
5分	可能恶性	腹膜种植；3型曲线[a]

注：[a]来自卵巢肿块内的实体组织评估。

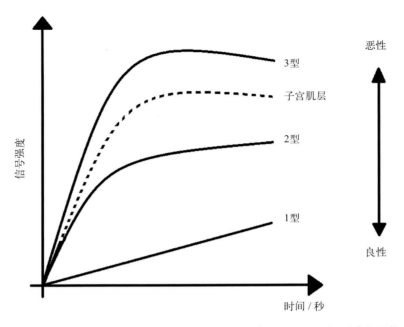

图12-4 时间-强度曲线，分别来自卵巢肿块实性成分和外层子宫肌层。1、2和3型曲线可帮助预测恶性肿瘤

7.1.2 腹膜癌瘤病

腹膜癌瘤病是晚期卵巢癌肿瘤扩散的典型途径（图12-5）。腹腔液体循环沿着结肠旁沟顺时针向膈肌和向下流动，由腹腔复杂解剖所决定。虽然所有壁层和脏层腹膜表面都可受累，但卵巢癌常见的腹膜种植位置包括大网膜、结肠旁沟、道格拉斯窝、肝和膈肌表面以及肠道表面，肠系膜、脾表面、肝门、小网膜囊和胃脾韧带则相对少见。腹膜转移影像学表现多样化，可呈结节状软组织肿块，或呈更细微的表现如壁层或脏层腹膜线状或斑块状增厚（图12-6）。浆液性肿瘤的腹膜种植可仅表现为微小钙化。肠系膜转移瘤除结节状表现外，肠系膜根部增厚呈星芒放射状或边界不清的结节状改变（图12-7）。静脉内注射对比剂后，绝大多数腹膜病变显示中等程度强化，罕见出现混合型囊实性或单纯囊性病变，后者类似包裹性腹水，然而，线性强化或微小壁结节可提示肿瘤沉积。注射钆剂后3～10分钟MRI延迟强化能够提高腹膜转移瘤的检出率。大网膜是腹膜转移最常见的位置，结肠系膜下大网膜较结肠系膜上大网膜更常见（图12-8），位于腹壁和肠袢之间，融合则称之为"大网膜饼"，网状大网膜受累评估困难。肝表面种植应该区分是肝被膜腹膜沉积或是侵袭性种植，侵袭性种植通常无法切除。肠道表面或肠系膜种植可引起肠袢栓系，造成肠梗阻，卵巢癌复发更常见。腹膜种植的检出率取决于肿瘤大小和腹水的出现，CT诊断较小的腹膜种植存在一定限度，检查小于1cm病变的敏感度仅为25%～50%，而CT对于大于1cm的腹膜病变，敏感性和特异性分别提高到85%～93%和91%～96%。尽管CT已被确定为评价腹膜恶性病变的主要成像方法，但MRI有可能成为新的参考标准。MRI检

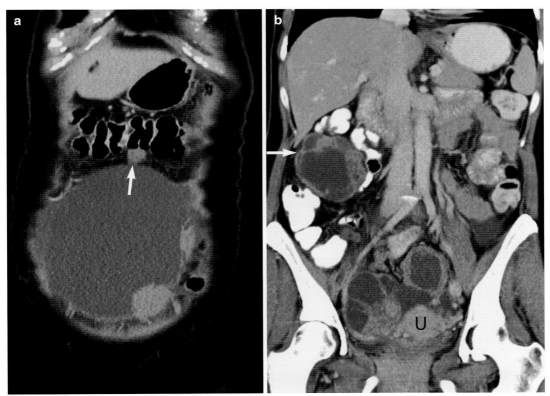

图12-5 腹膜种植。冠状位CT前层（a）和后层（b）显示FIGO ⅢC期卵巢癌，可见腹水、轻度腹膜增厚以及前腹壁和横结肠系膜（箭头所示）多发实性腹膜种植（a）；右侧结肠旁沟巨大种植物（箭头所示）类似于附件厚壁囊实性肿块，表现为双侧卵巢癌（b）。U为子宫

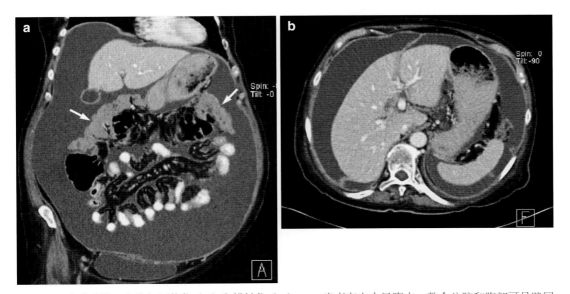

图12-6 腹膜种植。上腹部冠状位（a）和横轴位（b）CT。患者存在大量腹水，整个盆腔和腹部可见壁层腹膜线状增厚（a）；横轴位观察膈肌弥漫性线状增厚最好（b）。其他表现包括双侧膈肌局部种植和横结肠附近宽带样肿瘤（箭头所示），后者系大网膜饼

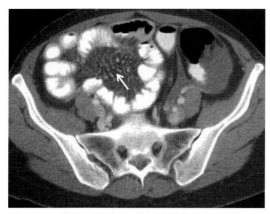

图12-7 高级别浆液性癌弥漫性累及肠系膜，肠系膜根部可见边界不清的线状和结节状病变（箭头所示）

查腹膜种植（图12-9）特别是在没有腹水的情况下优于CT，弥散加权MRI能直接观察其他方法很难评估的腹膜种植，这也优于CT检查。在一项以手术为参照标准的前瞻性比较研究中，全身DWI在评价肠管浆膜和肠系膜病变时，MRI优于CT和PET-CT。而另一项对比研究显示，CT、MRI和PET-CT在评价卵巢癌方面没有明显差异，PET-CT检查膈肌上转移瘤效果最好。目前看来，PET-CT在原发性卵巢癌分期中的作用有限。许多研究报道称，PET-CT（敏感性77%～100%）相较于CT（敏感性60%～97%）能稍提高病变的检出率。在对腹腔热化疗患者的一项研究中，单用CT的敏感性是84%，单用PET的敏感性

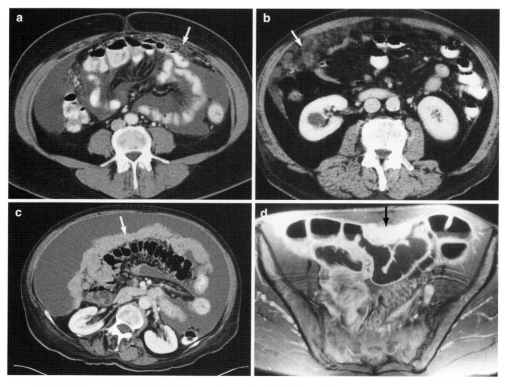

图12-8 大网膜种植。4个不同患者横轴位CT（a～c）和横轴位脂肪饱和T1WI（d），大网膜种植（箭头所示）表现不一，可呈网状（a）、棉花状（b）和结节状（d）

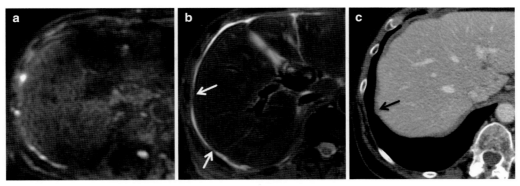

图12-9　观察肝表面和膈肌小种植。MRI（a，b）优于CT（c）。DWI（b=800s/mm² ）显示小种植最好（a）

是63%，而结合应用PET-CT的敏感性达88%。小肿瘤（5～10mm）和氟脱氧葡萄糖阴性肿瘤，PET-CT可出现假阴性；而非恶性病变和腹膜炎症病变则可发生假阳性。

7.1.3　腹水

育龄期整个月经周期内陷窝出现少量盆腔积液是一种生理现象。根据IOTA的定义，腹水是指道格拉斯窝外的液体。在卵巢癌中，盆腔腹水可能是 Ⅰ 期疾病的一个表现；卵巢癌患者出现大量腹水常提示Ⅲ期病变。卵巢癌患者单独出现腹水，腹腔转移的阳性预测值是72%～80%。

恶性病变不一定出现腹水，50%的交界性肿瘤和83%的早期卵巢癌不合并腹水。腹膜癌瘤病的特征是弥漫性或局部腹膜增厚和数量不同的腹水。术后炎性改变、细菌性腹膜炎（包括结核）或长期血液透析等良性腹水的表现相同，不能与腹膜癌瘤病相鉴别。

7.2　卵巢癌扩散途径

了解肿瘤的扩散途径对于描述CT和MRI的表现至关重要，这也是卵巢癌分期的基础。卵巢癌扩散主要是直接侵犯邻近器官、脱落细胞进入腹腔种植于整个腹腔的壁层和脏层腹膜，也可通过淋巴途径扩散，血行转移较少见。卵巢癌可沿着盆腔器官和盆壁表面连续生长进行局部扩散，盆腔外腹膜扩散和种植由卵巢脱落的肿瘤细胞进入腹腔循环所引起，腹膜种植也可通过腹膜淋巴结扩散。

肿瘤扩散的淋巴途径有3条：①主要途径是沿着阔韧带和子宫旁组织至骨盆侧壁淋巴结（髂外和闭孔链）；②沿着卵巢血管向上至肾门和主动脉分叉之间的髂总淋巴结和主动脉旁淋巴结；③经圆韧带引流至腹腔外淋巴结和腹股沟淋巴结，此途径是淋巴管肿瘤扩散最罕见的传播途径。据报道，40%～60%晚期卵巢癌发生淋巴结转移。一项包括130例其中多数为浆液性卵巢癌患者的系列研究显示，淋巴结转移率是75%，几乎一半患者可见盆腔和主动脉旁淋巴结转移，而13.5%的患者有盆腔淋巴结转移或仅有主动脉旁淋巴结转移。

血行扩散发生在疾病晚期，最常见的远处转移是肝、肺、胸膜和肾。疾病初始表现为肝实质转移极其罕见，肝表面转移可能性更大。

7.3 卵巢癌分期

卵巢癌分期由手术分期所见的病变位置和范围决定，手术分期是分期的金标准，目的是获得组织病理学诊断和完成减瘤手术，包括全子宫切除术、双侧输卵管卵巢切除术、结肠下网膜切除术和淋巴结切除术。此外，可从盆腔和上腹部获得腹膜细胞学和多部位腹膜活检。为了达到最佳减瘤效果，需要包括多学科手术团队在内的外科手术技术，还引入了卵巢癌的腹腔镜分期手术。在临床实践中，低估卵巢癌的转移和恶性程度仍然是一个常见问题（20%~40%），其原因可能是应用腹腔镜手术、缺乏肿瘤专家，在最初的手术时将肿瘤误认为良性。

卵巢癌分期采用TNM或FIGO分期。按照2014年修订的FIGO分期，不仅要表明肿瘤分期，而且组织学亚型和分级也应表明，最重要的改变是将卵巢上皮癌、输卵管癌和原发性腹膜癌归为一类，修订的分期分类也用于生殖细胞肿瘤和性索间质恶性肿瘤。

7.3.1 CT和MRI分期

术前影像早于手术分期，根据ACR适宜性标准，造影灌肠和尿路造影等放射学检查已被CT和其他横断面成像技术所替代来分期卵巢癌。术前影像学评估对治疗有重要影响，因为腹膜种植的范围和解剖位置是治疗决策的主要决定因素。

病变的精准定位有助于手术方案的优化，对于多学科手术团队来讲也需要认识到这一点。如果CT或MRI显示癌症范围广泛，患者须在手术前进行新辅助放化疗。

肿瘤分期的影像学表现
表12-3概述了卵巢癌FIGO分期系统。

CT和MRI影像学表现也被FIGO分期系统所采用。

Ⅰ期肿瘤限于一侧卵巢或输卵管内（ⅠA期）（图12-2），或双侧卵巢或输卵管内（ⅠB期），肿瘤包膜完整，没有卵巢外扩散的证据。ⅠC期肿瘤位于卵巢或输卵管表面，或出现被膜破裂，也可出现盆腔内恶性腹水（图12-1）。

Ⅱ期肿瘤特征是肿瘤局部侵入盆腔软组织以及侵入盆缘下盆腔器官。ⅡA期，可见肿瘤直接侵犯或种植于子宫、卵巢或输卵管，提示此期的影像学表现包括肿瘤与子宫肌层交界面扭曲或不规则。ⅡB期的特征是累及盆腔组织，如膀胱、直肠和盆腔腹膜。当乙状结肠或直肠与肿瘤实性成分之间的组织层消失、包埋或局部壁增厚时（图12-10），可诊断肿瘤侵犯；病变与盆腔侧壁之间的距离小于3mm或髂血管推移包埋，提示骨盆侧壁侵犯（图12-11）。

Ⅲ期肿瘤由盆腔外腹膜种植和（或）腹膜后淋巴结转移组成。腹膜后淋巴结转移作为唯一的盆腔外病变仅见于10%以下的患者，但其预后好于ⅢB或ⅢC期的淋巴结转移，淋巴结转移的影像学诊断基于淋巴结短轴直径大于或等于1cm。盆腔外腹膜种植、大网膜或肠系膜种植以及肝或脾

表12-3　卵巢癌FIGO分期

FIGO 分期		亚类和表现
Ⅰ期	A	肿瘤限于一侧卵巢或输卵管内
	B	肿瘤累及双侧卵巢和 输卵管内
	C	一侧或双侧卵巢或输卵管 + C1：手术导致肿瘤破裂 C2：被膜破裂或表面肿瘤 C3：腹水或腹膜冲洗液内恶性细胞
Ⅱ期	A	子宫和（或）卵巢和（或）输卵管侵犯或种植
	B	累及其他盆腔腹膜内组织
Ⅲ期	A1	仅腹膜后阳性淋巴结
	A2	盆腔外腹膜显微镜下播散 +/- 淋巴结
	B	盆腔外腹膜种植 ≤ 2cm +/- 淋巴结
	C	盆腔外腹膜种植 > 2cm +/- 淋巴结
Ⅳ期	A	胸腔积液伴阳性细胞学检查
	B	实质转移瘤、腹膜外器官转移瘤、腹股沟淋巴结转移和腹腔外淋巴结转移

注：关于先前版本的更改加亮显示。

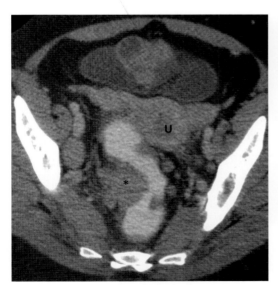

图12-10　乙状结肠壁侵犯CT。腹膜种植（星号所示）接触和压迫结肠，卵巢癌位于中线，膀胱受压；可见多发盆腔淋巴结转移，右侧闭孔区域淋巴结最大。U，子宫

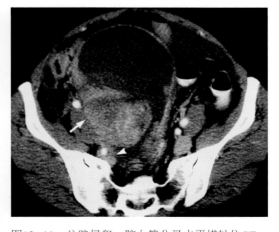

图12-11　盆壁侵犯。髂血管分叉水平横轴位CT。盆腔内可见一混合型囊实性附件肿瘤，组织病理学证实为非分化卵巢癌。左侧盆腔侧壁包括髂血管和腰肌，明显被脂肪隔开；右盆腔侧壁（箭头所示）与实性肿瘤直接接触，髂内外血管被推移，髂内血管被肿瘤包埋（三角箭头所示）

表面转移是确定Ⅲ期卵巢癌的其他表现。ⅢA2～ⅢC期的差别是腹部腹膜病变的大小，ⅢA2期肿瘤大体限于盆腔，而大量腹水是上腹部腹膜肿瘤扩散的一个征象；ⅢB期病变小于或等于2cm，ⅢC期病变大于2cm（图12-12）。腹水是Ⅲ期病变的常见表现。在延迟增强MRI中，对比剂进入腹水，遮蔽腹膜种植。

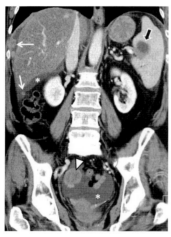

图12-12　ⅢC期卵巢癌。膈肌和Morison隐窝内腹膜结节种植（白色箭头所示），脾表面也可见一大于3cm的转移瘤（黑色箭头所示），侵入脾实质，盆腔和上腹部可见腹水（星号所示）。卵巢癌（三角箭头所示）

　　Ⅳ期卵巢癌的特征是远处转移，包括胸膜、盆腔外实质器官和腹腔外淋巴结。ⅣA期出现恶性胸腔积液，特征是胸腔积液细胞学阳性或活检证实胸膜转移瘤，影像学典型表现为胸腔积液伴胸膜结节和胸膜局部增厚。胸腔积液定量为少量、中等或大量，与生存率有关。ⅣB期病变的典型表现是肺或肝实质内转移瘤，区分肝实质转移和肝表面转移非常重要，后者常表现为边缘光滑，呈椭圆形或双凸形。脐部转移瘤（图12-13）形成Sister Mary Joseph结节，现在归为ⅣB期病变，

大小通常为1～5cm，有的可达10cm。心膈角淋巴结转移是Ⅳ期病变的一个典型表现，大约发生于30%的晚期卵巢癌，通常位于心包前区，右侧较左侧更常见。最新研究报道，CT采用短轴直径大于7mm标准时，对组织学证实心膈角淋巴结转移的阳性预测值是86%。腹股沟淋巴结转移也归为远处转移（ⅣB）。

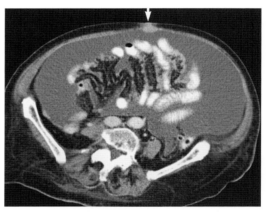

图12-13　ⅣB期卵巢癌。大量腹水提示腹膜转移，脐部转移（箭头所示）是典型ⅣB期卵巢癌的表现

影像学价值

　　CT和MRI在卵巢癌分期中的作用相似，报道的准确度是70%～90%，敏感性是63%～69%，特异性是100%。选用CT或MRI取决于许多因素，包括费用、可行性、禁忌证、放射科医生专长和临床医生的喜好等。CT操作方便且检查时间短，因此，目前已成为卵巢癌分期的主要成像方法。MRI标准序列结合DWI使得MRI成为卵巢癌分期的一种有效的替代技术，被推荐用于妊娠或不能应用静脉对比剂的患者的卵巢癌分期，后者还可应用PET-CT作为替代方法以提供治疗决策的相关信息。与CT一样，PET-CT对小体积腹膜病变作用

有限，但PET-CT似乎对晚期疾病作用突出，可评价腹腔外淋巴结转移。影像学检查淋巴结转移具有局限性，当直径阈值为1cm时，CT和MRI检查淋巴结转移的敏感性仅为50%，特异性达95%。PET-CT显示较好，但对1cm以下淋巴结转移作用有限。

7.3.2　可切除性预测

如果卵巢癌患者能从前期手术中获益，或者更确切地说，新辅助疗法必须根据患者的相关因素决定，例如，医疗状况、手术风险和医疗机构偏好，那么多学科共识会议（MDC）是确定个性化最佳治疗方案的平台。术前评估可切除性主要受限于没有普遍可接受的模型以及由于不同的临床实践导致的重复性较差。影像学（绝大多数是CT）通过观察转移瘤的大小、位置和分布，在患者的分期中起重要作用。评估腹部不同部位的不同CT标准以及CT评分伴和不伴CA125或其他临床标准已被提出用于术前预测最佳切除部位的成功率。按照ESUR卵巢癌分期指南，肝和脾周围上腹部大病变（>2cm）（图12-14）、肠系膜转移和肾门上淋巴结转移可能是非最佳切除部位。然而，需要强调的是，可切除标准可能因医疗机构而异，预测参数必须经过MDC指定和同意。CT和MRI在检查不可手术的肿瘤以及预测卵巢癌非最佳减瘤术方面的作用相同，报道的敏感性是76%，特异性是99%，阳性预测值为99%，阴性预测值为96%。相反，Low等报告MRI预测最佳减瘤术优于CT。一项前瞻性多中心试验确定了与次优减瘤术相关的3个临床标准和6个

CT标准，另一项研究报道肺转移瘤大于7mm、胸腔积液、大小肠系膜转移灶大于10mm以及肾下主动脉旁淋巴结转移与低减瘤状态有关。尽管这2项研究都采用先进的手术技术，但肠道受累是最佳减瘤术的主要限制。因此，需要仔细分析肠道和肠系膜受累的CT征象，如肠壁增厚和粘连以及肠系膜栓系等。

7.4　卵巢肿瘤类型

卵巢肿瘤分为表面上皮细胞肿瘤、生殖细胞肿瘤和性索间质肿瘤。绝大多数卵巢肿瘤是上皮细胞癌，恶性生殖细胞肿瘤和恶性间质肿瘤各占7%。

根据组织学特征，上皮肿瘤分为良性肿瘤、恶性肿瘤和交界性肿瘤。卵巢恶性肿瘤和交界性肿瘤分别占卵巢原发性肿瘤的21%和4%～15%。不同类型的上皮癌不仅组织病理学和遗传概况有差异，其影像学表现和临床过程也不同，这也反映在世卫组织对卵巢、输卵管和原发性腹膜癌的新分类中。表12-4概括了卵巢癌主要类型的临床病理学和影像学特征。

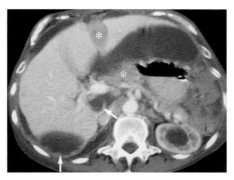

图12-14　非最佳可切除卵巢癌。肝表面和小网膜囊可见多发腹膜种植（箭头所示）。小网膜囊因腹水扩张。叶间裂（星号所示）和小网膜囊（星号所示）种植可认为是非最佳可切除

表12-4 卵巢癌主要亚型的临床病理学和影像学特征

项目	HG浆液性癌	LG浆液性癌	黏液性癌	子宫内膜样癌	透明细胞癌
百分比	70～80%	5%	3%	10%～20%	5%～10%
基因突变	TP53, BRCA1/2	BRAF；KRAS3CA	KRAS	PTEN；CTNNB1，ARIDIA；PPP2RIA	KRAS，PTEN，PIK3CA，ZNF217；ARIDIA
前驱病变	STIC	浆液性囊腺瘤BT	黏液性囊腺瘤；BT	子宫内膜异位症	子宫内膜瘤，亮细胞囊腺纤维瘤
肿瘤形态	囊性或实性；实性，不规则轮廓	囊性或实性；砂粒体；浆液性BT	大，囊性或实性；轮廓光滑	轮廓光滑，子宫内膜瘤，实性和囊性	大厚壁，单房或多房，壁结节；子宫内膜异位症强化
播散	腹部弥漫性	腹部结节	卵巢	盆腔	盆腔
侧性[a]	双侧	单侧和双侧	单侧	单侧	单侧
预后	差	中等	好	好	中等

注：STIC—输卵管上皮内浆膜癌；HG—高度；LG—低度；BT—交界性肿瘤；[a]优势类型。

7.4.1 卵巢上皮癌

卵巢高级别浆液性癌

卵巢高级别浆液性癌占卵巢上皮癌的绝大多数（70%～80%），其中2/3累及双侧卵巢。肉眼观，通常表现为多房囊性肿瘤，囊内可见乳头状突起，填充囊腔，或含有浆液、出血或混合液体（图12-1）。一些患者表现为轮廓不规则的实性肿块，典型影像学特征是晚期腹膜病变、大量腹水和双侧附件肿块（图12-15）。高达12%的患者的卵巢较小，主要显示表面受累，之前认为是原发性腹膜癌，现在考虑为卵巢高级别浆液性癌的一种变异。几乎所有与BRCA1和BRCA2基因突变相关的癌症都归于此类肿瘤。

卵巢低级别浆液性癌

这种类型的肿瘤大约占卵巢上皮癌的

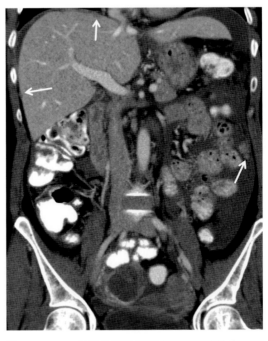

图12-15 CT显示典型的卵巢高级别浆液性癌。双侧附件肿瘤、大量腹水和腹部腹膜种植（箭头所示）是盆腔外腹膜播散的征象

5%，可能自囊腺瘤和浆液性交界性肿瘤逐步发生而来。影像学表现为囊性分隔病变或囊性病变，具有乳头状壁结节，单侧或双侧。交界性肿瘤和低级别浆液性癌诊断时可并存，30%的病例在组织学上可见肿瘤或种植内砂粒体，而在CT上仅12%的病例可见。疾病晚期发生播散，腹部可见结节状种植。

卵巢黏液性上皮癌

黏液癌占卵巢上皮癌的3%～5%，较大，囊房内可见出血或高蛋白内容物，类似于其癌前病变交界性黏液肿瘤。黏液癌表现为轮廓光滑的多房囊性结构，具有实性区域和囊内结节（图12-16），少数肿瘤主要呈实性。大多数单侧发生，早期可获得诊断，双侧发生率是5%～10%。腹膜假性黏液瘤表现为腹膜囊性种植，与卵巢黏液性癌有关，但由胃肠道原发性黏液性癌扩散形成更为常见。

卵巢子宫内膜样癌

卵巢子宫内膜样癌占卵巢所有肿瘤的10%～20%，高达33%的患者同时发生子宫内膜样癌或子宫内膜增生。子宫内膜样癌也可发生于子宫内膜异位症。30%～50%的患者表现为双侧卵巢受累。肉眼观，肿瘤呈实性和囊性，囊肿内含有黏液或绿色液体。实性肿瘤可发生广泛出血或坏死，但比较少见。另一个特征是子宫内膜瘤内发生癌症。

透明细胞癌

透明细胞癌占所有卵巢肿瘤的5%～

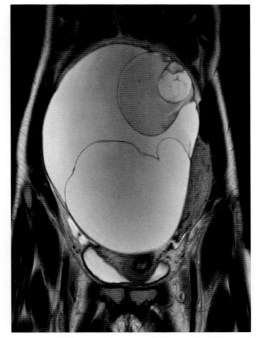

图12-16　源自BL黏液性肿瘤内的ⅠA期卵巢黏液性上皮癌，T2WI显示一巨大多房性卵巢肿块，其内小房信号不同，提示黏液性病变。手术时其上可见癌侵袭性生长

10%，在卵巢癌中它与子宫内膜异位症的相关性最强，自子宫内膜瘤内（图12-17）发生，肿瘤周围或盆腔其他地方可见子宫内膜异位种植。作为副肿瘤综合征的高钙血症以及血栓栓塞并发症的发生率明显高于卵巢其他癌症。其典型影像学特征是较大厚壁囊性病变，具有一个或多个结节状突起突入肿块。

卵巢上皮癌

● 影像学表现

在CT和MRI上，卵巢上皮癌表现为复杂的囊性或多房性病变。尽管影像学不能可靠区分各类亚型，但还是存在一些鉴别诊断的线索。腹膜扩散性病变是高级浆液性癌的典型表现；边界清楚、多房性大肿

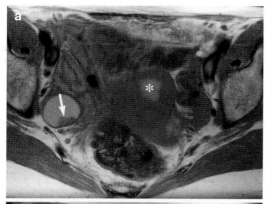

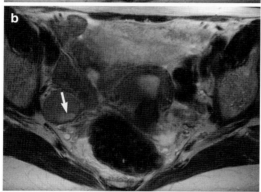

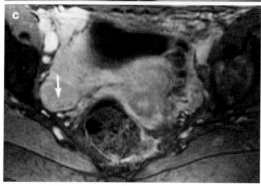

图12-17 发生于子宫内膜瘤的透明细胞癌。横轴位T1WI（a）、T2WI（b）和对比增强脂肪饱和（FS）T1WI（c）。右侧卵巢可见一典型子宫内膜瘤，T1WI呈高信号，T2WI呈遮蔽低信号；子宫内膜瘤后壁内可见带状壁病变（箭头所示），表现为T1低信号、T2高信号，强化后显示不明显（c），子宫内膜瘤内血凝块未见强化，提示子宫内膜瘤内肿块。子宫积血（星号所示）

块提示黏液性癌；CT上见到的砂粒体见于卵巢低级别浆液性癌；子宫内膜异位症是子宫内膜瘤、特别是透明细胞癌的前驱病变，透明细胞癌最常见的表现是单房性大囊肿，具有一个或多个实性壁结节；卵巢子宫内膜样癌可与子宫内膜增厚或子宫内膜癌并存。表12-4列举了卵巢癌主要亚型的临床病理学和影像学特征。

● 鉴别诊断

良性浆液性和黏液性囊腺瘤通常是完全囊性的，壁和间隔较薄，有时也可见小乳头状突起。特别是来自原发性阑尾癌或胃肠道癌的转移瘤也可显示与卵巢癌相似的影像学特征。结肠黏液腺癌转移瘤和甲状腺乳头癌也可出现钙化。卵巢恶性生殖细胞肿瘤和间质肿瘤可显示与卵巢癌类似的影像学特征。年龄和激素影响有助于鉴别诊断。其他需要鉴别的病变包括良性囊性和（或）实性肿瘤，如囊性纤维瘤和少见的不含脂肪的皮样囊肿。根据临床和影像学表现，绝大多数输卵管卵巢脓肿可与卵巢癌鉴别。子宫内膜瘤MRI出现典型表现如遮蔽效应、包膜厚以及没有强化的实性成分，可与卵巢癌鉴别；但CT表现类似于卵巢癌（图12-18），鉴别诊断困难，子宫内膜瘤壁结节强化强烈提示恶性变。

交界性肿瘤

交界性肿瘤占卵巢所有恶性病变的15%，与卵巢侵袭性癌不同，交界性肿瘤发病年龄较小、预后较好，可选择保留生育能力的治疗。其组织学特征有不典型上皮增生、上皮多层化、有丝分裂活性增大和核异型，细胞遗传学特征主要是

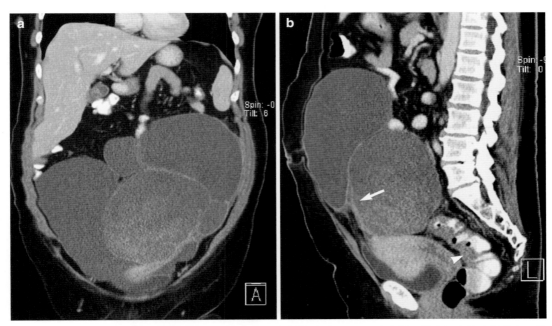

图12-18　子宫内膜瘤类似于卵巢癌。冠状位（a）和矢状位（b）CT。47岁女性，肿瘤标志物水平升高，盆腔和中腹部可见一直径为25cm的多囊性肿块，隔膜和局部壁增厚（箭头所示），一些囊内可见高密度，没有淋巴结肿大或腹水；手术发现卵巢和腹膜广泛子宫内膜异位症。此外，受子宫内膜异位症的影响，直肠和乙状结肠壁增厚（三角箭头所示），子宫体增厚（b）

*KRAS*和*BRAF*基因突变，交界性肿瘤不侵犯基质。交界性肿瘤累及育龄期妇女最常见，大多数（70%~80%）疾病处于早期阶段，预后极好，Ⅰ期病变的7年生存率达到99%，Ⅱ期和Ⅲ期病变的生存率达92%。如果出现侵袭性改变，复发率达45%，可逐渐发展形成侵袭性癌。

交界性肿瘤较大，直径为7~20cm，与黏液性肿瘤（5%~10%）相比，浆液性交界性肿瘤发生于双侧卵巢更常见（25%~50%），但黏液性交界性肿瘤体积更大，与腹膜假性黏液瘤有关。

● 影像学表现

交界性肿瘤较大，可见于单侧或双侧卵巢，CT或MRI不能可靠地将其侵袭性与卵巢癌相鉴别（图12-19）。提示交界性肿瘤的影像学表现包括10~15mm乳头

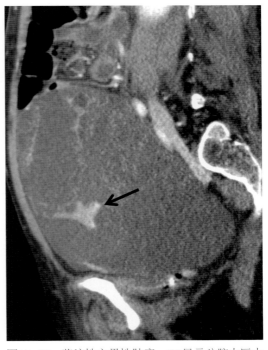

图12-19　浆液性交界性肿瘤，CT显示盆腔内巨大薄壁囊性肿块，头侧可见轻度不规则强化分隔，中心可见不规则增厚隔膜伴小钙化（箭头所示）

状突起突入囊壁的多囊性肿块。单纯囊状或实性病变很少见（图12-20），可见砂粒体钙化。一项60例交界性肿瘤的系列研究中，6例是单纯囊肿，29例主要是囊性伴有乳头状突起和结节；其中1/3病例的赘生物小于1cm；14例呈混合囊实性，10例主要是实性或完全实性。其乳头状突起的ADC值高于侵袭性癌，Zao等采用阈值1.039×10^3，与侵袭性癌鉴别的敏感性和特异性分别为97%和92.2%。交界性肿瘤可见DCE延迟强化和MRI 2型时间-强度曲线（图12-2）。

● 鉴别诊断

由于影像表现重叠，如壁不规则增厚、赘生物强化以及实性成分等，交界性肿瘤不能与侵袭性癌鉴别。DWI上实性成分ADC值低偏向于癌。大约30%的浆液性交界性肿瘤可出现腹膜种植或淋巴结转移，因此腹膜种植或淋巴结转移不作为交界性肿瘤与癌的鉴别标准。黏液性交界性肿瘤和黏液性囊腺瘤都可见出血和黏液性内容物，蜂窝状改变、间隔厚（5mm）以及乳头状突起（大于5mm）等特点偏向于交界性肿瘤。

卵巢癌复发

虽然对治疗的最初反应是好的，卵巢癌的持续或复发仍然是一个主要的问题。卵巢癌所有各期总的复发可能性是62%，晚期卵巢癌复发率高达85%。

生存率与肿瘤复发之前的无病间隔和原发性细胞切除术后的残留疾病相关，盆腔复发平均发生于1.8年后，血行转移（肝、脾、胸膜、肺和大脑）平均发生于

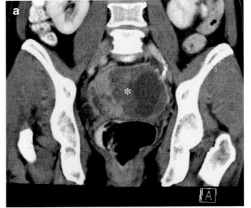

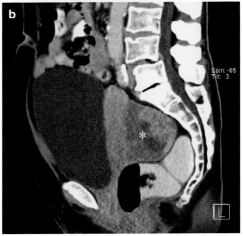

图12-20 I 期交界性肿瘤。冠状位（a）和旁矢状位（b）CT。陷窝内可见一7cm主要呈实性的肿瘤（星号所示），伴囊变区，矢状位显示肿瘤宽基底与子宫接触（b），盆腔或腹腔内未见腹水。手术见源自左卵巢的灰色肿瘤，组织病理学表现为罕见的低级别恶性子宫内膜样亚型卵巢癌，FIGO分期为 I A期

2.5年后。盆腔内尤其阴道穹隆和陷窝是肿瘤复发最常见的位置，仅次于腹膜种植。卵巢癌复发腹部典型位置是膈肌和肝表面、结肠旁沟、大小肠表面和肠系膜。淋巴结转移通常见于主动脉旁区域，发生率为18%~33%。小肠和大肠梗阻是卵巢癌复发的常见并发症，是死亡的主要原因。

与原发性卵巢癌不同，卵巢癌复发与腹水关系不大。一项研究显示，腹水仅见

于38%卵巢癌复发的患者，绝大多数患者腹水较少。此外，无肿瘤复发迹象的患者也可出现少量腹水。使用耐铂治疗的患者发生大量腹水的可能性更大。血清肿瘤标志物（CA125）是监测卵巢癌的基础，临床完全缓解的患者出现CA125水平升高，强烈提示复发。然而，这个指标较肿瘤复发的体格检查或放射学证据早4～6个月。

● 影像学表现

卵巢癌复发最常见表现为盆腔内实性或囊实性病变（图12-21），罕见为完全囊性。复发病变CT上常表现为中等程度对比强化，而MRI的影像学表现则取决于病变的形态，较小病变通常在T1WI上显示为低信号和中等信号，在T2WI上呈中

等信号和高信号，对比增强和DWI可提高腹膜表面病变的检出率，腹膜弥漫性或局部增厚提示腹膜癌瘤病，腹膜受累的类型与原发性卵巢癌相似，表现为腹膜表面衬以薄层弥漫性病变或腹膜表面出现斑块样病变或结节。广泛腹水常是弥漫性腹膜复发的一个征象，饼状大网膜仅见于化疗患者，小肠梗阻是卵巢癌复发的典型并发症，发生率是5%～42%。恶性肠梗阻征象包括肠道扩张、梗阻性肿块、局部壁增厚和腹膜癌瘤病。假性小肠梗阻可酷似小肠梗阻，通常见于疾病的后期，由肿瘤浸润小肠肌神经丛所致。复发性疾病切除术通常用于盆腔内复发，完全切除而没有残留肿瘤的情况下，才考虑成功切除。与肿瘤

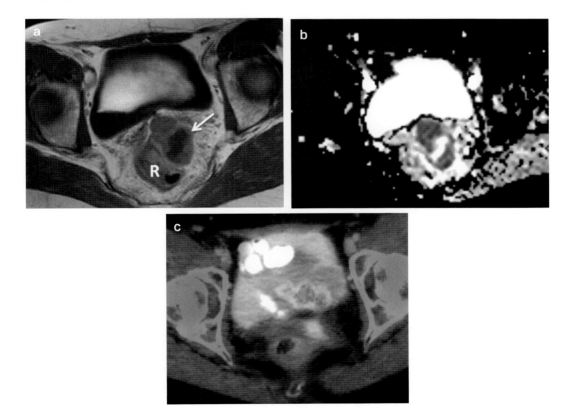

图12-21　注射钆剂后T1WI（a）显示盆腔中心肿瘤复发（箭头所示）伴直肠受侵，ADC图（b）证实弥散受限。化疗6个月后PET-CT（c）随访显示肿瘤缩小，但仍可见存活残留癌组织

大小相比，术前评估盆腔侧壁侵犯才是至关重要的。

● 鉴别诊断

术后血肿、肠袢粘连或局部包裹性积液可类似肿瘤复发。术后炎性并发症或细菌性腹膜炎引起的弥漫性良性腹膜增厚不能与腹膜复发鉴别。此外，腹腔内化疗后引起的化学性腹膜炎也可造成腹膜弥漫性增厚。

● 影像学价值

尽管大规模随机试验研究显示，术后常规随访CA125无生存效益，但在临床实践中，此指标在监测卵巢癌患者方面起重要作用。影像学常与CA125结合应用来评价疾病发展和对治疗的反应，因此主张术后和化疗前进行基础CT检查，以便于客观随访。然而，许多机构仅在肿瘤标志物持续存在或升高或患者出现临床症状时才进行影像学检查。

7.4.2 卵巢非上皮恶性肿瘤

恶性生殖细胞肿瘤

恶性生殖细胞肿瘤比卵巢上皮肿瘤要少见得多，虽然恶性生殖细胞肿瘤仅占卵巢恶性肿瘤的2%~3%，但其临床重要性基于它们的治疗潜力和典型年龄分布。年龄小于20岁的年轻妇女大约占卵巢恶性肿瘤的2/3，常表现为较大的实性肿瘤，生长快速，主要发生在单侧卵巢，腹膜和腹膜后淋巴结是扩散最常见的位置。与上皮肿瘤相比，血行转移倾向较大，诊断时常可见肝和肺转移，腹水仅见于大约20%的病例。组织学上它们大多以单一形式出现，在混合性恶性生殖细胞肿瘤中，患者的预后取决于肿瘤中最恶性的成分。血清HCG和AFP水平有助于一些生殖细胞肿瘤的诊断和随访。

按照发生率降低次序，恶性生殖细胞肿瘤发生的概率依次为无性细胞瘤、未成熟畸胎瘤、内胚窦瘤以及胚胎性癌和非妊娠性绒毛膜癌，后三者极其罕见。对于这些病例，肿瘤标志物有助于评价治疗反应和肿瘤复发。内胚窦瘤分泌AFP（图12-22），胚胎性癌分泌AFP和HCG，而绒毛膜癌仅分泌HCG。

● 无性细胞瘤

无性细胞瘤是最常见的恶性生殖细胞肿瘤，被认为是睾丸精原细胞瘤的女性翻版。75%发生在育龄早期，10%发生在青春期前，15%~20%发生在妊娠期或绝经后。与其他生殖细胞肿瘤不同，无性细胞瘤可双侧发生。

少数无性细胞瘤（5%）发生于性腺发育不全，可与性母细胞瘤并存。性别分化病变如Turner综合征和Swyer综合征，成年时性腺条痕中出现无性细胞瘤的风险大大增加，绝大多数无性细胞瘤患者可获得早期诊断，ⅠA期治疗可选择保留生育能力的治疗。

● 影像学表现

无性细胞瘤表现为边界清楚的多分叶实性病变，CT上可见斑点状钙化，另外可含有低密度坏死或出血，对比增强CT也可显示显著强化的纤维血管间隔。在MRI上，T1WI显示肿瘤呈低信号，T2WI呈中等信号，可见低信号间隔和高信号坏死区，DWI出现弥散受限（图12-23）。与CT一样，病变内间隔表现为显著强化。

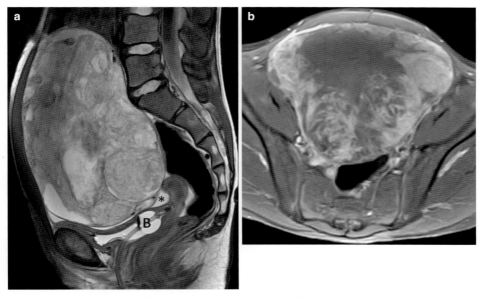

图12-22 14岁女孩内胚窦瘤。矢状位T2WI（a）、横轴位对比增强脂肪抑制T1WI（b）显示，单侧卵巢内可见一边界清楚的巨大肿块向上腹部延伸，内部结构不均匀，出现坏死、出血和实性血管成分，AFP显著升高。B，膀胱；腹水（星号所示）

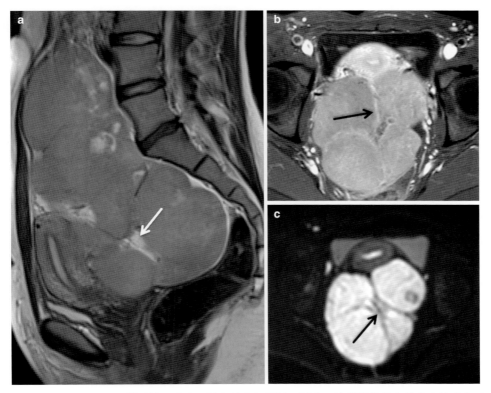

图12-23 32岁女性，右侧卵巢无性细胞瘤。子宫前上部可见一巨大、边界清楚的多结节实性病变（a），T2WI主要呈中等信号，中等程度强化（b），但DWI（b=1000s/mm²）显示弥散明显受限（c），可见多分隔（箭头所示）

● 鉴别诊断

年轻患者的鉴别诊断包括卵巢实性肿瘤如颗粒细胞瘤、卵黄囊肿瘤、支持间质细胞瘤和未成熟畸胎瘤，非常罕见的淋巴瘤通常累及双侧卵巢。在MRI上，T2WI显示子宫纤维瘤和纤维卵泡膜细胞瘤表现相同，然而，子宫平滑肌瘤对比强化类似于子宫肌，而纤维卵泡膜细胞瘤在DCE MRI上表现为典型的1型时间-强度曲线。CT通常不能将浆膜下子宫肌瘤或卵巢纤维瘤和实性无性细胞瘤鉴别。

未成熟畸胎瘤

未成熟畸胎瘤或恶性畸胎瘤是第二常见的生殖细胞恶性肿瘤，典型发生年龄与皮样囊肿相同，为10～20岁。然而，与良性畸胎瘤不同，恶性畸胎瘤极其罕见，仅占不到1%。通常诊断时病变较大，表现为实性或以实性为主伴囊性、脂肪和钙化。未成熟畸胎瘤与皮样囊肿有关，同侧（26%）较对侧更常见。含有胚胎组织，也可与其他生殖细胞瘤并发。未成熟畸胎瘤内发生卵黄囊肿瘤，引起AFP升高，是一重要的预后因素。未成熟畸胎瘤偶尔产生类固醇，引起青春期前女孩的假早熟。

● 影像学表现

未成熟畸胎瘤通常发生于年轻女性，大多数表现为以实性为主的不均匀肿块或混合性囊实性病变。散在粗大钙化或出血，CT上出现点状脂肪和钙化可提供诊断线索。囊性病变通常充满浆液性液体，偶尔含有脂肪性皮脂物质。在MRI上，小局灶性脂肪T1WI呈高信号（图12-24），脂肪饱和序列信号消失，可以看到恶性强化

的实性成分。大约50%的病例可见被膜穿透，是恶性的病理学特征。

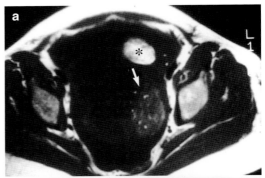

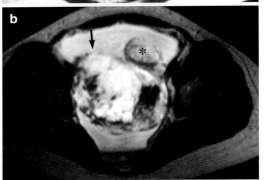

图12-24 20岁女性，成熟畸胎瘤和未成熟畸胎瘤。髋臼水平T1WI（a）和脂肪抑制T2WI（b）。双侧卵巢病变周围腹水，左侧卵巢肿瘤（星号所示）是良性皮样囊肿，主要由脂肪组成。后面可见一不均匀囊实性病变（箭头所示），其内见出血小房，T2WI（b）显示较好，T1WI上小点状高信号代表脂肪（箭头所示）（a）（由里斯本TM Cunha提供）

良性畸胎瘤恶变

良性畸胎瘤恶变较为罕见，据报道恶变在皮样囊肿的发生率是0.17%，与年龄较大（平均59岁）和单侧良性畸胎瘤较大（大于6cm）有关。绝大多数恶变是鳞状细胞癌（高达85%），类癌、腺癌或绒毛膜癌少见，源自囊壁或良性畸胎瘤的外胚层成分。

● 影像学表现

卵巢肿块内出现脂肪可诊断为畸胎

瘤，提示恶变的征象包括血管结构较好的实性大壁结节、常源自Rokitansky隆起、包膜破裂或包膜外生长和转移（图12-25）。老年女性肿瘤标志物CEA和CA125升高，出现含有脂肪或脂质性的大肿块，可诊断皮样囊肿恶性变。

● 鉴别诊断

未成熟畸胎瘤常较大，发生于年轻女性。与绝大多数良性囊性畸胎瘤不同，恶性畸胎瘤倾向于以实性为主，含有小局灶性脂肪和散在钙化。甲胎蛋白升高有助于确立诊断，可见于33%～65%的未成熟畸胎瘤。大约20%的病例可见成熟畸胎瘤和未成熟畸胎瘤并存。如果未发现脂肪，未成熟畸胎瘤无法与单胚层良性畸胎瘤如卵巢甲状腺肿鉴别，也无法与恶性生殖细胞瘤或卵巢癌鉴别，卵巢甲状腺肿可见结节显著强化，类似于恶性变。然而，只有包膜破裂才能证明恶性转化。

性索间质肿瘤

性索间质肿瘤来源于胚胎性腺的体腔上皮或间充质细胞，占卵巢肿瘤的8%，其中绝大多数是颗粒细胞瘤、纤维瘤、卵泡膜细胞瘤和支持间质细胞瘤，2014年修订的WHO分类将其分为单纯间质肿瘤、单纯性索肿瘤和混合性索间质肿瘤。颗粒细胞肿瘤被认为是低级别恶性肿瘤，支持间质细胞瘤和类固醇肿瘤的性质取决于分化程度。性索间质肿瘤可发生于任何年龄，围绝经期和绝经后女性常见，其临床和鉴别诊断的重要性取决于肿瘤的激素活性，颗粒细胞瘤通常产生雌激素，少数可能是雄激素过多；支持间质细胞瘤和类固醇细胞肿瘤是产生雄激素的肿瘤，绝大多数性索间质肿瘤在诊断时都局限于卵巢内。

颗粒细胞瘤

颗粒细胞瘤为低级别恶性倾向肿瘤，青少年和成人亚型在几个重要方面存在差异。成人型颗粒细胞瘤占所有卵巢肿瘤的1%～2%，占所有颗粒细胞瘤的95%，绝大多数患者可见*FOXL2*基因突变，对成人型具有诊断价值。颗粒细胞瘤是出现雌激素过多最常见的卵巢肿瘤，青少年型颗粒细胞瘤较为罕见，80%具有激素活性，

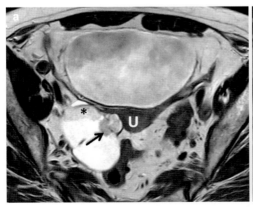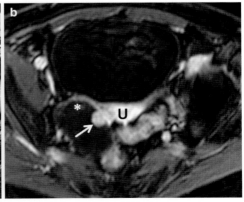

图12-25　恶性变。64岁女性，T2WI（a）显示良性畸胎瘤，可见一壁结节突破肿瘤包膜（箭头所示）；注射钆剂后脂肪抑制T1WI（b）显示结节明显强化（箭头所示），向包膜外生长。畸胎瘤内脂肪（星号所示）；U为子宫

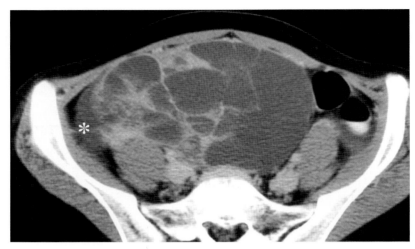

图12-26　青少年型颗粒细胞瘤。17岁女孩，出现原发性闭经。CT显示中盆腔可见一边界清楚的巨大囊性卵巢肿瘤，含有多个不规则隔膜和实性区域，少量腹水（星号所示）。手术未见腹膜种植

通常发生在30岁之前，绝大多数见于青春期之前女孩，表现为假青春期性早熟、乳腺发育和耻骨、腋窝毛发生长。据报道，一些病例与Ollier病（骨软骨瘤病）和Maffucci综合征（内生软骨瘤病和血管瘤病）有关。

成人型颗粒细胞瘤发生于30岁之后，围绝经期（平均51岁）是发病高峰年龄。雌激素引起的临床表现为子宫异常出血和子宫内膜增生，3%～22%的病例与子宫内膜癌有关，Peutz-Jeghers综合征和Potter综合征也与颗粒细胞瘤有关。两个类型的颗粒细胞瘤都表现为典型的单侧卵巢肿瘤，大小变化很大，平均直径大约是12cm。与卵巢上皮癌不同，71%的患者Ⅰ期获得诊断，19%的患者诊断时已是晚期（Ⅲ和Ⅳ期），复发率达到25%，复发发生较晚，一般在4～5年后，可见于初次治疗后数年。复发通常局限于骨盆和腹部，然而也有骨骼、锁骨上淋巴结、肝和肺等远处转移的报道。

● 影像学表现

颗粒细胞瘤通常表现为单侧卵巢边界清楚的巨大肿块，无论其临床特征如何，青少年型和成人型颗粒细胞瘤都显示典型的影像学特点，从完全囊性到完全实性病变都可出现。

颗粒细胞瘤显示均匀对比强化，T2WI表现为中等信号，也可呈囊实性肿瘤，囊内含有出血。看不到乳头状突起，钙化非常罕见。成人型颗粒细胞瘤大多表现为以海绵状囊性多房肿瘤为主，伴有血凝块和实性组织。激素活性肿瘤引起子宫内膜增生或子宫内膜癌，可造成子宫内膜腔增宽。通常不存在淋巴扩散，腹膜扩散也很少见。

支持间质细胞瘤

支持间质细胞瘤占卵巢肿瘤的0.5%以下，绝大多数（75%）发生于30岁之前的女性，50岁以上发病率小于10%。尽管雄激素引起的雄性化是最显著的临床特点，

但仅1/3的患者有此特征，其他临床症状还有月经失调。大约50%的支持间质细胞瘤患者不出现内分泌表现。多数支持间质细胞瘤单侧发生，绝大多数诊断为Ⅰ期病变，大小为5～15cm（平均13.5cm）。一些肿瘤很小，虽然产生激素效应，但影像学检查还是困难。

　　一系列研究显示，依据分化程度，1%～59%的支持间质细胞瘤为恶性。与颗粒细胞瘤不同，支持间质细胞瘤在手术1年内容易复发。

　　● 影像学表现

　　支持间质细胞瘤的外观差异很大，98%表现为单侧实性肿块，有时有分叶；也可表现为以实性为主的肿块，周边含有囊性；或囊性病变具有息肉样壁结构（图12-27）。囊性成分在T1WI上信号稍高，实性成分则在T2WI上表现为中等信号至高信号，对比增强MRI和CT显著强化。偶尔，这些肿瘤的表现与Krukenberg肿瘤相同，呈囊性病变，伴血管结构较好的实性成分。低分化型的支持间质细胞瘤表现为不均匀结构，伴有出血和坏死。

卵巢淋巴瘤

　　卵巢淋巴瘤几乎都是全身性疾病的表现，大多数是B细胞淋巴瘤。无淋巴结或骨髓侵犯的卵巢原发性淋巴瘤极其罕见，占淋巴结外淋巴瘤的5%，卵巢是女性患者受累的主要器官。卵巢淋巴瘤好发于绝经前妇女，最常见的是弥漫性大B细胞非霍奇金淋巴瘤，其次是Burkitt淋巴瘤，滤泡性淋巴瘤和小淋巴细胞性淋巴瘤见于老年

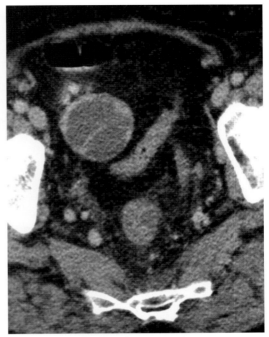

图12-27　没有激素活性的恶性支持间质细胞瘤。64岁女性，妇科检查偶然发现肿物，CT显示右侧卵巢可见一边界清楚的囊性病变

患者。临床上，淋巴瘤表现为盆腔肿块、盆腔疼痛或腹部疼痛。

　　● 影像学表现

　　淋巴瘤表现为卵巢均匀实性肿块，双侧较单侧更常见，无腹水。也可出现囊性变或出血，边缘光滑，卵巢滤泡正常。淋巴瘤CT表现为边界清楚的实性乏血管肿块，MRI表现为T1WI中等信号和T2WI低信号至中等信号（图12-28），DWI明显弥散受限。与CT相同，可见轻度强化。

　　● 鉴别诊断

　　卵泡膜细胞瘤也表现为单侧或双侧乏血管实性肿瘤，由于在T2WI上呈低信号，可借此与淋巴瘤鉴别。它们在DWI上变化较大，出现弥散受限的机会比淋巴瘤少得多。其他以实性为主的卵巢恶性肿瘤

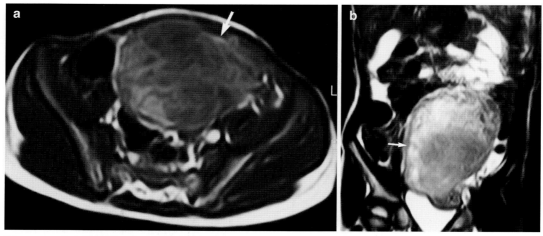

图12-28　儿童卵巢淋巴瘤。中盆腔对比增强T1WI（a）和冠状位T2WI（b）。非霍奇金淋巴瘤仅限于左侧卵巢，表现为巨大实性肿块（箭头所示），中等程度强化（a）；T2WI信号不均匀，呈低至中等信号（b）

（如卵巢癌、转移瘤和颗粒细胞瘤等）可类似于淋巴瘤，但这些肿瘤都比淋巴瘤常见。双侧卵巢病变、T2WI呈高或中等信号以及腹水倾向于卵巢癌诊断。转移瘤也表现为单侧或双侧卵巢分叶状实性肿块，但常显示显著对比强化和中心坏死或囊变，乳腺癌或胃肠道癌病史对于鉴别诊断至关重要。颗粒细胞瘤好发于单侧，可引起雌激素效应，临床病史、多发淋巴结增大和脾大支持淋巴瘤继发卵巢受累的诊断。

卵巢转移瘤

5%～15%的卵巢恶性肿瘤是卵巢转移瘤，胃肠道（39%）、乳腺（28%）和子宫内膜（20%）是最常见的原发位置，胰腺癌、胆囊癌、黑色素瘤和淋巴瘤较为少见。绝经前妇女卵巢转移瘤更常见，因为此时卵巢血管丰富，且与激素活性有关。尽管转移瘤可发生于单侧（尤其是子宫内膜癌），但双侧转移是其典型特征，可见于70%～80%的卵巢转移瘤。大约50%

的卵巢转移瘤是来自胃癌或结直肠癌的Krukenberg肿瘤，与转移至卵巢的其他组织类型肿瘤比较，Krukenberg肿瘤具有4倍高的风险。一项多中心研究评估了86例原发性卵巢癌和24例继发性癌，只有多房性有助于原发性卵巢癌的诊断。卵巢转移瘤较大，但常无症状。在147例胃肠道肿瘤患者中，36%的患者同时发现转移瘤。一般情况下，卵巢转移瘤与预后不良有关。但结肠癌转移瘤生存率明显好于胃癌或乳腺癌转移瘤，后者一旦查出，绝大多数患者在1年之内死亡。乳腺癌转移的好发因素包括绝经前、小叶癌和晚期癌，通常发生于癌症诊断后2～5年，常与腹膜癌瘤病有关。

● 影像学表现

卵巢转移瘤表现为具有坏死的实性卵巢肿瘤、囊实性肿块，很少呈多间隔囊性病变。Krukenberg肿瘤通常表现为双侧卵巢卵圆形或肾形肿块，其倾向于保留卵巢的轮廓并具有结节状表面（图12-29）。它们呈实性或以实性为主，伴有中心坏死或

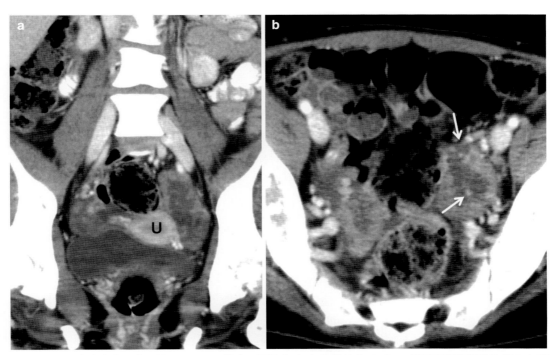

图12-29　胃癌患者出现典型的Krukenberg肿瘤。冠状位（a）和横轴位（b）CT显示双侧卵巢肿块伴中心坏死，左侧卵巢肿块可见一横行血管（b，箭头所示）。U，子宫

囊肿，体积可以很大；MRI表现为T1WI中等信号、T2WI呈不均匀低信号至中等信号，DWI弥散受限；CT和对比增强MRI显示实性成分或间隔明显强化，滤泡保留被推向周边，可见横行血管（图12-29）。腹水常见，是腹膜种植的征象。与Krukenberg肿瘤不同，卵巢转移瘤表现各异，可类似于卵巢其他恶性病变，呈囊性或混合囊实性改变。结肠癌转移瘤常表现为单侧或双侧多房性病变，以囊性肿瘤为主（图12-30）。由于胃肠道肿瘤同时发生卵巢转移瘤的概率很高，仔细检查胃肠道非常必要。另外，如果有恶性肿瘤病史，当其表现为非典型卵巢癌扩散形式时，应疑有卵巢转移瘤，特别是肺和肝出现转移瘤而没有广泛腹膜扩散，这在卵巢癌很少见，需要考虑另外的原发性肿瘤。

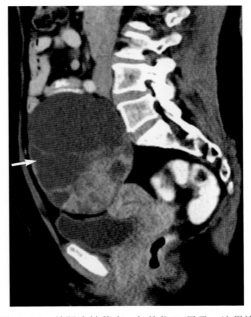

图12-30　结肠癌转移瘤。矢状位CT显示一边界清楚的囊实性混合性卵巢肿块（箭头所示），紧邻子宫底，小肠袢上抬，盆腔和腹腔内未见腹水。此患者是T4期结肠癌，影像上无法区别转移瘤和原发性卵巢癌

● 鉴别诊断

由于影像学表现重叠，不易区别原发性卵巢癌和卵巢转移瘤。双侧、边界清楚、单纯实性或以实性为主伴坏死强烈支持Krukenberg肿瘤的诊断。卵巢表面多发结节也是卵巢转移瘤的特征，但这也可见于无性细胞瘤和淋巴瘤。对比增强有助于卵巢实性转移瘤和间质肿瘤的鉴别，间质肿瘤通常显示轻度和延迟对比增强，呈1型时间－强度曲线。如果这种实性病变在高b值DWI上显示低信号，则可除外转移瘤。如果转移瘤呈囊性和出血，则类似于子宫内膜瘤，也可发生于年轻女性，然而，子宫内膜瘤不出现强化结节和明显对比强化。脓肿常出现明显的临床特点，与转移瘤临床无症状不同。与性索间质肿瘤相同，卵巢转移瘤可产生雌激素或雄激素。由于临床背景不同，根据原发性癌容易扩散到卵巢的病史可正确诊断。同时存在Ⅱ型子宫内膜癌或绝经前年龄有利于卵巢转移的诊断，而非独立的卵巢癌。

7.5 输卵管癌

输卵管癌被认为是极其罕见的肿瘤，仅占妇科癌症的0.3%～1.1%。然而，输卵管被证实是大多数高级浆液性卵巢癌以及多数遗传性卵巢癌的起源地。基于这些新观点，FIGO 2014分级系统在其分级分期中将卵巢癌、输卵管癌和腹膜癌归为一类。

7.5.1 影像学表现

单侧附件囊实性肿块伴输卵管积水是最常见的表现，CT和MRI表现与卵巢癌相似，呈复杂囊实性强化肿块，肿块附近具有交叉间隔的囊性管状结构代表扩张的输卵管。T1和T2信号高于浆液提示输卵管积血，偶尔输卵管癌可看到输卵管积液内的结节。常见相关表现是子宫腔膨大和腹水。腹膜转移瘤类似于卵巢癌。卵巢癌也常见淋巴结转移。

7.5.2 鉴别诊断

源自扩张输卵管的实性肿块或香肠样附件肿块被描述为输卵管癌的典型特征，尤其在T2WI上，可以识别输卵管扩张的囊性成分。输卵管转移瘤最常见的是妇科癌症直接侵犯，不能可靠地与原发性输卵管癌鉴别。输卵管平滑肌瘤较少，类似卵巢间质肿瘤或阔韧带纤维瘤。

参考文献

Akin O, Sala E, Chaya S et al (2008) Perihepatic metastases from ovarian cancer: sensitivity and specificity of CT for the detection of metastases with and those without liver parenchymal invasion. Radiology 248:511–517.

Alcazar JL, Galan MJ, Ceamanos C et al (2003) Transvaginal gray scale and color Doppler sonography in primary ovarian cancer and metastatic tumors to the ovary. J Ultrasound Med 22:243–247.

Alvarez RM, Vazquez-Vicente D (2015) Fertility sparing treat-ment in borderline ovarian tumors. Ecancermedicalscience 9:507. doi:10.3332/ecancer.2015.507.

Anthuber C, Engel J, Mayr D, Petrides P (2014) Keimstrangstromatumoren. www.journalonko.de 6:418–420.

Bachmann C, Bachmann R, Kraemer B, Brucker SY et al (2016) Prevalence and distribution pattern of nodal metastases in advanced ovarian cancer. Mol Clin Oncol 5:483–487.

Bairey O, Blickstein D, Stark P et al (2003) Serum CA 125 as a prognostic factor in non-Hodgkin's lym-phoma. Leuk Lymphoma 44:1733–1738.

Bazot M, Cortez A, Sananes S, Boudghene F et al (1999) Imaging of dermoid cysts with foci of immature tis-sue. J Comput Assist Tomogr 23:703–706.

Bent CL, Sahdev A, Rockall A, Singh N, Sohaib A, Reznek RH (2009) MRI appearance of borderline ovarian tumors. Clin Radiol 64:430–438.

Bernardin L, Dilks P, Liyanage S, Miquel ME, Sahdev A, Rockall A (2012) Effectiveness of semi-quantita-tive multiphase dynamic contrast-enhanced MRI as a predictor of malignancy in complex adnexal masses: radiological and pathological correlation. Eur Radiol 22:880–890.

Bigorie V, Morice P, Pierre D, Antoine M et al (2010) Ovarian metastases from breast cancer: report of 29 cases. Cancer 116:799–804.

Birrer MJ (2016) Medical treatment for relapsed ovar-ian fallopian tubal, or peritoneal cancer: platinum-resistant disease.www.uptodate.com.

Borley J, Wilhelm-Benartzi C, Williamson R, Bharwani N et al (2015) Radiological predictors of cytoreductive outcomes in patients with advanced ovarian cancer. BJOG 122:843–849.

Bristow RE, Duska LR, Lambrou NC et al (2000) A model for predicting surgical outcome in patients with advanced ovarian carcinoma using computed tomog-raphy. Cancer 89:1532–1540.

Brown DL, Zou KH, Tempany CM et al (2001) Primary versus secondary ovarian malignancy: imaging find-ings of adnexal masses in the radiology diagnostic oncology group study.

Radiology 219:213–218.

Burghardt E (1993) Epithelial ovarian cancer. Recurrence. In: Burghardt E (ed) Surgical gynecological oncology. Thieme, Stuttgart, p 494.

Buy JN, Ghossain MA, Sciot C et al (1991) Epithelial tumors of the ovary: CT findings and correlation with US. Radiology 178:811–818.

Buys SS, Partrige EP, Black A, Johnson CC et al (2011) Effect of screening on ovarian cancer mortality. JAMA 305:2295–2303.

Cancer Fact and Figures (2016) www.cancer.org/acs/groups/content/@research/documents/document/acspc-047079.pdf.

Carlson KJ (2016) Ovarian cancer screening. www upto-date 2016.

Chen C, Berek JS (2016) Epithelial cancer of the ovary, fallopian tube, and peritoneum. Clinical features and diagnosis. www.UpToDate.com.

Choi HJ, Lee JH, Kang S et al (2006) Contrast-enhanced CT for differentiation of ovarian metastasis from gas-trointestinal tract cancer: stomach cancer versus colon cancer. AJR Am J Roentgenol 187:741–745.

Choudhary S, Fasih N, McInnes M, Marginean C (2009) Imaging of ovarian teratomas: appearances and com-plications. J Med Imaging Radiat Oncol 53:480–488.

Clarke-Pearson DL (2009) Screening for ovarian cancer. N Engl J Med 361:170–177.

Coakley FV, Choi PH, Gougoutas CA et al (2002) Peritoneal metastases: detection with spiral CT in patients with ovarian cancer. Radiology 223:495–499.

Comerci JT, Jr Licciardi F, Bergh PA et al (1994) Mature cys-tic teratoma. A clinicopathological evaluation of 517 cases and review of the literature. Obstet Gynecol 84:22–28.

De Waal YR, Thomas CM, Oei AL, Sweep FC, Massuger LF (2009) Secondary ovarian malignancies: fre-quency, origin, and characteristics. Int J Gynecol Cancer 19: 1160–1165.

Dilks P, Narayan P, Reznek R, Sahdev A, Rockall A (2010) Can quantitative dynamic contrast-enhanced MRI independently characterize an ovarian mass. Eur Radiol 20:2176–2183.

Diop AD, Fontarensky M, Montoriol PF, Da Ines D (2014) CT imaging of peritoneal carcinomatosis and its mimics. Diagn Interv Imaging 95: 861–872.

Dos Santos L, Mok E, Iasonos A et al (2007) Squamous cell carcinoma arising in mature cystic teratoma of the ovary: a case series and review of the literature. Gynecol Oncol 105:321–324.

Dujardin MI, Sekhri P, Turnbull LW (2014) Struma ovarii: role of imaging? Insights Imaging 5:41–51.

Ferrozzi F, Tognini G, Bova D et al (2000) Non-Hodgkin lymphomas of the ovaries: MR findings. J Comput Assist Tomogr 24:416–420.

Forstner R, Hricak H, Azizi L et al (1995) Ovarian can-cer recurrence: value of MR imaging. Radiology 196:715–720.

Forstner R, Sala E, Kinkel K, Spencer JA (2010) ESUR guidelines: ovarian cancer staging and follow-up. Eur Radiol 20:2773–2780.

Forstner R, Thomassin-Naggara I, Cunha TM, Kinkel K, Masselli G, Kubik-Huch R, Spencer JA, Rockall A (2016a) ESUR recommendations for MR imaging of the sonographically indeterminate adnexal mass: an update. Eur Radiol [Epub ahead of print] PMID: 27921156.

Forstner R, Meissnitzer M, Cunha TM (2016b) Update on imaging of ovarian cancer. Curr Radiol Rep 4:31.

Genetic/Familial High-Risk Assessment: Breast and Ovarian, Version 1.2016 multigene testing National Comprehensive Cancer Network (NCCN). NCCN Clinical practice guidelines in oncology. http://www.nccn.org/professionals/physician_gls/f_guidelines. asp. Accessed on 27 Feb 2016.

Gomes FV, Dias JL, Lucas R, Cunha TM (2015) Primary fallopian tube carcinoma: review of MR imaging find-ings. Insights Imaging 6:431–439.

Ha HK, Baek SY, Kim SH et al (1995) Krukenberg's tumors of the ovary: MR imaging features. AJR Am J Roentgenol 164:1435–1439.

Heifetz SA, Cushing B, Giller R et al (1998) Immature teratomas in children: pathologic considerations. Am J Surg Pathol 22:1115–1124.

H?hn AK, Einenekel J, Wittekind C, Horn LC (2014) Neue FIGO-Klassifikation des Ovarial-Tuben und prim?ren Peritonealkarzinoms. Pathologe 35:322–326.

Holschneider C, Hoang Y, Tieu K, Karlan B, Cass I (2005) Coexisting ovarian malignancy in young women with endometrial cancer. Obstet Gynecol 106:693–699.

Horta M, Cunha TM (2015) Sex cord-stromal tumors of the ovary: a comprehensive review and update for radiologists. DIR 21:277–286.

Hricak H, Chen M, Coakley FV et al (2000) Complex adnexal masses: detection and characterization with MRI: multivariate analysis. Radiology 214:39–46.

Hricak H, Reinhold C, Ascher SM (2004) Ovarian dys-germinomas. In: Hricak H, Reinhold C, Ascher SM (eds) Gynecology top 100 diagnoses. WB Saunders Company, Amirsys/Salt Lake City, pp 98–100.

Iver VR, Lee SI (2010) MRI, CT and PET-CT for ovarian cancer detection and adnexal characterization. AJR 194:311–321.

Javadi S, Ghaneshan DM, Quayyum A, Iyer RB, Bhosale P (2016) Ovarian cancer, the revised FIGO staging system, and the role of Imaging. AJR 206:1351–1360.

Jayson GC, Kohn EC, Kitchener HC, Ledermann JA (2014) Ovarian cancer. Lancet 384:1376–1388.

Jung SE, Lee JM, Rha SE et al (2002) CT and MR imag-ing of ovarian tumors with emphasis on differential diagnosis. Radiographics 22: 1305–1325.

Kaijser J, Vandecaveye V, Deroose CM et al (2014) Imaging techniques for the pre-surgical diagnosis of adnexal tumours. Best Pract Res Clin Obstet Gynaecol 28:683–695.

Kandukuri SR, Rao J (2015) FIGO 2013 staging sys-tem for ovarian cancer: what is new in comparison to the 1988 staging system. Curr Opin Obstet Gynecol 27:48–52.

Kawakami S, Togashi K, Kimura I et al (1993) Primary malignant tumor of the fallopian tube: appearance at CT and MR imaging. Radiology 186:503–508.

Kawamoto S, Urban BA, Fishman EK (1999) CT of epi-thelial ovarian tumors. Radiographics 19:S85–S102.

Khasper A, Addley HC, Abourokbah N, Nougaret S et al (2012) T2-hypointense adnexal lesions: an imaging algorithm. Radiographics 32: 1047–1061.

Kido A, Togashi K, Konishi I et al (1999) Dermoid cysts of the ovary with malignant transformation: MR appearance. AJR 172:445–449.

Kim SH (2002) Granulosa cell tumor of the ovary: com-mon findings and unusual appearances on CT and MR. J Comput Assist Tomogr 26: 756–761.

Kim SH, Kim WH, Park KL et al (1996) CT and MR findings of Krukenberg tumors: comparison with pri-mary ovarian tumors. J Comput Assist Tomogr 20: 393–398.

Kim TH, Lim MC, Kim SI, Seo SS et al (2016) Preoperative prediction of cardiophrenic lymph node metastasis in advanced ovarian cancer using CT. Ann Surg Oncol 23:1302–1308.

Komatsu KI, Konishi I, Mandai M et al (1996) Adnexal masses: transvaginal US and gadolinium-enhanced MR imaging assessment of intratumoral structure. Radiology 198:109–115.

Koonings PP, Campbell K, Mishell DR, Grimes DA (1989) Relative frequency of primary ovarian neo-plasm: a 10-year review. Obstet Gynecol 74:921–926.

Kosari F, Daneshbod Y, Parwaresch R, Krams M, Wacker HH (2005) Lymphomas of the female genital tract: a study of 186 cases and review of the literature. Am J Surg Pathol 29:1512–1520.

Kottarathil VD, Anthony MA, Nair IR, Pvithran K (2013) Recent advances in granulosa cell tumory ovary: a review. Indian J Surg Oncol 4:37–47.

Kurman R, Shih LM (2011) Molecular pathogenesis and extraovarian origin of epithelial ovarian cancer. Shifting the paradigm. Hum Pathol 42:918–931.

Kurman RJ, Carcangiu ML, Herrington CS et al (2014) WHO classification of tumours of temale reproductive organs. In: WHO classification of tumours, 4th edn. WHO Press, Lyon.

Kwek JW, Iyer RB (2006) Recurrent ovarian cancer: spectrum of imaging findings. Am J Roentgenol AJR 187:99–104.

Kyriazi S, Kaye SB, deSouza NM (2010) Imaging ovarian cancer and peritoneal metastases – current and emerg-ing techniques. Nat Rev Clin Oncol 7:381–393.

Lagoo AS, Robboy SJ (2006) Lymphoma of the

female genital tract: current status. Int J Gynecol Pathol 25:1–21.

Lalwani N, Shanbhogue AKP, Vikram R, Nagar A, Jagirdar J, Prasad S (2010) Current update on Borderline ovarian neoplasm. AJR 194:330–336.

Lalwani N, Prassad SR, Vikram R, Shanboghue AK et al (2011) Histologic, molecular, and cytogenetic features of ovarian cancers: implication for diagnosis and treat-ment. Radiographics 31:625–646.

Leake JF, Currie JL, Rosenshein NB (1992) Long-term follow-up of serous ovarian tumors of low malignant potential. Gynecol Oncol 47:150–158.

Lee SI, Catalano OA, Dehdashti F (2015) Evaluation of gynecologic cancer with MR imaging. 18 F-FDG PET-CT, and PET/MR imaging. J Nucl Med 56:436–443.

Lee SJ, Bae JH, Lee AW, Tong SY, Park YG, Park JS (2009) Clinical characteristics of metastatic tumors to the ovaries. J Korean Med Sci 24: 114–119.

Lengyel E (2010) Ovarian cancer development and metas-tasis. Am J Pathol 177: 1053–1064.

Levy AD, Shaw JC, Sobin LH (2009) Secondary tumors and tumorlike lesions of the peritoneal cavity: imaging features with pathologic correlation. Radiographics 29:347–373.

Li W, Wang H, Wang J et al (2012) Ovarian metastases resection from extragenital primary sites: outcome and prognostic factor analysis of 147 patients. BMC Cancer 12:278–286.

Lorraine C, Pelosof LC, Gerber DE (2010) Paraneoplastic syndromes: an approach to diagnosis and treatment. Mayo Clin Proc 85:838–854.

Low RN, Saleh F, Song SYT et al (1999) Treated ovar-ian cancer: comparison of MR imaging with serum CA-125 level and physical examination: a longitudinal study. Radiology 211:519–528.

Low RN, Chen SC, Barone R et al (2003) Distinguishing benign from malignant bowel obstruction in patients with malignancy: findings at MRI. Radiology 228:157–165.

Low RN, Duggan B, Barone RM et al (2005) Treated ovarian cancer: MR imaging, laparotomy reassess-ment, and serum CA-125 values compared with clini-cal outcome at 1 year. Radiology 235: 918–926.

Low RN, Barone RM, Lucero J (2015) comparison of MRI and CT for predicting the peritoneal cancer index (PCI) preoperatively in patients being considered for cytoreductive surgical procedures. Ann Surg Oncol 22:1708–1715.

Megibow AJ, Hulnik DH, Bosniak MA et al (1985) Ovarian metastases: computed tomographic appear-ances. Radiology 156:161–164.

Michielsen K, Vergote I, de Beeck O et al (2014) Whole–body MRI with diffusion-weighted sequence for staging of patients with suspected ovarian cancer: a clinical feasibility study in comparison to CT and FDG-PET-CT. Eur Radiol 24:889–901.

Mironov O, Ishill NM, Mironov S, Vargas HA et al (2011) Pleural effusion detected at CT prior to primary cyto-reduction for stage III or IV ovarian carcinoma: effect on survival. Radiology 258:776–784.

Mitchell DG, Javitt MC, Glanc P et al (2013) ACR appro-priateness criteria staging and follow-up of ovarian cancer. J Am Coll Radiol 10:822–827.

Moyer VA (2012) Screening for ovarian cancer. US pre-ventive service task force reaffirmation recommenda-tion statement. Ann Intern Med 157:900–904.

Neto N, Cunha TM (2015) Do hereditary syndrome-related gynecologic cancers have any specific features. Insights Imaging 6:545–552.

Nougaret S, Addley HC, Colombo PE, Fujii S, Al Sharif SS, Tirumani SH, Jardon K, Sala E, Reinhold C (2012) Ovarian carcinomatosis: how the radiologist can help plan the surgical approach. Radiographics 32:1775–1800.

Onyiuke I, Kirby AB, McCarthy S (2013) Primary gynecologic lymphoma: imaging findings. AJR 201:W648–W655.

Outwater EK, Wagner BJ, Mannion C et al (1998) Sex cord stromal and steroid cell tumors of the ovary. Radiographics 18:1523–1546.

Ovarian Cancer Statistics. www.cancerresearch uk.org Ozols RF, Schwartz PE, Eifel PJ (2001) Ovarian can-cer, fallopian tube carcinoma, and peritoneal carci-noma. In: De Vita Jr VT, Hellman S, Rosenberg SA (eds) Cancer: principles and practice of oncology, 6th edn. Lippincott Williams & Wilkins, Philadelphia, pp 1597–1632.

Patel CM, Sahdev A, Reznek RH (2011) CT, MRI and PET imaging in peritoneal malignancy. Cancer Imaging 11:123–139.

Pennington KP, Wsisher EM (2012) Hereditary ovar-ian cancer: beyond usual aspects. Gynecol Oncol 124: 347–353.

Pfanneberg C, Schwenzer NF, Bruecher BL (2013) State of the Art Bildgebung bei Peritonealkarzinose. Fortschr R?ntgenstr 184:205–213.

Quayyum A, Coakley FV, Westphalen AC et al (2005) Role of CT and MRI in predicting optimal cytoreduc-tion of newly diagnosed primary epithelial ovarian cancer. Gynecol Oncol 96:301–306.

Queiroz MA, Kubik-Huch R, Hauser N, Freiwald-Chilla B et al (2015) PET/MRI and PET-CT in advanced gynecological tumors: initial

experience and compari-son. Eur Radiol 25:2222–2230.

Rockall A (2014) Diffusion weighted MRI in ovarian can-cer. Curr Opin Oncol 26: 529–535.

Runnebaum IB, Arnold N (2013) Genetik des Ovarialkarzinoms. Gyn?kologe 46: 553–559.

Sala E, Rockall AG, Freeman SJ et al (2013) The added role of MR imaging in treatment stratification of patients with gynecologic malignancies: what the radi-ologists needs to know. Radiology 266:717–740.

Schmidt S, Meuli RA, Achtari C, Prior JO (2015) Peritoneal carcinomatosis in primary ovarian can-cer staging: comparison between MDCT, MRI and 18F-FDGPET-CT. Clin Nucl Med 40:371–377.

Seidman JD, Russell P, Kurman RJ (2002) Surface epithe-lial tumors of the ovary. In: Kurman RJ (ed) Blaustein's pathology of the female genital tract. Springer, Berlin/Heidelberg/New York, pp 791–904.

Sohaib SAA, Sahdev A, Trappen V et al (2003) Characterization of adnexal lesions on MRI. AJR Am J Roentgenol 180: 1297–1304.

Spencer JA, Perren TJ (2010) Recent EORTC and MRCUK studies: implications for imaging ovarian cancer. Cancer Imaging 10:135–136.

Stevens SK, Hricak H, Stern JL (1991) Ovarian lesions: detection and characterization with gadolinium-enhanced MRI at 1.5 T. Radiology 181:481–488.

Suidan RS, Ramirez PT, Sarasohn DM, Teitcher JB et al (2014) A multicenter prospective trial evaluating the ability of preoperative computed tomography scan and serum CA-125 to predict suboptimal cytoreduction at primary debulking surgery for advanced ovarian, fal-lopian tube, and peritoneal cancer. Gynecol Oncol 34:455–461.

Tanaka YU, Kurosaki Y, Nishida M et al (1994)

Ovarian dysgerminoma: MR and CT appearance. J Comput Assist Tomogr 18:443–448.

Tanaka YO, Tsunoda H, Kitagawa Y et al (2004) Functioning ovarian tumors: direct and indirect find-ings at MRI. Radiographics 24:S147–S166.

Tanaka YO, Okada S, Yagi T, Satoh T, Oki A, Tsunoda H, Yoshikawa H (2010) MRI of endometriotic cysts in association with ovarian carcinoma. AJR 194:355–361.

Tanaka Y, Okada S, Satoh T, Matsumoto K, Oki A et al (2016) Differentiation of epithelial ovarian cancer sub-types by use of imaging and clinical data: a detailed analysis. Cancer Imaging 16:3.

Tayfur M, Kocabas A, Kaygisiz A, Tiryaki S, Polat M, Cefle K (2007) Dysgerminoma arising in Swyer syn-drome. Internet J Pathology 7:2.

Thomassin-Naggara I, Dara? E, Cuenod CA et al (2008a) Dynamic contrast-enhanced magnetic resonance imaging: a useful tool for characterizing ovarian epi-thelial tumours. J Magn Reson Imaging 28: 111–1120.

Thomassin-Naggara I, Bazot M, Dara? E et al (2008b) Epithelial ovarian tumours: value of dynamic contrast-enhanced MR imaging and correlation with tumour angiogenesis. Radiology 248:148–159.

Thomassin-Naggara I, Dara? E, Cuenod CA, Fournier L, Toussaint C, Bazot M (2009) Contribution of diffusion-weighted MR imaging for predicting benignity of complex adnexal masses. Eur Radiol 19:1544–1552.

Thomassin-Naggara I, Balvay D, Aubert E et al (2012) Quantitative dynamic contrast-enhanced MR imaging analysis of complex adnexal masses: a preliminary study. Eur Radiol 22: 738–745.

Thomassin-Naggara I, Aubert E, Rockall A et al (2013) Adnexal masses: development and preliminary valida-tion of an MR imaging scoring system. Radiology 267: 432–443.

Timmerman D, Valentin L, Bourne TH, Collins WP, Verrelst H (2000) Terms, definitions and measure-ments to describe the sonographic features of adnexal tumors: a consensus opinion from the International Ovarian Tumor Analysis (IOTA) group. Ultrasound Obstet Gynecol 16:500–505.

Togashi K (2003) Ovarian cancer: the role of US, CT and MRI. Eur Radiol 13(Suppl 4):L87–L104.

Tsili AC, Tsampoulas C, Argyropoulou M et al (2008) Comparative evaluation of multidetector CT and MR imaging in the differentiation of adnexal masses. Eur Radiol 18:1049–1057.

Yamaoka T, Togashi K, Koyama T et al (2003) Immature teratoma of the ovary: correlation of MR imaging and pathologic findings. Eur Radiol 13:313–319.

Young RH, Scully RE (2002a) Sex-cord-stromal, ste-roid cell, and other ovarian tumors. In: Kurman RJ (ed) Blaustein's pathology of the female genital tract, 5th edn. Springer, Berlin\Heidelberg\New York, pp 905–965.

Young RH, Scully RE (2002b) Metastatic tumors of the ovary. In: Kurmann RJ (ed) Blausteins's pathology of the female genital tract, 5th edn. Springer, Berlin\Heidelberg\New York, pp 1063–1101.

Zhao SH, Quiang JW, Zhang GF, Ma FH, Cai SQ, LiHM WL (2014a) Diffusion-weighted MR imaging for differentiating borderline from malignant epithelial tumours of the ovary: pathological correlation. Eur Radiol 24: 2292–2299.

Zhao SH, Quiang JW, Zhang GF, Wang SJ, Qiu HJ, Wang L (2014b) MRI in differentiating ovarian borderline from benign mucinous cystadenoma: pathologic cor-relation. J Magn Reson Imaging 39:162–166.

第十三章　子宫内膜异位症

摘　要

子宫内膜异位症虽然是一种良性病变，但有很强的侵袭力，其诊断困难且不能及时诊断，腹腔镜检查仍然是其诊断的金标准。在非创伤性诊断方法中，虽然超声检查对子宫内膜异位症的局部表现有诊断作用，但MRI越来越得到大家的重视。患者准备和成像方案的合理选择，有助于充分发挥MRI定位子宫内膜异位病变的诊断潜能。只有熟悉子宫内膜异位症的常见位置以及典型信号改变，方能更好地诠释MRI的含义。

1　引言

子宫内膜异位症的发病率是10%～15%，继子宫腺肌病和子宫肌瘤之后，是绝经前女性第三常见良性病变。常累及年轻女性，发病高峰年龄是28岁，也有初潮前女孩和男性患者发生子宫内膜异位症的报道。多数患者出现腹部和盆腔疼痛、痛经、便秘或其他肠道相关症状、排尿困难或背痛，以及生育相关问题，这些症状多数由子宫内膜异位侵袭浸润所引起。子宫内膜组织可异位到身体的任何部位，也可完全没有症状。

发生子宫内膜异位症的病因还不完全明了，关于其发病机制共有6种理论，有的互相补充，有的重复。Leyendecker提出的组织损伤和修复理论，目前被认为最合理，被普遍接受。该理论认为子宫角边缘发生微损伤和修复，导致子宫出现过度蠕动和异常蠕动，子宫内膜基底组织通过输卵管被逆行挤入腹腔。这一理论的提出是对Sampson经血逆流种植学说的合理补充。Meyer提出的化生理论认为子宫外的子宫内膜组织由去分化的体腔细胞构成，这些细胞受各种因素影响经历转化，形成子宫外内膜植入物。总体来说，子宫内膜异位症与雌激素具有较强的相关性。这也给芳香酶理论和个性化治疗提供了依据，芳香酶理论认为雄激素C19促进了雌激素的形成。细胞和分子生物学概念通过干扰组织完整性来解释子宫内膜异位症的侵袭性和多灶性异位发生。细胞因子、生长因子以及各种激素影响了机体的免疫状态，导致机体内部抵御子宫内膜异位侵袭生长的能力缺失。

子宫内膜异位症诊断困难，平均需要6年，甚至更长时间。腹腔镜结合肉眼观察获取合适的病理标本组织进行组织学检查，仍是诊断子宫内膜异位症的金标准。除常规询问妇科病史、盆腔检查、实验室检查（CA 125）以及超声检查外，MRI越来越受到重视，其在术前定位广泛病变和子宫内膜异位复发的诊断中显得尤为重要。

2 成像技术和表现

2.1 超声

经阴道超声检查是子宫内膜异位症

的首选检查方法，由于其检查范围有限，还应辅助应用其他检查方法，如经直肠和（或）经腹部超声检查、MRI以及应用直肠乙状结肠镜和膀胱镜等内镜检查。

经阴道超声检查能识别卵巢子宫内膜异位症的表现以及邻近器官（如膀胱和小肠等）的直接侵犯，也能提供一些鉴别子宫内膜异位症和子宫腺肌病的信息。子宫内膜异位症在卵巢的表现称为子宫内膜异位囊肿或巧克力囊肿，属于卵巢良性囊性和囊肿样病变，须与卵巢其他囊性病变鉴别：卵巢功能性囊肿（滤泡囊肿和黄体囊肿）、卵巢上皮包涵体囊肿、卵巢表皮样囊肿、类卵巢囊肿（卵巢旁囊肿，输卵管旁囊肿）、囊肿样病变（输卵管积液、输卵管-卵巢脓肿、淋巴囊肿）、卵巢上皮良性肿瘤（浆液性囊腺瘤、囊性纤维瘤、黏液性囊腺瘤）、交界性肿瘤和卵巢癌。卵巢子宫内膜异位囊肿是低回声囊肿，内部低水平回声，彩色多普勒超声检查未见血流信号，囊壁无强回声实性结节。高达30%的患者，囊内可见小强回声灶，与囊内细胞碎屑、胆固醇沉积或少量出血有关。这些强回声灶必须与囊壁的强回声结构鉴别，以最大可能排除恶性病变（卵巢癌）。有时即使应用彩色多普勒成像进行功能评估也不能提供可靠的诊断，此时有必要应用MRI检查。MRI具有较高的软组织分辨率，对于评估生殖腺外子宫内膜异位病变，是一种非常有价值的非侵袭性诊断成像方法，常作为一些生殖腺病变的二线评估方法，在非生殖腺子宫内膜病变（常具有非囊性表现）的特性描述方面具有优势。

辅助腹部超声主要用于双肾形态评价，除外继发性尿潴留的可能；观察膀胱充盈程度，排除膀胱子宫内膜异位症（必要时辅助应用膀胱镜）；以及除外阑尾子宫内膜异位症。当怀疑有阴道后子宫内膜异位症时，应加用MRI和经直肠超声检查，在可能的情况下，还需应用直肠乙状结肠镜检查。

2.2　MRI

基于目前的认知，MRI应用指征如下：作为盆腔子宫内膜异位症超声检查之后或患者具有临床症状而超声表现阴性和（或）不确定时的二线成像方法；对深部多灶性侵袭性子宫内膜异位症患者的术前分期评估。

尽管1.5T和3.0T MRI在空间分辨率和脂肪抑制方面存在差异，但二者都适用于子宫内膜异位症患者的检查。推荐应用盆腔相控阵线圈，其信噪比较高。患者仰卧位，幽闭恐惧症患者可采用俯卧位；检查深部子宫内膜异位病灶，需进行良好的肠道准备；可应用抗蠕动药最大限度地控制肠道蠕动（如1mg胰高血糖素或20mg丁基莨菪胺）；MRI检查之前需要禁食3～6小时。按照新的ESUR指南，不存在专家共识所谓的月经周期MRI检查最佳时间。

在MRI检查前采取的进一步措施取决于子宫内膜异位症的临床症状和可疑部位。例如，怀疑膀胱子宫内膜异位症时，患者应适当充盈膀胱，需要在检查前45分钟饮水1.5L。直肠充填超声凝胶或水能提高Douglas腔和直肠乙状结肠结合处子宫内膜异位病变的检查，但这不是强制性的。这应该在肠道冲洗之后进行，并且许多专家和新的ESUR指南都强烈建议，可能需要在MRI检查前3天开始采取饮食措施予以支持。

另一种可供选择的措施是阴道内填充超声凝胶，这可以提高阴道后穹隆子宫内膜异位种植的检查精确率。

子宫内膜异位症的MRI方案如下。

T2W序列是检查盆腔子宫内膜异位症的首选序列，特别是对深部浸润性子宫内膜异位症。至少在轴位和矢状位获得2个2D T2W序列——快速自旋回波（FSE和TSE），检查子宫骶韧带和子宫旁组织种植时应加用斜轴位T2W序列。该方案可选择性地用3D T2W序列予以补充，这对深部子宫内膜异位病变有很高的检测潜力。

轴位和矢状位T1W自旋回波（SE）序列伴或不伴脂肪抑制是检查卵巢子宫内膜异位囊肿的首选序列（金标准），比T2W序列更适合用于确定诊断。Dixon序列脂肪抑制能同时获得4种不同对比度的T1WI，且脂肪抑制较好，3T成像时很有利。初步结果表明，具有脂肪抑制的T1W序列在腹膜子宫内膜异位症检查中具有优势。

深部浸润性子宫内膜异位症仍然是形态影像学的一个挑战，这就是为什么人们长期以来一直在争论哪些额外的脉冲序列是对诊断最有帮助的原因。当前的数据表明，对比增强T1W序列、弥散加权成像（DWI）和磁敏感性加权序列不能提高深部浸润性子宫内膜异位症的诊断，单次激发快速自旋回波（SSFSE）或半傅里叶采集单次激发涡轮自旋回波（HASTE）成像可通过评估子宫蠕动和黏附到其他器官的可能性来评价子宫功能。

放射科医生应该利用子宫内膜异位症可能发生部位的列表对MRI图像的结构进行解释。具体如下。

1. 卵巢

2. 膀胱子宫陷凹和膀胱

3. 阴道壁，尤其阴道上壁后穹隆

4. 子宫韧带包括子宫骶韧带和圆韧带、盆腔前侧壁、子宫旁组织和腹膜

5. 肠道，尤其是直肠和乙状结肠前壁、盲肠、回肠和阑尾

6. 罕见位置、特殊类型及其相关并发症

3　MRI表现

3.1　卵巢子宫内膜异位症：子宫内膜异位囊肿或子宫内膜异位瘤

卵巢子宫内膜囊肿或子宫内膜瘤在T1WI上表现为高信号，或与皮下脂肪信号相等，脂肪抑制T1WI未见信号减低。脂肪抑制T1WI出现高信号灶提示出血，T2表现特征是遮蔽效应（图13-1和图13-2）。壁增厚，常见双侧或多发病变。识别所有可疑恶性肿瘤的变化是很重要的，如囊内出现T2中等信号的实性结节、腹膜转移瘤或囊内间隔增厚（大于3mm），如果已经获得对比度增强的T1WI，囊肿内对比剂增强疑有恶性改变。根据新的ESUR指南对复杂附件肿块的要求，对比增强扫描是必须的。

3.2　膀胱子宫陷凹和膀胱子宫内膜异位症

如上所述，患者膀胱充盈适度有利于膀胱壁子宫内膜异位症的检查，表现为结节状T1和T2低信号，最常位于膀胱子宫窝水平的膀胱壁，与膀胱壁呈钝角。结节内出血表现为T1WI高信号（图13-3）。在膀胱子宫内膜异位症的情况下，应用T2WI序列和URO-MRI序列能够评价病变到输尿管膀胱结合部的距离以及潜在的肾积水。

3.3　阴道壁和上阴道壁后穹隆子宫内膜异位症

阴道子宫内膜异位症主要累及阴道上1/3后壁，阴道内充盈超声凝胶能很好地显示后阴道窝内病变的位置和范围。阴道子宫内膜异位症在T2WI上呈低信号，在T1WI上呈等信号，两个序列上都可见病变内含有高信号灶。后阴道子宫内膜异位症常伴有宫颈后壁增厚，多数阴道病变出现Douglas腔模糊，向宫颈后和（或）乙状结肠前下延伸（图13-3和图13-4）。

直肠阴道隔处的子宫内膜异位组织与阴道、直肠乙状结肠或子宫骶韧带的子宫内膜异位病变有关，特别是与子宫内膜异位症的深层浸润有关。

高达61%的直肠子宫陷凹内的子宫内膜异位病变在T1WI呈高信号，对应于病理上的囊性出血。然而，没有T1高信号区不能排除诊断。

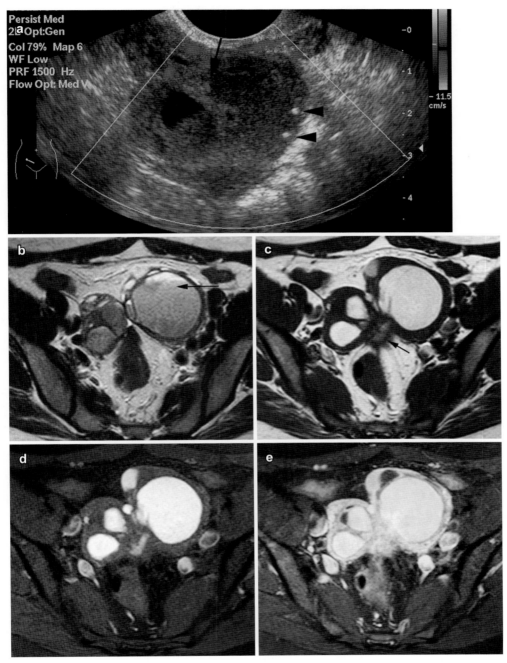

图13-1　49岁女性，左侧盆腔慢性疼痛，超声怀疑双侧卵巢癌（a～e）。a. 经阴道彩色多普勒超声检查，右侧卵巢斜位观显示右侧卵巢一不均匀肿块，囊壁可见小而强的回声（三角箭头所示）；囊内外周边彩色多普勒血流（箭头所示）较难诊断。进行盆腔MRI检查以排除卵巢癌。b. 盆腔轴位T2W FSE成像显示右侧卵巢2个中等信号囊肿，左侧卵巢1个囊肿，信号遮蔽（箭头所示）；c. 轴位T1WI显示3个囊肿高信号，2个卵巢之间可见一结节（箭头所示），一条低信号线自结节伸向直肠前壁；d. 与（c）同一层面脂肪抑制轴位T1WI证实所有囊肿出血和卵巢间腹膜种植，提示子宫内膜异位症；e.轴位脂肪抑制增强T1WI显示出血囊肿的壁和卵巢间腹膜种植结节明显强化。手术发现双侧子宫内膜异位症彼此连接（接吻卵巢），伴有严重的直肠乙状结肠粘连。病理学证实为双侧子宫内膜瘤，没有恶性肿瘤

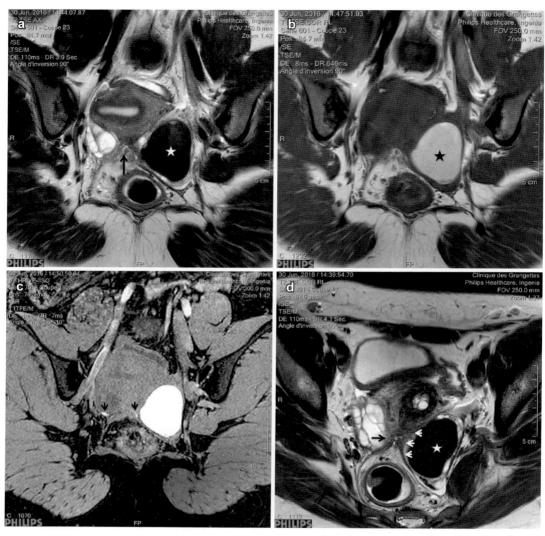

图13-2　27岁女性，CA125水平升高，盆腔MRI检查是为了定性左侧卵巢复杂肿块（a～d）。a. 冠状位T2WI显示左侧卵巢可见一低信号肿块（白星所示），双侧卵巢和下方子宫峡部之间可见多余组织（黑色箭头所示）；b. 同一层面冠状位T1WI显示左侧卵巢肿块呈高信号内容物（黑星所示），脂肪抑制T1WI（c）仍呈高信号；c. 除左侧卵巢出血性囊肿外，子宫下纤维结构内和右侧卵巢周边出现高信号灶（黑色箭头所示），提示子宫内膜异位症腹膜种植以及存在宫颈后深部子宫内膜异位症的可能；d. 通过宫颈的轴位T2WI显示左侧子宫内膜瘤典型的T2低信号遮蔽（白星所示）和右侧子宫骶韧带异常增厚（黑色箭头所示），左侧子宫骶韧带（白色箭头所示）向右侧子宫骶韧带的内侧移位，子宫环水平处可见纤维结构。随后手术和病理证实为左侧子宫内膜瘤以及子宫环和右侧子宫骶韧带子宫内膜异位症

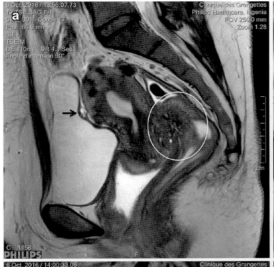
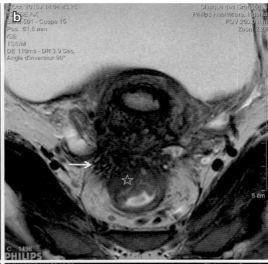
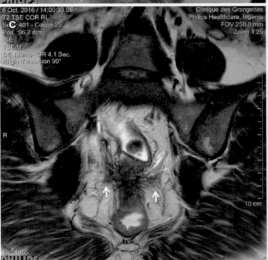
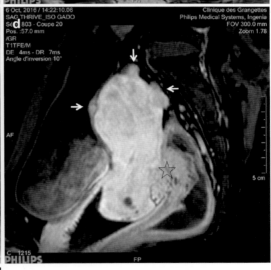
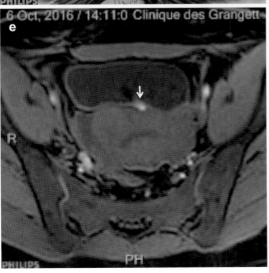

图13-3　36岁女性，宫颈后有疼痛结节，1年前行子宫内膜异位症手术（a～e）。a. 矢状位T2WI显示一宫颈后肿块，且伸入直肠乙状结肠和阴道后穹隆（白色椭圆所示）；膀胱后壁可见一高信号结节（黑色箭头所示）；b. 通过宫颈后肿块中心轴位T2WI显示病变累及右侧子宫骶韧带起始部（白色箭头所示）和直肠前壁（白星所示）；c. 通过直肠壁冠状位T2WI显示直肠结节伸入直肠旁脂肪（白色箭头所示）；d. 静脉注射顺磁性对比剂后脂肪抑制矢状位T1WI证实宫颈后结节（黑星所示）累及阴道和直肠的血管结构，浆膜下可见一小平滑肌瘤（白色箭头所示）；e. 通过膀胱壁结节脂肪抑制轴位T1WI显示出血（白色箭头所示）。手术和病理证实为膀胱、阴道、宫颈后和直肠乙状结肠深部子宫内膜异位症

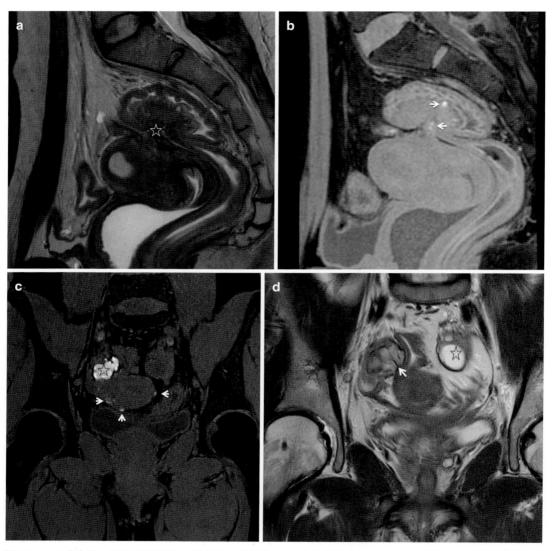

图13-4　30岁女性，腹腔镜下摘除左侧子宫内膜瘤后3年来持续痛经（a～d）。a. 矢状位T2WI显示子宫后壁可见多余组织（白星所示）伸入乙状结肠下壁；b. 同一层面矢状位T1WI显示异常肠壁黏膜下以及乙状结肠和子宫峡部后的间隙内粘连可见小部分出血（白色箭头所示）；c. 通过子宫中部冠状位脂肪抑制T1WI显示右侧附件区管状结构出血，提示输卵管积血（白色箭头所示）；与子宫接触的其他高信号点提示腹膜种植（黑星所示）；d. 与（c）同一层面T2WI显示多发不完全间隔（白色箭头所示），证实右侧出血肿块源自输卵管；左侧卵巢（黑星所示）可见正常滤泡。腹腔镜下切除增厚的乙状结肠壁和右侧输卵管，证实为乙状结肠深部子宫内膜异位症和右侧输卵管子宫内膜异位症

3.4　子宫韧带（包括子宫骶韧带、子宫圆韧带、盆腔侧前壁以及子宫旁组织和腹膜）子宫内膜异位症

子宫内膜浸润子宫韧带（如子宫骶韧带或子宫圆韧带）表现为单侧或双侧韧带结节性病变（边缘规则或呈星状）和（或）纤维性增厚（图13-4～图13-7）。宫颈后上子宫内膜异位病变呈T2和T1低信号的带状结构向外侧延及单侧或双侧子

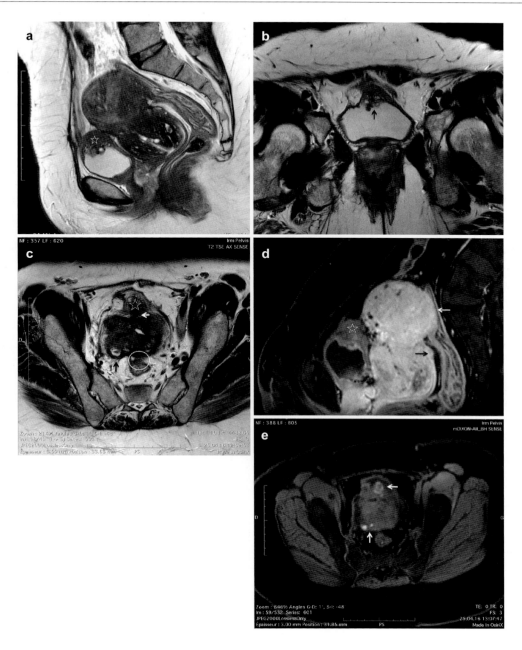

图13-5 40岁女性，患有不明原因的痛经、经期血尿和不孕症（a～e）。a. 矢状位T2WI显示膀胱壁增厚（白星所示），子宫肌层内小囊肿，宫颈基质内纳氏囊肿；b. 斜冠状位T2WI证实膀胱壁囊实性肿块（黑色箭头）是典型的膀胱子宫内膜异位症；c. 通过膀胱肿块上部（白星所示）斜轴位T2WI显示子宫前壁轮廓不规则，膀胱和子宫之间的陷凹内可见一纤维结节（白色箭头所示），子宫肌层内囊性间隙提示子宫腺肌病；右侧子宫骶韧带（黑色箭头所示）和邻近子宫后壁的直肠前壁（白圈所示）增大，提示直肠和右侧子宫骶韧带深部子宫内膜异位症；d. 盆腔对比增强矢状位T1WI显示膀胱壁异常增厚（白星所示）和宫颈后小结节（黑色箭头所示），乙状结肠前壁和子宫肌层后方（白色箭头所示）之间边缘不清；e. 通过宫颈的轴位脂肪抑制T1WI显示右侧子宫骶韧带、子宫环和膀胱壁内出血灶（白色箭头所示）。可行部分膀胱切除术和右侧子宫骶韧带消融术，伴随的肠道子宫内膜异位症和子宫腺肌病可行内科治疗

宫骶韧带（图13-5～图13-7），子宫骶韧带在子宫的起始处出现边缘规则或星状结节性增厚，采用垂直于宫颈管长轴的斜面T2WI容易观察。

子宫旁和盆壁的子宫内膜异位症（伴有肌肉浸润）的特征是T2低信号病变，含有高信号灶。盆壁子宫内膜异位症可影响盆底肌肉，如梨状肌、尾骨肌或闭孔肌，延伸至坐骨神经或阴部神经。

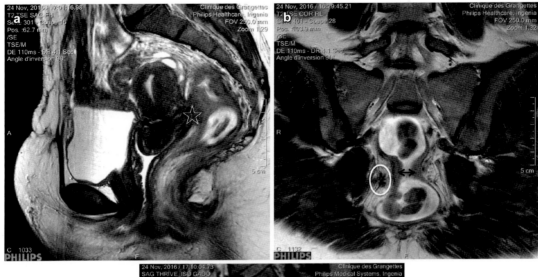

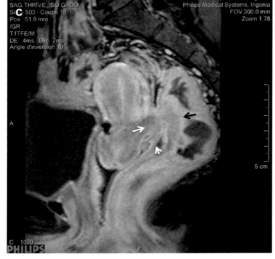

图13-6　40岁女性，Douglas腔内触及结节，10年前剖宫产后3次体外受精失败（a～c）。a. 矢状位T2WI显示阴道凝胶充盈，证实子宫和直肠之间有一不均匀肿块，延及阴道后穹隆（白星所示）；b. 通过直肠冠状位T2WI显示局部肠壁增厚（黑色箭头所示），右侧直肠旁脂肪可见一棘状结节（白色椭圆所示），对应于右侧子宫骶韧带的中间增厚部分；c. 对比增强脂肪抑制矢状位T1WI显示深部子宫内膜异位结节的所有实性部分：直肠乙状结肠连接处（黑色箭头所示）、子宫环（白色长箭头所示）和阴道穹隆后（白色短箭头所示），后经手术和病理证实

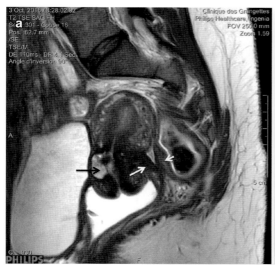
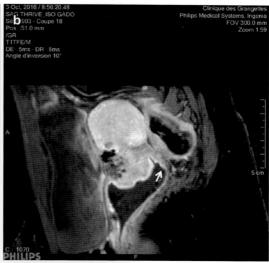
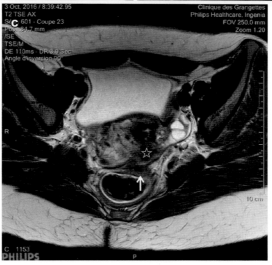

图13-7　36岁女性，月经期间排便疼痛，超声怀疑宫颈后子宫内膜异位症（a～c）。a. 矢状位T2WI显示阴道凝胶充盈，宫颈后可见一蝴蝶状肿块，后翼在直肠乙状结肠连接处前方（白色短箭头所示），前翼在子宫环和阴道穹隆后方（白色长箭头所示）；由于正常子宫内膜植入，剖宫产瘢痕扩张（黑色箭头所示）呈T2高信号；b. 同一层面矢状位脂肪抑制T1WI证实深部子宫内膜异位症伸入上阴道后（白色箭头所示），剖宫产位置的低信号是伪影所致；c. 通过宫颈的轴位T2WI显示宫颈后低信号肿块大部分位于子宫环（白星所示），小部分位于直肠前壁（白色箭头所示）。经阴道和腹腔镜手术完全切除深部子宫内膜异位症，获得病理证实

3.5　肠道（特别是直肠和乙状结肠前壁、盲肠、回肠以及阑尾）子宫内膜异位症

深部浸润性子宫内膜异位病变由其形态学表现和信号强度来确定，可见于身体的任何地方。多数肠道子宫内膜异位病变具有深部浸润特点，表现为肠壁异常增厚（图13-4和图13-6），T2WI和T1WI信号强度与骨骼肌相等。T1WI（伴或不伴脂肪抑制）高信号灶对应于出血灶，腔内呈T2高信号。T2WI上呈低信号的肠壁和周

围脂肪层模糊消失。延伸到周围脂肪会影响到子宫骶韧带的中间部分（图13-5）。肠壁浸润深度的诊断是一项艰巨的任务，但对于外科决策（表面剔除或肠切除）至关重要。病变常从肠壁的腹膜开始，向深部生长进入肠壁肌层和黏膜下，伸入黏膜较为罕见。其他重要表现包括病变的数量（一个或多个位置）、大小（长、宽和横径）、周围情况以及病变最低点到肛门边缘的距离。

3.6 罕见位置、特殊类型子宫内膜异位症及其相关并发症

子宫内膜异位症的罕见位置包括腹腔壁、盲肠、阑尾、小肠、膈肌、会阴、胃周组织和周围神经（坐骨神经或会阴神经）。

一种特殊但常见的类型是深部浸润性子宫内膜异位症，对影像学检查具有挑战性。深部种植可发生在任何位置，其MRI形态学表现在前面章节已经叙述。子宫内膜异位症最常见的并发症是粘连或纤维组织带，可发生在所有生殖结构之间，导致正常解剖结构破坏。粘连常伴随于子宫内膜异位症，影像学很难识别，通常只有在周围有液体时才能识别。因此，关注粘连的继发影像学征象很重要，如直肠前壁三角形牵拉、肠袢成角、小肠管径突然改变（可能同时伴有结节）、由于阴道后穹隆抬高等牵拉狭窄引起的生殖器解剖的闭塞或扭曲、子宫或卵巢后移位、包裹性积液和输卵管积液。棘状低信号条索向深部腹膜子宫内膜异位病变汇聚也提示粘连。

参考文献

Abrao MS, Goncalves MO, Dias JA Jr, Podgaec S, Chamie LP, Blasbalg R (2007) Comparison between clinical examination, transvaginal sonography and magnetic resonance imaging for the diagnosis of deep endometriosis. Hum Reprod 22:3092–3097.

Alizadeh Otaghvar H, Hosseini M, Shabestanipour G, Tizmaghz A, Sedehi Esfahani G (2014) Cecal endo-metriosis presenting as acute appendicitis. Case Rep Surg 2014:519631.

Atri M, Nazarnia S, Bret PM, Aldis AE, Kintzen G, Reinhold C (1994) Endovaginal sonographic appearance of benign ovarian masses. Radiographics 14:747–760.

Balasch J, Creus M, Fábregues F, Carmona F, Ordi J, Martinez-Román S, Vanrell JA (1996) Visible and non-visible endometriosis at laparoscopy in fertile and infertile women and in patients with chronic pelvic pain: a prospective study. Hum Reprod 11:387–391.

Bazot M, Darai E (2005) Sonography and MR imaging for assessment of deep pelvic endometriosis. J Minim Invasive Gynecol 12:178–185.

Bazot M, Thomassin I, Hourani R, Cortez A, Darai E (2004a) Diagnostic accuracy of transvaginalsonogra-phy for deep pelvic endometriosis. Ultrasound Obstet Gynecol 24:180–185.

Bazot M, Darai E, Hourani R, Thomassin I, Cortez A, Uzan S, Buy JN (2004b) Deep pelvic endometriosis: MR imaging for diagnosis and prediction of extension of disease. Radiology 232:379–389.

Bazot M, Lafont C, Rouzier R, Roseau G, Thomassin-Naggara I, Darai E (2009) Diagnostic accuracy of physical examination, transvaginal sonography, rectal endoscopic sonography, and magnetic resonance imaging to diagnose deep infiltrating endometriosis. Fertil Steril 92:1825–1833.

Bazot M, Gasner A, Ballester M, Darai E (2011a) Value of thin-section oblique axial T2-weighted magnetic resonance images to assess uterosacral ligament endo-metriosis. Hum Reprod 26:346–353.

Bazot M, Gasner A, Lafont C, Ballester M, Darai E (2011b) Deep pelvic endometriosis: limited additional diagnostic value of postcontrast in comparison with conventional MR images. Eur J Radiol 80:331–339.

Bazot M, Jarboui L, Ballester M, Touboul C, Thomassin-Naggara I, Darai E (2012) The value of MRI in assess-ing parametrial involvement in endometriosis. Hum Reprod 27:2352–2358.

Bazot M, Stivalet A, Darai E, Coudray C, Thomassin-Naggara I, Poncelet E (2013) Comparison of 3D and 2D FSE T2-weighted MRI in the diagnosis of deep pelvic endometriosis: preliminary results. Clin Radiol 68:47–54.

Bazot M, Bharwani N, Huchon C, Kinkel K, Cunha TM, Guerra A, Manganaro L, Bu?esch L, Kido A, Togashi K, Thomassin-Naggara I, Rockall AG (2016) European society of urogenital radiology (ESUR) guidelines: MR imaging of pelvic endometriosis. Eur Radiol [Epub ahead of print].

Bloski T, Pierson R (2008) Endometriosis and chronic pelvic pain: unraveling the mystery behind this com-plex condition. Nurs Womens Health 12:382–395.

Busard MP, Mijatovic V, van Kuijk C, Pieters-van den Bos IC, Hompes PGA, van Waesberghe JH (2010) Magnetic resonance imaging in the evaluation of (deep infiltrating) endometriosis: the value of diffu-sion-weighted imaging. J Magn Reson Imaging 31:1117–1123.

Busard MP, van der Houwen LE, Bleeker MC, van den Bos IC P, Cuesta MA, van Kuijk C, Mijatovic V, Hompes PG, van Waesberghe JH (2012) Deep infil-trating endometriosis of the bowel: MR imaging as a method to predict muscular invasion. Abdom Imaging 37:549–557.

Carmignani L, Vercellini P, Spinelli M, Fontana E, Frontino G, Fedele L (2010) Pelvic endometriosis and hydroureteronephrosis. Fertil Steril 93:1741–1744.

Ceccaroni M, Roviglione G, Giampaolino P, Clarizia R, Bruni F, Ruffo G, Patrelli TS, De Placido G, Minelli L (2013) Laparoscopic surgical treatment of diaphrag-matic endometriosis: a 7-year single-institution retro-spective review. Surg Endosc 27:625–632.

Chamie LP, Pereira RM, Zanatta A, Serafini PC (2011a) Transvaginal US after bowel preparation for deeply infiltrating endometriosis: protocol, imaging appear-ances, and laparoscopic correlation. Radiographics 30:1235–1249.

Chamie LP, Blasbalg R, Pereira RM, Warmbrand G, Serafini PC (2011b) Findings of pelvic endometriosis at transvaginal us, MR imaging, and laparoscopy. Radiographics 31:E77–100.

Chassang M, Novellas S, Bloch-Marcotte C, Delotte J, Toullalan O, Bongain A, Chevallier P (2010) Utility of vaginal and rectal contrast medium in MRI for the detection of deep pelvic endometriosis. Eur Radiol 20:1003–1010.

Cornfeld D, Weinreb J (2008) Simple changes to 1.5-T MRI abdomen and pelvis protocols to optimize results at 3 T. AJR Am J Roentgenol 190:W140–W150 Cornfeld DM, Israel G, McCarthy SM, Weinreb JC (2008) Pelvic imaging using a T1 W fat-suppressed three-dimensional dual echo

Dixon technique at 3 T. J Magn Reson Imaging 28:121–127.

Da Costa e Silva Rde C, Moura KK, Ribeiro Júnior CL, Guillo LA (1992) Estrogen signaling in the prolifera-tive endometrium: implications in endometriosis. Rev Assoc Med Bras 62:72–77.

Decker D, K?nig J, Wardelmann E, Richter O, Popat S, Wolff M, Hirner A, Ulrich U (2004) Terminal ileitis with sealed perforation – a rare complication of intes-tinal endometriosis: case report and short review of the literature. Arch Gynecol Obstet 269:294–298.

Del Frate C, Girometti R, Pittino M, Del Frate G, Bazzocchi M, Zuiani C (2006) Deep retroperitoneal pelvic endo-metriosis: MR imaging appearance with laparoscopic correlation. Radiographics 26:1705–1718.

Dessole S, Farina M, Rubattu G, Cosmi E, Ambrosini G, Nardelli GB (2003) Sonovaginography is a new tech-nique for assessing rectovaginal endometriosis. Fertil Steril 79:1023–1027.

Di Paola V, Manfredi R, Castelli F, Negrelli R, Mehrabi S, Pozzi Mucelli R (2015) Detection and localization of deep endometriosis by means of MRI and correlation with the ENZIAN score. Eur J Radiol 84:568–574.

Dunselman GA, Vermeulen N, Becker C, Calhaz-Jorge C, D'Hooghe T, De Bie B, Heikinheimo O, Horne AW, Kiesel L, Nap A, Prentice A, Saridogan E, Soriano D, Nelen W (2014) ESHRE guideline: management of women with endometriosis. Hum Reprod 29:400–412.

Ekici E, Soysal M, Kara S, Dogan M, Gokmen O (1996) The efficiency of ultrasonography in the diagnosis of dermoid cysts. Zentralbl Gynakol 118:136–141.

Faccioli N, Foti G, Manfredi R, Mainardi P, Spoto E, Ruffo G, Minelli L, Mucelli RP (2010) Evaluation of colonic involvement in endometriosis: double-contrast barium enema vs. magnetic resonance imaging. Abdom Imaging 35:414–421.

Fedele L, Bianchi S, Portuese A, Borruto F, Dorta M (1998) Transrectal ultrasonography in the assessment of rectovaginal endometriosis. Obstet Gynecol 91:444–448.

Fedele L, Bianchi S, Zanconato G, Raffaelli R, Berlanda N (2004) Is rectovaginal endometriosis a progressive disease? Am J Obstet Gynecol 191:1539–1542.

Fiaschetti V, Crusco S, Meschini A, Cama V, Di Vito L, Marziali M, Piccione E, Calabria F, Simonetti G (2012) Deeply infiltrating endometriosis: evaluation of retro-cervical space on MRI after vaginal opacifica-tion. Eur J Radiol 81:3638–3645.

Fleischer AC, James AE, Millis JB, Julian C (1978) Differential diagnosis of pelvic masses by gray scale sonography. Am J Roentgenol 131:469–476.

Forstner R, Thomassin-Naggara I, Cunha TM, Kinkel K, Masselli G, Kubik-Huch R, Spencer JA, Rockall A (2016) ESUR recommendations for MR imaging of the sonographically indeterminate adnexal mass: an update. Eur Radiol [Epub ahead of print].

Grasso RF, Di Giacomo V, Sedati P, Sizzi O, Florio G, Faiella E, Rossetti A, Del Vescovo R, Zobel BB (2010) Diagnosis of deep infiltrating endometriosis: accuracy of magnetic resonance imaging and transvaginal 3D ultrasonography. Abdom Imaging 35:716–725.

Guerriero S, Ajossa S, Orozco R, Perniciano M, Jurado M, Melis GB, Alcazar JL (2015) Accuracy of trans-vaginal ultrasound for diagnosis of deep endometrio-sis in the recto-sigmoid: a meta-analysis. Ultrasound Obstet Gynecol 46:534–545.

Guerriero S, Ajossa S, Minguez JA, Jurado M, Mais V, Melis GB, Alcazar JL (2016) Accuracy of transvagi-nal ultrasound for diagnosis of deep endometriosis regarding locations other than recto-sigmoid: system-atic review and meta-analysis. Ultrasound Obstet Gynecol 47:281–289.

Ha HK, Lim YT, Kim HS, Suh TS, Song HH, Kim SJ (1994) Diagnosis of pelvic endometriosis: fat-sup-pressed T1-weighted vs conventional MR images. AJR Am J Roentgenol 163:127–131.

Hadfield R, Mardon H, Barlow DH, Kennedy S (1996) Delay in the diagnosis of endometriosis: a survey of women from the USA and the UK. Hum Reprod 11:878–880.

Halis G, Mechsner S, Ebert AD (2010) The diagnosis and treatment of deep infiltrating endometriosis. Dtsch Arztebl Int 107: 446–455.

Halme J, White C, Kauma S, Estes J, Haskill S (1988) Peritoneal macrophages from patients with endome-triosis release growth factor activity in vitro. J Clin Endocrinol Metab 66:1044–1049.

Hodler J, Kubik-Huch RA, Schulthess GKV, Zollikhover CL (2014) Diseases of the abdomen and pelvis 2014–2017: diagnostic imaging and interventional tech-niques: 46th International Diagnostic Course in Davos (IDKD), Davos, 30 Mar–4 Apr 2014.

Hottat N, Larrousse C, Anaf V, No?l JC, Matos C, Absil J, Metens T (2009) Endometriosis: contribution of 3.0-T pelvic MR imaging in preoperative assessment–ini-tial results. Radiology 253:126–134.

Houston DE (1984) Evidence for the risk of pelvic endo-metriosis by age, race and socioeconomic status. Epidemiol Rev 6:167–191.

Idetsu A, Ojima H, Saito K, Yamauchi H, Yamaki E, Hosouchi Y, Kuwano H (2007) Laparoscopic appen-dectomy for appendiceal endometriosis presenting as acute appendicitis: report of a case. Surg Today 37:510–513.

Khorram O, Taylor RN, Ryan IP, Schall TJ, Landers DV (1993) Peritoneal fluid concentrations of the cytokine RANTES correlate with the severity of endometriosis. Am J Obstet Gynecol 169: 1545–1549.

Kier R, Wain S, Troiano R (1993) Fast spin-echo MR images of the pelvis obtained with a phased-array coil: value in localizing and staging prostatic carcinoma. AJR Am J Roentgenol 161:601–606.

Kikuchi I, Kuwatsuru R, Yamazaki K, Kumakiri J, Aoki Y, Takeda S (2014) Evaluation of the usefulness of the MRI jelly method for diagnosing complete cul-de-sac obliteration. Biomed Res Int 2014:437962.

Kinkel K, Chapron C, Balleyguier C, Fritel X, Dubuisson JB, Moreau JF (1999) Magnetic resonance imaging characteristics of deep endometriosis. Hum Reprod 14:1080–1086.

Kinkel K, Frei KA, Balleyguier C, Chapron C (2006) Diagnosis of endometriosis with imaging: a review. Eur Radiol 16:285–298.

Kruger K, Behrendt K, Niedobitek-Kreuter G, Koltermann K, Ebert AD (2013) Location-dependent value of pel-vic MRI in the preoperative diagnosis of endometrio-sis. Eur J Obstet Gynecol Reprod Biol 169:93–98.

Lazzeri L, Di Giovanni A, Exacoustos C, Tosti C, Pinzauti S, Malzoni M, Petraglia F, Zupi E (2014) Preoperative and postoperative clinical and transvaginal ultrasound findings of adenomyosis in patients with deep infiltrat-ing endometriosis. Reprod Sci 21:1027–1033.

Leyendecker G, Wildt L, Mall G (2009) The

pathophysi-ology of endometriosis and adenomyosis: tissue injury and repair. Arch Gynecol Obstet 280:529–538.

Liakakos T, Thomakos N, Fine PM, Dervenis C, Young RL (2001) Peritoneal adhesions: etiology, pathophysi-ology, and clinical significance. Dig Surg 18:260–273.

Manganaro L, Fierro F, Tomei A, Irimia D, Lodise P, Sergi ME, Vinci V, Sollazzo P, Porpora MG, Delfini R, Vittori G, Marini M (2012) Feasibility of 3.0 T pelvic MR imaging in the evaluation of endometriosis. Eur J Radiol 81:1381–1387.

Manganaro L, Porpora MG, Vinci V, Bernardo S, Lodise P, Sollazzo P, Sergi ME, Saldari M, Pace G, Vittori G, Catalano C, Pantano P (2014) Diffusion tensor imag-ing and tractography to evaluate sacral nerve root abnormalities in endometriosis-related pain: a pilot study. Eur Radiol 24:95–101.

Matsuura K, Ohtake H, Katabuchi H, Okamura H (1999) Coelomic metaplasia theory of endometriosis: evi-dence from in vivo studies and an in vitro experimen-tal model. Gynecol Obstet Investig 47:18–22.

McCauley TR, McCarthy S, Lange R (1992) Pelvic phased array coil: image quality assessment for spin-echo MR imaging. Magn Reson Imaging 10:513–522.

Medeiros LR, Rosa MI, Silva BR, Reis ME, Simon CS, Dondossola ER, da Cunha Filho JS (2015) Accuracy of magnetic resonance in deeply infiltrating endome-triosis: a systematic review and meta-analysis. Arch Gynecol Obstet 291:611–621.

Meyer R (1919) über den stand der Frage der Adenomyositis und Adenomyome im Allgemeinen und insbesondere über Adenomyositis seroepithelialis und Adenomyometritis sarcomatosa. Zentralbl Gynakol 36:745–750.

Novellas S, Chassang M, Bouaziz J, Delotte J, Toullalan O, Chevallier EP (2010) Anterior pelvic endometrio-sis: MRI features. Abdom Imaging 35:742–749.

Oliker AJ, Harris AE (1971) Endometriosis of the bladder in a male patient. J Urol 106:858–859.

Patel MD, Feldstein VA, Chen DC, Lipson SD, Filly RA (1999) Endometriomas: diagnostic performance of US. Radiology 210:739–745.

Pinkert TC, Catlow CE, Straus R (1979) Endometriosis of the urinary bladder in a man with prostatic carcinoma. Cancer 43:1562–1567.

Rousset P, Peyron N, Charlot M, Chateau F, Golfier F, Raudrant D, Cotte E, Isaac S, Réty F, Valette PJ (2014) Bowel endometriosis: preoperative diagnostic accu-racy of 3.0-T MR enterography-initial results. Radiology 273:117–124.

Roy C, Balzan C, Thoma V, Sauer B, Wattiez A, Leroy J (2009) Efficiency of MR imaging to orientate surgi-cal treatment of posterior deep pelvic endometriosis. Abdom Imaging 34:251–259.

Saba L, Guerriero S, Sulcis R, Pilloni M, Ajossa S, Melis G, Mallarini G (2012) MRI and "tenderness guided" transvaginal ultrasonography in the diagnosis of recto-sigmoid endometriosis. J Magn Reson Imaging 35:352–360.

Sampson JA (1927) Peritoneal endometriosis due to the menstrual dissemination of endometrial tissue into the peritoneal cavity. Am J Obstet Gynecol 14:422–469.

Savelli L (2009) Transvaginalsonography for the assessment of ovarian and pelvic endometriosis: how deep is our understanding? Ultrasound Obstet Gynecol 33:497–501.

Scardapane A, Lorusso F, Scioscia M, Ferrante A,

Stabile Ianora AA, Angelelli G (2014) Standard high-resolu-tion pelvic MRI vs. low-resolution pelvic MRI in the evaluation of deep infiltrating endometriosis. Eur Radiol 24:2590–2596.

Schrodt GR, Alcorn MO, Ibanez J (1980) Endometriosis of the male urinary system: a case report. J Urol 124:722–723.

Takeuchi H, Kuwatsuru R, Kitade M, Sakurai A, Kikuchi I, Shimanuki H, Kinoshita K (2005) A novel technique using magnetic resonance imaging jelly for evaluation of rectovaginal endometriosis. Fertil Steril 83:442–447.

Tanaka YO, Itai Y, Anno I, Matsumoto K, Ebihara R, Nishida M (1996) MR staging of pelvic endometrio-sis: role of fat-suppression T1-weighted images. Radiat Med 14:111–116.

Togashi K (2002) MR imaging in obstetrics and gynecol-ogy. Nippon Igaku Hoshasen Gakkai Zasshi 62:7–16.

Togashi K, Nishimura K, Kimura I, Tdsuda Y, Yamashita K, Shibata T, Nakano Y, Konishi J, Konishi I, Mori T (1991) Endometrial cysts: diagnosis with MR imag-ing. Radiology 180:73–78.

Vercellini P, Meschia M, De Giorgi O, Panazza S, Cortesi I, Crosignani PG (1996) Bladder detrusor endometrio-sis: clinical and pathogenetic implications. J Urol 155:84–86.

Vercellini P, Chapron C, Fedele L, Frontino G, Zaina B, Crosignani PG (2003) Evidence for asymmetric distri-bution of sciatic nerve endometriosis. Obstet Gynecol 102:383–387.

Vinatier D, Dufour P, Oosterlynck D (1996) Immunological aspects of endometriosis. Hum Reprod Update 2:371–384.

Woodward PJ, Sohaey R, Mezzetti TP Jr (2001) Endometriosis: radiologic-pathologic correlation. Radiographics 21:193–216.

Wu TT, Coakley FV, Qayyum A, Yeh BM, Joe BN, Chen LM (2004) Magnetic resonance imaging of ovarian cancer arising in endometriomas. J Comput Assist Tomogr 28:836–838.

Yoon JH, Choi D, Jang KT, Kim CK, Kim H, Lee SJ, Chun HK, Lee WY, Yun SH (2010) Deep rectosigmoid endometriosis: "mushroom cap" sign on T2-weighted MR imaging. Abdom Imaging 35:726–731.

Zeitoun KM, Bulun SE (1999) Aromatase: a key molecule in the pathophysiology of endometriosis and a thera-peutic target. Fertil Steril 72:961–969.

第十四章 阴道和外阴

内容

1 引言

在妇科疾病的CT和MRI检查中，经常忽略阴道和外阴的正常解剖和病理学，放射医生应该熟悉阴道和外阴的正常解剖，方能检查和诊断病变的表现。MRI具有卓越的对比分辨率，还能进行多级重建，是评价阴道和外阴疾病的重要诊断工具。MRI可辅助超声术前评价Müllerian管的复杂畸形。MRI对阴道和外阴恶性肿瘤的分期也很有用。

2 胚胎发育和正常解剖

中肾旁管（Müllerian管）是子宫、输卵管、宫颈和阴道上部的前体，阴道上2/3由融合的Müllerian管末端形成。Müllerian管外侧融合发生在孕第7～9周，此时，Müllerian管下段也已融合，子宫出现中线隔膜，常在孕20周左右时退化，但也可持续存在。孕第8周发生垂直融合，最下端融合的Müllerian管与窦阴道球上升的内胚层融合，阴道下1/3由窦阴道球管化形成。窦阴道球插入尿生殖窦的Müller结节，形成分隔阴道和尿生殖窦的处女膜，通常出生时穿孔。

外生殖器在孕第10周开始出现性差别，大约孕12周时分化完成。生殖器膨胀部未融合处形成大阴唇，皱褶向前融合形成阴阜和阴唇前联合，向后融合形成阴唇后联合。尿道皱襞向后融合形成小阴唇系带，未融合的尿道皱襞形成小阴唇。未融合的生殖器膨胀部使尿生殖窦开口于位于阴道和阴道前庭前面的尿道部。孕第14周，生殖结节形成阴蒂。

阴道是一长为7～9cm的纤维肌性管道，连接外阴前庭和子宫。在尿生殖膈水平附着于肛提肌，前面紧贴尿道和膀胱颈三角区，后面是肛门和直肠下段（图14-1）。解剖上将阴道分为3段，定位肿瘤和淋巴引流非常重要。下1/3段位于膀胱底平面以下，前面是尿道；中1/3段对应于膀胱底水平，上1/3段指阴道穹隆水平（图14-2）。阴道后壁较长，止于后穹隆；阴道前壁较短，止于前穹隆（图14-3）。阴道内衬对雌激素敏感的复层鳞状上皮，其覆盖固有层，固有层具有许多横向皱褶（皱襞）；固有层外有一薄层平滑肌，由纵行肌束和一些交错的环形肌束构成；最外面是一层厚的纤维蜂窝组织外膜。

阴道供血来自髂内动脉子宫分支和阴道分支之间吻合形成的血管网，另外，直肠中动脉和阴部内动脉分别供应阴道的中、下1/3段。静脉血经子宫和阴道静脉丛流入髂内静脉，此静脉丛在后面形成直肠阴道隔。阴道上2/3的淋巴进入髂内外淋巴结，阴道下1/3的淋巴则引流入腹股沟浅淋巴结。

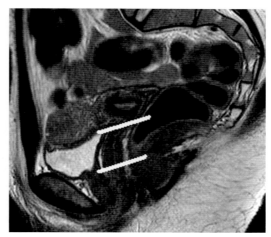

图14-2　绝经前女性阴道正常解剖。矢状位T2WI显示阴道的3个解剖划分区域

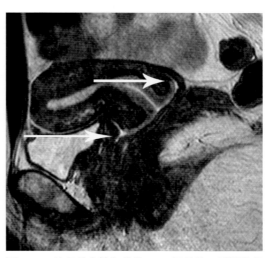

图14-3　绝经前女性矢状位T2WI显示前、后阴道穹隆（长箭头所示）

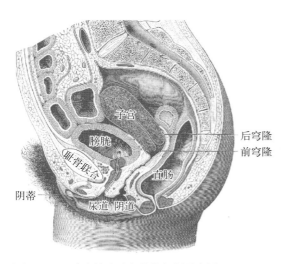

图14-1　正常女性盆腔矢状位解剖示意图

子宫

膀胱

耻骨联合

阴蒂

尿道　阴道

直肠

后穹隆
前穹隆

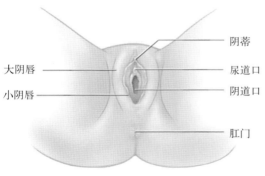

图14-4　女性外生殖器（外阴）

外阴由阴阜、大小阴唇、阴蒂、前庭球、巴氏腺和阴道前庭组成。阴阜由耻骨联合上的脂肪组织构成，向下分隔大阴唇；小阴唇是位于大阴唇之间的两个薄的皮肤皱褶，在阴蒂头水平融合；小阴唇之间的区域是阴道前庭，含有阴道口和尿道外口；巴氏腺位于阴道口的后外侧，分泌滑液经由导管进入前庭（图14-4）。外阴由阴部内外动脉分支供血，淋巴引流入内侧组腹股沟表浅淋巴结，继而至腹股沟深部淋巴结，而后到尾侧髂外淋巴结。

3　正常阴道和外阴的影像学表现

3.1　CT表现

CT软组织分辨率较差，且有离子辐射，常不作为评价阴道和外阴疾病的首选方法。根据美国放射学会适当性标准，CT用于评估阴道癌的局部范围以及评价淋巴结和远处转移，其敏感性不如MRI。然而，腹痛和非特异性临床症状的急诊患者，常用CT进行初步检查，因此，为了避免误诊，应了解阴道和外阴的正常CT表现。多排CT可进行二维多级重建（MPR），提高了女性盆腔正常解剖和病变的观察。如果疑有阴道病变，插入阴道塞或阴道凝胶则能更好地显示。

育龄妇女，增强扫描显示正常阴道中心黏膜显著强化，周围阴道壁强化较差（图14-5）；而绝经后妇女的阴道黏膜CT密度与阴道壁及邻近的盆腔结构相同。由于阴道病变与周围软组织结构密度相似，所以CT很难评估阴道病变。

外阴表现为会阴部的三角形软组织结构，前面是耻骨联合，后面是肛门括约肌，两侧是坐骨结节。

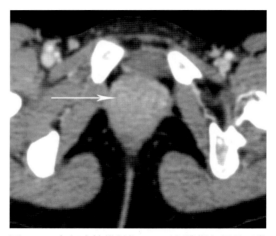

图14-5　年轻女性横断位MPR（门脉期）显示正常强化的阴道黏膜（长箭头所示）

3.2　MRI方案

通常采用相控阵盆腔线圈的常规MRI序列来评价阴道和外阴正常解剖以及进行疾病的诊断。虽然常规序列不应用阴道塞或阴道凝胶，但它的确能较好地膨胀和观察阴道，因此特别推荐用于评价阴道恶性病变。肛门腔内线圈也能提供直肠、肛管、直肠阴道隔和阴道的高分辨率图像，但其视野较小，有一定的局限性。标准

MRI方案包括轴位T1WI和T2WI以及矢状位T2WI，对于阴道和外阴病变特别是肿瘤，薄层、小视野高分辨率轴位T2WI作用较大。大视野冠状位T2WI能观察到肾脏，可用于评价先天性畸形。脂肪抑制轴位T1WI不但可提高出血或蛋白性病变的检查率，还能将它们与脂肪区别开来。脂肪抑制T2WI有助于评价阴道瘘。对于阴道恶性病变，推荐应用静脉注射钆剂后在矢状位进行三维动态对比增强成像（DCE）。目前还不了解弥散加权成像（DWI）的作用，但其前景可以期待。

3.3 MRI表现

阴道MRI表现为均匀的T1信号，强度类似骨骼肌（图14-6a）；T2WI显示阴道壁解剖最好，与子宫带状解剖相同：黏膜和腔内分泌物表现为薄层T2亮信号；阴道黏膜周围是胶原纤维和弹性纤维组成的黏膜下层以及肌肉层，后者由内侧纵行平滑肌和外侧环形平滑肌构成，表现为T2低信号；阴道壁外面的结缔组织层含有显著的静脉丛以及阴道动脉和神经，由于静脉血流缓慢，此层T2WI呈高信号（图14-6b，c）。静脉内注射钆剂后，阴道黏膜强化（图14-7）。应用阴道凝胶，高信号凝胶掩盖了黏膜层高信号，仅能看到阴道壁的低信号肌层和高信号外膜。

正常阴道MRI表现随患者年龄以及月经周期发生改变。初潮前及绝经后，阴道黏膜相对较薄。在月经周期中，分泌中期的阴道壁和中心黏膜最厚，T2信号最高；增殖早期或分泌晚期，阴道壁与周围盆腔

脂肪之间的T2对比度最大。绝经后妇女接受激素替代治疗，阴道MRI表现与绝经前妇女相同。

在MRI上，外阴表现为T1低、中等信号和T2稍高信号（图14-8）。

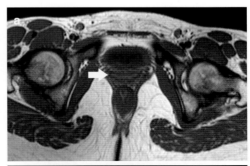
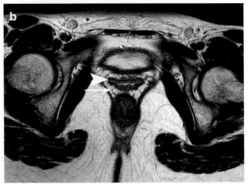
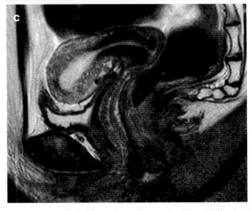

图14-6 25岁女性正常阴道MRI解剖。轴位（a）T1WI显示正常阴道与周围肌肉信号相等，阴道中间层呈低信号（箭头所示）；横断位（b）和矢状位（c）T2WI显示阴道带状解剖，低信号纤维肌壁（三角箭头所示）包绕薄层高信号，相对应于阴道黏膜和腔内黏液；纤维肌壁外是含有静脉丛的高信号层（箭头所示）

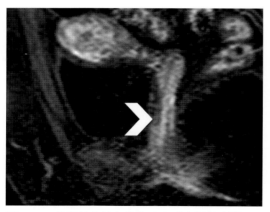

图14-7　绝经前女性矢状位动态对比增强减影MRI（早期）显示正常强化的阴道黏膜（三角箭头所示）

4　阴道和外阴的先天性畸形

先天性阴道异常与Müllerian管异常（MDA）有关，常由Müllerian管不发育或融合缺损所致。MDA真实的发病率和患病率很难估计。胚胎发育期间，Müllerian管和Wolffian系统相邻很近，可解释MDA与肾脏异常的关系，据报道，后者见于30%～80%的MDA病例。MRI是目前评价两性畸形和疑有MDA的首选方法，可帮助显示有无阴道、子宫和卵巢，避免不必要的诊断性腹腔镜检查。如果是先天性阴道异常，MRI可提供关于先天性梗阻的位置、厚度和类型的信息，这些都是手术设计的重要因素。

4.1　处女膜闭锁

处女膜闭锁是女性生殖管道最常见的先天异常，通常在月经初潮后发现，患者出现周期性腹部疼痛和原发性闭经，临床检查就可诊断，很少进行影像学检查。

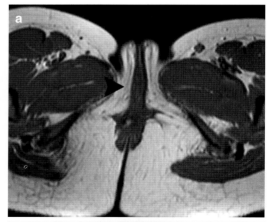

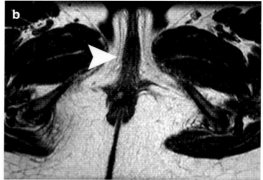

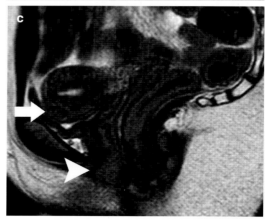

图14-8　轴位（a）T1WI显示正常外阴（三角箭头所示）呈中等信号，类似于肌肉信号；轴位（b）和矢状位（c）T2WI显示外阴（三角箭头所示）呈中等信号，与正常子宫肌层（箭头所示）相同

4.2 先天性阴道隔膜

先天性阴道隔膜包括纵行隔膜和横行隔膜，可单独发生，也可与MDA并发。这些隔膜在MRI上表现为薄层低信号结构，T2WI显示最好。

阴道纵行隔膜由Müllerian管侧融合失败或阴道隔膜不完全吸收所致，见于75%的双角子宫。也可看到横行隔膜，常位于阴道上1/3。如果不出现梗阻，阴道纵行隔膜在临床和放射学上可能都无法识别。发生梗阻时，T2WI显示隔膜最好，表现为低信号，有助于与腔内高信号分泌物和血液鉴别（图14-9）。

阴道横行隔膜可见于患有原发性闭经的青春期女孩，如果是完全性横行隔膜，则出现腹痛和腹部肿块；如果是不完全性横行隔膜，则之后生活出现性交困难和痛经。它可与其他先天性泌尿系统异常或MDA无关。尽管先天性阴道横行隔膜最常发生在阴道中下1/3交界处，或胚胎期窦阴道板和融合的Müllerian管交界处，但其可发生于阴道内的任何水平。MRI是确定阴道横行隔膜的首选方法，可为手术治疗提供有用的信息（图14-10）。这些患者需要在MRI上检查宫颈情况，以便于鉴别高位横行隔膜和先天性子宫缺如。后者的首选手术方法是子宫切除术，而非重建手术。

4.3 阴道发育不全

阴道完全性或部分性发育不全较为罕见，可单独发生，也可与其他MDA有关联。最常见的原因是Mayer–Rokitansky–Kuster–Hauser（MRKH）综合征。阴道发育不全包括两种类型：1型，是独立异常，卵巢、输卵管和外生殖器正常；2型，合并泌尿道异常，可见于40%的病例。诊断阴道发育不全主要依据临床检查，但也常进行影像学检查，特别是出现腹部肿块的患者。

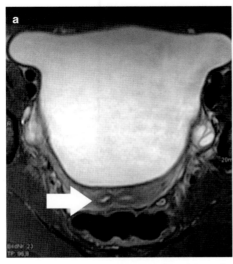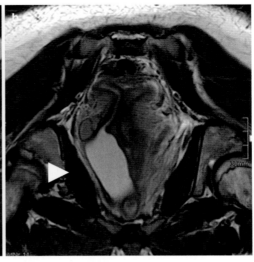

图14-9 双宫颈双角子宫阴道纵行隔膜，右侧阴道阻塞。a.轴位脂肪抑制T2WI显示双阴道（箭头所示）；b.冠状位T2WI显示右侧阴道阻塞（三角箭头所示）

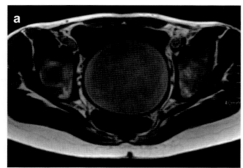

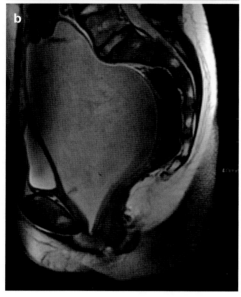

图14-10 16岁女性，阴道横行隔膜引起的阴道闭锁。横断位（a）和矢状位（b）T1WI显示阴道显著扩张，含有血液

5 阴道和外阴的良性病变

5.1 阴道囊肿

阴道囊肿常在影像学检查中偶然发现，MRI有助于确定囊肿的解剖位置，便于与其他区域的囊性结构鉴别，如尿道周围囊肿（Skene腺囊肿）、宫颈囊肿（纳氏囊肿）和尿道憩室。典型的阴道囊肿MRI表现为边界清楚的囊性病变，呈T1低信号、T2高信号；囊内出现高蛋白液体、

黏液或出血时，则可见T1中等信号或高信号。囊肿及其壁正常情况下都不强化，如果囊壁增厚或壁强化，应考虑合并感染（图14-11）。

5.1.1 Gardner管囊肿（中肾管囊肿）

Gardner管囊肿是胚胎期分泌物潴留囊肿，源自中肾管不完全退化。通常发生于阴道上1/3的前外侧壁，位于耻骨联合下缘水平之上。1%~2%的女性盆腔MRI可看到此囊肿，通常较小，直径小于2cm，无症状。偶尔，Gardner管囊肿并发其他Wolffian管异常，如单侧肾发育不全、肾发育低下和异位输尿管插入等。影像学上，与尿道憩室鉴别没有困难，尿道憩室围绕尿道形成，而Gardner管囊肿位于阴道后方。

5.1.2 巴氏腺囊肿

巴氏腺是分泌黏液的小腺体，源自尿生殖窦，位于阴道口的后外侧。巴氏腺囊肿由先前感染或创伤相关的结石或狭窄阻塞引流管所致，是最常见的外阴囊肿，主要见于育龄妇女。这些囊肿通常较小，直径1~4cm，无症状。一旦合并感染或脓肿形成，则需要引流（图14-11）。根据其通常发生于阴道下1/3的后外侧壁、小阴唇内侧、耻骨联合或之下水平，可与Gardner管囊肿鉴别。

5.2 阴道和外阴的炎性病变

5.2.1 阴道感染

阴道感染较常见，可由许多致病原（病毒、细菌、真菌等）引起。临床常

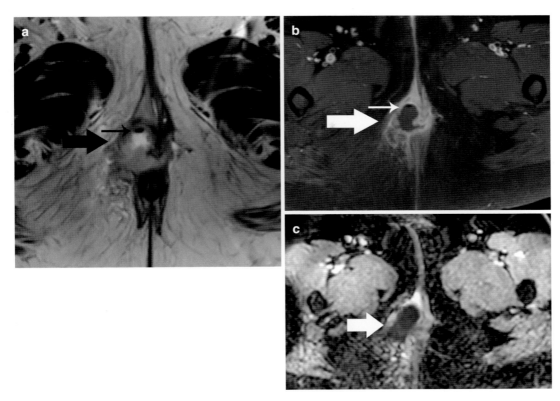

图14-11 31岁女性，前庭大腺（又称巴氏腺）炎并发脓肿，出现外阴疼痛性肿块。轴位T2WI（a）、注射钆剂后脂肪饱和T1WI（b）和ADC图（c）显示右侧阴道远端后外侧壁（厚箭头所示）内可见一厚壁囊性肿块（薄箭头所示），T2WI呈高信号，周围组织水肿也呈高信号，病变周边不规则环状强化，肿块内可见少量气体（三角箭头所示），肿块弥散受限，提示脓肿形成

可以诊断，很少需要影像学检查。在MRI上，可见阴道壁增厚，伴随阴道黏膜或整个阴道壁T2WI高信号，以及注射钆剂后发生强化。

5.2.1.1 外阴感染

外阴容易罹患社区获得性感染，诱发危险因素包括肥胖和糖尿病。据报道，社区获得性耐甲氧西林金黄色葡萄球菌在会阴部和下生殖道定植的增加是非免疫功能低下健康妇女感染的原因，可引起脓肿形成和组织坏死。妊娠期外阴水肿也可合并继发感染，如蜂窝织炎、脓肿、坏死性筋膜炎或Fournier坏疽。CT是首选诊断方法，可评价病变范围，指

导合并外阴感染的手术方法。Fournier坏疽CT表现包括软组织增厚、炎症、脓肿形成和皮下气肿。皮下气体沿筋膜层弥散，从会阴部进入腹股沟区、臀部、体壁和腹膜后。

5.2.1.2 外阴血栓性静脉炎

外阴或阴唇血栓性静脉炎是一种罕见病变，可见于妊娠期或产后已有静脉曲张的患者。虽然MRI和多普勒超声都能可靠地建立诊断，但MRI评价血栓形成范围的视野更大。在MRI上，阻塞性静脉血凝块表现为扩张血管内出现T1和T2高信号病变。血管周围炎症是急性静脉血栓形成的一个有效间接征象。

5.3 外阴创伤

生殖器外伤与性虐待及产科医源性损伤有关。非产科意外生殖器创伤更常见的是跨坐损伤（占70%病例），也可由非跨坐钝性创伤和穿透伤引起。损伤最常见的位置是阴唇，20%的患者累及会阴部。CT检查表现为不均匀肿块，主要是高密度，提示血肿；静脉内注射对比剂，然后观察对比剂是否渗出来，以评估是否存在活动性出血。

5.4 阴道瘘

阴道与周围器官即膀胱、输尿管、尿道或肠道之间可形成阴道瘘，最常见的阴道瘘是膀胱阴道瘘和直肠阴道瘘。多数病例与子宫切除术并发症有关，其他原因包括先天畸形、产伤、恶性肿瘤、盆腔放疗、肠道炎性疾病、憩室或应用泌尿生殖仪器等。MRI在检查和定性阴道内及其周围瘘管方面有重要作用，据报道准确率达91%。瘘管在T2WI和脂肪抑制T2WI上常表现为高信号，当充满气体时则呈低信号，延迟对比增强脂肪抑制T1WI可见壁强化。检查膀胱阴道瘘时推荐矢状面采集（图14-12）。CT和MRI都可提供腔外病变以及可能并发症的间接征象。

5.5 放疗后改变

盆腔照射后最初6个月内，黏膜和肌肉水肿，阴道壁MRI表现为高信号。这些急性改变是暂时的，可以逆转。轻度慢性放疗后改变包括黏膜萎缩、阴道管腔变窄和缩短以及阴道狭窄，此期阴道壁表现为低信号。严重放疗损伤，可发生阴道坏死和瘘管（图14-12）。

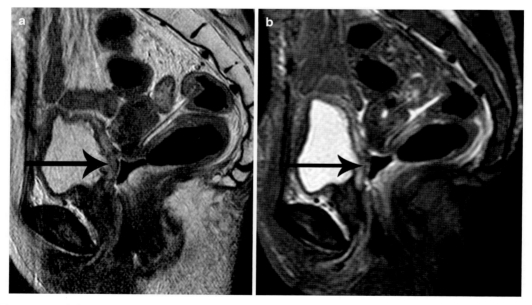

图14-12　60岁女性，有宫颈癌子宫切除术和放疗病史，放疗导致出现骨髓脂肪替代。矢状位T2WI（a）和动态增强减影MRI（b）（早期）显示充满气体的直肠阴道瘘（长箭头）

恶性肿瘤患者在治疗后12~18个月，大多数可在T2WI上鉴别放疗后纤维化和肿瘤复发，纤维化表现为低信号，而肿瘤复发则呈高信号。此时间段之前，纤维化组织由于急性辐射损伤出现炎症和水肿，T2WI呈高信号，因此，此期很难与肿瘤复发鉴别。在这些情况下，DCE-MRI的作用就尤为突出，纤维化组织通常不表现早期明显强化，而恶性肿瘤出现早期明显强化。

5.6 良性肿瘤

阴道可发生许多良性肿瘤，包括平滑肌瘤、海绵状血管瘤、纤维上皮息肉和横纹肌瘤。多数阴道实性肿块经临床检查容易诊断，也很容易切除建立组织学诊断。而MRI能很好地区分正常阴道和阴道肿块，对临床检查不能评估的肿瘤有帮助。

阴道平滑肌瘤罕见，源自阴道平滑肌、局部动脉肌肉组织、膀胱平滑肌或尿道平滑肌，最常见的位置在阴道前壁，影像学表现与子宫平滑肌瘤相同。典型的平滑肌瘤表现为T1和T2均匀低信号（图14-13）。透明变性呈T2低信号，黏液样变和囊性变则呈T2高信号，出血则T1WI和T2WI均呈高信号。MRI特别有助于区别阴道平滑肌瘤和脱入阴道的子宫平滑肌瘤或其他不典型阴道肿块。

6 阴道和外阴的恶性肿瘤

6.1 阴道恶性肿瘤

6.1.1 原发性阴道癌

原发性阴道癌较为罕见，占妇科恶性肿瘤的2%~3%，占阴道肿瘤的20%以下。其定义是仅发生在阴道，向上不累及

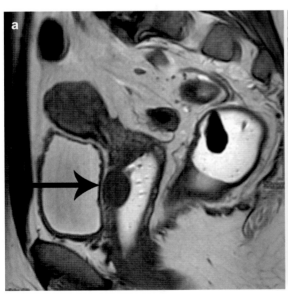
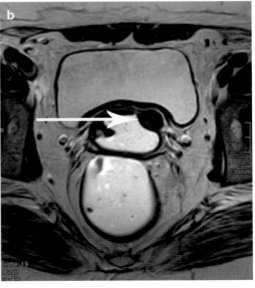

图14-13 阴道前壁平滑肌瘤。T2WI矢状位（a）和横断位（b）（阴道内充盈凝胶）显示一边界清楚的阴道肿块（长箭头所示），呈低信号

宫颈外口或向下不累及外阴。此定义的重要性在于宫颈癌和阴道癌的治疗方法不同。

鳞状细胞癌大约占阴道恶性肿瘤的90%，绝经后妇女（平均年龄60岁）更常见，常累及阴道近端1/3的后壁。大多数患者临床上出现无痛性阴道出血、阴道异常分泌物、尿路症状、盆腔疼痛或阴道内肿块等较为少见。阴道鳞状细胞癌早期向前直接侵及膀胱和尿道，向后侵及直肠。就诊时，大约1/3的患者发现盆腔或腹股沟淋巴结转移。

阴道癌癌前病变、阴道上皮内不典型增生以及侵袭性阴道癌与人乳头瘤病毒（HPV）感染呈强相关。危险因素与宫颈癌相同，包括吸烟、性交过早、HPV感染和多个性伴侣等。有宫颈癌或宫颈上皮内不典型增生病史的妇女阴道癌发生率增高。

疾病的分期主要根据FIGO系统（表14-1）的临床检查。尽管盆腔检查具有一定的局限性，如不能检查淋巴结转移和评价局部浸润困难等，但它仍然是评价疾病范围的主要方法。因此，FIGO提倡应用包括CT和MRI在内的横断面成像。CT推荐用于分期，MRI在评价肿瘤范围和局部侵犯方面具有优越性。二者都可用于初始分期和随访，以帮助更好地设计治疗方案。另外，MRI显示盆腔解剖对外科和放射治疗具有重要意义。

Ⅰ或Ⅱ期原发性阴道癌5年生存率大约是80%，Ⅲ或Ⅳ期则下降至20%。因为阴道癌发病率较低，没有明确的治疗方案，因此，根据患者的个体情况、医院的治疗经验和宫颈癌的治疗结果来决定治疗方案。现在的治疗趋势是器官保留，治疗策略是外束照射结合近距离放疗，同时应用化疗，原位或早期病变采用手术治疗。

表14-1 阴道癌TNM和FIGO分期

TNM	FIGO	定义
Tx		原发肿瘤无法评估
T0		没有原发肿瘤的征象
Tis		原位癌（侵袭前）
T1	Ⅰ	肿瘤局限于阴道内
T2	Ⅱ	肿瘤侵及阴道旁组织，但没有延及盆壁
T3	Ⅲ	肿瘤侵及盆壁
T4	ⅣA	肿瘤侵及膀胱或直肠黏膜，或显示直接侵犯超出真骨盆；大泡状水肿的存在不足以归类为T4
M1	ⅣB	远处转移

6.1.1.1 MRI表现

T2WI检查阴道癌最好，肿块呈中等信号和高信号，容易与低信号阴道壁区别开。一些肿瘤含有高信号灶，可能是肿瘤坏死，提示肿瘤具有分化较差成分的可能性，包括腺鳞癌、黏液性腺癌或转移瘤。肿瘤在T1WI上呈等信号，因此，阴道轮廓发生改变时才能提示存在肿瘤。

Ⅰ期肿瘤局限于阴道内，表现为扩张和填塞阴道的肿块，保留T2低信号阴道壁。Ⅱ期肿瘤侵入阴道旁组织，MRI显示T2低信号阴道壁消失，阴道旁脂肪内出现异常T1低信号，轴位图像显示最好。Ⅲ期肿瘤累及骨盆外侧壁，轴位和冠状位显示最好；在MRI上，骨盆侧壁侵犯定义为肿瘤扩散到闭孔内肌、肛提肌或梨状肌的3mm内和（或）髂血管，可见与水肿相关

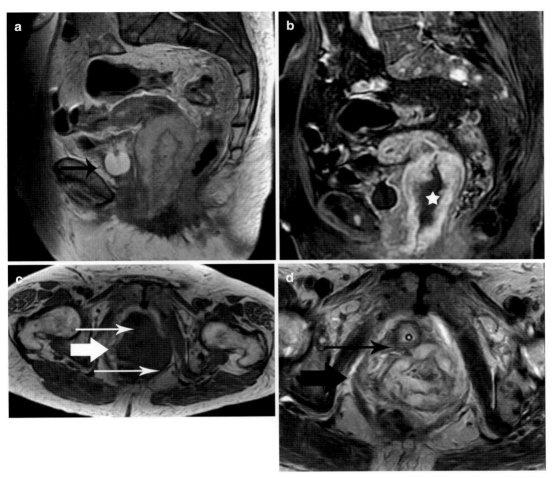

图14-14　阴道FIGO ⅣA期鳞状细胞癌。矢状位T2WI（a）和注射钆剂后脂肪饱和T1WI（b）显示一巨大不均匀肿块占位阴道，肿瘤在T2WI上主要表现为高信号，注射钆剂后显著不均匀强化，肿块未强化部分（星号所示）对应于病理上的坏死区；肿瘤与尿道或直肠之间的脂肪层消失提示侵犯。Foley插管（箭头所示）。横断位T1WI（c）和T2WI（d）显示阴道癌（箭头所示）侵及膀胱和左侧耻骨直肠肌（长箭头所示）

的T2信号增高或肿瘤直接侵入肌肉结构，偶尔也可检查到肌肉结构栓系固定。冠状位T2WI也可用于评价Ⅱ期和Ⅲ期肿瘤可能存在的肾积水。Ⅳ期肿瘤已经直接扩散到真骨盆以外，和（或）侵及直肠或膀胱，正常膀胱壁或直肠壁T2低信号消失以及器官间脂肪层消失，有时伴随轮廓异常（如壁结节和不规则）。膀胱和（或）直肠壁异常强化和（或）肿瘤直接侵入膀胱或直肠也提示浸润（图14-14）。确定有无邻近结构侵犯常需要从多平面观察。MRI诊断膀胱和直肠侵犯的准确度较高，达到96%～99%。然而，由于MRI区别肿瘤周围水肿、炎症和肿瘤浸润比较困难，因此，可能对膀胱浸润过度分期。这种情况下，可应用膀胱镜检查。ⅣB期肿瘤扩散到真骨盆以外，可累及腹膜和小肠袢或大肠袢，最常见的远处转移位置是肺、肝和骨。

表14-2为原发性阴道癌分期的MRI表现。

表14-2　阴道癌的MRI分期表现

分期	MRI 表现
I	肿瘤局限于阴道内，保留阴道壁T2低信号
II	阴道壁T2低信号中断，阴道旁脂肪内出现异常T1低信号
III	肿瘤播散到闭孔内肌、肛提肌或梨状肌的3mm内和（或）髂血管，肌肉组织T2信号增高和（或）肿瘤直接侵犯
IV	肿瘤播散超出真骨盆和（或）侵犯膀胱或直肠
IV A	器官间脂肪层消失，膀胱壁或直肠壁正常T2低信号消失，轮廓异常，膀胱或直肠壁异常强化，或肿瘤直接侵入膀胱或直肠
IV B	远处转移（肺、肝、骨）

6.1.1.2　淋巴结引流

淋巴结引流很重要，阴道癌即使早期也常出现淋巴结转移。据报道，I期转移率是6%～14%，II期转移率是26%～32%。阴道上1/3引流入髂外淋巴结和主动脉旁淋巴链，阴道中1/3引流入髂内和髂总淋巴链，下1/3引流入表浅腹股沟、股部和直肠周围淋巴结。然而，这些类型的淋巴引流变化较大。MRI和CT常被用来评价淋巴结转移。

6.1.1.3　复发和并发症

阴道癌常见局部复发，通常见于诊断后最初数年，2年内复发率为80%，5年内达90%。病变分期是预测复发的主要因素。据报道，I期病变复发率为24%，IV期病变复发率则达73%～83%。阴道上1/3肿瘤常局部复发，而阴道下1/3肿瘤常伴

盆壁侵犯，甚至远处复发。肿瘤复发的患者5年生存率较低，大约12%。MRI有助于阴道癌复发患者的分期，总准确率为82%～95%。

阴道癌治疗后的常见并发症包括辐射引起的膀胱、直肠和阴道毒性反应。并发症常发生于治疗的最初5年内，也可见于20年后。FIGO分期、肿瘤大小以及总辐射剂量可预测并发症发生的可能性。影像学上常可见放疗后并发症，据报道高达30%。直肠阴道瘘和膀胱阴道瘘发生率达21%，也可发生膀胱炎、直肠炎、肠道狭窄和穿孔、骨盆骨坏死和应力性骨折。各种成像方法都可用于评价并发症，包括MRI。

6.1.2　阴道非鳞状细胞癌

非鳞状细胞癌占所有原发性阴道癌的15%，这些病变通常在早期、年轻时就可获得诊断，预后较好。与鳞状细胞癌相比，其容易复发，常发生于诊断后1～7年内。

6.1.2.1　腺癌

腺癌占阴道原发性恶性肿瘤的9%，平均发病年龄为19岁，2/3的患者具有子宫内接触己烯雌酚的病史。1950—1970年，己烯雌酚被用于具有流产风险的母亲。原发性阴道腺癌主要累及阴道上1/3的前壁，MRI表现为T2WI呈高信号的巨大分叶状阴道肿块，或阴道壁弥漫性环状增厚。

6.1.2.2　黑色素瘤

阴道原发性黑色素瘤占阴道所有恶性肿瘤的3%以下。只有不到0.5%的黑色素瘤发生在阴道，外阴最常见。其常见于绝经后妇女，好发于阴道下1/3的前外侧壁。

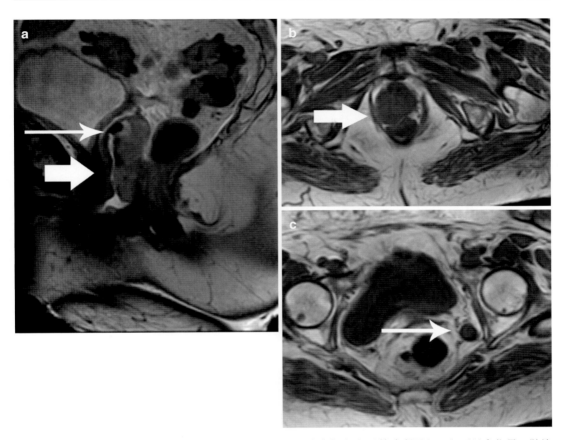

图14-15 阴道癌FIGO Ⅱ期。矢状位T2WI显示不均匀阴道肿瘤（a）（箭头所示），主要呈高信号，肿块内坏死区信号更高，可见少量气体（长箭头所示）；轴位T1WI显示阴道肿瘤延及阴道旁组织（b，箭头所示）；也可见左侧髂内淋巴结肿大（c，长箭头所示）

MRI表现变化较大，典型表现为T1高信号和T2低信号，主要是由于黑色素和高铁血红蛋白的顺磁效应所致。无黑色素性黑色素瘤可表现为T1低信号和T2中等至高信号（图14-15）。脂肪抑制T1WI非常容易检查黑色素瘤，呈较亮信号，动态范围较窄，能够检查细微差别。

6.1.2.3 肉瘤

肉瘤占阴道原发恶性肿瘤3%以下，成人以原发性阴道平滑肌肉瘤最常见，平均发病年龄为50岁，可发生于生殖道放疗后。该肿瘤被认为源自直肠阴道隔，主要累及阴道上部，早期就可出现血行转移，

常发生局部复发。MRI通常表现为阴道的巨大囊实性肿块，T2高信号区域对应于囊性坏死，袋状T1高信号代表急性出血；增强扫描呈显著不均匀强化（图14-16）。

6.1.2.4 淋巴瘤

阴道原发性淋巴瘤罕见，大约占原发性淋巴结外淋巴瘤的1%。继发性淋巴瘤常见，通常为B细胞非霍奇金淋巴瘤，平均发病年龄50岁。肿瘤表现为侵袭性或肿块样，信号均匀，T1WI呈低信号，T2WI呈中等信号或高信号，静脉内注射对比剂后均匀强化。黏膜完整是淋巴瘤诊断的特征表现。

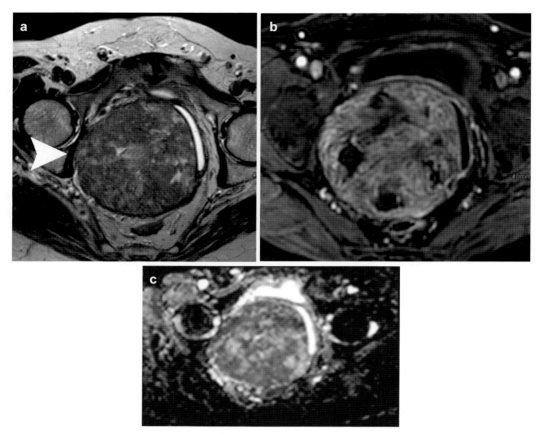

图14-16 阴道平滑肌肉瘤FIGO Ⅲ期。轴位T2WI（a）、注射钆剂后脂肪抑制T1WI（b）和ADC图（c）显示一巨大、不均匀阴道肿块，显著不均匀强化和弥散受限。肿瘤直接与右侧闭孔内肌接触（三角箭头所示），提示盆壁侵犯

6.1.3 阴道继发性恶性肿瘤

阴道继发性恶性肿瘤远较原发性肿瘤常见，占阴道所有肿瘤的80%以上。绝大多数来自邻近肿瘤的直接扩散，例如原发性宫颈癌（图14-17）、子宫内膜癌、外阴癌、直肠癌或膀胱癌；也可通过淋巴管或血行扩散自远处转移到阴道。转移到阴道的最常见的恶性肿瘤是卵巢癌、宫颈癌、子宫内膜癌（图14-18）和直肠癌；生殖腺癌如结肠腺癌（图14-19）、乳腺癌、胰腺癌和小肠癌等转移到阴道较为罕见。阴道也是子宫内膜癌和宫颈癌等局部复发的位置。绝大多数阴道转移瘤

（80%）发生在原发恶性肿瘤被诊断后的最初3年内，67%发生在原发病变手术切除后。扩散性转移瘤病常见于阴道转移瘤患者，预后极差。

75%的阴道鳞状细胞癌转移瘤来自宫颈癌，14%来自外阴癌。在阴道腺癌转移瘤中，92.5%的阴道上1/3前壁病变源自上生殖道恶性病变，而90%的阴道下1/3后壁病变源自胃肠道恶性病变。据报道，MRI评价阴道转移瘤的准确度达92%。阴道转移瘤的MRI特点类似原发性肿瘤的MRI特点，通常表现为T1低信号或中等信号，T2中等信号或高信号。

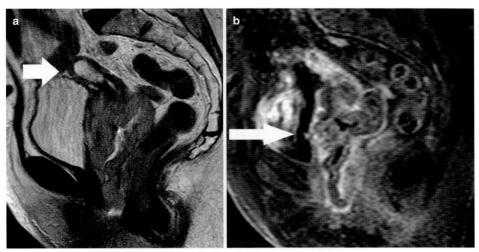

图14-17 50岁女性，FIGO ⅣA期宫颈癌。矢状位T2WI（a）和动态对比增强减影MRI（b）（早期）显示宫颈一巨大不均匀肿块，延及阴道下1/3，肿瘤T2信号与正常子宫肌相似，注射钆剂后不均匀强化，强化程度低于子宫肌，可见坏死区和少量气体；肿块侵及膀胱后壁（长箭头所示）。肿瘤阻塞宫颈管引起子宫内膜腔扩张（箭头所示）

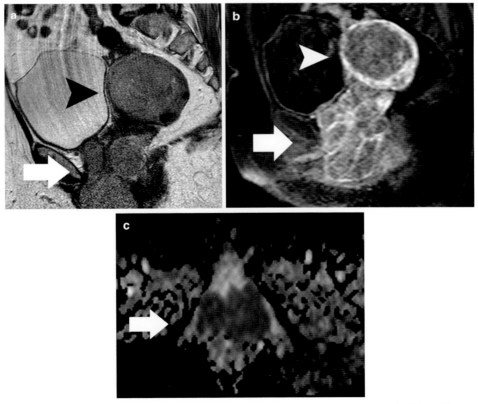

图14-18 80岁女性子宫内膜癌阴道转移（跳跃病变）。矢状位T2WI（a）和动态对比增强减影MRI（b）（早期）显示几个巨大不均匀肿块占位子宫（三角箭头所示）和阴道（箭头所示），这些肿块具有相似的影像学表现，主要呈T2中等信号和不均匀强化。阴道肿块水平横断位ADC图显示肿瘤由于弥散受限而呈低信号（c）（箭头所示）

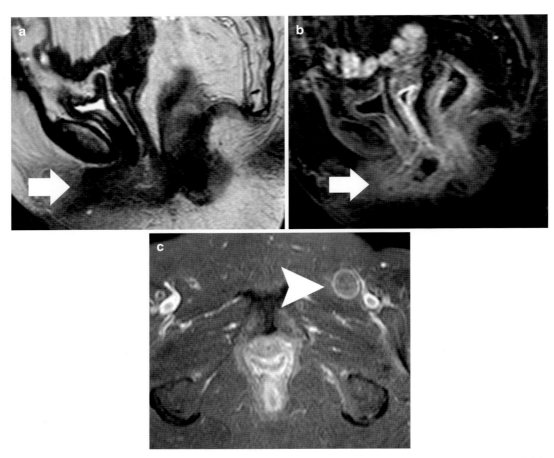

图14-19 82岁女性，结肠腺癌阴道转移。矢状位T2WI（a）和注射钆剂后脂肪抑制T1WI（b）显示不均匀阴道肿块（箭头所示），不均匀强化；注射钆剂后脂肪抑制轴位T1WI显示左侧腹股沟淋巴结转移（c）（三角箭头所示）

6.2 外阴恶性肿瘤

6.2.1 外阴癌

外阴癌罕见，占妇科所有恶性肿瘤的4%。该病呈双峰分布，大约66%的病例见于70岁以上，小于20%的病例发生在50岁以下。HPV阳性的肿瘤发生于较年轻的患者，可多发，与外阴上皮内瘤变有关。患者可出现明显的肿块、溃疡性出血、瘙痒、疼痛和分泌物。

2/3的阴道癌累及阴唇，阴蒂和巴氏腺受累较少见。局部浸润生长，可累及尿道、肛直肠和阴道，罕见波及膀胱。通常扩散至同侧表浅腹股沟股淋巴结，之后至深部腹股沟淋巴结，再到盆腔淋巴结。很少转移至盆腔外。

85%以上是鳞状细胞癌，其他组织类型包括腺癌、肉瘤、巴氏腺癌、基底细胞癌和乳腺外Paget病。决定生存率最重要的预后因素是肿瘤大小、侵入深度以及是否出现淋巴结转移。表14-3是FIGO分期。腹股沟淋巴结阴性患者的生存率达90%，相比之下，淋巴结阳性患者的生存率为50%。肿瘤复发常见于初始治疗后2年内，大多数复发位于外阴（57%）、腹股沟（22%）、盆腔（4%）或远处位置（23%）。

MRI是首选检查方法，能清晰显示肿瘤，评价外阴癌的局部范围及其与邻近结构的关系，有助于手术治疗，降低手术死亡率。肿瘤表现为实性肿块，具有非特异性的T1低信号和T2中等信号或高信号，强化表现多样化（图14-20和图14-21）。据报道，MRI检查外阴癌患者淋巴结转移的敏感性和特异性分别是52%～86%和82%～85%。CT或MRI诊断淋巴结转移应评估淋巴结的位置、大小、形态和内部结构，采用淋巴结大小判断标准不准确，大约60%的转移淋巴结直径小于5mm。脂肪门消失以及形态变圆是提示肿瘤侵犯的特点；中心强化减低（提示坏死）和T2信号不均匀怀疑转移浸润。

表14-3　外阴癌FIGO分期

FIGO	定义
ⅠA	肿瘤局限于外阴或会阴，大小不超过2cm，基质浸润不超过1mm，淋巴结阴性
ⅠB	肿瘤局限于外阴或会阴，大小超过2cm或基质浸润超过1mm，淋巴结阴性
Ⅱ	任何大小的肿瘤播散到邻近结构（尿道下1/3、阴道下1/3、肛门），淋巴结阴性
ⅢA	任何大小的肿瘤，腹股沟淋巴结阳性 （1）1个大于或等于5mm的淋巴结转移 （2）1～2个小于5mm的淋巴结转移
ⅢB	（1）2个或更多大于或等于5mm淋巴结转移 （2）3个或更多小于5mm的淋巴结转移
ⅢC	阳性淋巴结被膜外播散
ⅣA	（1）肿瘤侵及其他区域结构（尿道上2/3、阴道上2/3）、膀胱黏膜、直肠黏膜或固定到骨盆 （2）腹股沟淋巴结固定或溃疡
ⅣB	远处转移，包括盆腔淋巴结转移

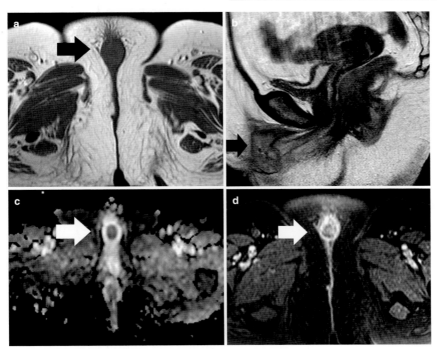

图14-20　76岁女性。轴位T1WI（a）、矢状位T2WI（b）、横断位ADC图（c）和减影DCE成像（d）显示外阴癌。肿瘤（箭头所示）在T1WI上与周围肌肉信号相等，T2WI信号不均匀，主要呈高信号，弥散受限，不均匀强化；坏死区表现为T2WI更高信号和强化减低；肿瘤内可见少量气体

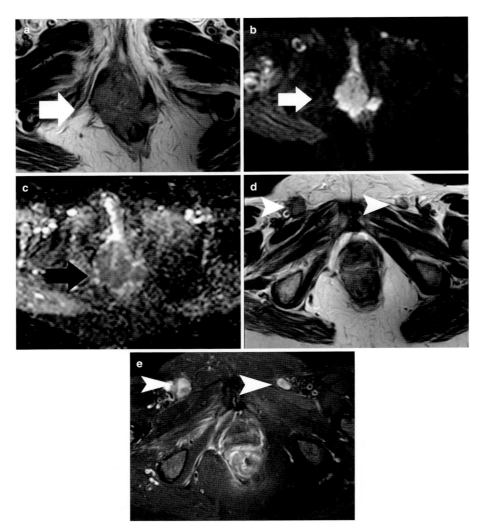

图14-21 局部晚期外阴癌，双侧腹股沟淋巴结转移。轴位T2WI（a）显示巨大不均匀外阴癌（箭头所示）侵及周围器官，肿瘤（箭头所示）弥散受限，在轴位DWI（b）和ADC图（c）上分别表现为高信号和低信号。T2WI（d）和增强后脂肪饱和T1WI（e）显示表浅腹股沟淋巴结肿大（三角箭头所示），不均匀强化

6.2.2 黑色素瘤

黑色素瘤是外阴第二常见的恶性肿瘤，占外阴恶性肿瘤的5%。MRI特点类似于阴道黑色素瘤。

6.2.3 淋巴瘤

女性生殖道原发性或继发性非霍奇金淋巴瘤罕见，常被视为全身性疾病的局部表现。非霍奇金淋巴瘤主要发生于妇科器官，外阴通常不受累。外阴原发性非霍奇金淋巴瘤呈侵袭性，大多数发生在老年人，通过经皮穿刺或切取组织活检来确诊。淋巴瘤影像学表现为外阴均匀实性肿块，位于中心，强化明显。

6.2.4 外阴侵袭性血管黏液瘤

侵袭性血管黏液瘤是盆腔和会阴的一种罕见肿瘤，常见于绝经前妇女。肿块较

大，呈实性侵袭性，常推移而非侵及邻近结构；它不发生转移，治疗采用局部广泛切除。如果切除不完全，有局部复发的倾向。因此，影像检查确定范围对制定手术方法很重要。T2WI呈高信号，可能与黏液瘤样基质和水含量高有关（图14-22）。肿瘤内旋涡状或层状组织可产生独特的表现，T2WI以及注射对比剂后增强扫描其信号稍低于其余的肿瘤组织。

7　阴道穹隆病

阴道穹隆是指阴道的顶端，子宫切除术常把对侧上壁缝合在一起。在不知道是完全子宫切除或部分子宫切除的情况下，影像学确定是否有宫颈残余很重要。阴道穹隆是子宫切除后妇科恶性肿瘤复发的常见位置，肿瘤复发常见于宫颈癌，但也可见于子宫内膜癌，卵巢癌罕见。有时阴道穹隆影像学上表现为增大和（或）不对称，鉴别是突出的穹隆、宫颈残余还是肿瘤复发比较困难。MRI评价阴道穹隆和宫颈残余较好，通常优于CT。

7.1　影像学表现

阴道穹隆呈光滑线状，也可部分被手术夹伪影掩盖。它也可呈结节状，T1WI信号强度与肌肉相同，类似于阴道肿块。T2WI有助于鉴别，阴道表现正常，阴道平滑肌层呈低信号，可与外层亮信号的结缔组织区别（图14-23）。肿瘤复发时，肿瘤在T2WI上呈相对高信号，阴道肌层呈模糊低信号（图14-24）。

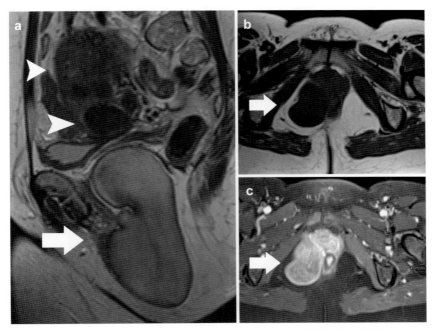

图14-22　外阴侵袭性血管黏液瘤。T2WI（a）显示巨大不均匀、边界清楚的会阴肿块，主要呈高信号（箭头所示），也可见表现为低信号的子宫平滑肌瘤（三角箭头所示）；轴位T1WI（b）和脂肪抑制增强T1WI（c），肿瘤（箭头所示）表现为T1中等信号，注射钆剂后显著强化，肿瘤特征性旋涡状内部结构见于T2WI和增强后T1WI

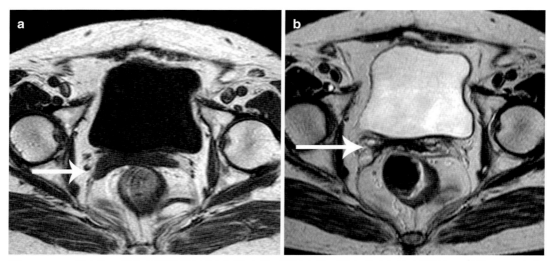

图14-23　74岁女性，子宫内膜癌行全子宫切除术后，阴道穹隆正常表现（长箭头所示）。轴位T1WI（a）和T2WI（b）显示阴道穹隆肌肉呈T2低信号，周围包绕阴道壁亮信号结缔组织层

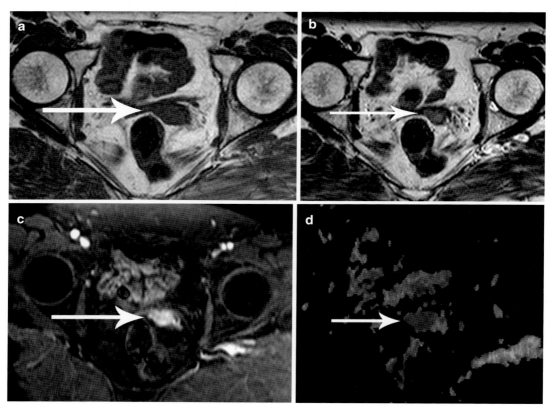

图14-24　轴位T1WI（a）、T2WI（b）、动态增强减影MRI（c）（早期）和ADC图（d）显示阴道穹隆处宫颈癌复发。肿瘤（长箭头所示）在T1WI上呈中等信号，T2WI上呈稍高信号，早期显著强化，弥散受限

8　异物

熟悉阴道异物的影像学特点有助于评价阴道，避免误诊盆腔疾病（图14-25）。在影像学检查中，患者常不小心将阴道塞遗留在原位。阴道子宫托装置用于治疗子宫脱垂、阴道脱垂、膀胱脱垂和直肠脱垂以及尿失禁已上百年，是一种简单的机械装置，具有不同的大小和形状，可长期原位存留。

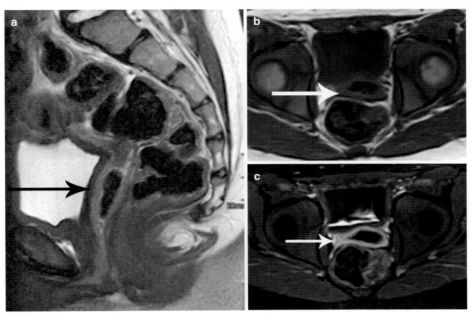

图14-25　8岁女性出现阴道出血，没有青春期早熟征象。矢状位T1WI（a）和轴位平扫（b）和增强脂肪饱和T1WI（c）显示阴道内病变（长箭头所示），在所有序列上信号很低，证实为异物

参考文献

American College of Radiology (2013) ACR Appropri-ateness Criteria. Available at: https://acsearch.acr.org/docs/3082701/Narrative.

Basmajian JV (1971) Grant's method of anatomy. The Williams & Wilkins Co, Baltimore Brown JJ, Gutierrez ED, Lee JK (1992) MR appearance of the normal and abnormal vagina after hysterectomy. Am J Roentgenol 158:95–99.

Chang SD (2002) Imaging of the vagina. Radiol Clin N Am 40:637–658.

Chang YCF, Hricak H, Thumher S, Lacey CG (1988) Vagina: evaluation with MR imaging. Part II. Neoplasms. Radiology 169:175–179.

Chaudhari VV, Patel MK, Douek M, Raman SS (2010) MR imaging and US of female urethral and periure-thral disease. Radiographics 30:1857–1874.

FIGO Committee on Gynecologic Oncology (2009) Current FIGO staging for cancer of the vagina, fallo-pian tube, ovary, and gestational trophoblastic neopla-sia. Int J Gynaecol Obstet 105:3–4.

Gardner CS, Sunil J, Klopp AH, Devine CE, Sagebiel T, Viswanathan C, Bhosale PR (2015) Pri0MRI in diagnosis, staging and treatment. Br J Radiol 88(1052):20150033.

Griffin N, Grant LA, Sala E (2010) Congenital and acquired conditions of the vulva and vagina on mag-netic resonance imaging: a pictorial review. Semin Ultrasound CT MR 31:347–362.

Hahn WY, Israel GM, Lee VS (2004) MRI of female urethral and periurethral disorders. Am J Roentgenol 182:677–682.

Hosseinzadeh K, Heller MT, Houshmand G (2012) Imaging of the female perineum in adults. Radiographics 32:E129–E168.

Hricak H, Chang YCF, Thurnher S (1988) Vagina: evalu-ation with MR imaging. Part I. Normal anatomy and congenital anomalies. Radiology 69:169–174.

Hunter TB, Taljanovic MS (2005) Medical devices of the abdomen and pelvis. Radiographics 25:503–523.

Junqueira BL, Allen LM, Spitzer RF, Lucco KL, Babyn PS, Doria AS (2009) Müllerian duct anomalies and mimics in children and adolescents: correla-tive intraoperative assessment with clinical imaging. Radiographics 29:1085–1103.

Lee SI, Oliva E, Hahn PF, Russell AH (2011) Malignant tumors of the female pelvic floor: imaging features that determine therapy: pictorial review. AJR 196:S15–S23.

López C, Balogun M, Ganesan R, Olliff JF (2005) MRI of vaginal conditions. Clin Radiol 60:648–662.

Mann GS, Blair JC, Garden AS (2012) Imaging of gyne-cological disorders in infants and children. Springer-Verlag, Berlin Heidelberg.

McNicholas MM, Fennelly JJ, MacErlaine DP (1994) Imaging of primary vaginal lymphoma. Clin Radiol 49:130–132.

Moon WK, Kim SH, Han MC (1993) MR findings of malig-nant melanoma of the vagina. Clin Radiol 48:326–328.

Parikh JH, Barton DPJ, Ind TEJ, Sohaib SA (2008)

MR imaging features of vaginal malignancies. Radiographics 28:49–63.

Siegelman ES, Outwater EK, Banner MP, Ramchandani P, Anderson TL, Schnall MD (1997) High-resolution MR imaging of the vagina. Radiographics 17:1183–1203.

Sohaib SA, Richards PS, Ind T, Jeyarajah AR, Shepherd JH, Jacobs IJ, Reznek RH (2002) MR imaging of car-cinoma of the vulva. AJR 178:373–377.

Ssi-Yan-Kai G, Thubert T, Rivain AL, Prevot S, Deffieux X, De Laveaucoupet J (2015) Female perineal diseases: spec-trum of imaging findings. Abdom Imaging 40:2690–2709.

Tan J, Chetty N, Kondalsamy-Chennakesavan S, Crandon A, Garrett A, Land R, Nascimento M, Nicklin J, Perrin L, Obermair A (2012) Validation of the FIGO 2009 staging system for carcinoma of the vulva. Int J Gynecol Cancer 22:498–502.

Taylor MB, Dugar N, Davidson SE, Carrington BM (2007) Magnetic resonance imaging of primary vagi-nal carcinoma. Clin Radiol 62:549–555.

Troiano RN, McCarthy SM (2004) Mullerian duct anoma-lies: imaging and clinical issues. Radiology 233:19–34.

Tsuda K, Murakami T, Kurachi H, Narumi Y, Kim T, Takahashi S, Tomoda K, Ohi H, Murata Y, Nakamura H (1999) MR imaging of non-squamous vaginal tumors. Eur Radiol 9:1214–1218.

Walker DK, Salibian RA, Salibian AD, Belen KM, Palmer SL (2011) Overlooked diseases of the vagina: a directed anatomic-pathologic approach for imaging assessment. Radiographics 31:1583–1598.

Yitta S, Hecht EM, Slywotzky CM, Bennett GL (2009) Added value of multiplanar reformation in the multi-detector CT evaluation of the female pelvis: a pictorial review. Radiographics 29:1987–2005.

第十五章　淋巴结成像

摘　要

本章概述女性盆腔淋巴结成像。我们首先论述妇科肿瘤患者检查淋巴结转移的重要性和含义，之后，给出了不同的MRI序列（如T2加权成像和弥散加权成像）以及CT检查淋巴结转移的指征，还讨论了静脉内非特异性对比剂和静脉内组织特异性对比剂的潜在优点和缺点。此外，结合相应的MRI和CT病例，总结良恶性淋巴结的常见影像学表现。

1　背景

妇科最常见的恶性肿瘤是子宫内膜癌和子宫肉瘤（2012年欧洲新发病例98900；死亡病例23700）、卵巢癌（发生病例65500；死亡病例42700）和宫颈癌（发生病例58300；死亡病例24400）。根据FIGO颁布的指南，子宫体癌转移到盆腔和（或）主动脉旁淋巴结，使得分期偏高；同样，卵巢癌出现腹膜后淋巴结阳性，分期也升高（Ⅲ期），如果考虑或证实心膈角淋巴结转移，则分期进一步升高（ⅣB期）。

卵巢癌如引起肾门上淋巴结肿大，建议行新辅助化疗（NACT），比只进行肿瘤细胞减灭术（PDS）预后更好。大于5mm的心膈角淋巴结也是关注点：基于

78例卵巢癌CT扫描，作者发现心膈角淋巴结对无瘤进展生存率和总生存率是一个显著不利的预后因素，与腹膜转移有关。因此，心旁淋巴结受累，应疑为卵巢癌Ⅳ期。最近的31例回顾性研究也支持上述结果，检查晚期卵巢癌心膈角淋巴结转移，取短轴7mm为阈值，特异性和敏感性分别为83%和63%。

在另外一项研究中，大量晚期上皮性卵巢癌（EOC）患者（20/30例）治疗前PET-CT发现膈下淋巴结转移，提示EOC细胞经腹腔至淋巴系统的途径渗透到膈肌，主要至心膈角淋巴结，继而至胸骨旁淋巴结。许多研究的一大局限性是EOC患者心膈角淋巴结受累缺乏相应的组织病理学证实，主要原因是获得其组织学需要进行胸腔手术，然而这通常不是临床常规诊疗的一部分。最近一项研究显示，术前CT所见短轴直径大于10mm的心膈角淋巴结，经腹腔内减瘤术切除后，90%的病例（27/30例）组织学证实为转移。

将来随着经膈肌心膈角淋巴结切除术的经验积累和技术发展，以及对心膈角淋巴结受累的进一步认识，会对晚期卵巢癌患者选择NACT或PDS治疗方案具有重要影响。

淋巴结受累对患者的治疗方案和预后具有相当大的影响。转移淋巴结与肿瘤的组织分级和子宫侵犯深度有关，也与无进展生存率和总生存率相关。此外，子宫内膜癌淋巴结阴性患者进行盆腔广泛淋巴结切除后，无须再行盆腔放射治疗。最近颁布了危险评分系统来预测子宫内膜癌淋巴结转移和远处转移，发现相应风险评分的阈值与淋巴结切除率有关。并且，根据风险评分系统的淋巴扩散和高危肿瘤特征，被发现是独立于肿瘤分期的生存预测因子。

盆腔淋巴结转移也被认为是宫颈癌的一个重要预后因素。对127例局部晚期宫颈癌患者的回顾性分析显示，盆腔下位淋巴结的状态能够从病理上预测评估盆腔上位淋巴结和子宫旁淋巴结的状况。在另一项针对70名连续患者的研究中显示，淋巴结转移与子宫体受累和较高FIGO分期有显著相关性。而且，淋巴结阳性患者的肿瘤平均体积（69cm^3）大于淋巴结阴性患者的肿瘤平均体积（49cm^3）。

2　适应证和影像技术的价值

MRI或CT检查盆腔淋巴结没有特异性指征，淋巴结评估应结合肿瘤分期的影像学检查和一般转移的评估。

用于区分正常和转移性淋巴结的传统标准是采用淋巴结短轴直径的阈值：短轴直径大于或等于10mm，考虑为转移性淋巴结。不过，这个标准不能区分炎性肿大淋巴结和转移淋巴结。此外，所用阈值也存在争议：10mm具有相对较高的特异性（90%或更多），但敏感性较低；增大阈值如12mm，可增加敏感性，但会降低特异性。

近些年来，弥散加权磁共振成像（DW-MRI）已成为检测转移性淋巴结的一种有前景的技术。由于转移组织影响弥散，因此阳性淋巴结在高b值（800～1000s/mm^2）图像上表现为非连续的圆形或卵圆形高信号结构，在相应的ADC图上呈低信号。几项关于宫颈癌和子宫癌患者的研究报告显示恶性和良性淋巴结之间的ADC值存在明显的差异。在一项研究中，与单独形态学MRI敏感性25%比较，结合分析ADC值和淋巴结大小，敏感性上升到83%，特异性仍旧维持较高的水平，分别是99%和98%。弥散加权结合形态学MRI检查到的最小转移淋巴结的短轴直径为5mm。最近一篇宫颈癌研究的Meta分析指出，应用DW-MRI检查淋巴结转移的总敏感性是86%（95%置信区间，CI：84%～89%），总特异性是84%（CI：83%～89%）。尽管如此，阳性淋巴结与阴性淋巴结测定的ADC值仍有很大的交叉。另外一项研究显示，可能由于患者样本量较小，无法确定转移淋巴结中ADC显著降低。但值得一提的是，后一项研究的作者也得出了以下结论：与形态学MRI相比，DW MRI提高了淋巴结的检出率。同时，还提出了一些ADC阈值可用于检测淋巴结转移（如Lin等提出ADC值低于$0.10 \times 10^{-3}\, mm^2/s$），而测量的ADC值取决于所用MR扫描仪的硬件特性和场强，因此，每个检查中心都应仔细校正。也应注意，测量的ADC值是否会受淋巴结脂肪门的影响而被低估或由于坏死或受部分容积效应影响（因为淋巴结相对于图像分辨率小）而被高估。最后，检查淋巴结转移时，我们建议将DW MRI与T2WI结合起来。

影像融合技术是又一个有趣的发展，如正电子发射计算机断层扫描PET-CT和PET-MRI。宫颈癌Meta分析研究显示，PET或PET-CT检查淋巴结转移总的敏感

性是54%（CI：46%～61%），明显高于形态学MRI（38%，CI：32%～43%），但与单独CT扫描相近（52%，CI：42%～62%）；相反，PET或PET-CT总的特异性是97%（CI：96%～98%），明显高于CT扫描（92%，CI：90%～94%），但与形态学MRI相近（97%，CI：97%～98%）。一项研究对比分析了PET-CT和DW-MRI对宫颈癌淋巴结转移的评价效果，DW-MRI敏感性高于PET-CT，但特异性较低，然而，这两种技术都不能取代术中淋巴结组织学检查的准确性。同样，最近一项关于DW-MRI、PET或PET-CT和CT检查宫颈癌患者淋巴结转移的Meta分析显示，DW-MRI、PET或PET-CT明显好于CT，PET或PET-CT特异性最高，DW-MRI敏感性最高。

分析宫颈癌淋巴结分期的研究报道，PET-MRI敏感性和特异性都在90%以上。尽管PET-MRI具有较为突出的作用，但在应用到临床常规诊疗之前，还需要对其做进一步的研究。

最后，我们尚未发现任何研究来分析动态对比增强磁共振成像（DCE-MRI）在检查妇科癌症患者淋巴结转移中的作用。但有一些证据证实DCE-MRI有助于检查乳腺癌、头颈部癌和前列腺癌的淋巴结受累情况，同样的结果也可能适用于子宫体和卵巢癌，需要进一步的研究来填补这一认知空白。

3　技术

盆腔MRI检查之前，患者如何准备，

目前没有统一的认识。为了限制肠道运动伪影的影响，建议MRI检查前禁食6小时或者肌内或静脉注射抑制肠道蠕动的药物。应用抑制肠道蠕动药物如1mg胰高血糖素或20mg丁溴东莨菪碱效果最好，糖尿病患者或嗜铬细胞瘤患者禁用。膀胱适当充盈，避免影响盆腔解剖关系。

3.1　MRI

妇科癌症分期方案中包括淋巴结的评价。宫颈癌和子宫内膜癌，应检查盆腔淋巴结和腹膜后肾门水平以上淋巴结；外阴癌和阴道癌，应仔细观察腹股沟淋巴结；而卵巢癌，则应关注盆腔、腹部和远处胸内淋巴结转移情况。

T2WI用于评价淋巴结情况，成像层面不同则淋巴结表现不同。大小约1mm³各向同性容积素的3D T1WI和T2WI能帮助正确评价轴位层面呈圆形而其他层面表现为长形或卵圆形的淋巴结，并且，3D重建能够正确定位淋巴结与邻近血管的关系，进而提高外科医生对可疑淋巴结的探查。

采用脂肪抑制来获得DW-MRI图像，避免淋巴结脂肪门（通常被认为是可靠的良性的指标）误导而导致ADC测量值过低。DWI合适的b值到底是多少目前还没有统一认识，通常所用b值为$500 \sim 1000s/mm^2$（除$b=0s/mm^2$之外）。大家必须清楚，计算出来的ADC图取决于b值以及所用磁共振扫描仪硬件特征和场强大小。

3.1.1　静脉内非特异性对比剂

关于应用细胞外钆基对比剂淋巴结成像，没有明确指征。注射非特异性对比剂后T1WI可增加淋巴结与血管的对比度，便于检出淋巴结坏死区域。

获取最佳对比增强图像的时间点取决于所要检查的病变，而在注射对比剂后10分钟内成像，可避免对比剂弥散入腹腔。3D梯度回波序列层厚相对较薄（如1mm），优于标准2D增强序列，具有良好的空间分辨率。

如果患者怀孕或出现肾功能障碍，那么钆基对比剂的应用则需要仔细评估，可用薄层T2WI和轴位脂肪饱和DW-MRI代替。

3.1.2　静脉内组织特异性对比剂

能被正常淋巴结摄取的组织特异性对比剂是检查淋巴结转移的有效工具。这些对比剂（如ferumoxtran-10，先前欧洲市场称为Sinerem®，美国称为Combidex®）是基于超小顺磁性超氧化铁的纳米颗粒（USPIO），直径大约20nm。检查前24~36小时静脉注入，被正常淋巴结内巨噬细胞摄取，故而在T2WI上表现为低信号，而转移淋巴结信号不变。早期研究显示，ferumoxtran-10类对比剂可提高子宫内膜癌和宫颈癌淋巴结转移的敏感性，大大减少放射医生图像解读的时间。然而，目前市场上还没有被批准用于区分转移性淋巴结和非转移性淋巴结的USPIO类对比剂。

3.2　CT

就像淋巴结评估是整体分期的一部分

一样，要评价的淋巴结范围由不同肿瘤类型的分期方案所决定。妇科肿瘤的CT成像常需要静脉注射对比剂。因此，无须特殊的技术来评估淋巴结。多平面重建便于评价淋巴结以及区分淋巴结与肠袢的关系。

4　良恶性淋巴结的影像学表现：MRI/CT

淋巴结侵犯的形态影像学特征包括：短轴直径大于10mm、可见坏死区域（STIR或T2WI呈高信号）、信号强度与原发性肿瘤相近，以及淋巴结轮廓不规则或肿瘤突破淋巴结被膜。但是，CT或MRI很少能看到这些形态学特点。CT对比分辨率较低，不能区分正常淋巴结和转移淋巴结组织；MRI软组织对比分辨率较高，然而，淋巴组织的T1、T2弛豫时间以及质子密度和肿瘤组织都相同。

恶性淋巴结在高b值（800～1000s/mm²）DW-MRI上表现为不连续圆形或卵圆形高信号，与形态学3D成像一致。淋巴结对应的结构需要进一步评估。

如果淋巴结在相应的ADC图和（或）

T2WI上表现为低信号结构，应怀疑恶性，需要T1WI除外淋巴结脂肪门引起的低ADC。短轴直径大于10mm、圆形轮廓、边界不清或边缘不规则以及T2WI显示信号强度低于肌肉或腹股沟淋巴结也都是恶性淋巴结的指征。相反，偏心性脂肪以及轴位重建图像显示盆腔双侧对称，包括相似的形状和大小则支持良性淋巴结诊断。

图15-1是一个双侧卵巢腺癌患者出现阴性髂外淋巴结的例子：虽然高b值DW-MRI表现为高信号结构，而在T1WI上呈长形，轮廓规则，大小正常。图15-2突出显示高级别子宫平滑肌肉瘤引起的髂外淋巴结转移，阳性淋巴结在高b值DW-MRI上表现为肿大的圆形的高信号结构，在相应的ADC图和T2WI上呈低信号；经皮放疗4周后，淋巴结大小没有明显变化，但ADC值自0.8×10^{-3}mm²/s上升到1.6×10^{-3}mm²/s，反映了良好的治疗效果。图15-3列举了一例ⅢC期卵巢癌患者出现心膈角淋巴结增大，由于在高b值DW-MRI呈高信号，故怀疑恶性淋巴结，然而，对比增强CT显示大小较小（短轴直径小于5mm），不支持恶

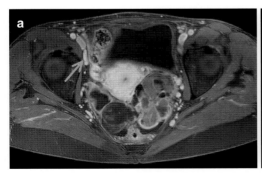 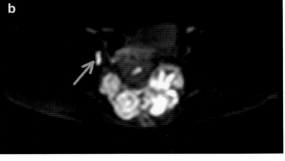

图15-1　53岁女性，双侧卵巢腺癌，组织病理学证实16个无肿瘤盆腔淋巴结。箭头所示是一个阴性髂外淋巴结，在轴位T1W Dixon水序列（a）和DWI（b=1000s/mm²）（b）上表现为轮廓规则，大小正常

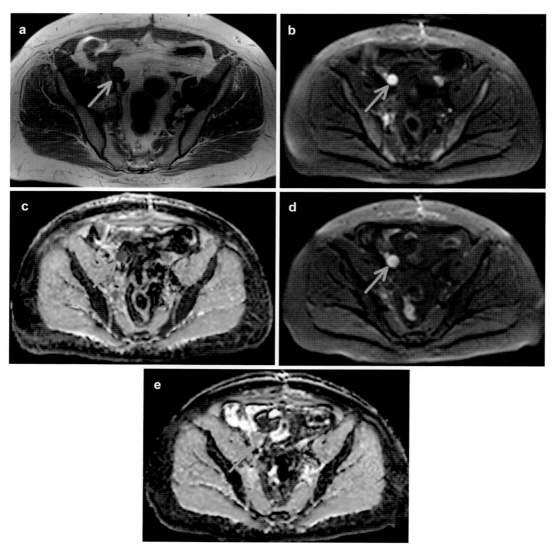

图15-2　65岁女性，高级别子宫平滑肌肉瘤，髂外淋巴结转移。轴位T2WI（a）、DW-MRI（b=800s/mm²）（b）和ADC图（c），经皮放射治疗4周后，淋巴结大小没有明显变化；但ADC值自0.8×10⁻³mm²/s增大至1.6×10⁻³mm²/s［见DW-MRI（d）和ADC图（e）］，提示具有良好的治疗反应

性诊断（由于此淋巴结没有切除，因此没有对应的组织病理学）。

目前，相关专家们正在努力建立能够检查病理性心膈角淋巴结的CT标准。最近一项31例晚期卵巢癌的研究结果显示，短轴直径阈值7mm为诊断标准的敏感性和特异性分别为63%和83%。图15-4显示1例10年前诊断为FIGO ⅢC高级浆液性卵

巢癌的61岁女性患者出现心膈角淋巴结肿大转移，由于右上腹部疼痛，最近进行了CT检查。除心膈角淋巴结肿大外，还检查到膈肌、肝脏周围和胸腔转移性病变，胸腔积液经组织病理学分析证实为卵巢癌转移。化疗6个周期后，心膈角淋巴结明显缩小，提示治疗反应较好。

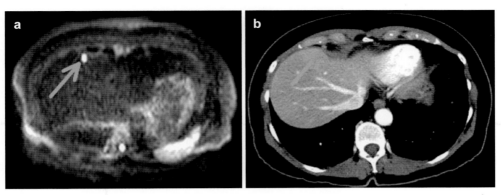

图15-3　71岁女性，新近诊断为FIGO ⅢC卵巢癌。a.轴位DWI体部背景抑制（DWIBS，b=800s/mm² ）可疑心膈角恶性淋巴结，没有组织病理学证实；b.增强CT显示淋巴结不符合恶性淋巴结的大小标准（阈值5mm）

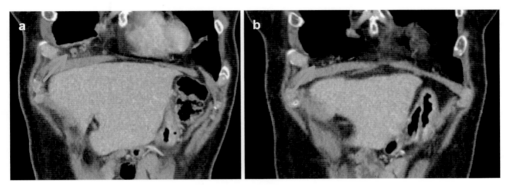

图15-4　61岁女性，初始诊断为FIGO ⅢC高级浆液性卵巢癌，10年后出现右上腹部疼痛，CT诊断为复发。a.CT显示心膈角淋巴结肿大转移；b.化疗6个周期后，心膈角淋巴结减小，提示治疗反应较好

参考文献

Bahri S, Chen JH, HJ Y, Kuzucan A, Nalcioglu O, MY S (2008) Can dynamic contrast-enhanced MRI (DCE-MRI) predict tumor recurrence and lymph node status in patients with breast cancer? Ann Oncol 19(4):822–824. doi:10.1093/annonc/mdn043.

Balleyguier C, Sala E, Da Cunha T, Bergman A, Brkljacic B, Danza F, Forstner R, Hamm B, Kubik-Huch R, Lopez C, Manfredi R, McHugo J, Oleaga L, Togashi K, Kinkel K (2011) Staging of uterine cervical cancer with MRI: guidelines of the European Society of Urogenital Radiology. Eur Radiol 21(5):1102–1110. doi:10.1007/s00330-010-1998-x.

Berek JS, Crum C, Friedlander M (2015) Cancer of the ovary, fallopian tube, and peritoneum. Int J Gynaecol Obstet 131(Suppl 2):S111–S122. doi:10.1016/j.ijgo.2015.06.007.

Boronow RC, Morrow CP, Creasman WT, Disaia PJ, Silverberg SG, Miller A, Blessing JA (1984) Surgical staging in endometrial cancer: clinical-pathologic findings of a prospective study. Obstet Gynecol 63(6):825–832.

Bottke D, Wiegel T, Kreienberg R, Kurzeder C, Sauer G (2007) Stage IB endometrial cancer. Does lymphadenectomy replace adjuvant radiotherapy? Strahlenther Onkol 183(11):600–604. doi:10.1007/s00066-007-1801-3.

Bourgioti C, Chatoupis K, Moulopoulos LA (2016) Current imaging strategies for the evaluation of uter-ine cervical cancer. World J Radiol 8(4):342–354. doi:10.4329/wjr.v8.i4.342.

Brown G, Richards CJ, Bourne MW, Newcombe RG, Radcliffe AG, Dallimore NS, Williams GT (2003) Morphologic predictors of lymph node status in rectal cancer with use of high-spatial-resolution MR imag-ing with histopathologic comparison. Radiology 227(2):371–377. doi:10.1148/radiol.2272011747.

Choi HJ, Ju W, Myung SK, Kim Y (2010) Diagnostic per-formance of computer tomography, magnetic resonance imaging, and positron emission tomography or positron emission tomography/computer tomography for detec-tion of metastatic lymph nodes in patients with cervical cancer: meta-analysis. Cancer Sci 101(6):1471–1479. doi:10.1111/j.1349-7006.2010.01532.x.

Donati OF, Chong D, Nanz D, Boss A, Froehlich JM, Andres E, Seifert B, Thoeny HC (2014) Diffusion-weighted MR imaging of upper abdominal organs: field strength and intervendor variability of apparent diffusion coefficients. Radiology 270(2):454–463. doi:10.1148/radiol.13130819.

Dooms GC, Hricak H, Moseley ME, Bottles K, Fisher M, Higgins CB (1985) Characterization of lymphadenop-athy by magnetic resonance relaxation times: prelimi-nary results. Radiology 155(3):691–697. doi:10.1148/radiology.155.3.4001371.

Engin G (2006) Cervical cancer: MR imaging findings before, during, and after radiation therapy. Eur Radiol 16(2):313–324. doi:10.1007/s00330-005-2804-z.

Ferlay J, Steliarova-Foucher E, Lortet-Tieulent J, Rosso S, Coebergh JW, Comber H, Forman D, Bray F (2013) Cancer incidence and mortality patterns in Europe: estimates for 40 countries in 2012. Eur J Cancer 49(6):1374–1403. doi:10.1016/j.ejca.2012.12.027.

Ferrandina G, Distefano M, Ludovisi M, Morganti A, Smaniotto D, D'Agostino G, Fanfani F, Scambia G (2007) Lymph node involvement in locally advanced cervical cancer patients administered preoperative chemoradiation versus chemotherapy. Ann Surg Oncol 14(3):1129–1135. doi:10.1245/s10434-006-9252-0.

Forstner R, Sala E, Kinkel K, Spencer JA, European Society of Urogenital R (2010) ESUR guidelines: ovarian cancer staging and follow-up. Eur Radiol 20(12):2773–2780. doi:10.1007/s00330-010-1886-4.

Grueneisen J, Schaarschmidt BM, Heubner M, Aktas B, Kinner S, Forsting M, Lauenstein T, Ruhlmann V, Umutlu L (2015) Integrated PET/MRI for whole-body staging of patients with primary cervical cancer: pre-liminary results. Eur J Nucl Med Mol Imaging 42(12):1814–1824. doi:10.1007/s00259-015-3131-5.

Herneth AM, Mayerhoefer M, Schernthaner R, Ba-Ssalamah A, Czerny C, Fruehwald-Pallamar J (2010) Diffusion weighted imaging: lymph nodes. Eur J Radiol 76(3):398–406. doi:10.1016/j.ejrad.2010.08.016.

Holloway BJ, Gore ME, A'Hern RP, Parsons C (1997) The significance of paracardiac lymph node enlarge-ment in ovarian cancer. Clin Radiol 52(9):692–697.

Hynninen J, Auranen A, Carpén O, Dean K, Sepp?nen M, Kemppainen J, Lavonius M, Lisinen I, Virtanen J, Grénman S (2012) FDG PET-CT in staging of advanced epithelial ovarian cancer: frequency of supradiaphragmatic lymph node metastasis challenges the traditional pattern of disease spread. Gynecol Oncol 126(1):64–68.

Jager GJ, Barentsz JO, Oosterhof GO, Witjes JA,

Ruijs SJ (1996) Pelvic adenopathy in prostatic and urinary bladder carcinoma: MR imaging with a three-dimen-sional TI-weighted magnetization-prepared-rapid gra-dient-echo sequence. AJR Am J Roentgenol 167(6):1503–1507. doi:10.2214/ajr.167.6.8956585.

Johnson W, Taylor MB, Carrington BM, Bonington SC, Swindell R (2007) The value of hyoscine butylbro-mide in pelvic MRI. Clin Radiol 62(11):1087–1093. doi:10.1016/j.crad.2007.05.007.

Kim JK, Kim KA, Park BW, Kim N, Cho KS (2008) Feasibility of diffusion-weighted imaging in the dif-ferentiation of metastatic from nonmetastatic lymph nodes: early experience. J Magn Reson Imaging 28(3):714–719. doi:10.1002/jmri.21480.

Kim SK, Choi HJ, Park SY, Lee HY, Seo SS, Yoo CW, Jung DC, Kang S, Cho KS (2009) Additional value of MR/PET fusion compared with PET-CT in the detection of lymph node metastases in cervical can-cer patients. Eur J Cancer 45(12):2103–2109. doi:10.1016/j.ejca.2009.04.006.

Kinkel K, Forstner R, Danza FM, Oleaga L, Cunha TM, Bergman A, Barentsz JO, Balleyguier C, Brkljacic B, Spencer JA, European Society of Urogenital I (2009) Staging of endometrial cancer with MRI: guidelines of the European Society of Urogenital Imaging. Eur Radiol 19(7):1565–1574. doi:10.1007/s00330-009-1309-6.

Kitajima K, Yamasaki E, Kaji Y, Murakami K, Sugimura K (2012) Comparison of DWI and PET-CT in evalua-tion of lymph node metastasis in uterine cancer. World J Radiol 4(5):207–214. doi:10.4329/wjr.v4.i5.207.

Koc Z, Erbay G, Ulusan S, Seydaoglu G, Aka-Bolat F (2012) Optimization of b value in diffusion-weighted MRI for characterization of benign and malignant gynecological lesions. J Magn Reson Imaging 35(3):650–659. doi:10.1002/jmri.22871.

Koplay M, Dogan NU, Erdogan H, Sivri M, Erol C, Nayman A, Karabagli P, Paksoy Y, Celik C (2014) Diagnostic efficacy of diffusion-weighted MRI for pre-operative assessment of myometrial and cervical inva-sion and pelvic lymph node metastasis in endometrial carcinoma. J Med Imaging Radiat Oncol 58(5):538–546 . doi:10.1111/1754-9485.12209quiz 648.

Lin G, Ho KC, Wang JJ, Ng KK, Wai YY, Chen YT, Chang CJ, Ng SH, Lai CH, Yen TC (2008) Detection of lymph node metastasis in cervical and uterine can-cers by diffusion-weighted magnetic resonance imag-ing at 3T. J Magn Reson Imaging 28(1):128–135. doi:10.1002/jmri.21412.

Lista F, Gimbernat H, Caceres F, Rodriguez-Barbero JM, Castillo E, Angulo JC (2014) Multiparametric mag-netic resonance imaging for the assessment of extra-capsular invasion and other staging parameters in patients with prostate cancer candidates for radical prostatectomy. Actas Urol Esp 38(5):290–297. doi:10.1016/j.acuro.2013.11.003.

Liu Y, Bai R, Sun H, Liu H, Zhao X, Li Y (2009) Diffusion-weighted imaging in predicting and monitoring the response of uterine cervical cancer to combined chemoradiation. Clin Radiol 64(11):1067–1074. doi:10.1016/j.crad.2009.07.010.

Liu B, Gao S, Li S (2017) A comprehensive comparison of CT, MRI, positron emission tomography or positron emission tomography/CT, and diffusion weighted imag-ing-MRI for detecting the lymph nodes metastases in patients with cervical cancer: a meta-analysis based on 67 studies. Gynecol Obstet Invest.

doi:10.1159/000456006.

Loiselle CR, Eby PR, Peacock S, Kim JN, Lehman CD (2011) Dynamic contrast-enhanced magnetic reso-nance imaging and invasive breast cancer: primary lesion kinetics correlated with axillary lymph node extracapsular extension. J Magn Reson Imaging 33(1):96–101. doi:10.1002/jmri.22389.

McVeigh PZ, Syed AM, Milosevic M, Fyles A, Haider MA (2008) Diffusion-weighted MRI in cervical can-cer. Eur Radiol 18(5):1058–1064. doi:10.1007/s00330-007-0843-3.

Nakai G, Matsuki M, Inada Y, Tatsugami F, Tanikake M, Narabayashi I, Yamada T (2008) Detection and evalu-ation of pelvic lymph nodes in patients with gyneco-logic malignancies using body diffusion-weighted magnetic resonance imaging. J Comput Assist Tomogr 32(5):764–768. doi:10.1097/RCT.0b013e318153fd43.

Narayan K, McKenzie AF, Hicks RJ, Fisher R, Bernshaw D, Bau S (2003) Relation between FIGO stage, pri-mary tumor volume, and presence of lymph node metastases in cervical cancer patients referred for radiotherapy. Int J Gynecol Cancer 13(5):657–663.

Piver MS, Chung WS (1975) Prognostic significance of cervical lesion size and pelvic node metastases in cer-vical carcinoma. Obstet Gynecol 46(5):507–510.

Polterauer S, Khalil S, Zivanovic O, Abu-Rustum NR, Hofstetter G, Concin N, Grimm C, Reinthaller A, Barakat RR, Leitao MM Jr (2012) Prognostic value of lymph node ratio and clinicopathologic parameters in patients diagnosed with stage IIIC endometrial cancer. Obstet Gynecol 119(6):1210–1218. doi:10.1097/AOG.0b013e318255060c.

Prader S, Harter P, Grimm C, Traut A, Waltering K-U, Alesina PF, Heikaus S, Ataseven B, Heitz F, Schneider S, du Bois A (2016) Surgical management of cardio-phrenic lymph nodes in patients with advanced ovar-ian cancer. Gynecol Oncolo 141(2):271–275.

Qayyum A, Coakley FV, Westphalen AC, Hricak H, Okuno WT, Powell B (2005) Role of CT and MR imaging in predicting optimal cytoreduction of newly diagnosed primary epithelial ovarian cancer. Gynecol Oncol 96(2):301–306. doi:10.1016/j.ygyno.2004.06.054.

Raban O, Peled Y, Krissi H, Goldberg N, Aviram A, Sabah G, Levavi H, Eitan R (2015) The significance of para-cardiac lymph-node enlargement in patients with newly diagnosed stage IIIC ovarian cancer. Gynecol Oncol 138(2):259–262. doi:10.1016/j.ygyno.2015.05.007.

Rockall AG, Sohaib SA, Harisinghani MG, Babar SA, Singh N, Jeyarajah AR, Oram DH, Jacobs IJ, Shepherd JH, Reznek RH (2005) Diagnostic performance of nanoparticle-enhanced magnetic resonance imaging in the diagnosis of lymph node metastases in patients with endometrial and cervical cancer. J Clin Oncol 23(12):2813–2821. doi:10.1200/JCO.2005.07.166.

Sala E, Rockall A, Rangarajan D, Kubik-Huch RA (2010) The role of dynamic contrast-enhanced and diffusion weighted magnetic resonance imaging in the female pelvis. Eur J Radiol 76(3):367–385. doi:10.1016/j.ejrad.2010.01.026.

Shen G, Zhou H, Jia Z, Deng H (2015) Diagnostic perfor-mance of diffusion-weighted MRI for detection of pel-vic metastatic lymph nodes in patients with cervical cancer: a systematic review and meta-analysis. Br J Radiol 88(1052):20150063. doi:10.1259/bjr.20150063.

Thoeny HC, Triantafyllou M, Birkhaeuser FD,

Froehlich JM, Tshering DW, Binser T, Fleischmann A, Vermathen P, Studer UE (2009) Combined ultrasmall superparamagnetic particles of iron oxide-enhanced and diffusion-weighted magnetic resonance imaging reliably detect pelvic lymph node metastases in nor-mal-sized nodes of bladder and prostate cancer patients. Eur Urol 55(4):761–769. doi:10.1016/j.eururo.2008.12.034.

Thoeny HC, Forstner R, De Keyzer F (2012) Genitourinary applications of diffusion-weighted MR imaging in the pelvis. Radiology 263(2):326–342. doi:10.1148/radiol.12110446.

Thoeny HC, Froehlich JM, Triantafyllou M, Huesler J, Bains LJ, Vermathen P, Fleischmann A, Studer UE (2014) Metastases in normal-sized pelvic lymph nodes: detec-tion with diffusion-weighted MR imaging. Radiology 273(1):125–135. doi:10.1148/radiol.14132921.

Thomsen HS, Morcos SK, Almen T, Bellin MF, Bertolotto M, Bongartz G, Clement O, Leander P, Heinz-Peer G, Reimer P, Stacul F, van der Molen A, Webb JA, Committee ECMS (2013) Nephrogenic systemic fibrosis and gadolinium-based contrast media: updated ESUR Contrast Medium Safety Committee guidelines. Eur Radiol 23(2):307–318. doi:10.1007/s00330-012-2597-9.

Tuomi T, Pasanen A, Luomaranta A, Leminen A, Bützow R, Loukovaara M (2015) Risk-stratification of endo-metrial carcinomas revisited: a combined preoperative and intraoperative scoring system for a reliable predic-tion of an advanced disease. Gynecol Oncol 137(1):23–27.

Tuomi T, Pasanen A, Leminen A, Bützow R, Loukovaara M (2017) Prediction of lymphatic dissemination in endometrioid endometrial cancer: comparison of three risk-stratification models in a single-institution cohort. Gynecol Oncol 144(3):510–514.

Van Hoe L, Vanbeckevoort D, Oyen R, Itzlinger U, Vergote I (1999) Cervical carcinoma: optimized local staging with intravaginal contrast-enhanced MR imag-ing—preliminary results. Radiology 213(2):608–611. doi:10.1148/radiology.213.2.r99oc23608.

Vergote I, Trope CG, Amant F, Kristensen GB, Ehlen T, Johnson N, Verheijen RH, van der Burg ME, Lacave AJ, Panici PB, Kenter GG, Casado A, Mendiola C, Coens C, Verleye L, Stuart GC, Pecorelli S, Reed NS, European Organization for R, Treatment of Cancer-Gynaecological Cancer G, Group NCT (2010) Neoadjuvant chemotherapy or primary surgery in stage IIIC or IV ovarian cancer. N Engl J Med 363(10):943–953. doi:10.1056/NEJMoa0908806.

Wendl CM, Muller S, Meier J, Fellner C, Eiglsperger J, Gosau M, Prantl L, Stroszczynski C, Jung EM (2012) High resolution contrast-enhanced ultrasound and 3-tesla dynamic contrast-enhanced magnetic resonance imaging for the preoperative characterization of cervi-cal lymph nodes: first results. Clin Hemorheol Microcirc 52(2-4):153–166. doi:10.3233/CH-2012-1593.

Yan S, Wang Z, Li L, Guo Y, Ji X, Ni H, Shen W, Xia S (2016) Characterization of cervical lymph nodes using DCE-MRI: differentiation between metastases from SCC of head and neck and benign lymph nodes. Clin Hemorheol Microcirc 64(2):213–222. doi:10.3233/CH-162065.

Yang WT, Lam WW, MY Y, Cheung TH, Metreweli C (2000) Comparison of dynamic helical CT and dynamic MR imaging in the evaluation of pelvic lymph nodes in cervical carcinoma. AJR Am J Roentgenol 175(3):759–766. doi:10.2214/ajr.175.3.1750759.

第十六章　急性和慢性盆腔疼痛性疾病

摘　要

本章主要介绍常见的妇科和非妇科急慢性盆腔疼痛的原因，特别关注鉴别诊断和影像学特点。MRI或CT诊断的相对频次见表16-1。与慢性盆腔疼痛高度相关的妇科病变，如子宫内膜异位症、子宫平滑肌瘤和子宫腺肌病，在本书的前面章节已讨论。

1　引言

临床实践中最具挑战性的问题之一就是确定盆腔疼痛的原因。从临床观点出发，将盆腔疼痛分为急性和慢性意义重大，因为这些表现在鉴别诊断上有所不同，需要用不同的成像方法进行评价。盆腔慢性疼痛的定义为盆腔疼痛持续6个月或以上。

下腹部和盆腔疼痛的鉴别诊断包括妇科疾病、妊娠、胃肠道、泌尿系统、神经和腹壁等相关原因。此外，精神因素对女性尤其是罹患盆腔慢性疼痛的患者也起重要作用。

评估育龄妇女盆腔疼痛最重要的实验室检查是妊娠试验，可帮助排除异位妊娠。最常见的妇科盆腔急症发生在绝经前年龄组，包括异位妊娠、黄体囊肿破裂和盆腔感染。非妇科盆腔急症最常见的是阑尾炎。

　　超声是引起盆腔疼痛妇科疾病的首选成像方法，然而，一些急症情况如急性严重下腹部疼痛的原因不明确时，腹部和盆腔CT通常作为首选成像方法，可以评价胃肠道和泌尿系统。MRI通常用于解决问题，当无法行阴道超声检查时才使用。

　　本章回顾一些本书其他章节没有提到的常见急慢性盆腔疼痛的诊断方法（表16-1），而与盆腔慢性疼痛高度相关的妇科疾病如子宫内膜异位症、子宫平滑肌瘤和子宫腺肌病在其他章节进行讨论。

2　盆腔疼痛的妇科原因

2.1　卵巢囊肿：囊肿急症

　　卵巢滤泡在月经周期生理性增大时可发生滤泡囊肿，但不会因排卵而破裂。这些功能性单纯囊肿在超声上没有明显的特征，一般大小为3～6cm，通常在数个月经周期内吸收。滤泡排卵后形成黄体囊肿，壁增厚，壁内血管结构增加，中心腔内常见出血。在某些情况下，这些生理性囊肿（卵泡和黄体）可能明显出血和（或）破裂，从而可能有明显的临床症状导致出现紧急情况。非生理性囊肿如子宫内膜囊肿或成熟囊性畸胎瘤破裂等也可出现急性疼痛。

2.1.1　影像学表现

　　对于卵巢囊肿出血，超声通常容易诊断。超声也能可靠地诊断卵巢囊肿破裂，不需要进一步CT或MRI检查。然而，对于一些急症情况，由于诊断的不确定性，CT可能是首选检查方法。卵巢囊肿出血由于囊内出血，CT表现为卵巢囊内混杂密度（图16-1）。如果没有CT平扫，出血无法与增强的软组织鉴别，偶尔需要MRI来解决这个问题。囊肿破裂时，盆腔内出现游离液体，囊肿破裂塌陷可能会较难检出囊肿破裂的证据；如果囊肿破裂与出血性黄体囊肿相关，可见一侧卵巢内破

表16-1　临床常规用CT或MRI检查盆腔疼痛的相对频次

妇科病变	频次	非妇科病变	频次
盆腔炎性疾病	+	盆腔充血综合征	+
输卵管卵巢脓肿	++	阑尾炎	+++
输卵管积水	++	憩室炎	+++
卵巢扭转	+	肠脂垂炎	+
卵巢静脉血栓形成	+	克罗恩病	++
子宫内膜异位症	++	腹直肌鞘血肿	+
子宫平滑肌瘤	++		
子宫腺肌病	++		

　　注：+，低频次；++，中等频次；+++，高频次。

裂的黄体囊肿以及盆腔内出现出血相关的游离高密度液体（高于单纯液体），延迟对比增强CT可显示碘基对比剂在盆腔内聚集，MRI显示盆腔内游离液体含有血液的

征象（图16-2）。

成熟囊性畸胎瘤破裂时，腹腔内可见游离脂肪球以及炎性征象。原发性畸胎瘤通常见于附件（图16-3）。

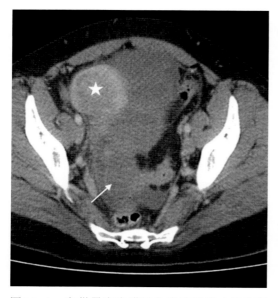

图16-1　卵巢子宫内膜异位囊肿破裂（箭头所示），CT显示盆腔内出现混合密度液体，与血液密度一致，子宫（星号所示）被左侧附件巨大复杂囊肿推向右侧

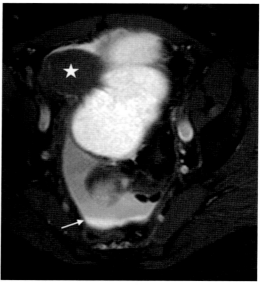

图16-2　与图16-1为同一个患者，轴位脂肪饱和T1WI MRI显示卵巢子宫内膜异位囊肿破裂，盆腔内血液分层（箭头所示），子宫（星号所示）位于巨大含血囊肿的右侧

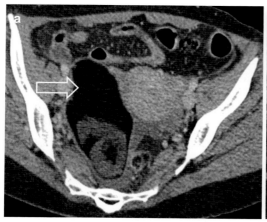
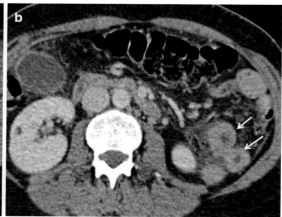

图16-3　一位患者出现腹部左上象限疼痛。a. CT显示畸胎瘤破裂（空心箭头所示）；b. 显示肠袢增厚（实箭头所示），由化学性腹膜炎所致，邻近脂肪可见条索影，左侧结肠旁沟腹膜增厚

2.1.2　鉴别诊断

异位妊娠是最重要的鉴别诊断，排除异位妊娠非常必要。囊肿类型的鉴别包括生理性囊肿、子宫内膜性囊肿、良性囊性畸胎瘤或卵巢肿瘤性囊肿。盆腔内可见游离液体或血液，没有可见的囊肿或塌陷囊肿，病史就成为诊断生理性囊肿破裂的可靠依据。盆腔急性疼痛和产生游离液体的其他原因还有炎性病变，如盆腔炎症疾病（PID）、阑尾炎或憩室炎。

2.1.3　影像价值

影像学检查可用于证实盆腔游离液体。如果看到囊肿，可确定囊肿类型。影像学检查还可排除严重急性盆腔疼痛的其他原因。

2.2　盆腔炎症

PID是指上生殖道的上行性感染，通常见于育龄妇女。感染累及子宫、输卵管和卵巢。依据定义，PID应区别于医疗操作引起的盆腔感染、妊娠和其他腹部原发性病变。PID通常由淋病奈瑟菌或沙眼衣原体经性传播上行感染引起，但30%～40%的患者呈多微生物感染，放线菌和结核分枝杆菌是PID的罕见原因，可引起输卵管-卵巢脓肿。如果有宫内节育器（IUD）病史，则考虑放线菌病，但也有发生于体外受精后以及没有宫内节育器病史的女性的报道。如果PID未经治疗或治疗不彻底，异位妊娠的风险比正常人高6倍。20%的患者出现盆腔疼痛，患一次以上PID的女性，发生不孕症的概率为25%～60%。在PID患者中，偶尔可见细菌沿着结肠旁沟扩散引起右上象限肝表面腹膜炎和肝右叶炎症，导致Fritz-Hugh-Curtis综合征。

2.2.1　影像学表现

早期PID的影像学表现通常很轻微，主要基于临床表现。CT和MRI表现包括：盆腔轻度水肿造成子宫骶韧带增厚、盆腔脂肪模糊和条索影、反应性淋巴结肿大和游离液体。输卵管壁增厚和增强强化则是输卵管炎的征象；卵巢肿大和异常强化可表现为多囊性外观和炎症改变（图16-4），卵巢周围条索状改变以及邻近腹膜强化是常见的间接征象；子宫内膜炎患者可见子宫内膜异常强化以及宫颈管内积液，类似于Douglas腔内炎症的影像学特点（图16-4）；如果伴有宫颈炎，则表现为宫颈肿大和宫颈管异常强化。MRI观察子宫改变较CT更好。

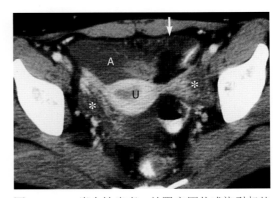

图16-4　29岁女性患者，沙眼衣原体感染引起的PID。CT显示盆腔内脂肪（箭头所示）模糊和蹼样浸润、游离液体（A）、左侧卵巢显著肿胀以及子宫腔（U）轻度扩张；卵巢（星号所示）呈多囊性表现，很难与腹水鉴别

2.3 输卵管积水

输卵管炎是输卵管末端伞部闭合的最重要原因，可导致输卵管积水。其他病因包括输卵管肿瘤、子宫内膜异位症和术后粘连。浆液性液体、血液或脓液聚集可引起输卵管扩张。

2.3.1 影像学表现

输卵管扩张表现为充满液体的管状结构，源自子宫底，与同侧卵巢分离。典型表现为迂曲、囊性管状结构，具有交叉指状、壁间隔不完整（图16-5）的特征，这些间隔较薄，T2WI呈低信号；对比增强T1WI或CT显示间隔明显强化，提示诊断输卵管积脓。MRI评价输卵管扩张内的液体成分最好，信号强度随着管内液体内容物不同而变化，可为单纯水样液体、蛋白性液体或血液。多极成像以及肠袢对比剂充盈能够识别输卵管起源，与肠袢扩张相鉴别。

2.3.2 鉴别诊断

输卵管直径可达10cm，因此，输卵管积水可类似于卵巢多房性肿瘤，尤其是囊腺瘤。多极成像有助于识别卵巢和病变的关系，除细小不完整光滑间隔外，扩张输卵管内出现任何强化成分，都应考虑输卵管癌或异位妊娠的可能性。输卵管积脓、输卵管积血通过输卵管内液体信号可与输卵管积水鉴别：输卵管积水含单纯液体，呈T1低信号和T2高信号，弥散不受限，类似于脑脊液或尿液；输卵管积脓含有脓液，通常表现为T1高信号和T2中等信号，弥散受限；输卵管积血则含血液，典型表现为T1和脂肪抑制T1高信号，T2低信号，弥散受限。

2.4 输卵管-卵巢脓肿

绝大多数的输卵管-卵巢脓肿（TOA）由PID引起，其他原因包括手术并发症或

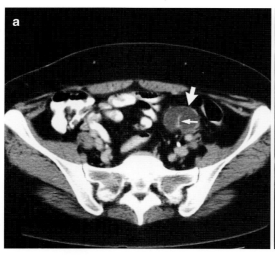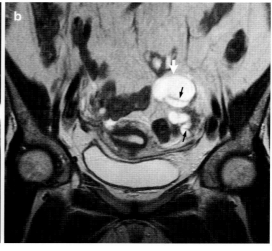

图16-5　输卵管积水的CT和MRI表现。横断位CT（a）和冠状位T2WI（b）显示左侧附件区多间隔性病变（箭头所示）：MRI显示管状结构、头端增宽。薄而不完整的交叉指状隔膜（小箭头所示）是输卵管扩张的典型CT和MRI表现

腹内肠道炎性疾病（如阑尾炎、憩室炎或克罗恩病）。大多数TOA由多种微生物感染所致，厌氧菌感染率高。IUD患者，特别是放入前几个月内，也具有较高的PID风险。盆腔放线菌病被认为与IUD的使用有高度相关性。

TOA最常见于育龄妇女，绝经后罕见，但可见于糖尿病或有放疗史的患者。绝经后女性出现TOA，与恶性肿瘤有显著的关联性，因此，需要排除恶性肿瘤。

炎性疾病的传播途径是沿输卵管直接侵犯，少数生殖道结核可经血液或淋巴管扩散传播。

2.4.1 影像学表现

在CT和MRI上，输卵管卵巢脓肿表现为单侧或双侧附件区厚壁、多房复杂肿块，含有不均匀的液体（图16-6）。内缘轮廓不规则，可见间隔，含有气体、液体或液体-碎屑平面。坏死或分液区可类似于浆液，但也可能是缩短T1的蛋白或出血。在T2WI上，输卵管卵巢脓肿常表现为不均匀的中等信号或高信号，外缘包绕明显强化的增厚囊壁（图16-7）。由于盆腔内粘连或纤维化，盆腔脂肪层内常可见网状条索影，T2WI表现为低信号，对比增强T1WI或CT显示强化，子宫和大网膜常发生粘连。脓肿增大可侵占Douglas腔或渗漏，产生转移性脓肿，引起局部腹膜炎。

累及邻近结构，可出现肠袢增厚，伴或不伴扩张。下盆腔腹膜强化和少量腹水是腹膜炎的征象，也可见输尿管梗阻。内部出现气体是脓肿最特异的影像学征象，但在输卵管卵巢脓肿不常见。放线菌病表现为卵巢复杂囊实性肿块和后腹膜增厚，呈腹膜后纤维化表现，常有炎症组织侵入对侧（图16-8），其表现类似于卵巢癌扩散腹膜种植。然而，影像学典型表现为骶骨前韧带增厚时，应怀疑放线菌病。

2.4.2 鉴别诊断

有时子宫内膜瘤壁厚，可出现类似

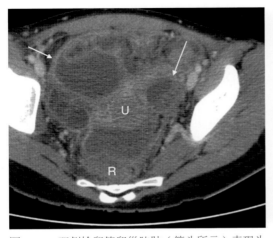

图16-6 双侧输卵管卵巢脓肿（箭头所示）表现为附件厚壁管状、囊状肿块。也可显示直肠（R）和子宫（U）

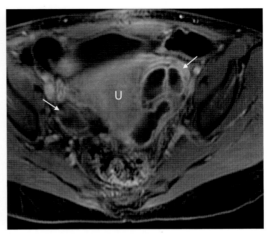

图16-7 对比增强脂肪饱和T1WI显示双侧输卵管卵巢脓肿，可见双侧附件区具有厚壁和分隔的囊性病变，显著强化（箭头所示）。子宫（U）显示可作为参考

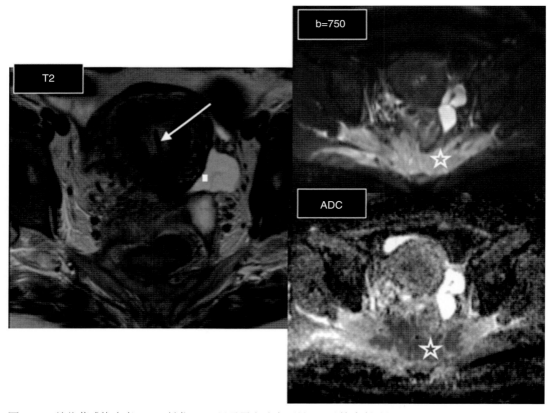

图16-8 放线菌感染患者MRI。轴位T2WI显示子宫腔内可见IUD（箭头所示）；DWI和ADC图显示骶前区增厚和纤维化，弥散受限（星号所示）；有一复杂病变

TOA的影像学特征，但其临床背景不同。卵巢癌以及卵巢转移瘤也可表现为多间隔卵巢肿块，通常可见明显强化的软组织（不规则间隔、乳头形成或壁结节），盆腔内脂肪没有炎症征象。此外，卵巢癌通常不伴输卵管扩张。然而，绝经后女性出现TOA，需要将恶性肿瘤考虑在内。如果输卵管卵巢脓肿累及邻近盆腔器官，通常无法明确原发病灶。结核性腹膜炎累及附件类似于腹膜癌瘤病，沿输卵管表面出现多发结节和大量腹水（图16-9）。

2.4.3 影像学价值

PID的诊断是基于临床表现和实验室检查，包括阴道分泌物检查和超声表现。当PID表现不特异或疑有并发症时，尤其是输卵管卵巢脓肿或腹膜炎时，CT或MRI可作为辅助影像学检查方法。CT常用于评价PID并发症，特别是疑有输卵管卵巢脓肿或腹膜炎时。另外，CT还有助于确定输卵管卵巢脓肿的原发部位，将其与肠道炎症疾病相区别；且有益于指导外科手术或CT引导下引流以及确定有无其他器官并发症的发生（图16-10）。MRI和CT都有助于附件肿瘤与脓肿的鉴别，然而，影像学结果需要结合临床背景进行解释。鉴别输卵管积水和卵巢囊性肿瘤，MRI较CT更有用。

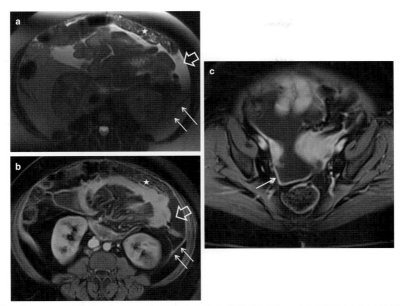

图16-9　腹膜结核MRI。轴位T2WI（a）显示腹水（空心箭头所示）、大网膜增厚（星号所示）和左胁部（实箭头所示）腹膜反折处光滑增厚；轴位T1脂肪饱和对比增强MRI（b，c）证实中腹部（b）和盆腔（c）光滑增厚腹膜强化（实箭头所示），无卵巢肿块，也可见大网膜增厚强化（星号所示）和显著肠系膜血管强化，与炎性病变一致。患者也出现胸腔积液，活检证实为结核。图b空心箭头所示为腹水

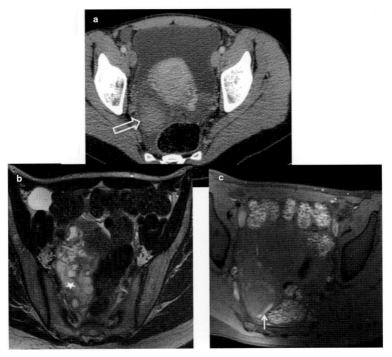

图16-10　卵巢-输卵管脓肿及其并发症。a.盆腔增强CT显示子宫右后侧可见一管状稍高密度影（空心箭头所示），盆腔内可见游离液体；右侧腹腔内可见一小囊性病变，壁未见强化。b.轴位脂肪抑制T2WI显示盆腔内管状病变内信号呈中等强度（星形所示），右侧腹腔内病变呈高信号。c.轴位脂肪抑制增强T1WI显示盆腔病变壁部分强化（箭头所示）

2.5 卵巢扭转

卵巢扭转最常见于输卵管扭转。好发于儿童、30岁之前的年轻女性以及绝经后妇女。常出现严重的急性盆腔或下腹部疼痛和呕吐症状，可能有急腹症的临床表现。

卵巢扭转是由卵巢血管蒂部分或完全旋转所引起。最初表现为静脉血流障碍，出现水肿和肿胀。卵巢具有双重供血系统，动脉血流常在病变晚期发生改变。最终，出血性梗死导致卵巢功能不可逆性丧失。卵巢扭转的好发因素包括单侧卵巢肿瘤（50%～60%），最常见的是畸胎瘤和卵巢囊性肿瘤以及输卵管旁囊肿。大于6cm的病变会增加卵巢扭转的风险。然而，卵巢扭转也可发生于卵巢正常的患者，尤其是儿童。此外，据报道称，附件活动度过大或输卵管偏长以及腹压增高也是卵巢扭转的原因。30岁之前的年轻女性卵巢扭转发生率最高，与生理性囊肿频发、良性囊性肿瘤、不孕症治疗和妊娠有关。大约20%的卵巢扭转发生于妊娠期，且通常在妊娠早期和中期。绝经后妇女发生卵巢扭转的原因通常是附件良性肿瘤，以浆液性囊腺瘤最常见，恶性肿瘤不容易发生扭转。

卵巢良性大面积水肿是一种罕见的疾病，见于20～30岁，可能是卵巢扭转的变异，由卵巢部分或间歇性扭转形成，特征为卵巢增大水肿。临床上表现为急性或渐进性疼痛，大约43%的患者手术中可见扭转的征象。右侧卵巢比左侧卵巢更容易扭转，提示乙状结肠可能有防止扭转的作用。

2.5.1 影像学表现

影像学表现取决于扭转的程度和持续时间。输卵管壁增厚伴出血，特别是伴有卵巢增大或附件囊性肿块，提示存在扭转。扭转的附件肿块通常位于中线处子宫底的上方，常伴子宫移位。扭转水肿的蒂将病变与子宫相连，在MRI所有序列上呈混合信号。有时向下跟踪卵巢血管蒂时，发现卷曲的血管蒂形成旋涡征（图16-11）。在最近的一项使用多元分析的研究中，旋涡征和输卵管壁增厚（大于10mm）与扭转有关，观察者之间具有高度的一致性。在青春期前和青春期女孩中，正常卵巢扭转发生率是50%，单侧实性肿块伴周围小囊肿，提示有卵巢扭转（图16-12）。发生出血性梗死时，由于间质出血肿大的卵巢在T2WI上呈低信号，滤泡囊壁没有移位，并可见强化。已经发现70%的非存活卵巢患者与27%的存活卵巢患者出现出血。

成年人最常见的表现是肿块内因出血出现T1WI高信号区和因卵巢水肿出现T2WI高信号。附件扭转囊性肿块壁光滑增厚和在T1WI上病灶边缘薄的高信号是卵巢扭转的进一步征象。

部分覆盖卵巢的管状或逗点状结构代表输卵管，也可显示出血内容物，CT研究报道的输卵管直径为2～4cm。

CT和MRI的对比强化取决于卵巢存活的程度。出血性梗死的MRI表现为无强化、病变周围血管充血和血肿信号强度。非特异性表现包括子宫偏向卵巢扭转侧、腹水以及盆腔脂肪模糊。

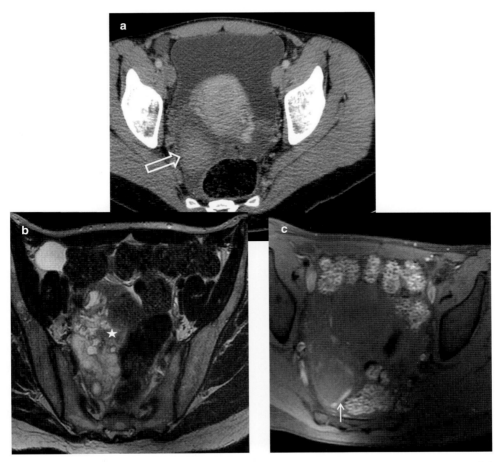

图16-11　右侧卵巢扭转CT和MRI。急性腹痛患者不能忍受经阴道超声检查。CT（a）显示右侧附件高密度病变（空心箭头所示）。T2加权MRI（b）可见右侧卵巢水肿增大，呈中等信号（星号所示），其前可见旋涡征；卵巢周边可见滤泡。T1脂肪饱和MRI（c）显示扭转卵巢周边出血（箭头所示）

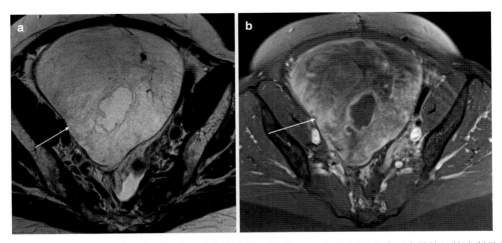

图16-12　结直肠黏液性肿瘤浸润引起的巨大卵巢水肿。轴位T2WI（a）可见盆腔巨大肿块（箭头所示）呈高信号；动态对比增强脂肪饱和T1成像（b）显示盆腔巨大肿块（箭头所示）周边不均匀强化

2.5.2 鉴别诊断

卵巢囊肿破裂的临床表现类似于卵巢扭转，但卵巢大小正常，盆腔内可见游离液体或血液，既没有附件肿块及水肿，也没有附件血管充血或输卵管扩张。输卵管卵巢脓肿和输卵管积水类似于晚期附件扭转，无强化支持卵巢扭转的诊断。阑尾炎是儿童急性盆腔疼痛的一个常见原因，超声检查通常可以诊断。在疑有脓肿或卵巢肿块的情况下，MRI有助于附件的进一步评价。少数情况下，慢性梗死形成的钙化肿块不能与卵巢钙化肿瘤准确鉴别。当卵巢淋巴管转移浸润时，可见大面积恶性卵巢水肿（图16-12）。

2.5.3 诊断价值

早期诊断和治疗是防止卵巢不可逆损伤和防止感染性并发症的关键，临床和超声检查疑有扭转的多数患者需要立即进行手术解除扭转。然而，出现严重急性疼痛而不能确诊的患者，CT作为一线检查手段，可能很难识别卵巢扭转的征象。MRI和CT常用于临床不典型的病例，特别是慢性扭转。在早期扭转中，影像学征象可能是提示性的，但不是卵巢扭转独有的。MRI和CT特别适用于检测被推移到盆腔外的扭转病变，超声检查这些病变具有局限性。MRI是评价儿童和孕妇疑有卵巢扭转的首选方法。

2.6 异位妊娠

异位妊娠是指受精卵在子宫内膜腔以外的任何位置的着床和生长。绝大多数异位妊娠（95%）发生在输卵管，其中75%见于壶腹部，其余发生在峡部和伞部，二者发生概率大致相等。罕见发生于卵巢（3.2%）或腹腔内（1.3%）。子宫颈异位妊娠常见于体外受精。异位妊娠的主要原因是感染、手术、Müllerian管异常或肿瘤引起的输卵管不通畅，最近10年来异位妊娠的增加与PID的发生率升高有关，35%~50%的异位妊娠患者具有PID和慢性输卵管炎的病史。

2.6.1 影像学表现

MRI上看到输卵管壁增厚和输卵管新发血肿，对诊断输卵管异位妊娠具有高度特异性（图16-13）。妊娠囊表现为中心充满液体的囊形结构，周围由厚壁包裹。后者T2WI信号不均匀，T1WI呈中等信号，可含高信号区域，提示出血。当这种妊娠囊样结构不与子宫相连时，在输卵管结构观察不清的情况下，需要与卵巢囊性肿块进行鉴别诊断。如果在妊娠囊周围包绕的子宫肌层与子宫腔之间发现子宫结合带，则高度提示间质部妊娠，这是一种极其罕见的异位妊娠。疑有异位妊娠时，附件肿块和急性腹腔内出血提示输卵管破裂。

2.6.2 鉴别诊断

育龄妇女出现人绒毛膜促性腺激素水平升高，MRI显示妊娠囊样结构，应高度怀疑异位妊娠。但仅依靠MRI表现，容易把异位妊娠误诊为卵巢肿块，例如卵巢癌或子宫内膜异位症。输卵管间质部异位妊娠可类似于囊性腺肌瘤或坏死性平滑肌瘤。虽然早期妊娠期间很少有卵巢癌，但容易误诊为异位妊娠。

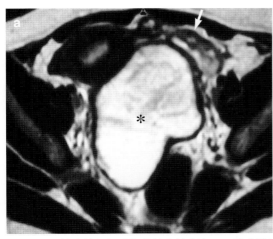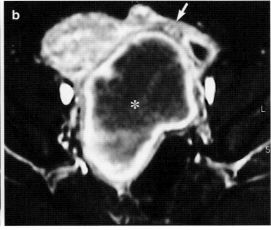

图16-13　输卵管妊娠引起的输卵管积血。27岁女性妊娠试验阳性，横轴位T2WI（a）和对比增强脂肪饱和（FS）T1WI（b）显示一附件囊性肿块（星号所示）推移子宫，子宫内膜腔增宽，附件病变与邻近左侧卵巢（箭头所示）分开，T2WI上信号不均匀，可见高信号和低信号区，提示出血；注射对比剂后增强扫描（b）可见输卵管壁明显均匀强化和输卵管囊性内容物

2.6.3　影像学价值

结合临床病史、HCG水平和经阴道超声常常能够明确异位妊娠的诊断，MRI的作用尚未明确，它可在超声不能确定的情况下提供额外信息，尤其能够较好地确定异位妊娠的准确位置。

3　盆腔疼痛的非妇科原因

3.1　盆腔充血综合征

盆腔充血综合征或盆腔静脉功能不全（PVI）是盆腔慢性非周期疼痛的一个常见原因，通常发生于生育年龄的多产妇女。虽然PVI和慢性盆腔疼痛的关系尚未明确，但卵巢静脉瓣功能不全可导致血液逆流，因此慢性钝性盆腔疼痛、挤压和沉重的症状都归因于卵巢静脉扩张、扭曲和充血。盆腔充血综合征患者也可能患有性交困难（71%）、痛经（66%）和性交后疼痛（65%）。盆腔充血综合征的发病率与卵巢静脉曲张密切相关，后者在一般女性人群的发生率是10%。在卵巢静脉曲张的群体中，高达60%的患者会发生盆腔充血综合征。盆腔充血综合征的发病机制很可能是多因素的，受激素、多产和手术史的影响，也可能是阻塞性解剖异常所致，如主动脉后左肾静脉或右侧髂总静脉压迫。肠系膜上动脉压迫左肾静脉引起左侧卵巢静脉充血，称胡桃夹现象，可出现无症状性血尿，也与盆腔充血综合征有关。盆腔充血综合征可出现阔韧带静脉、卵巢静脉丛和盆壁静脉扩张，也可见阴道旁静脉丛、外阴或下肢静脉曲张。大约40%的病例与卵巢多囊性改变有关。

3.1.1　影像学表现

典型的影像学表现为子宫和卵巢充血伴扩张和扭曲的血管结构，可延伸至盆腔侧壁或与阴道旁静脉相通。超声和MRI是诊断盆腔静脉曲张的无创方法。CT也可用于盆腔静脉曲张的诊断，可至少显示4条同侧扩张的不同管径的子宫旁静脉，其中至少1条静脉的直径大于4mm或卵巢静脉的直径大于8mm（图16-14）。盆腔静脉曲张在T1加权MRI上表现为流空低信号，而在T2WI上的信号强度取决于血流的速度，对比增强磁共振静脉造影（MRV）显示静脉强化，在静脉期充盈最好。静脉曲张在梯度回波MRI上通常表现为高信号。

当使用静脉造影作为参考标准时，MRV已被证实对盆腔静脉充血具有很高的敏感性。

3.1.2 鉴别诊断

无症状女性CT上常可见卵巢静脉功能不全和扩张（图16-15）。子宫或子宫旁组织先天性或获得性血管畸形也可表现为血管病变，对比增强CT或MRI有助于区别早期强化的动静脉畸形，与静脉曲张的延

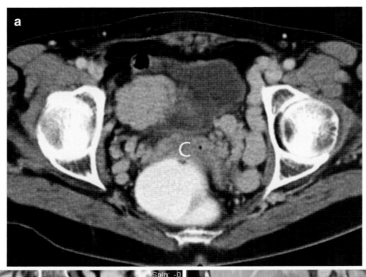

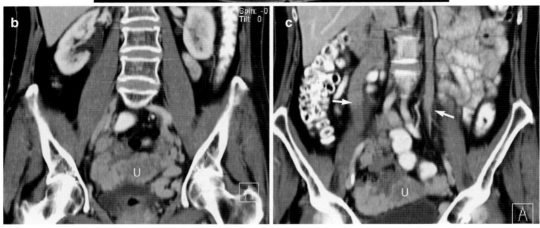

图16-14　盆腔充血综合征。宫颈水平横轴位CT（a）与盆腔和腹膜后（b，c）冠状位扫描。子宫旁组织内和盆侧壁（a）可见多发扩张扭曲的盆腔血管结构；冠状位成像显示子宫（U）被这些血管结构包埋（b，c）；双侧输卵管静脉扩张（箭头所示），直径大于8mm（c）。U，子宫体；C，宫颈

迟强化形成对比。附件肿块伴扭转或罕见子宫肿瘤特别是绒毛膜癌的周围也可被增厚扭曲、明显强化的血管包绕，但附件或子宫肿块的临床背景和影像学表现有助于鉴别诊断。

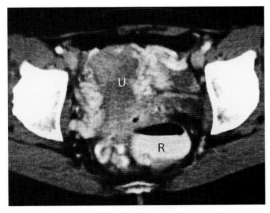

图16-15　无症状性盆腔静脉曲张。37岁多产妇，无症状，CT显示子宫旁可见许多直径大小不一的扩张静脉。U为子宫；R为直肠

3.1.3　影像学价值

超声可确立卵巢和盆腔静脉曲张的诊断，CT或MRI用于证实诊断和指导治疗。然而，这些横断面成像技术不能进行直立位成像，因此不可能全面评价静脉病变。

盆腔充血综合征的几种治疗方案，包括腹腔镜卵巢静脉腹腔结扎术，目前正处于研究之中。经皮线圈栓塞性腺静脉似乎是一种安全的技术，能缓解许多盆腔充血综合征患者的盆腔疼痛。

3.2　卵巢静脉血栓形成

卵巢静脉血栓形成通常表现为产后并发症，最常见于剖宫产后，也可发生于妇科或盆腔手术后，常由静脉瘀滞和血液高凝状态所致。产后卵巢静脉血栓形成

（POVT）的发生率大约是1/2000。感染、新近手术、恶性肿瘤和克罗恩病等其他情况也可增大卵巢静脉血栓形成的风险。虽然卵巢静脉血栓形成是一罕见病变，由于临床表现不具特异性（如发热），且子宫坏死或脓毒栓子可引起致命的并发症，因此，鉴别诊断必须予以考虑。绝大多数卵巢静脉血栓形成（80%～90%）发生在右侧卵巢静脉，右侧疼痛是典型的临床表现。

3.2.1　影像学表现

卵巢静脉血栓形成通常表现为自附件至肾门附近的主动脉旁区域的扩张管状结构，对比增强CT能直接观察血管中心的低密度血栓（图16-16），而在MRI上，血栓在T1WI和T2WI上表现为高信号，横轴

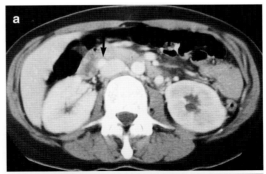

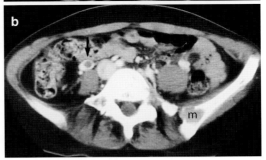

图16-16　卵巢静脉血栓形成。乳腺癌骨转移（m）患者，肾门下水平（a）和下部腰区水平（b）CT扫描显示右侧卵巢静脉扩张，其内可见非闭塞性血栓（b，箭头），肾静脉通畅（a，箭头）

位梯度回波成像或对比增强T1WI有助于流动伪影和血栓的鉴别，冠状位成像可显示卵巢静脉受累的整个范围。

3.2.2　鉴别诊断

鉴别诊断包括引起右侧盆腔疼痛的其他原因，如阑尾炎、附件扭转、盆腔脓肿、肾盂肾炎和子宫内膜炎。

3.2.3　影像学价值

彩色多普勒超声是检查疑有卵巢静脉血栓形成的主要成像方法，但在产后，由于子宫增大、术后改变或肥胖导致其作用受限，这就是CT或MRI通常用于排除卵巢静脉血栓形成的原因。

3.3　阑尾炎

阑尾炎可发生于任何年龄，20岁初达高峰，而后随年龄增长逐渐下降。男性更常见，是女性的1.4倍。引起阑尾炎最常见的原因是粪石、淋巴滤泡增生、异物和肿瘤阻塞管腔。阑尾位置变异导致临床诊断阑尾炎困难，大约30%的阑尾位于腹膜后，其余70%的阑尾位于腹腔内，可位于盲肠后、回肠后、盆腔深部等，右上象限较为罕见。怀疑阑尾炎是腹部急诊手术最常见的原因，然而，临床诊断困难，大约20%的阑尾切除术是假阳性诊断。育龄妇女急性妇科病变酷似急性阑尾炎的临床表现，误诊率高达40%。

38%～55%的阑尾炎可并发穿孔和脓肿形成，儿童和老年人发生率最高。

3.3.1　影像学表现

正常阑尾CT表现为管状结构，直径小于6mm，常含有气体。急性阑尾炎的CT表现包括阑尾肿大（外径大于6mm）、阑尾壁增厚强化和阑尾周围脂肪条索（图16-17），出现阑尾腔外气体、阑尾腔外结石、强化阑尾壁缺损、脓肿或蜂窝织炎的征象时，提示存在穿孔。蜂窝织炎的特征是阑尾周围脂肪间隙弥漫性炎症，没有或仅有少量边界不清的积液；脓肿是边界清楚的积液，壁环形强化。也可看到盲肠

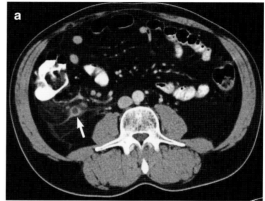

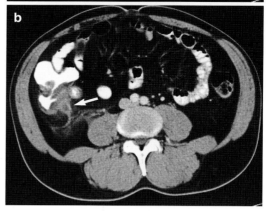

图16-17　急性阑尾炎。右下象限轴位CT（a，b）显示直径9mm的管状强化结构是扩张的阑尾（箭头所示），盲肠周围脂肪可见明显的条索影，邻近筋膜增厚。阑尾基底部（箭头所示）可见盲肠增厚，呈箭头征（b）；沿着腰大肌表面可见少量积液（b）

壁局部增厚，被描述为箭头征。阑尾炎的MRI表现与CT类似，包括阑尾壁增厚、管腔扩张充满液体以及阑尾周围组织在T2WI或对比强化图像上呈高信号（图16-18）。T2WI显示肠外充满液体的高信号病变，壁呈低信号或增厚的壁在对比增强图像上强化，提示脓肿形成；如果CT或MRI可见气体影，可确诊脓肿。

3.3.2　影像学价值

超声检查是对疑似急性阑尾炎的主要成像方法，然而，由于确定正常阑尾和阑尾位置变异具有局限性，常不能诊断。CT对阑尾炎的诊断具有高度敏感性和特异性（分别是90%～95%和95%～100%），常用于超声无法诊断的情况下。磁共振没有电离辐射，是评估急性阑尾炎（敏感性和特异性达96%）的一种替代性、非常有用的成像工具，特别适用于孕妇（敏感性和特异性分别是94%和97%）和儿童（敏感性和特异性达96%），可作为她们的首选检查方法。

3.4　憩室炎

结肠憩室病是西方国家的一种常见病，45岁以上人群发病率是5%～10%，85岁以上人群发病率高达80%。

憩室是黏膜和黏膜下层穿过结肠壁肌层形成的小袋状突起，发生在血管和神经穿过肌层的位点，位于结肠带和肠系膜之间，乙状结肠最常见。当食物颗粒、粪便或炎症阻塞憩室颈部时，就可引起急性憩室炎，造成憩室微小穿孔，围绕结肠周围出现轻度炎症，形成局部脓肿，如果累及邻近器官，则可导致瘘管形成。炎症通常

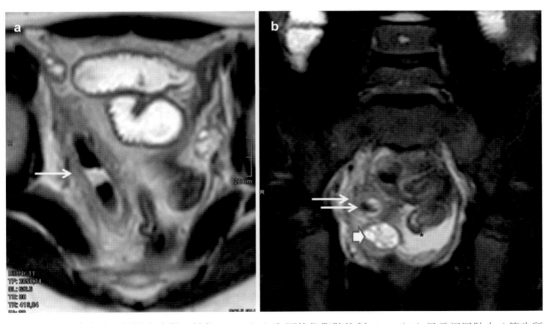

图16-18　10岁女孩，阑尾炎晚期。轴位T2WI（a）和冠状位脂肪抑制T2WI（b）显示阑尾肿大（箭头所示），直径12mm，充满液体，阑尾周围广泛炎症；盆腔腹膜弥漫性腹膜炎，少量腹水。右侧卵巢（粗短箭头所示）。手术可见阑尾炎穿孔

局限于结肠周围脂肪和肠系膜，不发生游离穿孔和腹膜炎。最常见的临床症状是左下象限疼痛和触痛，常出现在入院前数天内；常见低热和轻度白细胞升高，但没有这些改变也不能排除憩室炎。

西方国家仅1.5%的憩室炎发生在患者的右侧，但在亚洲人群中发生在右侧常见，好发于年轻人。小肠或横结肠憩室炎较为罕见。

3.4.1 影像学表现

CT上，憩室表现为结肠壁的充满空气的小囊袋；而充气憩室则在MRI上表现为结肠周围高信号脂肪背景中的低信号。憩室炎最常见的影像学表现是结肠旁脂肪条索，其特征是比局灶性结肠壁增厚更多（图16-19）。憩室炎和结肠其他炎症的鉴别关键是受累节段存在憩室。增强CT或脂肪抑制T1加权对比增强图像评价结肠壁增厚和结肠周围脂肪条索最好，其他常见的影像学表现包括侧锥筋膜增厚和陷窝内少量腹水。乙状结肠系膜根部积液称为逗

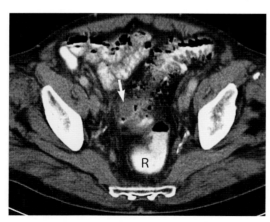

图16-19 乙状结肠憩室炎。沿着乙状结肠可见多发含气憩室，此患者表现为急性盆腔疼痛，局灶性壁增厚、狭窄和结肠旁脂肪条索影（箭头所示）均为乙状结肠远端急性憩室炎的征象。R，直肠

点征。

憩室炎可发生憩室蜂窝织炎、脓肿、结肠膀胱瘘和穿孔等并发症。蜂窝织炎是憩室炎附近的不均匀炎性肿块；高达30%的患者出现脓肿，CT表现为液性低密度影，具有强化的环形壁，周围可见炎性改变，可含有气体或气液平面；当膀胱内出现气体以及邻近病变肠段的膀胱壁增厚，可疑有结肠膀胱瘘；局部穿孔可使憩室炎复杂化，表现为腔外气体沉积或口服对比剂漏出。气腹是憩室炎的罕见表现。

3.4.2 鉴别诊断

最重要的鉴别诊断是结肠癌，结肠周围出现增大淋巴结提示结肠癌，而非憩室炎。结肠受累段较长（大于10cm）、邻近乙状结肠肠系膜血管系统充血和乙状结肠肠系膜根部出现液体有利于憩室炎的诊断。憩室炎和结肠癌难以鉴别，3%～18%的患者可二者并存。虽然肠道炎症变化的范围通常具有诊断性，但盆腔脓肿的存在可能会在鉴别诊断中增加PID的可能性。

3.4.3 影像学价值

影像学在憩室炎中的作用是排除并发症和预测紧急手术的必要性，如果发现脓肿，可进行CT引导下经皮引流。MRI有助于年轻人或疑有阑尾炎的孕妇的右侧憩室炎的诊断。

3.5 肠脂垂炎

肠脂垂是有蒂的充满脂肪的结构，自结肠外表面突向腹腔。其大小、形状

和轮廓变化较大，通常厚1～2cm，长0.5～5cm，左侧结肠的肠脂垂较大。它们被认为在蠕动期间起保护作用，其血液供应有限，活动度较大，容易发生扭转、缺血和出血性梗死。一旦发生，则称为肠脂垂炎、出血性网膜炎或结肠脂垂炎，是一种罕见的良性自限性病变，20～50岁最常见，男性和女性的发病率相同。最常见的临床表现是突发腹部疼痛，无发热，白细胞不高。

3.5.1　影像学表现

CT或MRI通常看不到正常肠脂垂，除非腹腔内有大量的液体、腹水或血腹（图16-20）。肠脂垂炎的影像学表现为椭圆形的指状结肠旁肿块，具有脂肪密度和脂垂周围脂肪条索影，其在CT上的密度高于正常脂肪。边界清楚的肿块边缘包绕高密度影（内衬炎症脏层腹膜）是其特征性表现（图16-21），邻近结肠壁增厚并受压，有时中心点可见高密度影，代表中

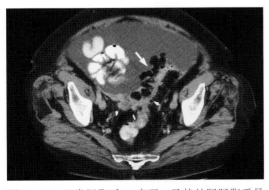

图16-20　正常肠脂垂CT表现。乙状结肠肠脂垂是蒂状脂肪结构，自乙状结肠表面突入腹腔（箭头所示），此腹膜癌瘤病患者具有腹水的缘故，肠脂垂容易观察，也可见乙状结肠小憩室，呈含气的壁内囊袋结构伸入乙状结肠周围脂肪组织（三角箭头所示）

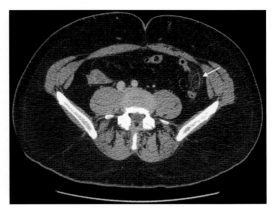

图16-21　肠脂垂炎。轴位CT显示左髂窝软组织浸润（箭头所示），邻近脂肪网织浸润。边界清楚的高密度边缘更倾向于肠脂垂炎，而非大网膜梗死

心血管血栓形成或中心区域出血，罕见为陈旧梗死发生的营养不良性钙化。炎性肠脂垂在MRI上表现为其信号略低于邻近腹膜脂肪，脂肪抑制序列上信号明显减低。炎症边缘在T1WI上呈低信号，在T2WI上呈高信号，中心引流静脉在T1WI和T2WI上都呈低信号。

3.5.2　鉴别诊断

节段性网膜梗死，通常位于网膜右侧，具有与肠脂垂炎相似的表现，影像学表现包括细微的网膜局灶性模糊软组织浸润、肿块样炎症病变等，可与结肠相邻，也可不在结肠附近。由于影像学特点与肠脂垂炎交叉，有人建议二者采用同一术语"局灶性脂肪梗死"。

3.5.3　影像学价值

肠脂垂炎和大网膜梗死可引起急性盆腔疼痛，临床上常被误诊为急性阑尾炎或憩室炎，影像学能对大多数患者确定诊断，可采取保守治疗。

3.6 克罗恩病

克罗恩病是一种慢性肉芽组织性肠道疾病，发病平均年龄在30～40岁。可累及自口腔至肛门胃肠道的任何位置，常影响多个不连续肠段。80%患者累及小肠，回肠末端是最常见的位置。结肠受累可同时伴有小肠病变。临床上主要表现为长期腹泻，伴腹痛、体重下降和发热。肠道穿壁性炎症会引起肠袢粘连性炎症肿块、瘘管、窦道梗阻和穿孔，22%的克罗恩病患者会发生肛周病变，如肛裂、瘘管和脓肿，这些往往是最初的临床表现。

3.6.1 影像学表现

克罗恩病在CT和MRI上相同的特点是肠壁增厚，通常为1～2cm。活动性病变常见壁分层（靶征表现），尤其在应用对比剂后更明显，肠壁强化的强度与炎症程度有关。另外，管腔狭窄、狭窄前扩张、肠系膜纤维脂肪增生以及3～8mm大小的肠系膜淋巴结也常常看到（图16-22）。纤维脂肪增生在CT上表现为密度轻度增高，而在MRI上的信号强度低于分隔肠袢的正常脂肪。小肠系膜、腹壁、腰大肌或肛周可发生蜂窝织炎和脓肿，CT和脂肪抑制T1WI MRI显示较好。MRI也可确定瘘管和窦道，但报道的敏感性（50%～75%）低于常规灌肠检查。

3.6.2 鉴别诊断

溃疡性结肠炎是黏膜性疾病，主要影响直肠，通常累及左侧结肠或呈弥漫性病灶，仅累及右侧结肠非常罕见。克罗恩病

的平均壁厚常大于溃疡性结肠炎，而黏膜下脂肪沉积引起的肠壁环状低密度（即"晕征"）在溃疡性结肠炎更常见；肠系膜脂肪增生几乎仅见于克罗恩病，而直肠周围脂肪增生则不特异，克罗恩病、溃疡性结肠炎、假膜性结肠炎或放射性结肠炎都可引起。脓肿几乎仅见于克罗恩病，溃疡性结肠炎不会出现。

3.6.3 影像学价值

横断面成像能够显示穿壁范围、越过严重梗阻管腔的跳跃病变以及腹腔内的肠外并发症。MRI没有电离辐射且诊断

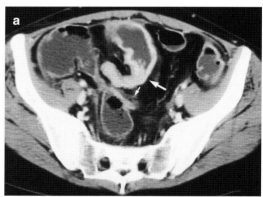

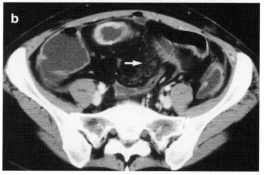

图16-22 克罗恩病CT表现。（a，b）CT显示小肠袢扩张和狭窄，回肠袢跨壁增厚，显著强化（a，长箭头所示），部分肠壁周围渗出（a，小箭头所示）；肠系膜血管增多呈梳征（b，长箭头所示），是活动性炎症的另一个征象；周围脂肪内纤维脂肪增生，密度增高

准确度高（敏感性和特异性分别达84%和100%），应首选。MRI检查并发症（如瘘管等）也好于CT，瘘管有可能被CT遗漏。然而，CT和MRI在描述疾病的早期表现时则不如灌肠检查。

3.7　腹直肌鞘血肿

腹直肌鞘血肿不常见，常引起误诊，由腹壁或腹直肌血管破裂引起。血肿可由凝血性疾病、创伤或抗凝治疗所致。大多数患者临床出现急性腹痛、脐周或脐下肿块和贫血综合征，有些患者也有支气管感染引发严重咳嗽的病史。

3.7.1　影像学表现

腹直肌鞘血肿的形态取决于它与脐下3.5～5cm的弓状线的关系，此线之上的血肿受坚固的腱鞘包裹，常表现为纺锤形（图16-23）；此线以下的血肿呈球形，与盆腔腹膜外和盆腔血管周围间隙相通。在CT上，血肿表现为均匀的高密度病变，具有低密度的薄环形晕征。血凝块吸收造成密度减低，血肿内红细胞比容效应出现液-液平面。腹直肌鞘血肿的其他表现包括邻近皮下脂肪密度增高和前外侧肌肉肿大。在MRI上，腹直肌鞘血肿在T1WI和T2WI上表现为信号不均匀，可见高信号区，也可见液-液平面和同心环征。

3.7.2　鉴别诊断

抗凝治疗患者出现急性临床发作支持腹直肌鞘血肿的诊断，MRI有助于慢性腹直肌鞘血肿和前腹壁肿块（如脂肪瘤、血

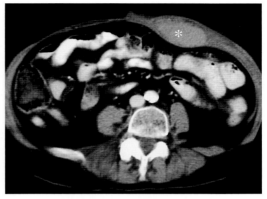

图16-23　腹直肌鞘血肿CT。左侧腹直肌可见纺锤形病变（星号所示），呈均匀高密度，其前周边包绕轻度低密度环，邻近腹外侧肌仅轻度增厚

管瘤、神经纤维瘤、硬纤维瘤、软组织肉瘤、淋巴瘤或转移瘤等）的鉴别，尽管可能发生肿瘤内出血，但在肿瘤中很少观察到高信号区域。

3.7.3　影像学价值

临床怀疑腹直肌鞘血肿或超声检查表现不清晰，应进行CT检查，CT通常能够正确诊断，可避免不必要的手术干预。

参考文献

Akhan SE, Dogan Y, Akhan S, Iyibozkurt AC, Topuz S, Yalcin O (2008) Pelvic actinomycosis mimicking ovarian malignancy: three cases. Eur J Gynaecol Oncol 29(3):294–297.

Almeida AT, Melao L, Viamonte B, Cunha R, Pereira JM (2009) Epiploic appendagitis: an entity frequently unknown to clinicians—diagnostic imaging, pitfalls, and look-alikes. AJR Am J Roentgenol 193(5):1243–1251.

Andersson RE, Hugander A, Thulin AJ (1992) Diagnostic accuracy and perforation rate in appendicitis: associa-tion with age and sex of the patient and with appendi-cectomy rate. Eur J Surg 158(1):37–41.

Arnoldussen CW (2015). Diagnostic imaging of pelvic congestive syndrome. In: de Wolf MA (ed), Phlebology. pp 67–72.

Asciutto G, Mumme A, Marpe B, Koster O, Asciutto KC, Geier B (2008) MR venography in the detection of pelvic venous congestion. Eur J Vasc Endovasc Surg 36(4):491–496.

Assal A, Kaner JD, Danda N, Cohen HW, Billett HH (2017) Risk factors and prognosis of ovarian vein thrombosis. Blood Coagul Fibrinolysis. DOI: 10.1097/MBC.0000000000000623.

Atay Y, Altintas A, Tuncer I, Cennet A (2005) Ovarian actinomycosis mimicking malignancy. Eur J Gynaecol Oncol 26(6): 663–664.

Bazot M, Detchev R, Cortez A, Uzan S, Darai E (2003) Massive ovarian edema revealing gastric carcinoma: a case report. Gynecol Oncol 91(3):648–650.

Bennett GL, Slywotzky CM, Giovanniello G (2002) Gynecologic causes of acute pelvic pain: spectrum of CT findings. Radiographics 22(4):785–801.

Beranger-Gibert S, Sakly H, Ballester M, Rockall A, Bornes M, Bazot M et al (2016) Diagnostic value of MR imaging in the diagnosis of adnexal torsion. Radiology 279(2):461–470.

Berna JD, Garcia-Medina V, Guirao J, Garcia-Medina J (1996) Rectus sheath hematoma: diagnostic classifi-cation by CT. Abdom Imaging 21(1):62–64.

Blum A, Bui P, Boccaccini H, Bresler L, Claudon M, Boissel P et al (1995) Imaging of severe forms of hematoma in the rectus abdominis under anticoagu-lants. J Radiol 76(5):267–273.

Bouyer J, Coste J, Fernandez H, Pouly JL, Job-Spira N (2002) Sites of ectopic pregnancy: a 10 year popula-tion-based study of 1800 cases. Hum Reprod (Oxford, England) 17(12):3224–3230.

Champaneria R, Shah L, Moss J, Gupta JK, Birch J, Middleton LJ et al (2016) The relationship between pelvic vein incompetence and chronic pelvic pain in women: systematic reviews of diagnosis and treatment effectiveness. Health Technol Assess (Winchester, England) 20(5): 1–108.

Chintapalli KN, Chopra S, Ghiatas AA, Esola CC, Fields SF, Dodd GD 3rd (1999) Diverticulitis versus colon cancer: differentiation with helical CT findings. Radiology 210(2):429–435.

Cobben LP, Groot I, Blickman JG, Puylaert JB (2003) Right colonic diverticulitis: MR appearance. Abdom Imaging 28(6): 794–798.

Currarino G, Rutledge JC (1989) Ovarian torsion and amputation resulting in partially calcified, peduncu-lated cystic mass. Pediatr Radiol 19(6–7):395–399.

Dunnihoo DR, Gallaspy JW, Wise RB, Otterson WN (1991) Postpartum ovarian vein thrombophlebitis: a review. Obstet Gynecol Surv 46(7):415–427.

Ferzoco LB, Raptopoulos V, Silen W (1998) Acute diver-ticulitis. N Engl J Med 338(21):1521–1526.

Filhastre M, Dechaud H, Lesnik A, Taourel P (2005) Interstitial pregnancy: role of MRI. Eur Radiol 15(1):93–95.

Fishman EK, Wolf EJ, Jones B, Bayless TM, Siegelman SS (1987) CT evaluation of Crohn's disease: effect on patient management. AJR Am J Roentgenol 148(3):537–540.

Forstner R, Thomassin-Naggara I, Cunha TM, Kinkel K, Masselli G, Kubik-Huch R et al (2017) ESUR recom-mendations for MR imaging of the sonographically indeterminate adnexal mass: an update. Eur Radiol 27(6):2248–2257.

Fukuda T, Sakamoto I, Kohzaki S, Uetani M, Mori

M, Fujimoto T et al (1996) Spontaneous rectus sheath hematomas: clinical and radiological features. Abdom Imaging 21(1):58–61.

Furukawa A, Saotome T, Yamasaki M, Maeda K, Nitta N, Takahashi M et al (2004) Cross-sectional imaging in Crohn disease. Radiographics 24(3):689–702.

Ghiatas AA (2004) The spectrum of pelvic inflammatory disease. Eur Radiol 14(Suppl 3):E184–E192.

Ghossain MA, Buy JN, Bazot M, Haddad S, Guinet C, Malbec L et al (1994) CT in adnexal torsion with emphasis on tubal findings: correlation with US. J Comput Assist Tomogr 18(4):619–625.

Gore RM, Balthazar EJ, Ghahremani GG, Miller FH (1996) CT features of ulcerative colitis and Crohn's disease. AJR Am J Roentgenol 167(1):3–15.

Gourtsoyiannis N, Papanikolaou N, Grammatikakis J, Prassopoulos P (2002) MR enteroclysis: technical considerations and clinical applications. Eur Radiol 12(11):2651–2658.

Graif M, Itzchak Y (1988) Sonographic evaluation of ovarian torsion in childhood and adolescence. AJR Am J Roentgenol 150(3):647–649.

Gulati MS, Paul SB, Batra A, Sarma D, Dadhwal V, Nath J (2000) Uterine arteriovenous malformations: the role of intravenous 'dual-phase' CT angiography. Clin Imaging 24(1):10–14.

Ha HK, Lee HJ, Kim H, Ro HJ, Park YH, Cha SJ et al (1993) Abdominal actinomycosis: CT findings in 10 patients. AJR Am J Roentgenol 161(4):791–794.

Haque TL, Togashi K, Kobayashi H, Fujii S, Konishi J (2000) Adnexal torsion: MR imaging findings of viable ovary. Eur Radiol 10(12):1954–1957.

Hildyard CA, Gallacher NJ, Macklin PS (2013) Abdominopelvic actinomycosis mimicking

dissemi-nated peritoneal carcinomatosis. BMJ Case Rep 2013 DOI: 10.1136/bcr-2013-201128.

Horrow MM, White DS, Horrow JC (2003) Differentiation of perforated from nonperforated appendicitis at CT. Radiology 227(1):46–51.

Horton KM, Corl FM, Fishman EK (2000) CT evaluation of the colon: inflammatory disease. Radiographics 20(2):399–418.

Kang JY, Melville D, Maxwell JD (2004) Epidemiology and management of diverticular disease of the colon. Drugs Aging 21(4): 211–228.

Kataoka ML, Togashi K, Kobayashi H, Inoue T, Fujii S, Konishi J (1999) Evaluation of ectopic pregnancy by magnetic resonance imaging. Hum Reprod (Oxford, England) 14(10):2644–2650.

Kawakami S, Togashi K, Kimura I, Nakano Y, Koshiyama M, Takakura K et al (1993) Primary malignant tumor of the fallopian tube: appearance at CT and MR imag-ing. Radiology 186(2):503–508.

Kim SH, Kim SH, Yang DM, Kim KA (2004) Unusual causes of tubo-ovarian abscess: CT and MR imaging findings. Radiographics 24(6):1575–1589.

Kimura I, Togashi K, Kawakami S, Takakura K, Mori T, Konishi J (1994) Ovarian torsion: CT and MR imaging appearances. Radiology 190(2): 337–341.

Koonings PP, Grimes DA (1989) Adnexal torsion in post-menopausal women. Obstet Gynecol 73(1):11–12.

Krasevic M, Haller H, Rupcic S, Behrem S (2004) Massive edema of the ovary: a report of two cases due to lym-phatic permeation by metastatic carcinoma from the uterine cervix. Gynecol Oncol 93(2):564–567.

Kubik-Huch RA, Hebisch G, Huch R, Hilfiker P,

Debatin JF, Krestin GP (1999) Role of duplex color Doppler ultrasound, computed tomography, and MR angiogra-phy in the diagnosis of septic puerperal ovarian vein thrombosis. Abdom Imaging 24(1):85–91.

Kuligowska E, Deeds L 3rd, Lu K 3rd (2005) Pelvic pain: overlooked and underdiagnosed gynecologic condi-tions. Radiographics 25(1):3–20.

Labs JD, Sarr MG, Fishman EK, Siegelman SS, Cameron JL (1988) Complications of acute diverticulitis of the colon: improved early diagnosis with computerized tomography. Am J Surg 155(2):331–336.

Laghi A, Borrelli O, Paolantonio P, Dito L, Buena de Mesquita M, Falconieri P et al (2003) Contrast enhanced magnetic resonance imaging of the terminal ileum in children with Crohn's disease. Gut 52(3):393–397.

Lee AR, Kim KH, Lee BH, Chin SY (1993) Massive edema of the ovary: imaging findings. AJR Am J Roentgenol 161(2): 343–344.

Lee EJ, Kwon HC, Joo HJ, Suh JH, Fleischer AC (1998) Diagnosis of ovarian torsion with color Doppler sonography: depiction of twisted vascular pedicle. J Ultrasound Med 17(2):83–89.

Lopez AJ (2015) Female pelvic vein embolization: indi-cations, techniques, and outcomes. Cardiovasc Intervent Radiol 38(4):806–820.

Machairiotis N, Stylianaki A, Kouroutou P, Sarli P, Alexiou NK, Efthymiou E et al (2016) Massive ovarian oedema: a misleading clinical entity. Diagn Pathol 11:18.

Mathias SD, Kuppermann M, Liberman RF, Lipschutz RC, Steege JF (1996) Chronic pelvic pain: prevalence, health-related quality of life, and economic correlates. Obstet Gynecol 87(3):321–327.

Moribata Y, Kido A, Yamaoka T, Mikami Y, Himoto Y, Kataoka M et al (2015) MR imaging findings of ovarian torsion correlate with pathological hemor-rhagic infarction. J Obstet Gynaecol Res 41(9): 1433–1439.

Nishino M, Hayakawa K, Kawamata K, Iwasaku K, Takasu K (2002) MRI of early unruptured ectopic pregnancy: detection of gestational sac. J Comput Assist Tomogr 26(1):134–137.

Nitta N, Takahashi M, Furukawa A, Murata K, Mori M, Fukushima M (2005) MR imaging of the normal appendix and acute appendicitis. J Magn Reson Imaging 21(2):156–165.

Onur MR, Akpinar E, Karaosmanoglu AD, Isayev C, Karcaaltincaba M (2017) Diverticulitis: a comprehen-sive review with usual and unusual complications. Insights Imaging 8(1):19–27.

Oto A, Ernst RD, Shah R, Koroglu M, Chaljub G, Gei AF et al (2005) Right-lower-quadrant pain and suspected appendicitis in pregnant women: evaluation with MR imaging—initial experience. Radiology 234(2):445–451.

Park SJ, Lim JW, Ko YT, Lee DH, Yoon Y, Oh JH et al (2004) Diagnosis of pelvic congestion syndrome using transabdominal and transvaginal sonography. AJR Am J Roentgenol 182(3): 683–688.

Paulson EK, Kalady MF, Pappas TN (2003) Clinical prac-tice. Suspected appendicitis. N Engl J Med 348(3):236–242.

Pereira JM, Sirlin CB, Pinto PS, Jeffrey RB, Stella DL, Casola G (2004) Disproportionate fat stranding: a helpful CT sign in patients with acute abdominal pain. Radiographics 24(3):703–715.

Pereira JM, Sirlin CB, Pinto PS, Casola G (2005) CT and MR imaging of extrahepatic fatty masses of the abdo-men and pelvis: techniques, diagnosis, differential diagnosis, and pitfalls. Radiographics 25(1):69–85.

Petkovska I, Duke E, Martin DR, Irani Z, Geffre CP, Cragun JM et al (2016) MRI of ovarian torsion: cor-relation of imaging features with the presence of peri-follicular hemorrhage and ovarian viability. Eur J Radiol 85(11):2064–2071.

Philpotts LE, Heiken JP, Westcott MA, Gore RM (1994) Colitis: use of CT findings in differential diagnosis. Radiology 190(2): 445–449.

Pickhardt PJ, Bhalla S (2005) Unusual nonneoplastic peritoneal and subperitoneal conditions: CT findings. Radiographics 25(3):719–730.

Praveen R, Pallavi V, Rajashekar K, Usha A, Umadevi K, Bafna U (2013) A clinical update on massive ovarian oedema—a pseudotumour? Ecancermedicalscience 7:318.

Protopapas AG, Diakomanolis ES, Milingos SD, Rodolakis AJ, Markaki SN, Vlachos GD et al (2004) Tubo-ovarian abscesses in postmenopausal women: gynecological malignancy until proven otherwise? Eur J Obstet Gynecol Reprod Biol 114(2):203–209.

Quane LK, Kidney DD, Cohen AJ (1998) Unusual causes of ovarian vein thrombosis as revealed by CT and sonography. AJR Am J Roentgenol 171(2):487–490.

Rao PM, Novelline RA (1999) Case 6: primary epiploic appendagitis. Radiology 210(1): 145–148.

Rao PM, Rhea JT, Novelline RA (1997) Sensitivity and specificity of the individual CT signs of appendicitis: experience with 200 helical appendiceal CT examina-tions. J Comput Assist Tomogr 21(5):686–692.

Revzin MV, Mathur M, Dave HB, Macer ML, Spektor M (2016) Pelvic inflammatory disease: multimodality imaging approach with clinical-pathologic correla-tion. Radiographics 36(5):1579–1596.

Rha SE, Byun JY, Jung SE, Jung JI, Choi BG, Kim

BS et al (2002) CT and MR imaging features of adnexal torsion. Radiographics 22(2):283–294.

Riley GM, Babcook C, Jain K (1996) Ruptured malignant ovarian tumor mimicking ruptured ectopic pregnancy. J Ultrasound Med 15(12):871–873.

Roche O, Chavan N, Aquilina J, Rockall A (2012) Radiological appearances of gynaecological emergen-cies. Insights Imaging 3(3):265–275.

Rollandi GA, Curone PF, Biscaldi E, Nardi F, Bonifacino E, Conzi R et al (1999) Spiral CT of the abdomen after distention of small bowel loops with transparent enema in patients with Crohn's disease. Abdom Imaging 24(6):544–549.

Rottenstreich A (2016) Pregnancy and non-pregnancy related ovarian vein thrombosis: clinical course and outcome. Thromb Res 146:84–88.

Rozenblit AM, Ricci ZJ, Tuvia J, Amis ES Jr (2001) Incompetent and dilated ovarian veins: a common CT finding in asymptomatic parous women. AJR Am J Roentgenol 176(1): 119–122.

Sam JW, Jacobs JE, Birnbaum BA (2002) Spectrum of CT findings in acute pyogenic pelvic inflammatory dis-ease. Radiographics 22(6):1327–1334.

Savader SJ, Otero RR, Savader BL (1988) Puerperal ovar-ian vein thrombosis: evaluation with CT, US, and MR imaging. Radiology 167(3): 637–639.

Sherard GB 3rd, Hodson CA, Williams HJ, Semer DA, Hadi HA, Tait DL (2003) Adnexal masses and preg-nancy: a 12-year experience. Am J Obstet Gynecol 189(2):358–362; discussion 62–3.

Tukeva TA, Aronen HJ, Karjalainen PT, Molander P, Paavonen T, Paavonen J (1999) MR imaging in pelvic inflammatory disease: comparison with laparoscopy and US. Radiology 210(1):209–216.

Umeoka S, Koyama T, Togashi K, Kobayashi H,

Akuta K (2004) Vascular dilatation in the pelvis: identification with CT and MR imaging. Radiographics 24(1):193–208.

Ushakov FB, Elchalal U, Aceman PJ, Schenker JG (1997) Cervical pregnancy: past and future. Obstet Gynecol Surv 52(1):45–59.

Williams DR, Coller JA, Corman ML, Nugent FW, Veidenheimer MC (1981) Anal complications in Crohn's disease. Dis Colon Rectum 24(1):22–24.

Willmott F, Allouni KA, Rockall A (2012) Radiological manifestations of metastasis to the ovary. J Clin Pathol 65(7):585–590.

Witlin AG, Mercer BM, Sibai BM (1996) Septic pelvic thrombophlebitis or refractory postpartum fever of undetermined etiology. J Matern Fetal Med 5(6):355–358.

Wolverson MK, Crepps LF, Sundaram M, Heiberg E, Vas WG, Shields JB (1983) Hyperdensity of recent hemor-rhage at body computed tomography: incidence and morphologic variation. Radiology 148(3):779–784.

第十七章　盆底 MRI

摘　要

　　盆底功能障碍包括与盆底下降、大小便失禁、排便障碍或盆腔疼痛相关的疾病。虽然它也可发生于年轻人，但通常见于绝经后妇女。盆底功能障碍明显影响患者的生活质量。其病因是多因素的，但女性、年龄增长和分娩被认为是最重要的因素。MRI已经成为一种可提供全面信息的成像技术，是制定治疗方案和为盆底病变制定手术方法的重要诊断工具。

　　本章介绍MRI对盆底的评估。第一部分着重于检查技术的细节，提供定性和定量评估盆底的信息；第二部分介绍盆底3个解剖区域内的病变相关的典型影像学表现；第三部分，讨论盆底MRI的优势和局限性。

缩略词

MRI	磁共振成像
PCL	耻尾线
POP	盆腔器官脱垂
US	超声检查
WI	加权成像

1 引言

随着老龄化人口的增加，盆底功能障碍已成为一个主要的健康问题，它是与盆底下降、盆腔器官脱垂（POP）、大小便失禁、排便障碍或盆腔疼痛相关的不同的临床疾病的总括术语。盆底功能障碍影响30%～50%的妇女，其中10%～20%的女性有症状，需要手术治疗。术后POP复发率很高，为30%～70%。虽然盆底功能障碍也可发生于年轻人，但通常见于绝经后妇女，盆底功能障碍明显影响患者的生活质量。其病因是多方面的，与胶原纤维降解、激素效应、肥胖、多产、阴道分娩、手术史、便秘、肌肉去神经和绝经等有关，但女性、年龄增长和分娩被认为是最重要的因素。随着工业化国家的人口发展，盆底功能障碍患者对影像学的需求将大幅增加。

在影像学检查方法中，MRI已经成为一种可提供全面信息的成像技术，是制定治疗方案和为盆底病变制定手术方法的重要诊断工具。

2 成像技术

评价盆底的影像学方法包括常规透视技术、超声和MRI。透视X线技术包括膀胱尿道造影术、排粪造影术、排空直肠造影术和阴道膀胱直肠造影术，阴道膀胱直肠造影术需要对多器官（如直肠、阴道和小肠等）充盈对比剂，通过膀胱插管将对比剂输入膀胱。这项技术是在生理坐位上进行的，应用广泛，但电离辐射以及不能直接观察盆底使它的应用受到限制。

经腹部、经阴道、肛门内、经会阴和经阴唇等多种超声检查方法可用来评价小便或大便失禁，众所周知其优点是检查时间短、应用广泛以及能够实时成像，然而，其检查视野较小以及操作者高度依赖性限制了它的应用。3D和4D超声是诊断POP的新型技术，虽然常规应用仍存在一定限度，但它能够显示盆底肌肉和筋膜，也可以显示难以评估的网状吊索或植入物。当由专家操作时，即使在盆底多区检查中，观察者之间也可以达到很好的一致性。

结合应用静态和动态MRI序列可提供广泛的信息，MRI已经成为评价盆底复杂病变的首选成像方法，这项技术也被称为动态MRI、电影MRI、MRI排粪造影术、MRI直肠造影术或盆底功能MRI，1991年，由Yang和Kruyt等首先引入，他们描述了无症状试验者与患者的膀胱、阴道和直肠相对于耻骨尾骨参考线和耻骨联合骶骨参考线的运动。1993年，Goodrich等推荐MRI用于术前和盆底术后患者的评估。MRI技术与传统阴道膀胱直肠造影术和排粪造影术相比，连续发表的几篇报道称检查效果至少相同，甚至稍具优越性。然而，多年来MRI技术在标准化中显示出由来已久的局限性，形成了多种多样的成像技术和方案。ESUR和ESGAR盆底工作组的联合倡议克服了这个问题，于2016年颁发了用MRI进行盆底病变的检查和报告的指南。

3　盆底MRI技术

3.1　适应证

盆底功能障碍所表现出来的症状与所影响的特定结构有关，如尿道症状（压力性和急迫性尿失禁或排尿梗阻）、排便症状（便秘、大便失禁、排便困难或不完全）、盆腔疼痛或性功能不良反应。在这些肠道症状中，源自盆腔后区的症状是MRI的主要适应证。专家调查列出了最适合MRI评价的病变，按照频率降低的顺序依次是直肠出口梗阻、直肠前膨出、盆腔器官反复脱垂、肠膨出、盆底肌协同失调综合征。术后MRI检查可发现术后并发症，通过观察网织物了解POP修复失败的原因以及POP复原的原因，了解盆底肌的完整性和运动。

3.2　患者准备

膀胱过度扩张可能影响盆底功能障碍的诊断，这就是为什么根据最近的建议应该在检查前2小时排空膀胱的原因，以便在检查过程中形成中等充盈的膀胱。检查前清洗直肠有帮助，但不是必要条件。在检查前应取出节育环。

3.3　患者指导

向患者解释如何进行所需的练习是MRI检查成功的关键，因此，最好在MRI检查之前进行专门培训，让患者明白如何

正确执行动态阶段，包括缩紧、挤压和排空。配合非常关键，患者在检查期间必须能明白和跟随指令。在检查过程中需要排空直肠来评估盆腔器官脱垂的复杂关系，这就是为什么排空时间应该延长到完全排便为止。相比于阴道膀胱直肠造影术，直肠排空不完全显著降低MRI检查盆底缺损的敏感性。如果患者感到尴尬而无法在磁体内排便或仰卧位根本不能排空直肠，需要采取三阶段检查方法，即膀胱造影阶段、直肠排粪造影阶段和厕所后阶段，要求患者到卫生间排空直肠后，加用厕所后阶段成像。

3.4　患者位置

在开放型MRI系统中，患者可以坐在MRI兼容的座椅上接受检查。而在闭合型系统中，患者只能处于水平位置，不能实现生理性排便位置，在这种情况下，仰卧位比俯卧位更合适，因为它对患者来说更稳定和方便。脚先进可以减轻幽闭恐惧症。此外，膝关节下垫枕头使膝部轻微弯曲以及臀部外展有助于排便；在患者身体下方放置尿布和防水垫，可有效防止弄脏检查床，有助于提高患者的依从性。

3.5　器官充盈

在T2WI上，充满液体的结构如膀胱或小肠袢显示高信号，其他器官如阴道、直肠或肛管则呈中等信号或低信号。为了提高它们的观察度以及在动态期相中便于与

邻近器官相区别，可用超声凝胶来充盈直肠和阴道。一些作者也主张放置细导管来勾勒尿道，用60ml生理盐水和对比剂充盈膀胱，但必须注意，插管可能阻碍尿道的运动，充盈的膀胱或阻塞生殖器裂孔的膀胱膨出可能掩盖直肠膨出或肠膨出。

MRI检查前2小时排空膀胱将会造成膀胱中等充盈。直肠对比度不足可能导致研究不理想，这就是为什么要进行直肠充盈对比剂的原因，可提高肛直肠连接处的观察度和直肠膨出诊断。灌注120～250cm³的超声凝胶也能提高对肠套叠和直肠排空的评估，凝胶量越大，越有利于排便。在ESUR/ESGAR建议中，没有关于阴道充盈的协议。但用20cm³的超声凝胶能够观察整个阴道，特别是阴道后穹隆和阴道后壁。另外，进行Valsalva操作期间，阴道内凝胶被动排出，因此，器官本身的运动不会受到阻碍。

3.6　序列方案

成像技术的先决条件包括中高场磁共振系统、面阵线圈、患者直立位或仰卧位。盆底病变MRI的关键是静态和动态成像技术的采集。静态成像可提供多平面高空间分辨率的盆底解剖，特别是肌肉和韧带结构，也可评价肛门括约肌复合体的完整性、盆腔器官的位置和形态以及阴道周围间隙。此外，也可见到一些少见表现（如巴氏腺囊肿、Gartner囊肿、卵巢囊肿或子宫平滑肌瘤）。

静息状态、挤压、盆底最大压力下以及排粪期间进行动态MRI，以电影模式显示（图17-1）。因此，盆底活动度、盆底的完整性或盆底无力以及器官脱垂都能得到最好的观察。

静息状态进行3个层面的盆腔T2加权成像，随后在静止的正中矢状面对挤压、最大应力和直肠凝胶排空期间进行动态采集，表17-1总结了ESUR/ESGAR建议的MRI方案的技术细节。

盆腔的正中矢状面是进行动态研究的首选切面，可很好地观察盆腔或骨框架不同区域内的所有相关器官（图17-2～图17-4），类似于常规膀胱造影术或排空直肠造影术。由于盆底结构的复杂性，至少需要2个互相垂直的层面才能较好地观察盆底异常。ESUR指南建议可选用有角度的横轴位和冠状位（表17-1）。

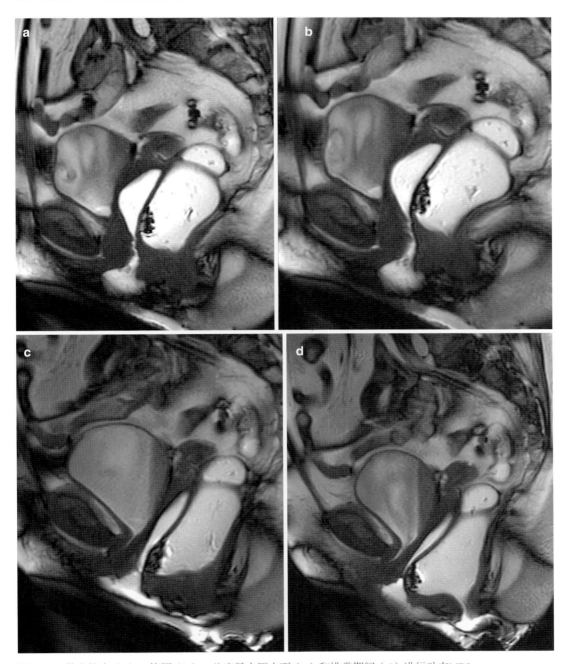

图17-1 静息状态（a）、挤压（b）、盆底最大压力下（c）和排粪期间（d）进行动态MRI

表17-1 ESUR/ESGAR推荐的MRI方案

层面	序列	技术	TE（毫秒）	TR（毫秒）	mm	FOV（mm）	矩阵	层面/角度	层数
静态 MRI 序列 2D MRI									
矢状位	T2WI	涡轮/快速自旋回波	77 ～ 132	500 ～ 4210	4	200 ～ 300	256 ～ 448	正中矢状位	23
横轴位	T2WI	涡轮/快速自旋回波	88 ～ 132	500 ～ 7265	4	200 ～ 300	256 ～ 512	垂直于尿道	25
冠状位	T2WI	涡轮/快速自旋回波	80 ～ 132	500 ～ 7265	4	200 ～ 260	256 ～ 512	平行于尿道	26
动态 MRI 序列									
挤压									
矢状位	T2WI	GE[a]	1.27 ～ 1.88	3.3 ～ 397.4	8	250 ～ 310	126 ～ 280	正中矢状位	1 或 3
压力									
矢状位	T2WI	GE[a]	1.27 ～ 1.88	3.3 ～ 397.4	8	250 ～ 310	126 ～ 280	正中矢状位	1 或 3
选择	T2WI	GE[a]	1.6 ～ 80	5.0 ～ 1200	5 或 6	250 ～ 310	126 ～ 280	垂直于尿道	5
选择	T2WI	GE[a]	1.6	5	5 或 6	300	256	平行于尿道	5
MRI 排粪造影术									
矢状位	T2WI	GE[a]	1.27 ～ 1.88	3.3 ～ 397.4	8	250 ～ 310	168 ～ 280	正中矢状位	1 或 3
选择	T2WI	GE[a]	1.27 ～ 1.6	5 ～ 397	4 或 8	257 ～ 350	154 ～ 256	平行于肛直肠	5

注：GE[a]—快速梯度回波和平衡梯度回波。

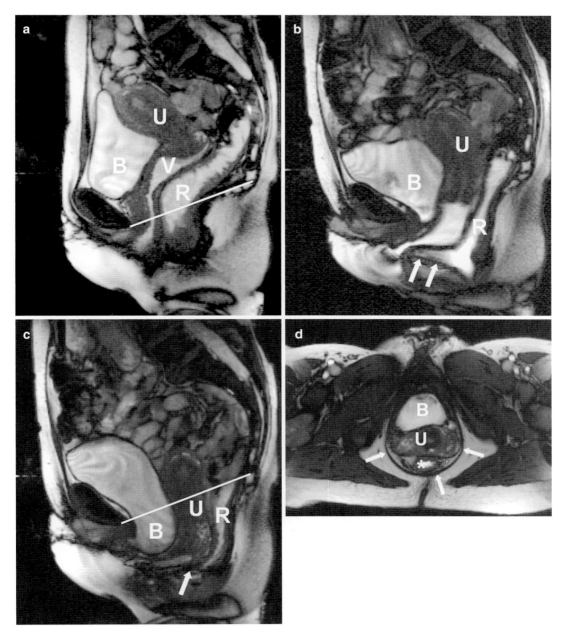

图17-2　40岁初产妇，盆底器官下降合并排粪外口梗阻。静息状态（a）和盆底最大压力下（b～d）盆腔T2加权功能性MRI（a～c正中矢状位；d横轴位）。a.膀胱（B）、阴道（V）和子宫（U）的正常位置在耻尾线（白线所示）之上，直肠（R）未见前膨出，阴道和直肠充满超声凝胶；b.第一次施压期间，直肠前壁向前突出，形成较深的直肠膨出（箭头所示）；膀胱（B）和子宫（U）稍微下降；c.反复施压和排粪后，直肠（R）和直肠膨出（箭头所示）排空，有更多的空间滑入生殖器裂孔，出现较大的膀胱（B）膨出，子宫下降位于耻尾线下，压迫直肠；注意松弛的肛提肌呈垂直方向；d.轴位（耻骨联合水平）显示肌无力造成的气球样肛提肌（箭头所示）；下降的膀胱（B）、子宫（U）下部和直肠（星号所示）位于两侧耻骨直肠肌之间

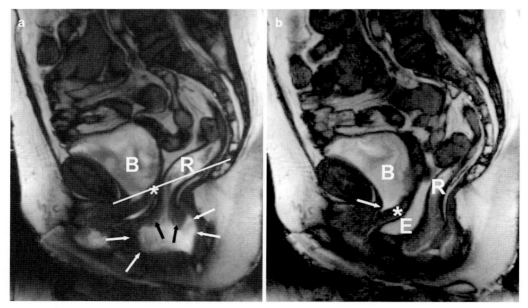

图17-3　71岁多产女性，排便障碍。患者反复施压情况下获得的盆腔正中矢状位T2加权MRI成像。a. 在第一次施压过程中，充满凝胶的直肠（R）显示直肠壁在会阴前以及向后（白色箭头所示）广泛膨胀，直肠前后膨出稳定了膀胱（B）和阴道穹隆（星号所示）的位置，即在耻尾线水平。此外，可见直肠黏膜增厚（黑色箭头所示），标志着开始出现肠套叠；b. 直肠膨出和直肠不完全排空后，发生一巨大肠膨出（E），肠系膜脂肪组织下滑进入直肠阴道间隙，阴道内超声凝胶被动排空，这些表现伴随小的膀胱膨出，漏斗状尿道（箭头所示）和阴道穹隆下降（星号所示）

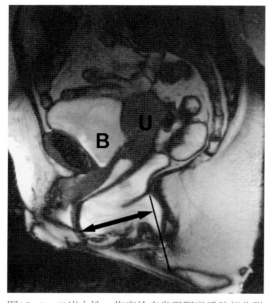

图17-4　69岁女性，临床检查发现阴道后壁部分脱垂。患者施压状态下，正中矢状位T2加权MRI显示直肠前壁向前巨大膨出，膨出深度为自直肠膨出尖端（双箭头所示）至肛管平行线（黑线所示）之间的距离。膀胱（B）和子宫（U）轻度下降

4　MRI影像分析

影像分析包括以下方面：骨盆、盆底肌肉和韧带以及排泄期间器官和参考结构的存在和运动程度。静态成像能够检查和分类结构异常，而动态成像则用于定性和定量评价盆底的3个区域。

测量有助于量化盆底器官脱垂和盆底松弛的程度，结构性MRI能很好地显示这些表现。根据参考位点，专业聚焦的MRI报告可根据泌尿系统、泌尿妇科学和直肠灶提供更具体的信息。

4.1　骨盆

骨盆及其插入的肌筋膜横隔和盆底受

压力的变化，自下面闭合腹腔，支撑膀胱和肠道。骨盆作为周围框架结构，支持和保护软组织及盆腔脏器。在方向正确的骨盆中，腹腔和盆腔的垂直关系引导压力朝向耻骨联合并远离盆底。

在MRI骨盆测量中，横向入口较宽和产科直径较短均与盆底病变有关。偶尔可见Tarlov囊肿、骶骨隐匿性应力骨折或尾骨疼痛。尾骨疼痛可见骨水肿以及周围少量环状液体。尾骨的形态或活动性可能有所不同，Boetal发现收缩时腹颅侧活动度是8.1mm，拉紧时尾背侧活动度是3.7mm，但无失禁妇女与失禁妇女之间没有统计学差异。

4.2 盆底肌肉和韧带

骨盆底由3层结构组成：盆腔内筋膜、盆底肌肉和会阴膜。盆腔内筋膜较薄，MRI不能直接显示；影像上所能看到的会阴膜是会阴体、会阴肌插入处的结缔组织聚集体和外括约肌。

盆底肌包括肛提肌成分，不只是骨骼结构之间相互连接的一个简单线板或吊床结构，而是一个复杂的三维结构。容积塑形后处理技术仍然是正在研究的领域，有助于了解盆底复杂的解剖和功能。2D MRI上进行的线性测量差异很大，Hoyte等人在他们的研究中使用略微旋转的图像测量了肛提肌裂孔的前后径大小，计算和测量的数值不同，变化高达15%，可用多数MRI切面不完全与肌肉垂直、斜行测量过高评估肌肉的厚度来解释。患者在MRI扫描仪内的位置也会对测量产生影响，强烈建议在冠状位进行定位，同时将双侧髋臼骨置于同一水平，拉紧过程中应避免骨盆垂直轴倾斜，防止出现不对称。必须考虑观察者之间的准确性，特别是在只有几毫米的薄层结构中。文献中关于分析盆底肌有不同的参数：轴位、冠状位和矢状位上提肌裂孔的宽度，冠状位和轴位上肛提肌髂尾部的厚度，冠状位肛提肌的活动范围，轴位泌尿生殖孔，以及根据冠状位图像评估的肛提肌表面。此外，还提出了几个不同的角度：肛提板角（LPA）、肛提肌阴道角和髂尾角。肛提板角是正中矢状位所见的肛提肌后部（髂尾部）和耻尾线之间形成的角度，同样，肛提肌-阴道角是测量肛提肌后部分与通过阴道上1/3水平轴的线之间的夹角。评价髂尾肌方向和斜度的另一个参数是冠状位上髂尾肌与骨盆的横断面之间的角度。然而，由于经常不完全均匀、解剖结构形状稍微弯曲（如肛提板或阴道壁），测量的角度具有挑战性，受检查者之间甚至检查者内变异性的限制。

肛提肌各部形状显示重要的附加信息，冠状位上显示最好，能看到有疝气或无疝气的肌肉缺损。肛尾韧带在正中矢状位上呈垂直方向以及轴位上可见耻骨直肠肌部分气球样改变提示盆底肌无力（图17-2c、d），正常情况下，肛尾韧带的走行在静息和施压状态下大致平行于耻尾线。

右侧肛提肌耻骨直肠部分不对称或甚至完全丧失是会阴切开术产妇的一个常见表现，其他常见表现包括过度拉紧形成的肌肉内血肿或肛提肌综合征患者的尾骨部分增厚或先前手术引起的广泛瘢痕。

支持盆底的不仅仅是肌肉，还包括韧带和结缔组织。已有报道称，这些韧带的撕裂是直肠膨出或子宫（阴道）下降的原因。

MRI可清楚观察直肠阴道隔、肛尾韧带和子宫骶韧带，前两个结构在正中矢状位上观察最好，而子宫骶韧带则需要冠状位成像或角度斜面成像来显示。直肠阴道隔见于阴道后壁和直肠前壁之间，这两个结构在T2WI上呈中等信号或低信号，二者之间可见小环状高信号，可能提示深的Douglas腔。

结缔组织由肛提肌弓状肌腱筋膜和盆腔筋膜组成，也包绕膀胱、阴道和子宫，将这些器官附着于盆腔。筋膜本身很薄，影像观察不到，然而MRI描述了一些筋膜缺损的间接征象。理解筋膜撕裂的核心是"阴道三级支持筋膜"的概念：Ⅰ级筋膜由后穹隆和子宫组成；Ⅱ级筋膜是阴道中1/3；Ⅲ级筋膜是阴道下1/3。筋膜内缺损的影像学特征因所涉及的水平而异，Ⅰ级缺损，阴道顶端失去了子宫骶韧带的支持，阴道上部可能在经轴平面上呈扁平或弯曲，通常见于多产妇，常由坐骨棘脱离引起；这种缺损的MRI特征是上阴道双侧变形形成的Chevron征（V形标志）。

Ⅱ级筋膜内缺损，正常H形阴道消失，膀胱失去筋膜支持向后移位，形成马鞍袋征（图17-5）。除这些外侧（阴道旁）缺损外，此水平的中心筋膜缺损被认为易患肠膨出。

Ⅲ级筋膜定义为下阴道、会阴膜和尿道悬韧带。尿道悬韧带断裂或完全缺如导致耻骨和尿道之间的Retzius间隙增大，出现胡须下垂征。

4.3 盆腔器官活动度评估：参考线

已发表了许多参考线来评价盆底器官的活动范围，一致认为理想的参考线系统

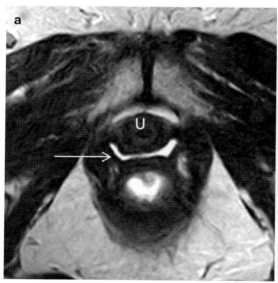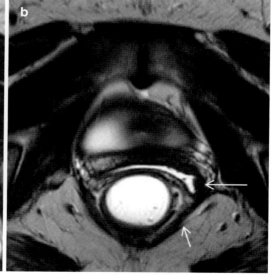

图17-5　Ⅱ级筋膜内缺损。a. 正常阴道呈H形（箭头所示）；b. 阴道推移，呈马鞍袋征（箭头所示），支持Ⅱ级筋膜缺损的表现。其他表现：肛提肌变薄和增宽（短箭头所示）。U为子宫

应具备下列标准：①标明肛提肌水平作为整个盆底的主要支持结构；②使用两个或多个边界清楚的骨性标志不依赖于盆腔的倾斜；③至少在两个不同的成像层面来描述器官的活动范围；④提供将MRI表现与临床检查结果和临床分类系统相比较的可能性。截至目前，没有一个单一的参考线或分级系统能够符合上述所有的标准。

最常应用的参考线是耻尾线（图17-2～图17-4和图17-6），此线是在正中矢状位层面上耻骨联合下缘与最后活动尾骨关节之间的连线，由ESUR推荐作为参考线，观察者之间和观察者内变异性最低。文献报道了3条不同的耻尾线变异，所有耻尾线在正中矢状面上绘制，都从耻骨联合下缘开始，除上述最后尾骨关节外，可替代的第二骨性标志要么是第一骶尾关节，要么是肛提肌尾骨部插入处。

耻尾线作为POP分级的基础，耻尾线确定后，静息状态下和最大压力状态下盆底3个区域内每个参考点的距离由垂直于耻尾线的间距来评估。建议在静息和施压期间不仅要单独分级，还要报告器官的运动范围，因为它提供了比单独分级更有价值的信息。

裂孔/肌肉/器官（HMO）分类系统广泛用于常与POP共存的盆底松弛，后者属于一种不同的病变。HMO系统采用的参考线是H线和M线（图17-6），H线是指尿生殖孔的长度，测量耻骨联合下缘和耻骨直肠肌插入处的距离；M线是肛提肌板与耻尾线之间的垂直距离。根据这些

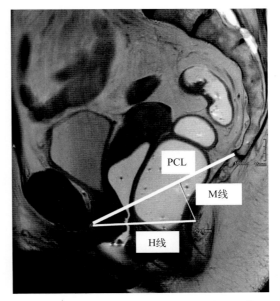

图17-6　评价盆底肌功能不全的H线和M线。PCL，耻尾线

参考线，当H线超过5cm和M线超过2cm时，考虑有症状的患者出现盆底肌松弛。表17-2列出了常用的分级系统。

文献中也可见许多其他盆底参考线，耻骨联合骶骨线是在正中矢状层面耻骨上缘和远端骶骨之间的连线；耻骨中间线是穿过耻骨纵轴的延伸线，大致相当于阴道口水平，与用于盆腔器官脱垂定性分级系统（qPOP）的临床参考系统有关，qPOP以处女膜作为临床参考线。

表17-2　盆底下降的MRI分级

分级	M线的长度（cm）
0（正常）	< 2
1（轻度）	2 ~ 4
2（中等）	4 ~ 6
3（大）	> 6

4.4 病理改变的定义和分级

在静息状态和排粪过程中，选择正中矢状面以电影模式显示盆腔器官相对于参考位点的脱垂及其脱垂的程度，在第二个平面成像中予以显示，检查非典型直肠膨出或肠膨出，有利于肌肉缺损的诊断。盆底结构之间的作用模式较为复杂，应对每个区域内的器官异常下降及其相关表现进行独立分析。直肠完全排空可最大限度地检查肠膨出和盆腔器官脱垂，了解这一点至关重要。

前区内，膀胱底或膀胱的最下部（大多是背侧壁）作为标志；中区以宫颈前唇或者后穹隆或宫腔镜检查后阴道作为标志；后区则把肛直肠结合处作为参考。随后，通过测量这些结构与耻尾线之间的垂直距离进行分级（表17-3）。

按照定义，如果这些参考结构之一或全部降于耻尾线之下，则诊断为器官下降。因此，如果膀胱或子宫降于耻尾线之下，可诊断为膀胱膨出或子宫下降。根据最大应力期间获得的与耻尾线的最大垂直距离（单位：cm）进行分级，可是分级系统与临床表现和症状的相关性较差，表17-3列出了所推荐的以及最常应用的MRI分级系统。

表17-3 器官脱垂（膀胱膨出、子宫脱垂、肠膨出）的MRI分级

0（正常）	< 1cm
1（小）	1～3cm
2（中等）	3～6cm
3（严重）	> 6cm

陷窝缺损包括腹膜膨出、肠膨出和乙状结肠膨出（图17-7），这些病变在临床上很难评估，因为后膨出可能是上述后二者之一或直肠。正常直肠子宫陷凹的深度大约是5cm，腹膜膨出定义为腹膜通过直肠阴道隔疝出，延伸超出阴道上1/3。动态MRI上显示Douglas腔下降到耻尾线下或增宽，考虑为病理性；施压时小肠袢和乙状结肠向下滑动，诊断为肠膨出或乙状结肠膨出。

直肠膨出大多表现为直肠壁向前突出，由膨出宽度超出预期直肠前轮廓所定义，如果其深度超过2cm，直肠膨出则被认为是病理性的。或者，将从直肠前壁到

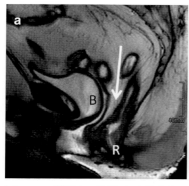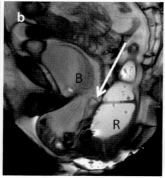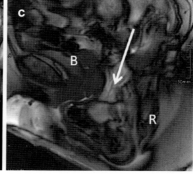

图17-7 肠膨出。肠膨出（箭头所示）含有脂肪（a）、小肠（b），以及乙状结肠、小肠及其肠系膜。直肠膨出（b）；直肠脱垂（c）。B为膀胱；R为直肠

从肛管向上延伸的参考线的距离作为诊断标准。需要注意的是，有报道称，正常志愿者和患者的表现重叠很大。

5 典型表现

盆底传统上分为以下3个区：①前区，含有膀胱和尿道；②中区，含有阴道和子宫；③后区，含有肛直肠。然而，在排便过程中它们在功能上互相协作成一整体。症状的严重程度与POP的临床分期无关。

5.1 前区

膀胱是一充满液体的结构，T2WI上呈高信号。膀胱的形态取决于充盈程度，从三角形到圆形轮廓变化很大（图17-2b和图17-4），静息时位于耻骨联合的上后方（图17-2a）。在正中矢状位图像上，耻骨和膀胱之间可见脂肪样高信号区（耻骨后间隙；Retzius间隙），延伸到脐部。Retzius间隙内丰富的脂肪是尿道悬韧带缺损的一个征象，提示Ⅲ级缺损。女性正常尿道在正中矢状位不能很好显示，但在轴位图像上容易观察，呈典型的靶样表现。正中矢状位层面仅部分显示周围结构（如小肠袢），但膀胱顶与肠袢之间的粘连十分常见，表现为肠袢黏附于膀胱上壁，在施压状态下不能像预期的那样自由滑动。

Valsalva动作期间，盆底、尿道和膀胱处于不断增加的腹压之下，盆底增宽和下降达2cm是一种生理表现。如果膀胱颈或膀胱后壁任何部分移动至耻尾线下超过1cm，考虑出现膀胱膨出（图17-2c），尿道近端和膀胱颈下降，围绕耻骨旋转，先向后下移动。

近端尿道呈漏斗状是尿失禁患者的一个非特异表现（图17-3b），巨大膀胱膨出可见膀胱尿道连接处尿道扭结，此外，由于尿生殖孔间隙有限，巨大膀胱膨出可阻止盆腔其他结构下垂，从而掩盖了直肠膨出或肠膨出。

功能性MRI可清楚显示压力性尿失禁进行耻骨后或阴道手术后复发的膀胱膨出，近端尿道和膀胱颈仍保持耻骨联合上的正常位置，但膀胱后壁膨入阴道前壁（图17-8）。最后，既往所用的尿吊带材料或大量强化剂如胶原蛋白，所有这些在MRI上呈低信号，应仔细分析。

5.2 中区

正常解剖情况下，阴道、直肠和肛提肌后部可见于同一水平（图17-2a），因此，阴道和子宫的位置取决于直肠壶腹的充盈情况。如果出现阴道或子宫下垂，则只有在直肠排空后，2个结构才能向腹尾侧运动超出耻尾线（图17-2b、c），这就是为什么耻尾线本身可能低估中区器官下降的原因。评价子宫下垂的标志是阴道后穹隆或宫颈，阴道反复长期脱垂，引起阴道缩短，阴道壁增厚，甚至外翻。此外，Douglas腔增宽，从而促使腹膜膨出或肠膨出的发生（图17-7）。冠状位上可见子宫骶韧带拉长，筋膜内缺损可通过间接征象

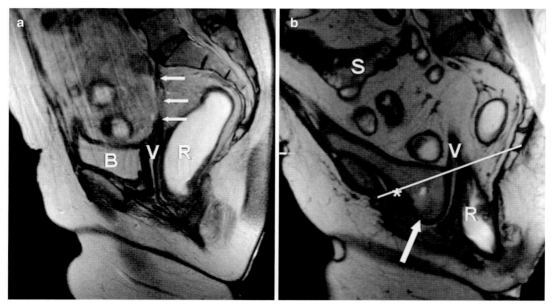

图17-8　67岁女性，阴道骶骨固定术后膀胱膨出复发。静息状态（a）和施压期间（b）正中矢状位静态（a）和功能性（b）T2加权MRI。a. 静态MRI显示合成材料将阴道尖端固定在骶骨岬（箭头所示）；B为膀胱；R为直肠。b. 阴道骶骨固定术后的典型表现是膀胱颈的正常位置（星号所示），与位于耻尾线（白线所示）下的膀胱后壁（箭头所示）下降形成对比。阴道（V）由完整的异物固定在原位。R为直肠；S为小肠

来评价。而典型的影像学表现如胡须下垂征或马鞍袋征甚至有助于划分缺损等级。

　　Douglas腔通常代表腹腔内腹膜反折的最深处，也是疝气好发部位。据报道，发生率为18%～37%，可含脂肪（腹膜膨出）、小肠袢（肠膨出）或乙状结肠（乙状结肠膨出）。诊断肠膨出的标准是小肠袢下降至耻尾线之下。沿着阴道直肠隔的阴道后部走行的疝气可引起阴道后壁膨出；阴道直肠间隙增宽或Douglas腔增深位于耻尾线下，没有肠袢，定义为腹膜膨出。偶尔，疝气位于外侧或前面，冠状位成像可正确评价。较大肠膨出可掩盖膀胱膨出或直肠膨出。阴道骶骨固定术或子宫固定术后，动态MRI能够显示异物并展示其完整功能或过程（图17-8）。

5.3　后区

　　直肠就像一个可伸缩的膨胀软管，它可以通过横向或前向位移和扭结自行折叠，最常见的是直肠前壁突出，即直肠膨出。在MRI排粪造影术上，直肠膨出深4cm被认为是一种病理性表现，表17-4列出了直肠膨出的MRI分级。不过，应该强调的是健康志愿者和盆腔脱垂的妇女之间有相当大的交叉。直肠膨出的方向可向前（阴道后壁的远侧段）（图17-2b）、外（图17-9）或背侧（图17-3a），如果直肠膨出在排粪期间完全清空，或者如果凝胶仍然滞留在直肠膨出腔内，那么在报告中应包含这些信息。正中矢状位成像可能遗漏外侧直肠膨出，但冠状位成像可清楚显示（图17-9）。

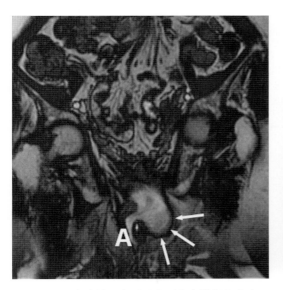

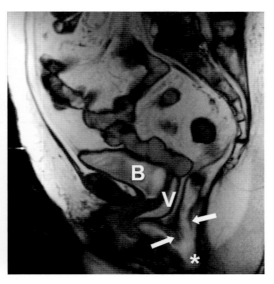

图17-9　74岁女性，有严重和不完全排便的病史。盆底最大压力期间冠状位T2加权MRI显示直肠向左侧巨大膨出（箭头所示），这仅见于冠状位，中间矢状位和轴位容易漏诊。A，肛管

图17-10　66岁女性，大便失禁。排粪期间正中矢状位T2加权MRI，箭头所示为直肠内脱垂，直肠黏膜折叠和直肠壁在开口方向的折叠（星号所示）；膀胱（B）和阴道（V）中等程度下降

肠套叠表现为直肠黏膜或直肠壁内陷，可影响前壁、后壁或整个管径，常开始于肛管上6～8cm。影像学上表现为直肠黏膜和壁局限性增厚（图17-3a），排粪期间出现小肠套叠是正常表现，见于大约80%的健康志愿者。肠套叠与直肠脱垂鉴别困难，这两个术语经常重叠。明显的直肠内脱垂在正中矢状位成像上，表现为V形或双直肠（图17-10）。黏膜或整个厚度直肠壁通过肛管的直肠外肠套叠被定义为直肠脱垂。前区或中区器官下降可压迫直肠前壁，这一发现可以促进直肠内脱垂，可能导致大便夹闭和大便出口阻塞（图17-2c）。

直肠后缘线与肛管中心线的交叉点是肛直肠结合处，可作为确定直肠下垂的标志。肛直肠结合处相对于耻尾线下移分为2级，1级在耻尾线下3～5cm，2级下移超过5cm。

表17-4　直肠膨出MRI分级

分级	宽度
0（正常）	没有
1（小）	外翻
2（中等）	2～4cm
3（大）	＞4cm

5.4　肛提肌

正中矢状位成像可显示肛提肌的后侧面，肛提肌轴位上呈气球样变通常见于盆底肌无力的患者（图17-2d）。相反，健康志愿者的生殖裂孔和耻骨直肠韧带在负荷下保持典型的V形。会阴切开术后，轴位图像可见肛提肌的耻骨直肠部呈不对称表现。

排粪过程中，耻骨直肠韧带适当松弛，肛提肌后呈垂直方向，肛直肠角增

大。如果在施压期间，甚至在排粪期间肛提肌仍保持收缩状态，这种矛盾表现则称为排便失调，可引起不完全排空和粪便出口梗阻症状。同义术语有盆底失弛缓综合征、耻骨直肠肌运动异常、盆底痉挛性综合征以及盆底协同作用。施压期间排便延迟和肛直肠角不典型减小（休息时正常角度为90°~110°）被认为是排便失调的典型影像学征象，其他表现包括排便时盆底下压不足和矛盾性括约肌收缩引起的肛直肠后壁处的耻骨直肠肌或肛门括约肌压迹。Reiner等报道了18例慢性便秘患者的MRI排粪造影表现，尽管18例排便失调患者都可见排便障碍，但其检查敏感性和阳性预测值却较低。一半患者显示肛直肠角异常，绝大多数患者（16/18例）出现矛盾性括约肌收缩。伴随表现是盆底松弛和盆腔器官脱垂。便秘对照组罕见有矛盾性括约肌收缩和肛直肠角异常。这种情况下通常需要30秒或更长的延迟排空时间，据报道其阳性预测值是90%。

6　无症状女性盆底MRI

正常人群和无症状患者区分困难是评价盆底疾病的一个显著问题，临床检查和影像学研究以及盆底功能障碍的临床症状之间往往相关性很差，特别是前后阴道壁Ⅰ期脱垂在无症状患者中很常见，可被认为是正常表现范围。有关临床上脱垂的定义仍存在争议，基于专家组的共识，相关盆腔器官脱垂在ICS量化的POP（qPOP）Ⅱ期或以上认为是异常，然而大系列研究显示大约一半的正常人群符合这些标准。

Swift等报道在497例进行常规妇科检查的女性中，几乎50%的女性具有至少Ⅱ期的POP。这在一项大型多中心临床无症状女性的研究中得到证实，其中报告了以下qPOP分期分布：24% 0期，38% Ⅰ期，35% Ⅱ期，2% Ⅲ期。虽然大多数研究包括无症状志愿者作为对照组，但只有很少的数据专门定义无症状的正常范围。Goh等在仰卧位用1.0T系统检查了处于休息和压力期间的25名男性和25名女性志愿者，所有志愿者都必须通过详细的问卷调查，他们测量了膀胱底、宫颈和肛直肠结合处相对于耻尾线下降的程度，计算盆底裂孔面积、周长及肛管直肠角和肛提肌板角。Lienemann等研究了20例临床检查和尿动力学检查正常的未产妇，所有患者都在阴道和直肠充盈了超声凝胶，取仰卧位进行了MRI检查，在分析大量（29）盆腔参数后，确定了膀胱底、阴道后穹隆以及肛直肠结合处相对于耻尾线的生理位置和裂孔的正常宽度。在他们的研究中，正常盆腔器官不能下降至耻尾线之下，他们认为在压力期间直肠膨出2cm和膀胱基底部下降1cm处于正常范围内，休息状态下肛提肌裂孔正常宽度是4.7cm，压力状态下肛提肌裂孔正常宽度是5.3cm。Schreyer等也评价了10例无症状未产妇（平均31岁）以确定盆底活动时器官运动的正常范围，在压力期间将耻尾线作为参考线，肛直肠结合处活动度大约是2.5cm，膀胱底活动度是1.5cm，子宫阴道结合处相对活动度是3.5cm，肛直肠角从大约95°增宽到110°，相对改变约15°。

7 MRI与常规技术的价值

近10年来，MRI已成为评价盆底复杂病变的一项重要检查技术，它的明显优势是诊断信息全面，不仅反映在盆腔器官脱垂方面，也反映在盆底肌无力和相关的肌肉和筋膜缺损方面。它也能提供慢性便秘患者的盆底功能信息。这些表现有助于多学科患者管理中的治疗分层，并可能会影响包括泌尿科、妇科和结直肠手术技术在内的治疗。

影像学是对仅靠间接征象诊断POP的体格检查的补充，也可能揭示临床上阴性但可能与治疗计划有关的表现。尤其是区别高位直肠膨出和肠膨出以及鉴别肠膨出的内容物，在临床上异常重要，它将影响手术方式。然而，由于盆底功能障碍患者的生理表现和异常表现有很多重叠之处，因此影像学研究必须根据患者的病史、妇科临床评估以及其他诊断性研究（如肛门直肠压力测定、超声内镜检查或膀胱压力测定等）进行诠释。

阴道膀胱直肠造影术结合排泄膀胱造影术、阴道对比剂充盈和排粪造影术被认为是评价盆腔器官脱垂的金标准，按照ACR适当性标准，阴道膀胱直肠造影术和直肠充盈的MRI排粪造影术二者被认为具有评价疑有盆腔器官脱垂的最高适当性。这项X线技术应用广泛，可以获得透视信息，但受相当大的辐射强度限制。在患者舒适度方面，对60例接受阴道膀胱直肠造影术和MRI的患者进行了调查，结果显示90.7%的女性更接受MRI，因此MRI具有较高的接受率。

几项研究将盆底MRI与常规X线技术进行了对比，绝大多数研究认为，功能性MRI检查盆底功能障碍的方法至少与常规透视方法相同，在某些方面甚至更具优势。一项早期研究应用排粪造影术和盆底MRI对14例患者在定性分级和直肠前膨出的测量进行了对比研究，他们指出MRI分级直肠前膨出的能力可能有欠缺。这项早期研究的缺陷是患者取俯卧位时，直肠没有对比剂充盈。Lienemann等已经使用了最近推荐的MRI技术，支持动态MRI。在5例无症状志愿者和44例患者中，21例显示MRI作用与动态透视相等，18例显示MRI优于动态透视。这个研究指出，盆底MRI尤其有助于中区内病变的显示以及揭示主要脱垂类型的变化，他们发现应用MRI和排空直肠造影术对便秘女性肛直肠形态的标准测量具有显著的相关性。另外，功能性MRI能够显示不同正常直肠造影的妇女肌肉参数的显著变化。与珠链膀胱尿道造影术/阴道膀胱直肠造影术相比，MRI能正确诊断膀胱下降的程度，在32例尿失禁或器官脱垂妇女中的确定系数是0.81和0.85。单用膀胱尿道造影术遗漏了所有的直肠膨出，但阴道膀胱直肠造影术和MRI都将其准确地显示了出来，而肠膨出只能通过MRI诊断。直立位和仰卧位阴道膀胱直肠造影术与功能性MRI相比，MRI和任何位置的阴道膀胱直肠造影术之间没有显著差异。Kelvin等对比了所有相关器官充盈对比剂后进行的膀胱阴道直肠造影术与膀胱、阴道和直肠充盈对比剂后仰卧位功能性MRI，且加用了上完厕所后期相，他们得出结论：MRI和膀胱阴道直肠造影术对盆腔器官脱垂的检查率相等，强调了MRI显示所有盆腔器官和盆底肌肉结构的力度。按照ACR建议，如果可行的情况下，直立位MRI好于仰卧位MRI。在一些研究中使用具有开放式配置的0.5T中场系统，显示了在直立姿势下评估患者的优势，但由于表面线圈设计和有限的空间和时间分辨率造成的图像质量减低，限制了它的使用。Bertschinger等表明坐位MRI显示临床相关的膀胱脱垂或直肠膨出并不比仰卧位MRI优越，同样，Fielding等报道了坐位MRI显示较高程度的盆底松弛不比仰卧位MRI优越。最近一项研究对31例患者（27例女性）采用0.25T开放式MRI和1.5T MRI取仰卧位与坐位扫描进行了对比，发现休息和排粪时肛直肠结合处没有显著差异，膀胱膨出的百分比也没有显著差异，然而在比较下降的分级方面证实有统计学意义。这些作者得出结论：由于休息时仰卧位的盆腔器官偏向头侧，因此MRI可过高评估下降程度。

MRI评价肠套叠的数据是相互矛盾的，与常规技术相比，MRI倾向于低估肠套叠（可能是由于非生理性仰卧位的缘故），但可以提供整个盆底信息。最近一项研究评估了41例患者，报道了常规排粪造影术诊断直肠膨出和肠膨出的优越性，但发现MRI确定肠套叠更有效。MRI评价肠套叠的优点包括黏膜与全厚度病变的鉴别、盆底运动的功能性信息以及显示共存病变。同样，在疑似协同失调的盆底肌综合征中，MRI的价值是提供综合信息，可观察异常排粪的典型特点，也有助于阐明盆腔出口梗阻的其他原因。

参考文献

Alt CD, Brocker KA, Lenz F, Sohn C, Kauczor HU, Hallscheidt P (2014) MRI findings before and after prolapse surgery. Acta Radiol 55:495–504.

Bazot M, Gasner A, Ballester M, Dara? E (2011) Value of thin-section oblique axial T2-weighted magnetic reso-nance images to assess uterosacral ligament endome-triosis. Hum Reprod 26:346–5350.

Bertschinger KM, Hetzer FH, Roos JE et al (2002) Dynamic MR imaging of the pelvic floor performed with patient sitting in an open-magnet unit versus with patient supine in a closed-magnet unit. Radiology 223:501–508.

Bitti GT, Argiolas GM, Ballicu N, Caddeo E et al (2014) Pelvic floor failure: MR imaing evaluation of ana-tomic and functional abnormalities. Radiographics 34:429–448.

Bo K, Lilleas F, Talseth T et al (2001) Dynamic MRI of the pelvic floor muscles in an upright sitting position. NeurourolUrodyn 20:167–174.

Bolog N, Weishaupt D (2005) Dynamic MR imaging of putlet obstruction. Clin Imaging 14:293–302.

Bump RC, Mattiasson A, Bo K et al (1996) The standard-ization of terminology of female pelvic organ prolapse and pelvic floor dysfunction. Am J Obstet Gynecol 175:10–17.

Carr LK, Herschorn S, Leonhardt C (1996) Magnetic reso-nance imaging after intraurethral collagen injected for stress urinary incontinence. J Urol 155:1253–1255.

Comiter CV, Vasavada SP, Barbaric ZL et al (1999) Grading pelvic prolapse and pelvic floor relaxation using dynamic magnetic resonance imaging. Urology 54:454.

Delemarre JB, Kruyt RH, Doornbos J et al (1994) Anterior rectocele: assessment with radiographic defecography, dynamic magnetic resonance imaging, and physical examination. Dis Colon Rectum 37: 249–259.

Dietz HP (2010) Pelvic floor ultrasound: a review. Am J Obstet Gynecol 202:321–334.

El Sayed R, MSE FMMM, Azim MSA (2008) Pelvic floor dysfunction: assessment with combined analysis of static and dynamic MR imagin g findings. Radiology 248:518–530.

El Sayed RF, Alt CD, Maccioni F et al (2016) Magnetic Resonance Imaging of pelvic floor dysfunction-joint recommendations of the ESUR and ESGAR pelvic floor working group. Eur Radiol. doi:10.1007/s00330-016-4471-Elshazly WG, Nekady AEE, Hassan H (2010) Role of dynamic MRI in management of obstructed defecation case series. Int J Surg 8:2074–2282.

Faccioli N, Comai A, Mainardi P, Perandini S, Farah M, Pozzi-Mucelli R (2010) Defecography: a practical approach. Diagn Interv Radiol 16:209–216.

Fielding JR (2002) Practical MR imaging of female pelvic floor weakness. Radiographics 22:295–304.

Fielding JR (2003) MR imaging of pelvic floor relaxation. Radiol Clin North Am 41:747–756.

Fielding JR, Griffiths DJ, Versi E et al (1998) MR imaging of pelvic floor continence mechanisms in the supine and sitting positions. AJR Am J Roentgenol 171: 1607–1610.

Flusberg M, Sahni VA, Erturk SM, Mortele KJ (2011) Dynamic MR defecography: assessment of the useful-ness of the defecation phase. AJR Am J Roentgenol 196:W394–W399.

Goei R, Kemerink G (1990) Radiation dose in defecogra-phy. Radiology 176:137–139.

Goh V, Halligan S, Kaplan G et al (2000) Dynamic MR imaging of the pelvic floor in asymptomatic subjects. AJR Am J Roentgenol 174:661–666.

Goodrich MA, Webb MJ, King BF et al (1993) Magnetic resonance imaging of pelvic floor relaxation: dynamic analysis and evaluation of patients before and after surgical repair. Obstet Gynecol 82:883–891.

Gufler H, Laubenberger J, DeGregorio G et al (1999) Pelvic floor descent: dynamic MR imaging using a half-Fourier RARE sequence. J Magn Reson Imaging 9:378–383.

Gufler H, Ohde A, Grau G et al (2004) Colpocystoproctography in the upright and supine positions correlated with dynamic MRI of the pelvic floor. Eur J Radiol 51:41–47.

Halligan S, Bartram C, Hall C, Wingate J (1996) Enterocele revealed by simultaneous evacuation proc-tography and peritoneography: does "defecation block" exist? Am J Roentgenol 167:461–466.

Halligan S, Malouf A, Batram CI, Marshall M, Hollings N, Kamm MA (2001) Predictive value of impaired evacuation at proctopgraphy in diagnosing anismus. AJR Am J Roentgenol 177:633–636.

Handa V, Pannu H, Siddique S et al (2003) Architectural differences in the bony pelvis of women with and without pelvic floor disorders. Obstet Gynecol 102:1283–1290.

Healy JC, Halligan S, Reznek RH et al (1997a) Dynamic MR imaging compared with evacuation proctography when evaluating anorectal configuration and pelvic floor movement. AJR Am J Roentgenol 169:775–779.

Healy JC, Halligan S, Reznek RH et al (1997b) Magnetic resonance imaging of the pelvic floor in patients with obstructed defaecation. Br J Surg 84:1555–1558.

Hjartardottir S, Nilsson J, Petersen C et al (1997) The

female pelvic floor: a dome – not a basin. Acta Obstet Gynecol Scand 76:567–571.

Hodroff MA, Stolpen AH, Denson MA et al (2002) Dynamic magnetic resonance imaging of the female pelvis: the relationship with the pelvic organ prolapse quantification staging system. J Urol 167:1353–1355.

Hoyte L, Ratiu P (2001) Linear measurements in 2-dimensional pelvic floor imaging: the impact of slice tilt angles on measurement reproducibility. Am J Obstet Gynecol 185:537–544.

Huddleston HT, Dunnihoo DR, Huddleston PM 3rd et al (1995) Magnetic resonance imaging of defects in DeLancey's vaginal support levels I, II, and III. Am J Obstet Gynecol 172:1778–1782; discussion 1782–1784.

van Iersel JJ, Formijne Jonkers HA, Verheijen PM, Broeders IAMJ, Heggelman BG et al (2017) Comparison of dynamic magnetic resonance defaeco-graphy with rectal contrast and conventional defaeco-graphy for posterior pelvic floor compartment prolapse. Colorectal Dis 19:O46–O53. doi:10.1111/codi.13563.

Jundt K, Peschers U, Kentenich H (2015) The investiga-tion and treatment of female pelvic floor dysfunction. Dtsch Arztebl Int 112:564–574.

Kelvin FM, Maglinte DD, Hale DS et al (2000) Female pelvic organ prolapse: a comparison of triphasic dynamic MR imaging and triphasic fluoroscopic cysto-colpoproctography. AJR Am J Roentgenol 174:81–88.

Kenton K, Mueller ER (2006) The global burden of female pelvic flor disorders. BJU Int 98(Suppl 1):1–5.

Kim AY (2011) How to interpret a functional or motility test-defecography. J Neurogas-troenterol Motil 17:416–420.

vKruyt RH, Delemarre JB, Doornbos J et al (1991) Normal anorectum: dynamic MR imaging anatomy. Radiology 179:159–163.

Kuhn RJ, Hollyock VE (1982) Observations on the anat-omy of the rectovaginal pouch and septum. Obstet Gynecol 59:445–447.

Law YM, Fielding JR (2008) MRI of pelvic floor dysfunc-tion: review. AJR Am J Roentgenol 191:S45–S53.

Lienemann A (1998) An easy approach to functional magnetic resonance imaging of pelvic floor disorders. Tech Coloproctol 2:131–134.

Lienemann A, Anthuber C, Baron A et al (1996) MR col-pocystorectography: a new dynamic method for assessing pelvic floor descent and prolapse in women. Acta Radiol 6:182–186.

Lienemann A, Anthuber C, Baron A et al (1997) Dynamic MR colpocystorectography assessing pelvic-floor descent. Eur Radiol 7:1309–1317.

Lienemann A, Sprenger D, Janssen U et al (2000a) Functional MRI of the pelvic floor. The methods and reference values. Radiologe 40:458–464.

Lienemann A, Anthuber C, Baron A et al (2000b) Diagnosing enteroceles using dynamic magnetic reso-nance imaging. Dis Colon Rectum 43:205–212; dis-cussion 212–213.

Lone F, Sultan AH, Stankiewicz A, Thakar R (2016) Interobserver agreement of multicompartment ultra-sound in the assessment of pelvic floor anatomy. Br J Radiol. doi:10.1259/bjr.20150704. Epub 2016 Jan 22.

Macura KJ, Genadry RR, Bluemeke DA (2006) MR imaging of the female urethra and supporting liga-ments in assessment of urinary incontinence: spectrum of abnormalities. Radiographics 26:1135–1149.

Maglinte DD, Bartram CI, Hale DA, Park J, Kohli MD, Robb BW, Romano S, Lappas JC (2011)

Functional imaging of the pelvic floor. Radiology 258:23–39.

Maigne JY, Pigeau I, Roger B (2012) Magnetic resonance imaging findings in the painful adult coccyx. Eur Spine J 21:2097–2104.

Mann DKP (2014) What is clinically relevant prolapse? An attempt at defining cutoffs for the assessment of pelvcic organ prolapse. Int Urogynecol 25:451–455.

Mortele KJ (2007) Dynamic MR defecography of the pos-terior compartment: indications, techniques and MR features. Eur J Radiol 61(2007):462–472.

Pannu HK, Kaufman HS, Cundiff GW et al (2000) Dynamic MR imaging of pelvic organ prolapse: spec-trum of abnormalities. Radiographics 20:1567–1582.

Pannu HC, Glanc P, Bhosale PR, Harisinghani MG et al (2015) ACR appropriateness criteris pelvic floor dys-function. J Am Coll Radiol 12:134–142.

Pizzoferrato AC, Nyangoh Timoh K, Fritel X, Zareski E (2014) Dynamic Magnetic Resonance Imaging and pelvic floor disorders: how and when? Eur J Obstet Gynecol Reprod Biol 181:259–266.

Reiner CS, Tutuian R, Pohl D, Marincek B, Weishaupt D (2011) MR defecography in patients with dysyner-getic defecation: spectrum of imaing findings and diagnstic value. Br J Radiol 84:136–144.

Retzky SS, Rogers jr RM, Richardson AC (1996) Anatomy of female pelvic support. In: Brubaker LT, Saclarides TJ (eds) The female pelvic floor disorders of function and support. F.A. Davis Company, Philadelphia, pp 3–21.

Rogers RG, Fashokun TB (2016) Pelvic organ prolapse in women: an overview of the epidemiology, risk factors, clinical manifestations, and management. www.upto-date.com.

Schreyer CA, Paetzel C, Fürst A et al (2012) Dynamic MR defecography in 10 asymptomatic volunteers. World J Gastroenterol 18:6836–6842.

Shorvon PJ, McHugh S, Diamant NE et al (1989) Defecography in normal volunteers: results and impli-cations. Gut 30:1737–1717.

Singh K, Reid WM, Berger LA (2001) Assessment and grading of pelvic organ prolapsed by use of dynamic resonance imaging. Am J Obstet Gynecol 185:71–77.

Singh K, Reid WM, Berger LA (2002) Magnetic reso-nance imaging of normal levator ani anatomy and function. Obstet Gynecol 99:433–438.

Sprenger D, Lienemann A, Anthuber C et al (2000) Functional MRI of the pelvic floor: its normal anat-omy and pathological findings. Radiologe 40:451–457.

Swift SE (2000) The distribution of pelvicorgan support in a population of femalesubjects seen for routine gynecologichealth care. Am J Obstet Gynecol 183:277–285.

Swift S, Woodman P, O'Boyle A et al (2005) Pelvic Organ Support Study (POSST): the distribution, clinical defi-nition, and epidemiologic condition of pelvic organ support defects. Am J Obstet Gynecol 192:795–806.

Tijdink MM, Vierhout ME, Heesakkers JP, Withagen MI (2011) Surgical management of mesh related compli-cations after prior pelvic floor reconstructive surgery with mesh. Int Urogynecol J 22:1395–1404.

Vanbeckevoort D, Van Hoe L, Oyen R et al (1999) Pelvic floor descent in females: comparative study of colpo-cystodefecography and dynamic fast MR imaging. J Magn Reson Imaging 9:373–377.

Woodfield CA, Hampton BS, Sung V, Brody JM (2009) Magnetic resonance imaging of pelvic organ prolapse: comparing pubococcygeal and midpubic lines with clinical staging. Int Urogynecol J Pelvic Floor Dysfunct 20:695–701.

Woodfield CA, Krisnamoorthy S, Hampton BS, Brody JM (2010) Imaging pelvic floor disorders: trend toward comprehensive MRI. AJR Am J Roentgenol 194:1640–1649.

Yang A, Mostwin JL, Rosenshein NB et al (1991) Pelvic floor descent in women: dynamic evaluation with fast MR imaging and cinematic display. Radiology 179:25–33.

Yoshioka K, Matsui Y, Yamada O et al (1991) Physiologic and anatomic assessment of patients with rectocele. Dis Colon Rectum 34:704–708.

第十八章　不孕症评价

1　引言

不孕症是指有正常性生活且未采取避孕措施1年后未妊娠。不孕症患者估计占育龄妇女的10%。尽管子宫病变引起的不孕症病例不到10%，但子宫成像非常重要，不仅能确定诊断，也可以指导矫正治疗。结构异常可预示潜在的妊娠并发症，如自然流产、胎儿宫内发育受限、早产、胎先露异常以及受孕产物滞留等。

评价女性不孕症和子宫异常的影像学研究有许多特点，如无创、低成本、高精度等。目前评价女性不孕症的方法包括子宫输卵管造影术、超声和磁共振成像。本章回顾了利用这些方法评价女性不孕症的各种原因，特别关注子宫解剖和生理异常。

2　成像技术

2.1　子宫输卵管造影术

子宫输卵管造影术（HSG）是在荧光透视控制下将放射性对比剂引入子宫腔和输卵管。虽然现在HSG主要用于评价输卵管是否通畅，但这种技术可以通过显示子宫腔的异常轮廓来间接评价子宫病变。

2.1.1　月经周期考虑

正常子宫内妊娠不应进行HSG，为了避

免早期妊娠电离辐射，采用"10天原则"，即如果从末次月经开始的时间间隔大于10～12天，就不应该进行此项检查；如果患者的周期超过28天（月经通常在排卵后第14天开始），则10天原则延长到13～15天。如果患者月经周期不规律或者没有月经，则进行HSG之前建议做妊娠试验。

2.1.2 技术考虑

患者取仰卧位，双膝屈曲，双脚分开，将脚置于操作台的脚蹬上。用窥镜暴露宫颈，并抬高患者的骨盆来帮助观察宫颈，特别适用于较瘦的妇女。用大量清洁液如聚维酮碘溶液擦洗宫颈和阴道后，放置HSG套管。HSG套管有多种，一旦确定已正确放置套管后，撤出窥镜。如果不撤出窥镜，患者不舒服，且金属窥镜会遮盖一些表现。在透视引导下，缓慢注入室温对比剂，通常在1分钟内注入5～10ml，然后摄片。在以下情况下停止注射对比剂：证实有游离溢出物进入腹腔，发生子宫肌或静脉内渗，或患者主诉痉挛加剧（通常在管道阻塞时发生）。

2.1.3 副作用和并发症

进行HSG的患者通常有轻度不适或疼痛，虽然口服布洛芬是合理的术前用药，但常规镇痛则没有必要。安慰患者，快速熟练地完成检查是最好的方法。HSG后，常出现阴道轻度出血，需要刮宫的严重出血很少见，可能与子宫内膜息肉等基础病理学有关。其他副作用还有血管迷走反应与过度通气，如果检查者经验丰富沉着冷静，可降低这些反应的发生率。

盆腔感染是HSG的严重并发症，可造成输卵管损害。在私人诊所里，HSG后盆腔感染的总发生率是1.4%，主要见于输卵管扩张的患者。鉴于此，如果HSG操作过程中发现输卵管扩张，特别是输卵管扩张出现游离溢出物，那么患者离开检查室之前应给予抗生素预防用药（如口服200mg多西环素），再给患者开具5天的处方。

HSG后也可发生与对比剂有关的过敏反应或特异反应，虽然发生率不清楚，但应该很低。

辐射也是一种副作用，这在超声子宫输卵管造影不应出现。因为接受检查的妇女都是育龄妇女，所以这是一个值得关注的问题。HSG常规在滤泡期进行，早期妊娠辐射发生率很低。尽管案例很少，但没有任何证据表明妊娠早期不经意间的HSG会对胎儿造成伤害。卵巢辐射较小，采用好的透视技术以及仅需要精确诊断的必要摄片可进一步减少辐射。

2.1.4 输卵管解剖和生理

输卵管连接腹腔和腹膜外间隙，其功能和解剖复杂，将来自子宫的精子传输到输卵管壶腹部，从另一方向将卵子输送到壶腹部伞端，支持并将早期胚胎从壶腹部输送到子宫进行种植。正常输卵管长度为7～16cm，平均12cm（图18-1），分为4部分：①壁内部或间质部，发生在子宫底壁内，长1～2cm；②峡部，长约2～3cm；③壶腹部，长5～8cm；④漏斗部，远端呈喇叭形，终止于输卵管伞部。透视或超声引导下，输卵管造影显示对比剂通过输卵管自由围绕卵巢和肠袢，可诊断输卵管通畅（图18-2）。

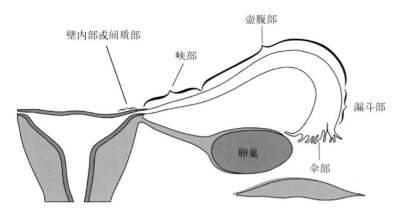

图18-1　正常输卵管示意图：正常输卵管长度为7~16cm（平均12cm），分为4部分：①壁内部或间质部（1~2cm）；②峡部（2~3cm）；③壶腹部（5~8cm）；④漏斗部，终止于输卵管伞部

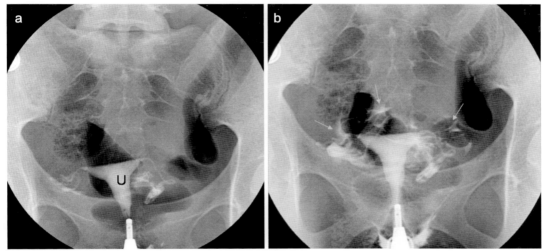

图18-2　正常子宫输卵管造影图（a、b）：子宫（U）轮廓和形态正常，双侧输卵管充盈，盆腔腹膜对比剂游离溢出（箭头所示）

2.1.5　病变表现

　　输卵管峡部憩室由结节性峡部输卵管炎（SIN）引起（图18-3），超声很难诊断。SIN在100多年前就有描述，表现为输卵管上皮不规则良性增生进入输卵管肌壁，合并反应性肌肉增生和炎症。SIN和盆腔炎症性疾病之间有一定的关系，然而，关于SIN是否由盆腔炎症引起，抑或先天性易患炎症尚不清楚。

　　输卵管阻塞可发生在输卵管的任何部分（图18-4），峡部中段管径较小，梗阻时不引起扩张，因此常被超声漏诊。

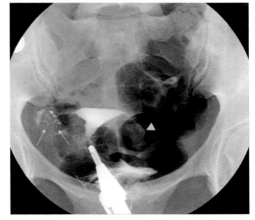

图18-3　结节性峡部输卵管炎：右侧峡部多发性小憩室（箭头所示），由黏膜增生和黏膜侵入肌层引起肌肉肥厚所致；左侧输卵管部分切除术（三角箭头所示）

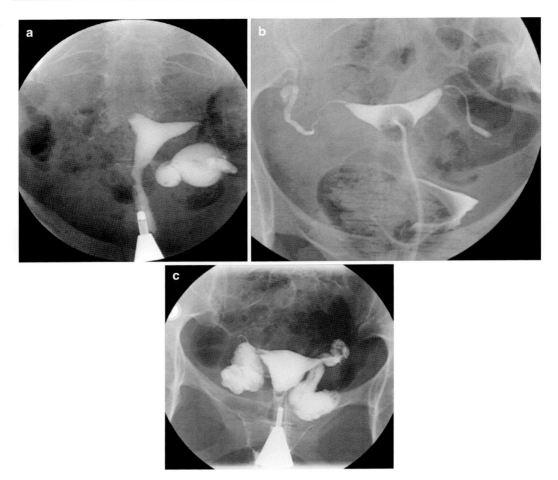

图18-4　双侧输卵管梗阻（3名不同患者）：左侧输卵管梗阻扩张（输卵管积水）以及右侧管腔阻塞（a）；双侧峡部或壶腹部非扩张性梗阻（b）；双侧输卵管巨大扩张，未见溢出腹膜—双侧输卵管积水（c）

息肉小，表现为光滑的充盈缺损，可单发或多发，不影响子宫腔的大小和形状（图18-5）。平滑肌瘤常单发，较大分叶状肿块，部分突入宫腔，常引起宫腔增大和变形。

粘连是子宫创伤后形成的瘢痕，如妊娠、刮宫、子宫手术或子宫感染并发症。一般呈线状和不规则形状（图18-6a），自一侧壁延伸到对侧壁，只允许对比剂在一个维度周围流动。这与上述肿块不同，后者允许对比剂在它们周围的两个维度流动。粘连可表现为整个子宫或部分子宫不充盈，与Müllerian管缺如相混淆（图18-6b）。

子宫腔粘连综合征是不孕、月经过少或闭经的组合定义，患者一般均有子宫腔操作史。估计发生在68%的具有2次或2次以上子宫腔操作史的不孕妇女。其病理生理学是子宫内膜创伤性损伤（如产后或流产后子宫刮宫）发生的子宫粘连（图18-7），少见于子宫内膜炎。关于不孕的假说认为子宫粘连和瘢痕干扰了精子移动和胚胎着床。

2.1.6　HSG的局限性

急性阴道出血患者不应进行HSG，以防血凝块冲入腹腔；急性盆腔炎症患者也不宜进行HSG，它可加剧感染；妊娠6个月之内、子宫手术、输卵管手术或刮宫后也不应该进行此项检查，子宫内膜和输卵管内膜缺损容易使对比剂渗入静脉。

此项技术的主要局限是仅能观察开放的管道而不能充分评估子宫外轮廓。HSG也会让这些年轻女性暴露于电离辐射。

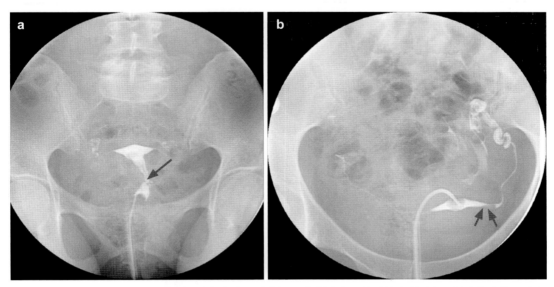

图18-5　子宫内膜息肉：子宫内膜腔内柄状充盈缺损，可能源自宫颈管（箭头所示）。注意输卵管正常充盈和对比剂游离溢出腹腔（a）。另一患者子宫输卵管造影显示左侧输卵管壁内段可见一充盈缺损（箭头所示），引起输卵管狭窄，但没有梗阻，输卵管正常充盈（b）

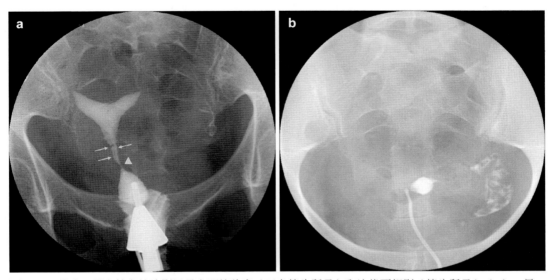

图18-6　粘连：子宫输卵管造影显示宫颈管狭窄（三角箭头所示）和边缘不规则（箭头所示）（a）；另一患者HSG显示粘连引起子宫内膜腔部分阻塞和右侧输卵管闭塞（b）。注意：在这种特殊情况下，HSG不能可靠排除Müllerian管异常

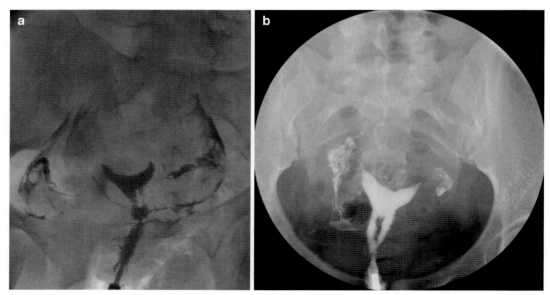

图18-7　子宫腔粘连综合征（a，b）。两个不同患者HSG显示刮宫流产术后发生的宫内粘连

2.2　超声子宫造影术和超声输卵管造影术

超声因具有诊断准确性高、患者舒适度高、成本低以及操作方便等优点而被广泛用于检查子宫病变。随着阴道超声、彩色多普勒成像以及超声子宫造影术的应用，超声已成为检查子宫内膜和子宫肌病变的一种敏感技术。

超声输卵管造影术（SSG）是将生理盐水或对比剂输入宫腔过程中经阴道超声检查（TVS）来评价输卵管通畅和形态学改变的一种技术。75%患者可采取反复注射3～5ml无菌生理盐水来评价输卵管通畅，注入对比剂精确度高达92%。初步研究结果认为三维和谐波成像大大提高了输卵管超声检查的准确性。

引入生理盐水或对比剂之前，内科医生应通过识别卵巢和陷入子宫角的子宫内膜估计输卵管的位置。

如果注射期间出现疼痛，则可能是粘连造成的内源性或外源性输卵管梗阻的征象。可能出现痉挛，引起输卵管近端一过性不充盈。

输卵管积水在TVS上表现为梭形囊状结构。一旦发现输卵管积水，应先给予口服多西环素100mg，一天2次口服，连服5天，预防盆腔炎症的发生。

2.2.1　月经周期考虑

对于经前期患者，理想的SSG应安排在月经周期的第4～7天（图18-8a）。然而，评价先天异常时，超声检查的时间就不重要了（图18-8b）。对于SSG，常规子宫输卵管造影应该考虑月经的周期。

阴道不规则出血的患者，检查不需要特意安排，子宫内膜腔内任何可能混淆的残留血液在SSG过程中通过结合使用温和的导管操作和实时超声观察盐水冲洗，都可予以评价。

2.2.2　技术考虑

超声成像不仅集中在盆腔的传统矢状位和横断位，还应包括沿着子宫长轴的正交成像，方能识别子宫外轮廓特征。经腹部超声最好采用2~6MHz探头，经阴道超声应用5~8MHz探头。经阴道超声虽然以减小视野为代价，但其具有提高空间分辨率的优点。

SSG是将生理盐水或对比剂输入宫腔期间经阴道超声检查。最好在超声子宫造影术后进行，因为超声子宫造影术在显示子宫内膜表面以观察是否出现粘连或腔内病变如息肉（图18-8c）或黏膜下平滑肌瘤方面起重要作用。

当应用超声评价子宫、卵巢和输卵管活动度时，操作者应尽量轻轻按压探头。

生理盐水最初用于评估输卵管通畅，然而，如果出现输卵管溢出问题，那么采用对比剂注射时，需要用气囊导管阻断宫腔流出的液体。在进行超声子宫造影后，输注阳性对比剂之前应除去生理盐水。

一些研究者主张输注生理盐水后应用彩色多普勒超声进行检查，其显示输卵管是否通畅最好，此技术也可应用对比剂。

微气泡对比剂提供输卵管通畅和溢出的回声对比，其安全性已得到多研究证实，但它的成本较高，只能选择使用。

如果注射期间出现疼痛，则可能是输卵管内源性或外源性梗阻的征象。可能出现痉挛，引起输卵管近端一过性不充盈。

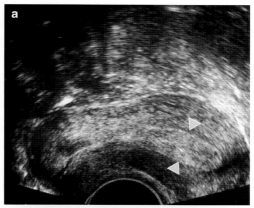

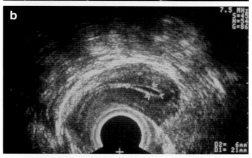

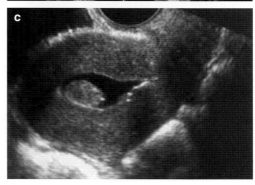

图18-8　正常TVUS：分泌期（a）子宫内膜（三角箭头所示）边界清晰、相对较厚，呈高回声；增殖期（b）可见少量液体潴留；超声子宫造影（c）可见小息肉

2.2.2.1　正常和异常解剖

应用生理盐水或对比剂后，正常输卵管腔很容易识别，表现为薄的蜿蜒状附件结构。

输卵管积水在TVS上表现为梭形囊状结构，对比剂稀释或气泡自悬浮液溢出，很难完整显示。

2.2.3 准确度

据报道称，超声的准确性是90%~92%。SSG是将生理盐水输入子宫内膜管，以提高子宫内膜和子宫内形态学的观察度。据报道称，三维超声表面模式和透明模式子宫重建优于传统二维扫描，有经验的医生检查敏感性和特异性分别达到93%和100%。

2.2.4 副作用和并发症

超声-HSG的副作用和并发症大部分与传统HSG类似。

2.2.5 超声-HSG的局限性

超声-HSG的局限性与传统经阴道超声相同，仅能帮助评价开放的子宫内膜管。

此方法的主要缺点是其操作依赖性，其他局限性包括干扰超声成像的因素，例如身体体积较大和（或）出现较大的平滑肌瘤（图18-9）。

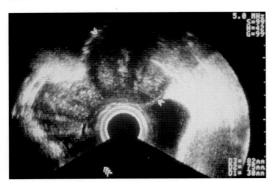

图18-9 TVUS：巨大子宫肌瘤导致超声图像质量差

2.3 磁共振成像

2.3.1 适应证

磁共振成像（MRI）适用于评价女性不孕症，育龄妇女不孕症通常由良性病变引起。女性不孕症的原因包括排卵功能障碍（如垂体腺瘤和多囊卵巢综合征）、输卵管病变（如输卵管积水和盆腔炎症疾病）、子宫病变（如Müllerian管异常、子宫腺肌病和平滑肌瘤）以及盆腔子宫内膜异位症，MRI用于评价子宫和卵巢功能、观察垂体腺瘤、区别Müllerian管异常以及非创性精确诊断子宫腺肌病、平滑肌瘤和子宫内膜异位症。另外，MRI能帮助预测子宫腺肌病、平滑肌瘤和子宫内膜异位症保守治疗的结果，有助于选择更好的治疗计划和管理。

MRI能多平面清楚显示子宫内外解剖，但不能评价输卵管通畅或细微的输卵管周围粘连。MRI良好的软组织对比度能够对许多妇科疾病做出特异性诊断。

由于腹腔镜手术通常是不孕症患者的首选治疗方法，因此准确的术前诊断对计划合理的手术干预显得尤为重要。

2.3.2 技术考虑

对患者检查成像最好采用相控阵表面线圈，目前不孕症的标准成像方案包括子宫轴位、矢状位和冠状位快速自旋回波序列成像，可增加斜位成像获得子宫真正的冠状位和轴位图像；大视野成像便于检查相关的肾脏异常。另外，可进行盆腔横断位T1加权成像。钆剂增强MRI对于诊断复杂的附件肿块以及与恶性病变区分有重要意义。

一些作者建议检查前肌内注射或静脉注射20mg丁溴东莨菪碱或1个单位胰高血糖素，以减缓肠道蠕动。

2.3.3 局限性

MRI与超声比较，其缺点是费用高、

应用受限以及扫描时间长等，因此，当超声检查结果不确定时，MRI才被用作解决问题的方法。

2.3.4　育龄妇女正常MRI解剖

T2WI显示子宫带状解剖最好（图18-10），子宫内膜呈高信号，与最内侧子宫肌相对应的结合带表现为低信号，周围子宫肌呈中等信号，信号强度高于横纹肌。子宫内膜和结合带的宽度随着月经周期发生改变，分泌晚期最宽，观察最清楚。整个育龄期，子宫体大于宫颈，通常长6~8cm，横断径和前后径5~6cm。

宫颈在T2WI上也呈带状结构，中心高信号区是上皮和黏液，中间低信号区代表纤维基质，外面中等信号区是周围子宫肌。阴道壁在T2WI上呈低信号。T2WI也可清楚显示育龄妇女的卵巢结构，可见低信号的基质和高信号的滤泡。

正常输卵管管径小，迂曲走行，常规成像不显示。

2.3.5　绝经后妇女正常MRI解剖

绝经后，子宫体变小，大致与子宫颈相等。不接受外源性雌激素时，带状解剖模糊（图18-11）。尽管宫颈没有明显萎缩，但周围子宫肌通常不清晰。MRI可检查到卵巢，很少有滤泡。

如果育龄妇女出现子宫小、带状结构模糊或检查不到卵巢，像绝经后妇女表现一样，应考虑与激素分泌不足有关病变的可能性。

3　排卵功能障碍

影响排卵的病变占女性不孕症的

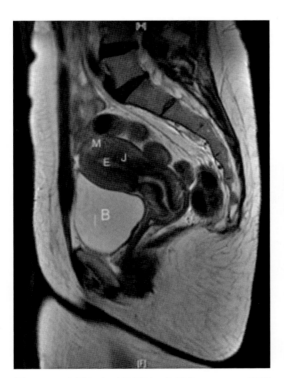

图18-10　育龄妇女正常解剖：矢状位T2WI MRI清楚显示子宫带状解剖：高信号子宫内膜（E）、低信号结合带（J）和中等信号的子宫肌（M）。B为膀胱

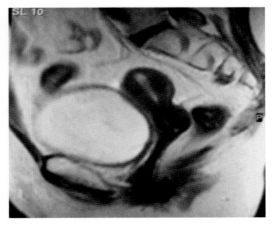

图18-11　绝经后妇女正常解剖：矢状位T2WI MRI显示子宫体较小，子宫带状解剖模糊

30%～40%，卵巢功能测定包括基础体温测量、子宫内膜活检、血清孕酮水平测量、内分泌试验以及超声监测滤泡生长，因此，MRI的作用仅限于评价是否出现垂体瘤。

4 垂体腺瘤

泌乳素腺瘤（催乳素瘤）是垂体最常见的功能性腺瘤，女性发生高峰为20～30岁。高催乳素血症可能是不孕症的一个原因，与促性腺激素分泌减少、继发性闭经和溢乳有关。在开始任何不孕检查之前，应首先检查药物引起的高催乳素血症，如抗抑郁药、西咪替丁、多巴胺拮抗剂、利血平、舒必利以及雌激素治疗都可干扰催乳素的分泌。

当患者怀疑有与药物无关的高催乳素血症时，首选MRI检查。MRI可显示微腺瘤（≤1cm）（图18-12），大多数在T1WI上信号强度低于正常垂体腺，可见

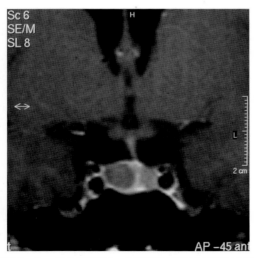

图18-12　垂体微腺瘤：非增强T1WI MRI显示右侧微腺瘤，引起高催乳素血症

垂体轮廓凸出或垂体柄偏移。静脉内注射对比剂后动态增强研究是评价微腺瘤的最佳方法，能很好地显示肿瘤及其周围正常腺体。在动态研究中，正常垂体腺和垂体柄在动态成像早期明显强化，而微腺瘤强化相对较弱。

大腺瘤（＞1cm）（图18-13）占据垂体窝，当压迫视交叉时，出现视觉异常。大腺瘤可侵犯海绵窦和侵蚀骨板。对比增强MRI可确定肿瘤的范围。

5 多囊卵巢综合征

多囊卵巢综合征的诊断基于激素失衡和实验室检查。具有此综合征的患者，促黄体生成激素与促卵泡激素比例异常，临床表现为多毛症、排卵功能障碍与不孕症。大体病理分析，卵巢形态学表现为由多个小卵泡囊肿形成，周围包被增厚和黄体化的鞘膜。目前超声检查滤泡数目是主要的诊断方法，现有资料认为超过25个就可诊断，而卵巢大小和基质的评价不重要。滤泡生长监测通常也采用超声检查，MRI作用尚未明确。在T2WI上，多囊卵巢综合征表现为多发小囊性高信号围绕中心基质低信号排列（图18-14a）。不过，MRI表现不具特异性，仅作为多囊卵巢综合征的支持证据。周围多发小囊性高信号（图18-14b）也见于无排卵、药物刺激排卵或阴道发育不全的患者。

6 输卵管疾病

输卵管疾病是女性不孕症的一个常见

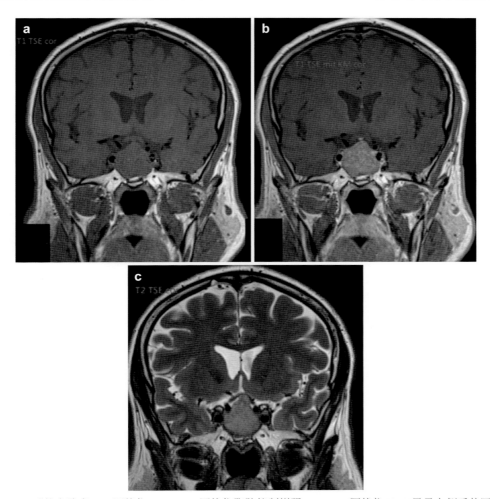

图18-13　垂体大腺瘤。a. 冠状位T1WI；b. 冠状位脂肪抑制增强T1WI；c.冠状位T2WI显示右侧垂体巨大催乳素瘤。患者出现高催乳素血症，持续不孕

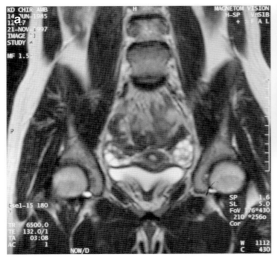

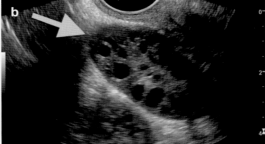

图18-14　多囊卵巢综合征：a.冠状位T2WI显示双侧卵巢可见多发小囊性病变；b. 没有多囊卵巢综合征的患者，超声显示卵巢多发小囊性病变（箭头所示）

415

原因，占30%～40%。输卵管疾病包括输卵管损伤或梗阻以及输卵管周围粘连。子宫输卵管造影术是评价输卵管通畅的主要方法，而腹腔镜检查是评估输卵管周围情况的首选方法。MRI有助于无创性评价输卵管扩张和输卵管周围疾病，一般采用常规技术如多极T2WI或3D T2WI，或应用MRI子宫输卵管成像术。扩张的

输卵管表现为充满液体的管道，在MRI上呈回状、香肠状、C形或S形囊性肿块（图18-15），沿着输卵管内部的纵向薄褶皱代表不完全消失的黏膜或黏膜下皱褶。盆腔炎症是输卵管损伤或输卵管周围损伤最常见的原因之一，通常依据临床或经阴道超声表现进行诊断。MRI也有助于检查盆腔炎症疾病（图18-16），可见输

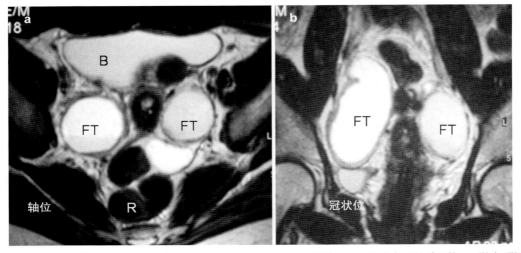

图18-15　双侧输卵管积水：轴位（a）和冠状位（b）T2WI MRI清楚显示小盆腔内可见香肠状、C形或S形囊性肿块，提示扩张的输卵管。B为膀胱；FT为输卵管；R为直肠

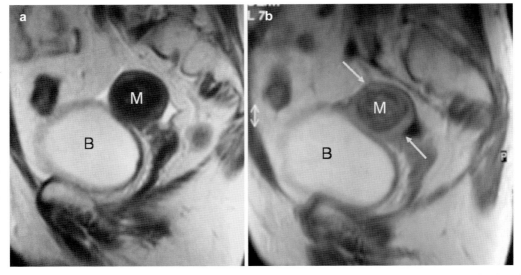

图18-16　输卵管卵巢脓肿：平扫（a）和对比增强（b）T1WI MRI显示左侧附件肿块（M），边缘环状强化（箭头所示），证实为脓肿。B为膀胱

卵管卵巢脓肿、扩张的充满液体的输卵管和盆腔游离液体。

子宫内膜异位症也可引起输卵管周围粘连，MRI是子宫内膜异位症检查最敏感的成像技术。此外，T1WI可见扩张输卵管内出现高信号，提示输卵管积血，据报道这与子宫内膜异位症的影响有关。

7 子宫病变

7.1 Müllerian管异常

如果已排除其他不孕原因，那么子宫异常可能是导致不孕的原因。由于生殖能力通常不受影响或不受明显影响，因此，很多子宫异常都未被检出。

Müllerian管异常的发病率大约是3%，不孕症仅占其中的25%。患者症状取决于特定类型的异常，闭经常见于处女膜闭锁、阴道闭锁、子宫畸形、Mayer-Rokitansky-Küster-Hauser综合征和Wünderlich综合征。在前两种情况下，原发性闭经表现为隐性月经，经血不能排出，患者通常主诉周期性腹痛，MRI可清楚显示梗阻位置以及是否出现血肿，包括子宫积血、输卵管积血或原始残余子宫。另外，MRI还能评价伴随的泌尿道异常，因为Müllerian管和中肾管在胚胎发育过程中密切相关。

HSG可显示Müllerian管异常，而超声或MRI显示各类复杂畸形似乎更好。

根据磁共振表现，很容易按照美国生育协会分类标准对Müllerian管异常进行分类，一项对比研究显示，MRI诊断子宫异常的精确度达到100%，超声为92%，HSG低于20%。检查子宫腔畸形时，MRI很容易高精准诊断黏膜下平滑肌瘤，容易与子宫腺肌病和子宫内膜息肉鉴别。

Müllerian管缺陷的最基本分类是不发育和发育不全、垂直融合缺陷和侧融合缺陷。Buttram和Gibbons基于失败和正常发育的程度，在1979年提出了Müllerian管异常的分类，根据临床表现、治疗和胎儿的预后，将这些异常分为不同的类别。1988年美国生殖医学学会予以改良，图式化分类被广泛接受，解决了子宫阴道异常问题（图18-17，异常示意图）。

7.1.1 Ⅰ类：发育不全或不发育

Müllerian管发育失败引起子宫不发育或发育不全，患者可在青春期出现原发性闭经。生殖道（阴道、宫颈、子宫和输卵管）任何部分的不发育或发育不全可单独发生或同时发生。此类相对少见的异常大约占Müllerian管异常的5%。阴道发育不全是最常见的亚型，常伴子宫发育不全。

确定子宫体和宫颈功能是否正常很有必要。

Mayer-Rokitansky-Küster-Hauser综合征属于这类畸形，其典型特征是子宫和阴道上部先天性缺如，卵巢和输卵管正常。其不典型表现包括伴发卵巢和输卵管畸形及肾脏异常（图18-18）。

药物、盆腔辐射或卵巢功能衰竭引起的获得性子宫发育不全，会引起子宫体积不成比例的缩小。这些患者的子宫体与宫颈比小于正常的2:1，类似于月经前子宫。

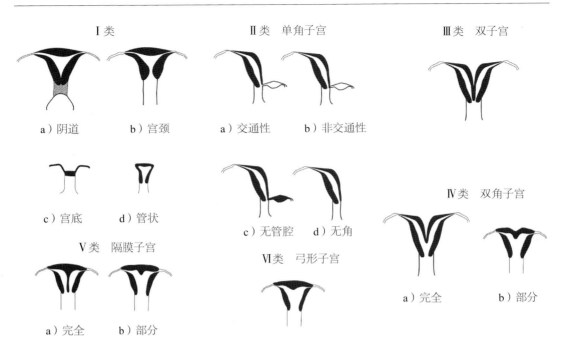

I 类

a）阴道　　b）宫颈

c）宫底　　d）管状

V 类　隔膜子宫

a）完全　　b）部分

II 类　单角子宫

a）交通性　　b）非交通性

c）无管腔　　d）无角

VI类　弓形子宫

III 类　双子宫

IV 类　双角子宫

a）完全　　b）部分

图18-17　美国生殖医学学会所示子宫阴道异常示意图

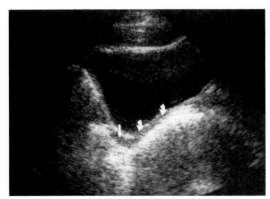

图18-18　I 类：子宫未发育。中线矢状位超声显示阴道正常（曲箭头所示），宫颈小（直箭头所示）和子宫缺如

7.1.2　II 类：单角子宫

此类是指一侧Müllerian管发育正常，对侧Müllerian管发育不全（亚型 II a～c）或缺如（亚型 II d），II a～c类型大约占90%（图18-19）。

单侧Müllerian管不发育，形成单一香蕉型子宫，伴单一输卵管。如果残角无腔

或不交通，子宫输卵管造影术则无法检查。超声表现常不明显，小子宫腔、非对称椭圆形子宫底和子宫侧偏都容易被忽略。如果残角无腔，容易被误认为是子宫肌瘤或阔韧带。

MRI表现与超声所见相同，残角腔用重T2WI检查较好，小子宫腔也可看到正常带状解剖。

如果残角不交通，子宫内膜组织在月经过程中逆行挤入输卵管，造成子宫内膜异位症发生率升高。

单角子宫妊娠可发生自然流产和早产，据报道此类在所有子宫异常中胎儿存活率最差。其潜在致命的并发症是子宫破裂，可发生于残角子宫妊娠种植。

7.1.3　III 类：双子宫

两侧Müllerian管融合完全失败，形成两

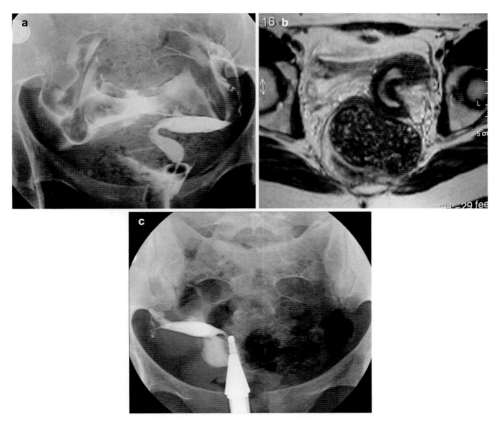

图18-19　Ⅱ类：单角子宫。左侧单角子宫：HSG显示宫腔偏向左侧，左侧输卵管通畅（a）；轴位T2WI MRI未见右侧残角（b）；另一患者HSG显示右侧单角子宫并输卵管积水（c）

个完全的子宫和各自的宫颈（图18-20），常见阴道矢状纵行隔膜。在所有的子宫异常中，除弓形子宫外，双子宫的妊娠成功率最高。双子宫是子宫重复畸形最少见的类型。如果每个宫颈都插入套管，HSG可清楚显示两个独立的子宫腔，小部分患者阴道隔膜阻止一侧宫颈管进入套管，形成单角子宫的表现。

超声成像显示两个间隔较宽的具有子宫肌的子宫底，可见一深裂隙分隔两个子宫内膜腔。由于宫颈内膜回声没有子宫内膜回声强，看不清两个独立的宫颈，经阴道超声则能较好显示。超声也有助于显示由于阴道隔膜阻塞而导致HSG遗漏的阴道积血、子宫积血和子宫内膜异位症。双子宫伴半阴道阻塞，称为Wünderlich综合征（图18-20），常伴随同侧肾脏发育不全。有几个系列研究发现右半子宫有阻塞的倾向，伴右肾发育不全。

MRI检查最好用多平面扫描，为了提高宫底轮廓的可视度，可采用平行于输卵管口和宫颈内口的层面进行冠状位成像。MRI表现类似于超声，两个子宫底之间的深裂隙超过3cm，子宫角间距较宽呈超过110°的钝角，偶尔与双子宫重叠。尾端轴位T2WI可显示独立的宫颈和阴道隔膜（如果出现）。

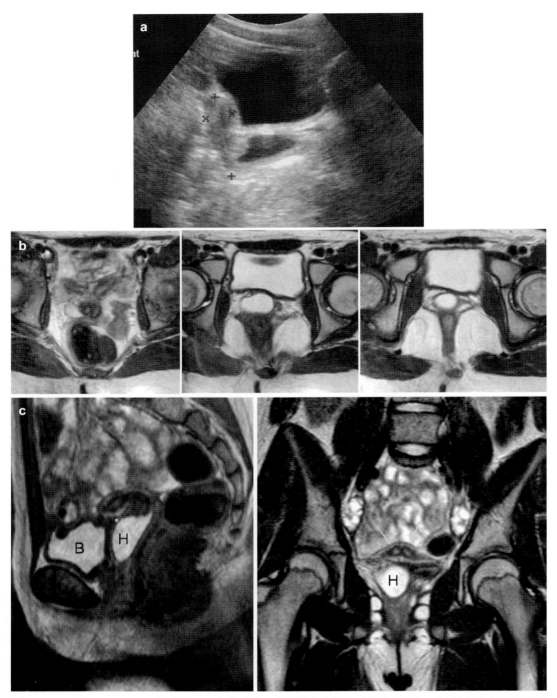

图18-20　Ⅲ类：Wünderlich综合征。11岁女孩出现单侧肾发育不全（没有显示），超声（a）显示阴道阻塞，不同水平轴位T2WI MRI（b）以及冠状位和矢状位成像（c）显示两个独立的子宫（箭头所示）和宫颈，具有正常的带状解剖，提示双子宫；另外，可见由半阴道阻塞引起的积血（H）。B为膀胱

7.1.4　Ⅳ类：双角子宫

两侧Müllerian管部分融合形成具有一个宫颈的双角子宫，子宫角分开较宽，两侧子宫底在子宫体处结合在一起（双角单宫亚型）（图18-21a）或在子宫下段结合在一起（双角双宫亚型）（图18-21b，c）。多数患者有单一宫颈，也可有2个宫颈口，类似于独立子宫的表现。在所有类型的Müllerian管异常中，只有双角子宫与宫颈功能不全呈强相关。区别双角子宫和隔膜子宫非常重要，这种畸形发生自然流产率高的原因是宫颈功能不全，并非腔内畸形，因此通常不需要对双角状子宫进行手术矫正。另外，如果双角子宫进行手术修复，必须进行腹部子宫成形术，这与隔膜子宫不同，后者仅需要宫腔内隔膜成形术。

双角子宫HSG显示分隔的子宫腔，角间角通常大于105°。然而，这种影像检查不能评价子宫外轮廓，可与隔膜子宫表现混淆。

超声诊断双角子宫是根据对子宫底外轮廓的分析以及每个角内各有一条子宫内膜条纹来确定的。然而，超声鉴别双角子宫和隔膜子宫较为困难。

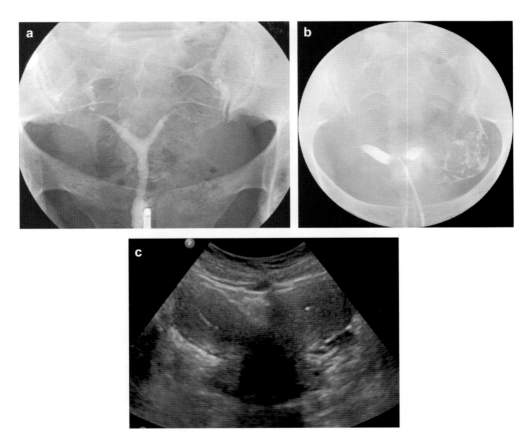

图18-21　Ⅳ类：HSG显示子宫角张开，角间角大于100°，子宫底结合位置较低，提示双角单宫亚型（a）；另一患者HSG（b）和子宫超声造影（c）显示子宫底在宫颈处结合，提示双角双宫亚型

MRI诊断标准与超声所述相似,应选择在分泌期进行检查,此期子宫内膜、结合带和子宫肌的T2信号对比度最大。在横轴位成像中,宫角间距大于4cm,分隔子宫内膜腔的组织信号与正常子宫肌相等;在平行于输卵管口的子宫底冠状位成像中,浆膜凹陷大于1cm。

7.1.5 V类:隔膜子宫

隔膜子宫是由于Müllerian管完全融合后隔膜未吸收所形成,绝大多数患者的中间隔膜呈部分性,从子宫底向子宫体或子宫下段延伸不同的距离(不完全隔膜子宫)。从子宫底一直延伸到宫颈形成完全隔膜子宫,较少见。完全隔膜子宫可能存在2个宫颈口,由一个管分化而来,与双子宫具有两个独立的宫颈不同(图18-22)。

大多数患者因出现反复流产而进行检查,从而发现子宫异常和子宫隔膜。宫腔镜可安全切除无血管纤维隔膜,而隔膜内血管化的子宫肌组织则需要进行子宫成形术来治疗,以提高胎儿存活率。一项研究报道称,95%的患者妊娠,73%的患者足月产,77%的患者产下活婴。

隔膜子宫HSG显示2个狭窄分叉的宫腔,形成V形轮廓,内缘相对平直,两个半腔子宫内缘形成的角度通常小于75°。HSG不能成像子宫外轮廓,测量角度困难,因此不能诊断隔膜子宫。

超声和MRI都优于HSG。正常子宫外轮廓稍凸、扁平或轻度压迹小于1cm,与双角子宫不同。冠状位MRI能够确定隔膜子宫的特征性宫底改变。

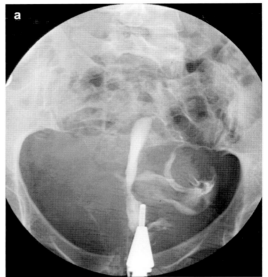
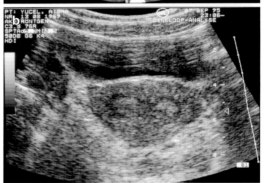
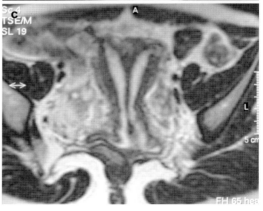

图18-22 V类:完全隔膜子宫。HSG遗漏一侧宫颈开口,仅一个宫腔充盈对比剂,提示单角子宫(a);超声(b)和冠状位T2WI MRI(c)可清楚显示子宫腔被延及宫颈的厚隔膜分开,两个子宫半腔的内缘形成的夹角小于75°

除宫底轮廓外，隔膜子宫的第二个超声特点是子宫内膜回声被一低回声带劈开，宫底最易观察。

7.1.6　Ⅵ类：弓形子宫

以前，这种Müllerian管异常被归类为最轻型的双角子宫或隔膜子宫。1988年美国生育协会颁布了弓形子宫的独立分类。弓形子宫应考虑为正常变异，对生育能力没有影响。

弓形子宫HSG显示为一个子宫底向宫腔内较宽的平滑凹痕，呈蝶鞍型表现（图18-23），凹痕大约是子宫高度的1/5。

MRI和超声都显示外轮廓光滑，伴子宫内膜条纹上的一个细微的宽基浅凹痕。

7.1.7　Ⅶ类：己烯雌酚相关

这些异常主要是子宫接触己烯雌酚的后遗症。1940—1970年，己烯雌酚被用于预防流产。极有可能的原因是己烯雌酚破坏阴道板发育和基质分化，从而导致胎儿阴道、子宫、宫颈和输卵管的结构异常。由于己烯雌酚相关性子宫和阴道异常变化较大，许多特点重叠，因此，这些改变没有纳入基本示意图内，而被报道为原发性子宫缺损。

体格检查所见到的结构异常是阴道腺样病变和宫颈前脊或帽状物的存在。接触己烯雌酚引起的子宫腔异常包括发育不全、局部缩窄、子宫下段球样扩张以及子宫轮廓T形改变，这些子宫异常引起自然流产、早产以及异位妊娠的发生率较高。

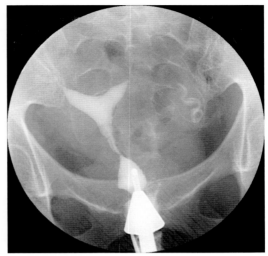

图18-23　Ⅵ类：宫腔底凹痕提示弓形子宫，注意子宫腔大部分右转位，右侧输卵管壁内段闭塞

HSG是诊断己烯雌酚相关性子宫异常较好的成像方法，典型宫腔改变为宫腔呈扇形以及宫腔内可见收缩带，子宫外形改变有发育不全、T形畸形和子宫下段球样扩张（图18-24）。

截至目前，应用超声和MRI检查己烯雌酚相关性子宫改变的报道很少。最有可能的原因是，病变在这些检查中的表现相对轻微。

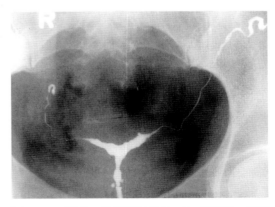

图18-24　Ⅶ类：子宫发育低下，呈T形畸形，宫颈扩张腺体充盈，证实为己烯雌酚相关性子宫

7.2 子宫腺肌病

子宫腺肌病不是不孕症的常见原因。症状性子宫腺肌病的发病高峰为35～50岁，经产妇女最常见。然而，未产妇有时也会受影响而出现不孕症。虽然子宫增大与子宫或子宫内膜受孕能力降低有关（图18-25），但子宫腺肌病患者发生不孕症的精确原因尚不清楚。

7.3 平滑肌瘤

子宫平滑肌瘤尤其是黏膜下平滑肌瘤可能与妊娠流产有关，而不是与不孕症有关。尽管平滑肌瘤是不孕症的少见原因，但由于宫腔扭曲或表面积增大或平滑肌瘤撞击宫颈内管或输卵管间质部，因此对精子的运输或着床有一些干扰（图18-26）。

经阴道超声和MRI都是确定平滑肌瘤的可靠方法，超声子宫造影术能清楚显示子宫内膜和黏膜下平滑肌瘤之间的

关系，可作为一个经阴道超声检查重要的辅助手段。

7.4 子宫内膜异位症

25%～50%的不孕症妇女具有子宫内膜异位症，而30%～50%的子宫内膜异位症妇女具有不孕症。

腹腔镜是诊断、分期和治疗子宫内膜异位症的主要方法，经阴道超声检查则是确定卵巢子宫内膜异位症的首选成像方法，然而，超声确定腹膜种植却有局限性。MRI也被证实是精准诊断子宫内膜异位症的一种有效方法（图18-27）。

总之，各种原因的女性不孕症需要合适的成像技术仔细检查。传统的HSG仍被广泛应用，是一种安全、快速、简单易行的技术，可用于评价输卵管是否通畅，HSG创伤性小，但需要暴露在低电离辐射下。超声子宫造影术和超声子宫输卵管造影术能够评价输卵管是否通畅和子宫病

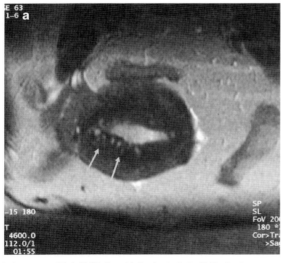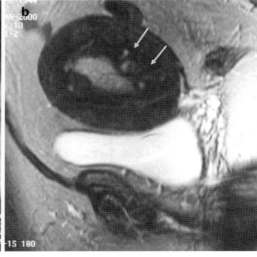

图18-25　子宫腺肌病：轴位（a）和矢状位（b）T2WI MRI显示子宫后壁多发高信号灶，提示局灶性子宫腺肌病，结合带显示不清

变。MRI是常规不孕症检查的辅助手段，当怀疑患者有下丘脑–垂体–卵巢轴病变时，MRI检查垂体腺瘤具有很大价值；MRI检查不孕症患者盆腔的作用是评价子宫和卵巢功能、区别müllerian管异常，准

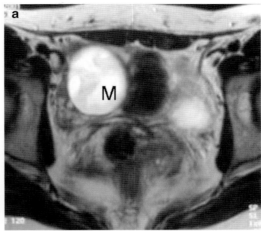

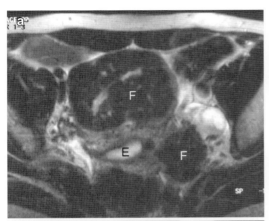

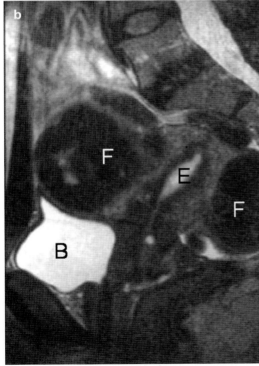

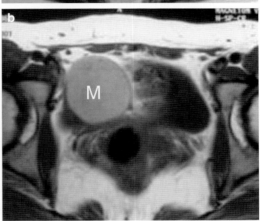

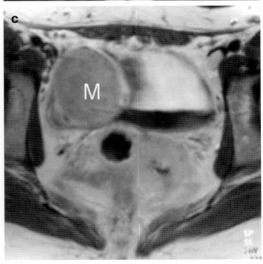

图18-26　平滑肌瘤：子宫增大，子宫前壁和后壁可见巨大子宫肌瘤（F）。轴位（a）和矢状位（b）T2WI MRI上表现为典型的低信号。B为膀胱；E为子宫内膜

图18-27　右侧卵巢子宫内膜瘤：右侧卵巢可见边界清楚锐利的不均匀囊性肿块（M）。轴位T2WI（a）主要表现为亮信号，轴位T1WI（b）呈中等信号，静脉注射Gd-DTPA后（c）没有强化

确无创诊断子宫腺肌病、平滑肌瘤和子宫内膜异位症；MRI也可帮助预测子宫腺肌病、平滑肌瘤和子宫内膜异位症保守治疗的结果。

参考文献

Bacelar AC, Wilcock D, Powell M, Worthington BS (1995) The value of MRI in the assessment of trau-matic intrauterine adhesions (Asherman syndrome). Clin Radiol 50:80–83.

Bartynski WS, Lin L (1997) Dynamic and conventional spin-echo MR of pituitary microlesions. AJNR Am J Neuroradiol 18: 965–972.

Becker E Jr, Lev-Toaff AS, Kaufman EP, Halpern EJ, Edelweiss MI, Kurtz AB (2002) The additional value of transvaginal sonohysterography over transvaginal sonography alone in women with known or suspected leiomyoma. J Ultrasound Med 21:237–247.

Braly PS (1999) Disease of the uterus. In: Scott JR, Di-Saia PJ, Hammond CB, Spellacy WN (eds) Danforth's obstetrics and gynecology, 8th edn. Lippincott Williams & Wilkins, Philadelphia, PA, pp 837–855.

Brody JM, Koelliker SL, Fishman GN (1998) Unicornuate uterus: imaging appearance, associated anomalies and clinical implications. AJR Am J Roentgenol 171:1341–1347.

Buttram VC, Gibbons WE (1979) Müllerian anomalies: a proposed classification (an analysis of 144 cases). Fertil Steril 32:40–46.

Carrington BM, Hricak H, Nuruddin RN, Secaf E, Laros RK Jr, Hill EC (1990) Müllerian duct anomalies: MR imaging evaluation. Radiology 176:715–720.

Collins JI, Woodward PJ (1995) Radiological evaluation of infertility. Semin Ultrasound CT MR 16:304–316.

Fielding JR (1996) MR imaging of müllerian anomalies: impact on therapy. AJR Am J Roentgenol 167:1491–1495.

Fleischer AC, Kepple DM (1997) Normal pelvic anatomy as depicted by various sonographic techniques. In: Fleischer AC, Javitt HC, Jeffrey RB Jr, Jones HW III (eds) Clinical gynaecologic imaging, Philadelphia, PA, Lippincott-Raven, pp 10–22.

Goldberg JM, Falcone T, Attaran M (1997) Sonohysterographic evaluation of uterine anomalies noted on hysterosalpingography. Hum Reprod 12:1251–1253.

Heinonen PK, Saarikoski S, Pystynen P (1982) Reproductive performance of women with uterine anomalies: an evaluation of 182 cases. Acta Obstet Gynecol Scand 61:157–162.

Hornstein MD, Schust D (1996) Infertility. In: Berek JS, Adashi EY, Hillard PA (eds) Novak's gynecology, 12th edn. Lippincott Williams & Wilkins, Baltimore, MD, pp 915–962.

Imaoka I, Wada A, Matsuo M, Yoshida M, Kitagaki H, Sugimura K (2003) MR imaging of disorders associated with female infertility: use in diagnosis, treatment, and management. Radiographics 23:1401–1421.

Javitt MC (1997) Magnetic resonance imaging in the diag-nosis of congenital uterine anomalies. In: Fleischer AC, Javitt MC, Jeffresy RB Jr, Jones HW Jr (eds) Clinical gynaecologic imaging. Lippincott-Raven, Philadelphia, pp 299–310.

Justesen P, Rasmussen F, Anderson PE Jr (1986) Inadvertently performed hysterosalpingography during early pregnancy. Acta Radiol Diagn (Stockh) 27:711–713.

Kimura I, Togashi K, Kawakami S et al (1996) Polycystic ovaries: implications of diagnosis with MR imaging. Radiology 201:549–552.

Kupesic S, Kurjak A (2000) Ultrasound and Doppler assessment of uterine anomalies. In: Kupesic S, de Ziegler D (eds) Ultrasound and infertility Pearl River. Parthenon, New York, NY, pp 147–153.

Kurman RJ, Mazur MT (1987) Benign diseases of the endometrium. In: Kurman RJ (ed) Blaustein's pathol-ogy of the female genital tract, 3rd edn. Springer, New York, pp 292–321.

Lev-Toaff AS (1996) Sonohysterography: evaluation of endometrial and myometrial abnormalities. Semin Roentgenol 31:288–298.

Lindheim SR, Sprague C, Winter TC III (2006) Hysterosalpingography and sonohysterography: lessions in technique. AJR Am J Roentgenol 186(1):24–29.

Lujan ME, Jarrett BY, Brooks ED, Reines JK, Peppin AK, Muhn N, Haider E, Pierson RA, Chizen DR (2013) Updated ultrasound criteria for polycystic ovary syndrome: reliable thresholds for elevated fol-licle population and ovarian volume. Hum Reprod 28(5):1361–1368.

Margolin FR (1988) A new cannula for hysterosalpingog-raphy. AJR 151:729–730.

Miki Y, Matsuo M, Nishizawa S et al (1990) Pituitary adenomas and normal pituitary tissue: enhancement patterns on gadopentate-enhanced MR imaging. Radiology 177: 35–38.

Mitchell DG, Gefter WB, Spritzer CE et al (1986) Polycystic ovaries: MR imaging. Radiology 160:425–429.

Nicolini U, Bellotti M, Bonazzi B, Zamberletti D, Candiani GB (1987) Can ultrasound be used to screen uterine malformations? Fertil Steril 47:89–93.

Outwater EK, Siegelman ES, Chiowanich P, Kilger AM, Dunton CJ, Talerman A (1998) Dilated fallo-pian tubes: MR imaging characteristics. Radiology 208:463–469.

Patton PE (1994) Anatomic uterine defects. Clin Obstet Gynecol 37:705–721.

Pellerito JS, McCarthy SM, Doyle MB et al (1992) Diagnosis of uterine anomalies: relative accuracy of MR imaging, endovaginal sonography, and hystero-salpingography. Radiology 183: 795–800.

Pittaway DE, Winfield AC, Maxson W, Daniell J, Herbert C, Wentz AC (1983) Prevention of acute pelvic inflam-matory disease after hysterosalpingography: efficacy of doxycycline prophylaxis. Am J Obstet Gynecol 147:623–626.

Rock JA (1997) Surgery for anomalies of the müllerian ducts. In: Rock JA, Thompson JD (eds) Te Linde's operative gynecology, 8th edn. Lippincott-Raven, Philadelphia, Pa, pp 687–729.

Rock JA, Jones HW Jr (1977) The clinical management of the double uterus. Fertil Steril 28:798–806.

Sadowski EA, Elizabeth A, Jennifer E, Ochsner JE, Jody M, Riherd JM, Frank R, Korosec FR, Agrawal G, Pritts EA, Klie MA (2008) MR hysterosalpingography with an angiographic time-resolved 3D pulse sequence: assessment of tubal patency. AJR Am J Roentgenol 191: 1381–1385.

Schenken RS (1999) Endometriosis. In: Scott JR, Di-Saia PJ, Hammond CB, Spellacy WN (eds) Danforth's obstetrics and gynecology, 8th edn. Lippincott Williams & Wilkins, Philadelphia, PA, pp 669–675.

Sholkoff SD (1987) Balloon hysterosalpingography cath-eter. AJR 149:995–996.

Soules MR, Spadoni LR (1982) Oil versus aqueous

media for hysterosalpingography: a continuing debate based on many options and few facts. Fertil Steril 38:1–11.

Strübbe EH, Willemsen WNP, Lemmens JAM, Thijn CJP, Rolland R (1993) Mayer-Rokitansky-Küster-Hauser syndrome: distinction between two forms based on excretory urographic, sonographic, and laparoscopic findings. AJR Am J Roentgenol 160:331–334.

The American Fertility Society classifications of adnexal adhesions, distal tubal obstruction, tubal occlusion secondary to tubal ligation, tubal pregnancies, mül-lerian anomalies and intrauterine adhesions (1988). Fertil Steril 49:944–955.

Thompson JD, Rock JA (1997) Leiomyoma uteri and myomectomy. In: Rock JA, Thompson JD (eds) Te Linde's operative gynecology, 8th edn. Lippincott-Raven, Philadelphia, PA, pp 731–770.

Thurmond AS, Uchida BT, Rosch J (1990) Device for hysterosalpingography and fallopian tuber catheriza-tion. Radiology 174:571–572.

Togashi K, Nishimura K, Itoh K, Fujisawa I, Nakano Y, Torizuka K, Ozasa H, Ohshima M (1987) Vaginal agenesis: classification by MR imaging. Radiology 162:675–677.

Tukeva TA, Aronen HJ, Karjalainen PT, Molander P, Paavonen T, Paavonen J (1999) MR imaging in pelvic inflammatory disease: comparison with laparoscopy and US. Radiology 210:209–216.

第十九章 MRI 骨盆测量

内 容

摘 要

产程停滞导致的剖宫产是孕妇发病和死亡的主要原因，胎儿同样受到产程停滞的影响。对那些尝试阴道分娩的妇女需要进行骨盆测量以确定其是否可能因盆腔狭窄或骨盆异常而阴道分娩失败。

1 临床背景

骨盆测量的临床意义取决于以下问题的答案。

计划剖宫产与诊断产程停滞后再行剖宫产相比，孕妇和胎儿的发病率和死亡率较低吗？

产程停滞能够得到有效的治疗吗？

有没有一种副作用小、重复性好的骨盆测量方法？

随机对照研究中有证据表明骨盆测量可改善孕妇和（或）胎儿的结局吗？

1.1 计划剖宫产与急诊剖宫产

骨盆测量的目的是确定母亲骨盆的偏差是否妨碍阴道分娩或大大延长分娩时间。如果骨盆测量的结果提示阴道分娩较为困难，建议行剖宫产结束分娩，这样孕妇和胎儿都可避免因分娩延长后的急诊剖宫产。骨盆测量的临床意义取决于，计划剖宫产相较于急诊剖宫产能否降低母婴的发病率？

剖宫产有两种方法，即计划剖宫产（计划安排）或急诊剖宫产（非计划安排，一般在分娩进展失败后）。西方工业化国家的剖宫产总数量即计划剖宫产和急诊剖宫产的总和是15%～30%，在巴伐利亚州由Welsch进行的一项研究中确定了与阴道分娩和剖宫产相关的死亡率风险。

干预导致的剖宫产死亡率的定义是干预期间或干预后42天内每1000个剖宫产手术中发生死亡的人数，对于术前健康、没有妊娠相关风险的女性而言，死亡的主要原因是手术或麻醉相关的并发症。在Welsch的调查研究中，1995—2000年，阴道分娩与剖宫产的孕妇死亡风险是1∶2.3。然而，就计划剖宫产和阴道分娩相比较，孕妇死亡率没有差别，甚至更低。

这些数字可解释滞产或产程停滞后行急诊剖宫产妇女在分娩过程中死亡率过高的原因。

滞产或产程停滞可能对孕妇和胎儿有进一步的不利影响。

围产期的发病率和死亡率：分娩过程中，特别是第二产程，与胎儿pH和PO_2降低、PCO_2升高有关。分娩期间胎儿死亡非常罕见，窒息是围产期发病的主要原因。1%的孕妇由于子宫过度收缩导致胎盘脱落。滞产常以阴道手术分娩结束，有发生胎儿损伤的危险。

母亲的发病率：滞产会给母亲带来许多并发症。之前没有手术的子宫因过度膨胀而破裂，几乎总是由严重滞产引起；与自然分娩相比，滞产对阴道手术分娩的需求越高，则母亲损伤、疼痛、血肿、尿潴留和贫血的发生率越高；滞产后急诊剖宫产的妇女，发生感染或产褥热的风险增大；无张力产后出血是滞产的一个后果，又增加了恢复延迟和感染的风险。

分娩经历：关于滞产后急诊剖宫产和创伤性分娩相关的情绪压力，没有足够的系统数据可用。然而，许多妇女对这种经历记忆犹新，以至于她们不愿再次妊娠。

总之，滞产及其所致的急诊剖宫产给孕产妇带来了相当大的风险，而且还会增加胎儿的发病率。因此，现代产科管理的目标是确保无并发症、快速的自然分娩，或对不能实现这个目标的妇女（或不是孕妇喜欢的选择），预先计划选择性的剖宫产。因此，在分娩之前就能预测阴道分娩无并发症的可能性的技术，具有至关重要的临床意义。

1.2 产程停滞能得到有效治疗吗

正常分娩是基于孕妇因素、胎儿特征以及分娩过程中的合理产力的复杂相互作用，如果"孕妇产道、胎儿大小和产力"的相互作用被扰乱，则会发生滞产，甚至产程停滞。因此，分娩失败不是诊断，而是能（如子宫收缩乏力）否（如头盆不称）治疗的一种症状。单独评估"孕妇产道、胎儿大小和产力"3个因素的任何一个，评价价值都有限。例如，头盆不称只能通过观察孕妇骨盆和胎儿双顶径来诊断（"这个骨盆太小，不适合这个胎儿"）。

1.3　产程异常的诊断和原因

1.3.1　诊断

分娩开始通常被定义为子宫发生节律性、疼痛性收缩，导致宫颈渐进性扩张和收缩。

分娩过程由下列变量决定。

- 孕妇骨盆的大小和形状。
- 孕妇盆腔软组织的柔韧性以及韧带和骨盆对胎儿的适应性。
- 宫颈的重塑性。
- 胎儿的正常分娩机制。
- 胎头的形状。
- 子宫有效收缩。

Friedman在20世纪50年代报告的结果是诊断延迟分娩的基础，最近得到了更新。第一产程（宫颈扩张期）分娩停止是指出现宫颈扩张超过6cm，与分娩活跃期相对应的羊膜破裂，虽有充分宫缩但在4小时内没有任何进展的分娩，或宫缩乏力6小时内没有任何进展的分娩。

第二产程是指宫颈完全扩张至推进宫缩开始。经产妇不应超过2小时，初产妇不应超过3小时。然而，只要有分娩进展的证据，且有硬膜外麻醉或体位不正等其他因素，就可以适当延长时间。

1.3.2　孕妇因素导致的分娩进展不充分（产道）

1.3.2.1　头盆不称

头盆不称导致分娩进展失败、胎儿即将出现窒息，是进行急诊剖宫产的最常见原因。产程停滞通常是由胎儿过大、异常分娩机制和孕妇骨盆狭窄等因素共同造成的。在所有分娩中，有0.5%～1%的分娩过程发生骨盆异常狭窄和绝对比例失调（图19-1）。利用胎儿大小和分娩机制共同决定自然分娩是否可行时，发现交界性骨盆表现的发生率相当高（表19-1）。

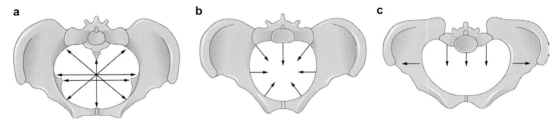

图19-1　骨盆形状（a～c）。a. 正常骨盆形状和宽度（头侧观）；b. 骨盆狭窄（骨盆所有参数都较小）；c. 扁平骨盆，产科结合径明显较短

表19-1　不同骨盆形状与女性正常骨盆比较的特征

骨盆形状	骨盆入口	骨盆出口	产科结合径
男型骨盆	正常	较短	正常
类人猿型骨盆	较短	正常	较长
扁平骨盆	较长	正常	较短

注：男型骨盆中，深部横向产程停滞发生率较高；类人猿型骨盆的背后位发生率较高，而扁平骨盆的纵向位置发生率高。所有3种形状的骨盆特征是滞产。

孕妇引起滞产或产程停滞的其他因素包括宫颈平滑肌瘤或宫颈先前手术瘢痕（宫颈锥形切除术，宫颈环扎术）。阻止胎儿下降的罕见原因是盆腔肿瘤（如卵巢巨大囊肿或骨盆肾）。

1.3.3 胎儿因素导致的分娩进展不充分（胎儿大小）

像孕妇因素一样，分娩机制异常（如胎位不正）也会导致分娩进展不充分。其他胎儿因素包括巨大胎儿或与大脑积水相关的胎儿异常或胎儿腹围或臀围异常大（明显腹水、骶尾部畸胎瘤）。

1.3.4 宫缩乏力导致的分娩进展不充分

宫缩乏力导致的分娩进展不充分，治疗效果是最好的。宫缩乏力表现为子宫收缩强度减弱。子宫收缩强度减弱可继发于机械性梗阻。

1.4 分娩进展不充分的干预管理

在正常分娩的三要素（"孕妇产道、胎儿大小和产力"）中，仅宫缩乏力容易治疗。

如果分娩进展延迟，头盆不称已经排除，建议对宫缩乏力的妇女提供帮助。催产素是首选药物。

总之，产程停滞是由多种因素共同形成，是孕妇盆腔大小、胎儿的大小和表现以及宫缩的活跃性之间共同作用的结果。仅宫缩乏力可采取有效的治疗措施，而与母亲相关的大多数产程停滞因素没有治疗方法。

2 骨盆测量的临床方法

2.1 骨盆外测量和Michaelis's菱形评价

骨盆外测量的正常值：坐骨棘间径是25～26cm，髂嵴间径是28～29cm，转子间径是31～32cm，骶耻外径20cm。骶耻内径的计算方法是骶耻外径减去9cm。

Michaelis's菱形是由L3～L4棘突下凹陷（上凹陷）、髂骨的两个后棘（侧凹陷）和脊柱远端的凹槽（下凹陷）形成骶骨上面的面。此菱形通常是一个正方形，而在骨盆狭窄的女性中，它的高度相对宽度增加了很多。男型骨盆的妇女侧凹陷升高。

骨盆外测量只能识别明显偏离正常骨盆形态的情况，而这在欧洲人群中很少见。

2.2 骨盆触诊

骨盆触诊的目的是确定阻碍分娩的突出骨结构，检查者评估孕妇的耻骨弓角（>90°）、骶骨岬（无法摸到）、骶骨前面（光滑）、尾骨（不突出，有弹性）和坐骨棘（不突出）。

触诊的缺点是结果无法标准化，检查对患者来说非常不舒服。

3 MRI骨盆测量

1985年Stark等人引入了磁共振骨盆测量，其优点是患者不用暴露于电离辐射就可准确测量骨盆骨性结构，此技术还能进一步成像软组织结构，包括胎儿。因此，该技术替代X线骨盆测量和CT骨盆测量，成为产科骨盆测量的首选方法。

3.1 安全问题和禁忌证

产前X线照射与儿童癌症风险增高有关，但MRI没有电离辐射。然而，理论上存在的安全问题可能与静磁场、梯度磁场和射频电磁场引起的不良生物效应有关。许多孕妇的MRI研究没有发现任何胎儿损伤的实验或临床证据，因此，按照目前的认知，MRI对孕妇和发育中的胎儿都是安全的。

尽管如此，目前仍普遍认为除非有明确的医疗指征，否则妊娠前期不要进行MRI检查，因为此期是胎儿器官快速生长期，胎儿最容易受到潜在外部危险信息的影响。

我们机构通常在妊娠晚期对具有滞产病史、强烈怀疑头盆不称却希望尝试阴道分娩的妇女进行MRI骨盆测量。或者，在产后对计划再次妊娠的妇女进行MRI骨盆测量。

MRI骨盆测量检查时间短，大约需要10分钟，无须静脉注射对比剂。

由于组织内能量沉积较低，对孕妇进行MRI骨盆测量时，梯度回波序列优于自旋回波序列。

另一方面，T2加权自旋回波序列对包括子宫在内的软组织结构评价更好，因此，根据我们的经验，大多数机构目前都使用T2加权自旋回波成像。

应告知孕妇，截至目前，没有迹象表明在妊娠期使用临床MRI会造成有害影响，经口头和书面知情同意，可进行MRI骨盆测量。

一般情况下，MRI的主要禁忌证是幽闭恐惧症。其他禁忌证如起搏器和金属碎片等，产科相对罕见。

应该记住，许多进行MRI骨盆测量的妇女都对MRI不熟悉，可能会对设备的巨大体积产生恐惧。如上所述，尽管MRI对胎儿没有不良影响，也应在MRI检查之前告知孕妇，检查时的噪声和幽闭恐惧症可能会引起胎儿害怕，因此，工作人员在检查期间应对她们予以特别关照。

妊娠晚期患者会发生如下腔静脉压迫综合征的影响，成像时可建议患者侧卧位。

3.2 MRI方案

文献显示，应用自旋回波和梯度回波进行骨盆测量没有明显的差异。MRI骨盆测量检查时，患者取仰卧位，采用体线圈获取孕妇骨盆轴位、矢状位和斜位（通过耻骨联合和骶骨岬的层面）成像，如图19-2。

我们机构的MRI骨盆测量常采用1.5T扫描仪，应用T2加权快速自旋回波序列（TSE），如上所述，T1加权快速扰相梯度回波序列（FSPGR）可供选择，应用大视野（FOV）如360mm，总检查时间大约是10分钟。

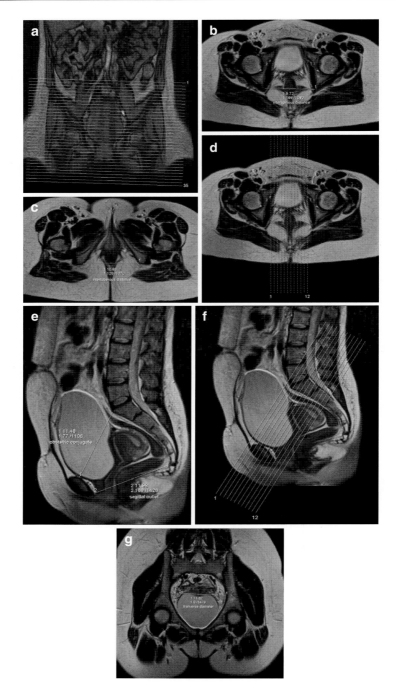

图19-2　34岁女性后倾位子宫，有2次剖宫产史，MRI骨盆测量成像方案（a～g）。a. 进行轴位扫描的冠状位图像（TRUFI，TR 6.0毫秒，TE 2.53毫秒，FOV 400mm）；b. 坐骨棘间径水平轴位T2加权TSE序列（TSE，TR 4500毫秒，TE 102毫秒，FOV 360mm）；c. 结节间距水平轴位T2加权TSE序列［参数见（b）］；d. 正中矢状面的定位图像［参数见（b，c）］；e. 矢状位T2加权TSE序列（TSE，TR 3200毫秒，TE 102毫秒，FOV 350mm）：在正中矢状面上测量产科结合径和矢状位出口；f. 横径的矢状位定位图像［参数见（e）］；g. 斜冠状T2加权TSE序列（TSE，TR 3200毫秒，TE 102毫秒，FOV 360mm）：横径代表最宽横间距

3.3 图像分析

MRI检查完成后，在工作站上进行骨盆测量，选取适当的骨皮质外表面作为测量点（图19-2～图19-4），测量以下骨盆距离。

- 在正中矢状位上测量产科结合径，即从骶骨岬到耻骨联合处耻骨顶的内皮质。
- 矢状位出口：从骶骨末端到耻骨联合底部的内侧皮质，也在正中矢状面测定。
- 坐骨棘间径：坐骨棘下数毫米或股骨头小凹之间最狭窄间距，轴位上测量。

- 结节间径：坐骨结节之间最宽距离，也在轴位上测量。
- 横径指斜轴位上的最大横径（通过骶骨岬和耻骨联合）。
- 在我们机构中，所有放射科技术人员都接受过选择合适图像和测量距离的培训，测量由出具最终报告的放射科医生监督。

3.4 MRI骨盆测量的参考值

采用传统的放射照相技术奠定了骨盆测量的基础，从侧位和前后位来测量参数，用不同的技术纠正因胶片距离不同而产生的变形。这些方法已被横断面成像

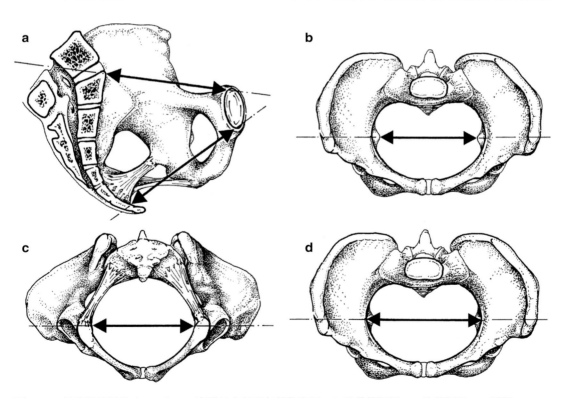

图19-3 骨盆测量经线（a～d）。a.产科结合径和矢状位出口；b.坐骨棘间径；c.结节间径；d.横径

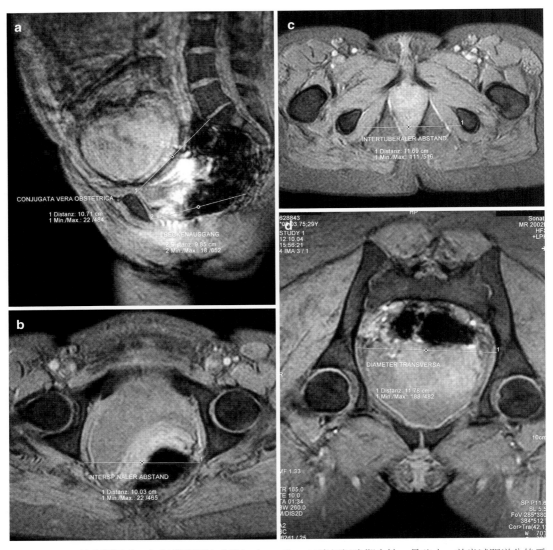

图19-4　MRI骨盆测量（T1加权梯度回波成像）（a～d）。29岁妊娠晚期女性，骨盆小，曾尝试阴道分娩后失败，需要行急诊剖宫产。正中矢状位层面显示（a）产科结合径为10.7cm，矢状位出口为9.8cm；轴位层面显示（b）坐骨棘间距为10.0cm，在股骨头小凹水平测量；轴位层面显示（c）结节间距为11.7cm；斜层面显示（d）横径为11.8cm

CT，尤其MRI所代替。然而，平片骨盆测量测定的值仍然常用于指导临床常规应用。不过，同一人群中平片和MRI骨盆测量的比较研究描述了一些参数的差异，如结节间径。

我们自己的研究小组按分娩方式分组，通过对大量人群的研究，建立了MRI骨盆测量的参考值，结果显示在表19-2。

结果表明，与观察者内和观察者间最大的误差和个体内变异性相关的骨盆参数是结节间距和矢状出口，因此，产科决策者应谨慎看待这些参数。

表19-2 基于100例自然阴道分娩患者的MRI骨盆测量参考值

参考值±SD（cm）

产科结合径	12.2±0.9
矢状位出口	11.6±1.0
坐骨棘间径	11.2±0.8
结节间径	12.1±1.1
横径	13.0±0.9

4 骨盆测量能改善孕妇和（或）胎儿的结局吗

只有少数已发表的研究探讨了骨盆测量的作用。非洲初产妇女的前瞻性队列研究结果显示，产妇身高测量与临床骨盆测量相结合能够识别出头盆不称比例高的患者亚组。没有西方国家提供的最新和可靠数据的对比研究。

一篇Cochrane综述列举了4个关于胎头先露的骨盆测量随机对照试验（RCT），所有这些研究都应用平片骨盆测量，骨盆测量组剖宫产率较高，而胎儿窒息和围产期死亡率较低，但两者之间的差异无统计学意义（两组OR分别为0.61，CI 0.34～1.11和0.51，CI 0.18～1.42）。由于被研究的病例数较少而且所引用的研究质量较差，Cochrane综述总结认为所用的证据不足以证明头先露平片骨盆测量对胎儿有明显益处。

Van Loon等应用RCT研究了臀位的骨盆测量，结果显示骨盆测量明显降低急诊剖宫产的概率。结合应用骨盆测量（大多数用MRI）和超声胎儿体重测量对较小患者群体的最新研究展示了充满希望的结果，但这些结果需要RCT来证实。

5 盆腔测量的适应证

5.1 胎儿臀位时产妇对自然分娩的偏好

臀位是一种常见的产科表现，单胎妊娠的发生率是3%～5%，多胎妊娠的发生率是10%～15%，对于其最适合的产科处理方案还没有达成一致意见。加拿大医学研究委员会（MRC）启动了一项国际随机多中心研究，对无并发症妊娠后足月臀位计划阴道分娩与计划剖宫产进行了比较，结果显示计划剖宫产降低了胎儿并发症的发生率，而对母亲并发症的发生率没有影响。作者认为计划剖宫产是臀位胎儿分娩的最佳方法。

这些结果发表之后，臀位胎儿计划剖宫产率上升到80%。然而，臀位自然分娩可能是母亲的偏好方式。此种情况下，除外头盆不称尤其重要。

5.2 产程停滞所致的剖宫产术后

在既往没有剖宫产的妇女中，自然分娩开始后大约有10%的可能性行急诊剖宫产，而有难产剖宫产病史的妇女，可能性为30%～50%。为了减少急诊剖宫产的发生率，我们对高度怀疑头盆不称的患者进行骨盆测量，建议发现骨盆狭窄的患者妊娠时进行计划剖宫产，因为她们极有可能再次出现产程停滞。

5.3 临床怀疑盆腔形态异常和骨盆骨折

只有0.5%～1%的孕妇有如此明显的盆腔异常，以至于头盆不称的可能性很高。骨盆骨折后或病变导致骨盆变形（骨软骨发育不良、骨软化）的妇女出现头盆不称的风险很高，对于这些病例，必须进行骨盆测量。

参考文献

Abilgaard H et al (2013) Cervical dilation at the time of cesarean section for dystocia – effect on subsequent trial of labor. Acta Obstet Gynecol Scand 92:193–197.

Angioli R, Gomez-Marin O, Cantuaria G, O'Sullivan JM (2000) Severe perineal lacerations during vaginal delivery: the University of Miami experience. Am J Obstet Gynecol 182: 1083–1085.

Baker PN, Johnson IR, Harvey PR, Gowland PA, Mansfield P (1994) A three-year follow-up of children imaged in utero with echo-planar magnetic resonance. Am J Obstet Gynecol 170:32–33.

Cardozo LD, Gibb DM, Studd JW et al (1982) Predictive value of cervimetric labour patterns in primigravidae. Br J Obstet Gynaecol 82:33–38.

D'Souza R et al (2013) Cesarean section on maternal request for non-medical reasons. Best Practice Res Clini Obstetrics Gynaeco 27(2):165–177.

DeWilde JP, Rivers AW, Price DL (2005) A review of the current use of magnetic resonance imaging in preg-nancy and safety implications for the fetus. Prog Biophys Mol Biol 87:335–353.

Doll R, Wakeford R (1997) Risk of childhood cancer from fetal irradiation. Br J Radiol 70:130–139.

Fox LK, Huerta-Enochian GS, Hamlin JA, Katz VL (2004) The magnetic resonance imaging-based fetal-pelvic index: a pilot study in the community hospital. Am J Obstet Gynecol 190:1679–1688.

Friedman EA (1955) Primigravid labor. Obstet Gynecol 6:567–589.

Friedman EA (1956) Labor in multiparae. Obstet Gynecol 8:691–703.

Hannah ME, Hannah WJ, Hewson SA et al (2000) Planned caesarean section versus planned vaginal birth for breech presentation at term: a randomised multicentre trial. Term Breech Trial Collaborative Group. Lancet 356:1375–1483.

Kanal E, Gillen J, Evans JA, Savitz DA, Shellock FG (1993) Survey of reproductive health among female MR workers. Radiology 187:395–399.

Keller TM, Rake A, Michel SCA, Seifert B, Efe G, Treiber K, Huch R, Marincek B, Kubik-Huch R (2003) Obstetric MR pelvimetry: reference values and evalu-ation of inter- and intraobserver error and intraindi-vidual variability. Radiology 227:37–43.

Liselele HB, Boulvain M, Tshibangu KC, Meuris S (2000) Maternal height and external pelvimetry to predict ceph-alopelvic disproportion in nulliparous African women: a cohort study. Br J Obstet Gynaecol 107:947–952.

Masselli G, Derchi L, McHugo J et al (2013) Acute abdominal and pelvic pain in pregnancy: ESUR rec-ommendations. Eur Radiol 23:3485–3500.

Michel SC, Rake A, Treiber K, Seifert B, Chaoui R, Huch R, Marincek M, Kubik-Huch RA (2002) MR obstetric pelvimetry: effect of birthing position on pelvic bony dimensions. AJR Am J Roentgenol 179:1063–1067.

Müttersterblichkeit WH (2004) In: Schneider H, Husslein P, Schneider KTM (eds) Die Geburtshilfe, 2nd edn. Berlin/Heidelberg/New

York, Verlag O'Brien K, Rode M, Macones G (2002) Postpartum X-ray pelvimetry. Its use in calculating the fetal-pelvic index and predicting fetal-pelvic disproportion. J Reprod Med 47:845–848.

Pattinson RC, Farrell E (1997) Pelvimetry for fetal cephalic presentations at or near term. Cochrane Database Sys Rev (2):CD000161. doi:10.1002/14651858 CD00161.

Pfammatter T, Marincek B, von Schulthess GK, Dudenhausen JW (1990) MR pelvimetric reference values. Rofo Fortschr Geb Rontgenstr Neuen Bildgeb Verfahr 153:706–710.

Ray Joel G, Vermeulen Marian J et al (2016) Association between MRI exposure during pregnancy and fetal and childhood outcomes. JAMA 316:952–961.

Shellock Frank G, Crues John V (2003) MR procedures: biologic effects, safety, and patient care. Radiology 232:635–652.

Spong CY et al (2012) Preventing the first cesarean deliv-ery: summary of a joint Eunice Kennedy Shriver National Institute of Child Health and Human Development, Society for Maternal-Fetal Medicine, and American College of Obstetricians and Gynecologists Workshop. Obstet Gynecol 120:1181.

Sp?rri S, Thoeny HC, Raio L, Lachat R, Vock P, Schneider H (2002) MR imaging pelvimetry: a useful adjunct in the treatment of women at risk for dystocia. AJR Am J Roentgenol 179:137–144.

Stark DD, McCarthy SM, Filly RA, Parer JT, Hricak H, Callen PW (1985) Pelvimetry by magnetic resonance imaging. AJR Am J Roentgenol 144:947–950.

Stewart A, Kneale GW (1968) Changes in the cancer risk associated with obstetric radiography. Lancet 1:104–107.

Urhahn R, Lehnen H, Drobnitzky M, Klose KC, Gunther RW (1991) Ultrafast pelvimetry using Snapshot-FLASH- MRT – a comparison with the Spinecho and FLASH techniques. Rofo Fortschr Geb Rontgenstr Neuen Bildgeb Verfahr 155:432–435.

van Loon AJ, Mantingh A, Thijn CJ, Mooyaart EL (1990) Pelvimetry by magnetic resonance imaging in breech presentation. Am J Obstet Gynecol 163:1256–1260.

Van Loon AJ, Mantingh A, Serlier EK, Kroon G, Mooyaart EL, Huisjes HJ (1997) Randomised controlled trial of magnetic-resonance pelvimetry in breech presentation at term. Lancet 350:1799–1804.

Wentz KU, Lehmann KJ, Wischnik A et al (1994) Pelvimetry using various magnetic resonance tomog-raphy techniques vs. digital image enhancement radi-ography: accuracy, time requirement and energy exposure. Geburtshilfe Frauenheilkd 54:204–212.

Wright AR, English PT, Cameron HM, Wilsdon JB (1992) MR pelvimetry – a practical alternative. Acta Radiol 33:582–587.

Zhang J et al (2010) The natural history of the normal stage of labor. Obstet Gynecol 115:705.

第二十章 胎盘 MRI 成像

摘　要

与不同胎盘病变有关的发病率和死亡率，决定了胎盘影像学对患者的管理具有深远影响。

1　引言

胎盘异常对孕妇和胎儿的发病率和死亡率有潜在影响，识别胎盘异常非常重要。

超声仍是检查胎盘的首选方法，MRI具有许多独特的优点，因此更适合胎盘检查：多极成像、应用不同的序列和参数提高软组织对比度、没有电离辐射；需要进一步定性时，MRI可提供附加的诊断价值。

MRI显示梗死、胎盘侵袭性病变等更清晰，将来的发展是功能性胎盘MRI。胎盘MRI对评价胎盘解剖以及引起诸如宫内发育受限等胎儿问题的病变已成为一种重要的辅助方法。

本章我们回顾MRI在诊断和管理这些病变中的表现和作用。

2　胎盘影像学

胎盘负责胎儿的营养、呼吸和排泄功能，正常妊娠期常规检查时常常忽略胎盘，只有发现其出现异常时才会重视它。尽管胎盘异常很少见，但它关系到孕妇和胎儿的发病率和死亡率，因此，识别胎盘异常非常重要。胎盘病变包括各种原因的胎盘出血、妊娠滋养层疾病、受孕产物滞留、非滋养层胎盘肿瘤和囊性病变。

超声具有实用、便携和没有电离辐射等优点，作为妊娠期间初始影像诊断技术而被广泛应用。

MRI可提供优良的软组织对比分辨率，具有多极成像能力，成像的质量不依赖于孕妇的体型大小或胎儿位置，且没有电离辐射。特别对于胎盘侵入性疾病如胎盘增生、胎盘早剥和妊娠滋养层疾病等需要进一步定性时，MRI可提供额外的诊断价值。另外，由于它具有高空间分辨率，区别血液和其他积液具有较高的敏感性和特异性，特别在诊断子宫出血方面具有重要作用。

此外，MRI具有较大的视野和多极重建能力，在妊娠晚期、肥胖和胎盘后位等方面有很大的优势。

然而，MRI也有一些缺点，如成像时间长、费用高、需要熟练的技能、幽闭恐惧症和保持仰卧位在晚期重力状态下持续时间过长等。

3　MRI方案

多数妊娠中期孕妇能够在磁共振系统孔内耐受仰卧位。

妊娠晚期患者耐受左侧卧位较好，能够降低胎儿压迫腔静脉后静脉回流受损的风险。为了使信号最大化，尽可能采用多通道表面线圈；膀胱理想状态下呈中等充盈，既可以使患者舒适，又可以避免过度膨胀或充盈不足导致评估膀胱潜在侵袭性疾病复杂化。

所有检查采用1.5T扫描仪，患者取仰卧位，使用相控阵线圈。3.0T磁共振的安全性还没有证实，然而，据我们所知，发表的人类研究没有证据证实高场强如3.0T对儿童产生不良影响。

首选相控阵线圈是因为它能提供良好的信噪比，但对体型较大患者或妊娠晚期患者，则需要体线圈。

如果患者在扫描仪内仰卧位不舒服（特别是妊娠晚期患者），可采用侧卧位，以降低对下腔静脉的压迫。

稳态自由进动序列［真稳态进动梯度回波序列（FIESTA）、稳态进动梯度回波序列（FISP）、平衡式快速梯度回波（FFE）］能够提供腹部无运动图像。方案包括多极T2加权单次激发回波链自旋回波成像［半傅里叶弛豫增强快速采集（RARE）、单次激发涡轮自旋回波或单次激发快速自旋回波］和矢状位脂肪抑制T1加权梯度回波成像（表20-1）。

我们建议胎盘异常患者进行MRI检查时，需要内科医生监测，根据需要加做其他序列，如果怀疑病变内含有脂肪，可采用脂肪抑制和反相位成像，如果需要进一步确定血管结构，可加做TOF成像。

并行成像重建算法GRAPPA与IPAT因子2用于减少成像序列的MRI数据采集时间，从而降低胎儿和孕妇的运动伪影。

为了使射频能量在孕妇体内沉积最小

表20-1　MRI成像参数汇总

参数	true FISP[a]		T2加权半傅里叶 RARE[b]		矢状位 T1 加权三维成像[c]	矢状位弥散加权成像[d]
	横断位	冠状位/矢状位	横断位	冠状位/矢状位		
TR/TE（毫秒）[e]	4.3/2.2	4.3/2.2	1000/90	1000/90	4.1/1.1	3200/75
翻转角	50°	50°	150°	150°	10°	10°
视野（mm）	320～400	320～400	320～400	320～400	320～400	320～400
矩阵	256×224	256×224	256×224	256×224	256×224	256×192
并行成像因子	2	2	2	2	3	2
层厚（mm）	5	5	4	4	2.5	5
层间隙（mm）	0	0	0	0	0	0
信号采集次数	1	1	1	1	1	6
接受带宽（kHz）	125	125	200	200	310	1930
采集时间（秒）	19	21	15-20	15-20	15-18	180

注：[a]FISP 稳态进动快速成像。

[b]RARE 弛像增强快速采集。

[c]脂肪饱和动态容积内插屏气检查进行成像。采用化学位移选择性脂肪抑制技术来实现脂肪饱和。

[d]弥散加权MRI成像分别采用b值50、400和800s/mm²。

[e]TR/TE 重复时间/回波时间。

和优化时间分辨率，采用矩阵256×224，0.75部分相位矩形几何扫描视野，如轴位层面。

子宫的正常曲度在单一成像平面可造成假阳性检查，因此，疑有异常时应该至少在2个成像平面予以证实。如果需要较高分辨率图像来保持满意的信噪比，应用T2加权快速自旋回波序列在所需平面上获得附加图像，此序列应用某种翻转脉冲缩短重复和采集时间，一次屏气完成在限定区域内的扫描。

T1加权序列结合应用脂肪抑制技术可提高血源性物质的检出率。

一些研究者主张应用钆基对比剂，认为能较好确定胎盘外表面和子宫肌层，区别侵入性胎盘和穿透性胎盘，从而提高MRI诊断侵入性胎盘的特异性。

然而，在临床实践中，钆基对比剂很少用于孕妇，除非对比增强成像的益处大于患者所承担的风险。

胎盘弥散加权成像的临床经验同样有限，但最近证实其对胎盘血肿的检查很有帮助。

4　正常表现

在解释病变的影像学表现之前，必须了解胎盘的正常解剖及其在多极MRI成像上的正常表现。

妊娠子宫呈梨形，子宫底和子宫体宽于子宫下段，子宫轮廓光滑，不应该出现局部膨出。胎盘通常位于子宫前壁或后壁，延伸到侧壁上。胎盘大小是以器官的中间部位的厚度来表示的，应为2~4cm。胎盘减薄见于造成微小梗死的系统性血管病和血液性疾病，胎盘增厚（＞4cm）则见于胎儿水肿、产前感染、孕妇糖尿病和孕妇贫血，子宫肌收缩和子宫肌瘤也可形成胎盘增厚的假象。

根据所用成像序列不同，胎盘MRI信号也发生改变，HASTE是最常应用的胎儿脉冲序列，与周围子宫肌相比，胎盘表现为中等信号、低信号或等信号，子宫肌和胎盘之间可见细线状隔膜，最大可能是胎盘-子宫肌界面，妊娠中期的早期胎盘信号均匀，表面相对平坦光滑（图20-1）。

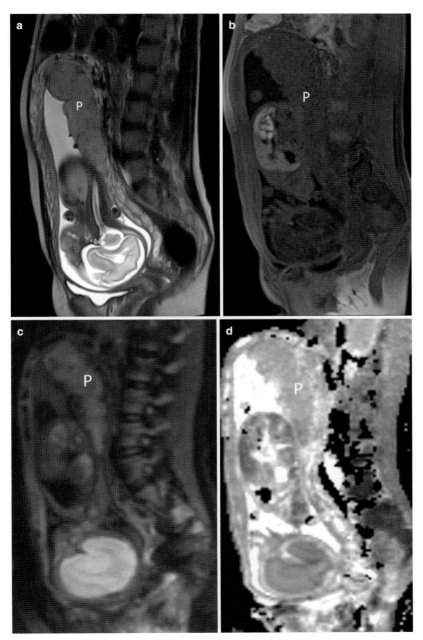

图20-1 正常胎盘，26周胎儿。a. 矢状位T2加权半傅里叶RARE MRI显示胎盘（P）呈中等信号；b. 矢状位T1加权脂肪饱和序列显示胎盘信号均匀，与子宫肌信号相等；c. 矢状位DWI序列（b=800）；d. ADC图显示胎盘信号均匀

在稳态自由进动或true FISP成像中，妊娠中期胎盘信号均匀，信号强度与子宫肌相等或稍低，随着胎盘的逐渐成熟，信号变得越来越不均匀。可见胎盘-子宫肌界面，但没有HASTE成像清楚。

在T1 FLASH成像中，胎盘呈均匀等信号。

随着胎盘成熟，特别是进入妊娠晚期，胎盘小叶更容易辨识，在液体敏感序列上表现为圆形高信号结构，边界由细微的低信号线勾勒，代表正常的胎盘分隔（图20-2）。胎盘表现更复杂，胎儿面可见轻微分叶，细血管在穿过胎盘时变得更加明显。

采用3.0T扫描系统成像时，胎盘隔和小叶更常见（图20-3）。

正常胎盘下血管结构表现为胎盘下许多血液流空信号，胎盘内也可见流空信号，常见于脐带进入的区域。

子宫肌厚度变化较大，随着妊娠的进展而变薄。子宫肌有3层信号强度：子宫肌内、外层呈T2薄带状低信号（图20-4），中间层较厚，呈T2中等强度信号，常含多发流空信号，对应于正常子宫肌血管结构。随着妊娠进展，子宫肌变得很薄，表现为包绕胎盘的连续带状软组织低信号（图20-5）。

然而，对既往剖宫产患者，子宫肌层可能混入胎盘，即使在技术上进行了充分的检查，也很难观察。

MRI在检查胎盘粘连性病变时存在一个问题，通常所用的序列很难区别子宫肌和胎盘。

如果怀疑侵入性胎盘，需要选择其他成像平面，能清楚显示病变处或其他感兴趣区（如膀胱顶）的胎盘-子宫肌界面，通常最好选择垂直于胎盘-子宫肌界面或子宫肌-膀胱界面的角度平面进行成像。

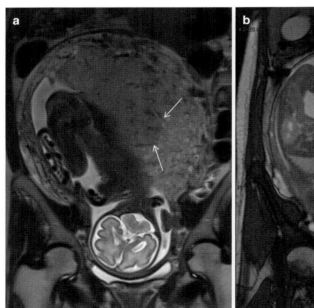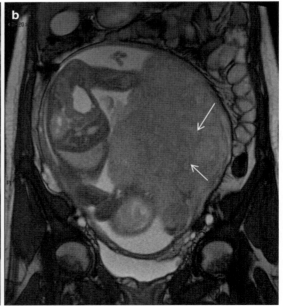

图20-2　冠状位T2加权半傅里叶RARE（a）和true FISP（b）MRI显示胎盘信号均匀，可见规则型薄线状低信号带（箭头所示），代表正常胎盘分隔

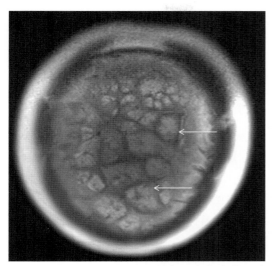

图20-3　3.0T MRI扫描仪冠状位T2加权半傅里叶RARE显示胎盘子叶状结构（箭头所示）

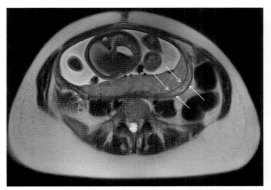

图20-4　健康妊娠中期胎盘，轴位T2加权MRI显示正常3层子宫肌，内层（箭头所示）、外层（短箭头所示）呈低信号，包绕较高信号、含有血管结构的中层

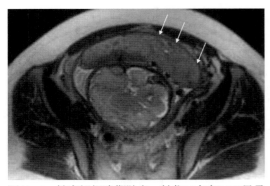

图20-5　健康妊娠晚期胎盘，轴位T2加权MRI显示胎盘信号均匀，呈中等信号，胎盘外子宫肌表现为带状软组织低信号（箭头所示）

4.1　胎盘变异

大多数胎盘呈圆形或盘状，但也有其他形状的描述，如双叶状、副胎盘、轮廓状或膜状胎盘。

通常盘状胎盘也显示不同的形态。胎盘可以有一个独立的小叶，不与主胎盘相连，这称为副胎盘（图20-6）。

一个小的胎盘小叶从胎盘的主要部分分离出来，称为副胎盘小叶。当出现时必须予以描述，因为有连接血管破裂或分娩时小叶滞留的风险，二者都可能造成大出血。

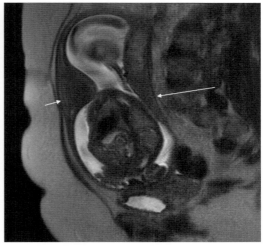

图20-6　矢状位T2加权半傅里叶RARE MRI显示具有副胎盘的正常胎盘，胎盘主体位于子宫后壁（箭头所示），沿着子宫前壁与胎盘信号相等的第二个软组织结构就是副胎盘（小箭头所示）

如果胎盘有两个大小相同的叶，则描述为双叶胎盘。轮廓胎盘最好描述为卷边胎盘。一项研究回顾性分析了7666例分娩患者，轮廓胎盘患者出现胎盘早剥的优势比是13.10（95%CI：5.65～30.20）。妊娠早期不能发生绒毛萎缩时，则形成膜状胎

盘或分散胎盘，因此，胎膜上仍覆盖着绒毛膜绒毛。这种罕见病变表现为覆盖于子宫腔的稀疏弥漫性胎盘，与胎盘侵袭有关。环状胎盘是膜状胎盘的变异，表现为环形胎盘，具有出血和生长受限的相似风险。

最后，在有窗胎盘中，胎盘表现为中心缺损，仅遗留膜鞘，没有胎盘组织。

正常脐带长50～60cm，含有2条脐动脉和1条脐静脉，通常插入胎盘中心。脐带自边缘插入，又称球拍状胎盘，位于胎盘边缘1～2cm范围内。随着膜状脐带插入，胎盘血管分开插入胎盘，进入胎盘前穿过羊膜和绒毛膜。脐带血管在膜状脐带插入处穿过宫颈内口，称血管前置，易发生胎儿脐动脉致命性出血。未确诊的前置性血管的胎儿死亡率接近60%。

前置胎盘是指胎盘异常种植在子宫下段，覆盖或靠近宫颈内口。正常情况下，胎盘下缘至少距宫颈内口2cm。妊娠过程中，随着子宫增大，胎盘和宫颈内口的关系发生改变，妊娠15周之前，不应诊断前置胎盘，妊娠晚期重新评估低位或边缘胎盘，在分娩前确定胎盘位置。

按照胎盘相对于宫颈内口的位置，可对前置胎盘进一步细分。尽管经阴道超声是诊断此病的标准方法，但胎盘的位置通常可通过经腹影像证实。在适当的临床环境中，没有超声证实的前置胎盘不能排除诊断。

MRI能精确确定胎盘位置，宫颈平面定位的矢状位MRI序列用于评估胎盘边缘（图20-7）。

鉴于阴道内和经阴唇超声的广泛应用，这不可能成为MRI检查的常见指征。然而，对于晚期妊娠，应谨慎进行经阴道成像，它会导致胎膜过早破裂或当膜已经破裂时引起感染。MRI HASTE和true FISP序列很容易确定胎盘边缘。

5 胎盘粘连性疾病

异常侵入性胎盘是胎盘组织异常浸润子宫或周围组织的一组疾病，这种情况通常会给孕妇带来严重的并发症，如大量出血、器官损伤、器官衰竭，甚至死亡。

胎盘粘连性疾病（PAD）的疾病谱侵入性胎盘、胎盘植入和穿透性胎盘，由底蜕膜缺陷导致绒毛膜浸润子宫肌层而引起。

PAD根据子宫肌层侵犯的深度进行分类：侵入性胎盘是三者之中最轻的病变，绒毛膜绒毛穿透底蜕膜；胎盘植入是指绒毛膜绒毛穿透子宫肌；而穿透性胎盘最为严重，异常种植穿透子宫肌和子宫浆膜，常侵入邻近器官。

剖宫产和前置胎盘是发生胎盘粘连性疾病的2个重要的危险因素，5%的前置胎盘患者以及高达10%的4次或以上剖宫产患者发生胎盘粘连性疾病，而既有前置胎盘又有4次或以上剖宫产的患者中，67%发生胎盘粘连性疾病。

胎盘异常现象越来越普遍，主要原因是剖宫产分娩率逐渐上升。需要产前准确诊断，事先安排分娩时间和地点、准备血制品、征集熟练的麻醉医师和外科团队，以降低孕妇的发病率和死亡率。

MRI诊断征象与超声相同，子宫肌断

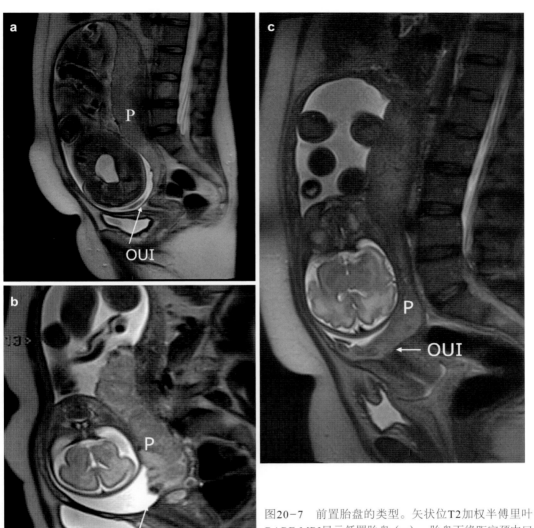

图20-7 前置胎盘的类型。矢状位T2加权半傅里叶RARE MRI显示低置胎盘（a），胎盘下缘距宫颈内口（OUI）在0.5cm之内；边缘性前置胎盘（b），胎盘尖端紧靠OUI，但没有覆盖；中央性前置胎盘（c），胎盘完全覆盖OUI。P，胎盘

裂或变薄是常见征象，但非AIP特异。当胎盘位于子宫下段时，剖宫产瘢痕容易形成一定程度的粘连，鉴于此，尽管在组织学上与侵入性胎盘、胎盘植入或穿透性胎盘一致，但此征象本身不表示PAD。瘢痕憩室的存在，尤其是多个、汇合和相互连通的瘢痕憩室，可能是PAD最可靠的征象（超声和pMRI）（图20-8）。膀胱幕被描述为PAD的标志性征象，但这个征象不特异，手术表现为膀胱与先前瘢痕粘连。虽然子宫膨大被认为是诊断的有用征象之一，但这一点也不具特异性，因为前置胎盘一个简单的子宫瘢痕裂隙就可形成这一征象。按照一些作者的说法，无胎盘暗带就可排除PAD诊断，但这仅基于小病例组。分叶也是PAD常见表现，但没有也不

是排除标准。因此，正如超声分析所表现的，PAD的产前诊断是基于一组体征，其中一些体征比其他体征更能预测PAD。MRI的全面积采集允许不同的观察者随时重新评价，这对超声来说通常是不可能的，后者的图像采集依赖于操作者。

较为严重（胎盘植入和穿透性胎盘）的MRI表现包括：T2WI胎盘暗带、子宫肌正常低信号消失、相邻胎盘结构紊乱、局部外生性肿块，当侵及膀胱时则出现子宫浆膜−膀胱界面变薄、膀胱壁局部信号异常和中等信号胎盘组织超出子宫边缘则子宫以及盆腔器官之间脂肪层消失（图20−9）。

然而，在某些情况下，特别是没有累及邻近器官时，MRI几乎不可能鉴别侵入性胎盘和穿透性胎盘，主要是由于随着妊娠进展，子宫肌层变得异常之薄，很难观察。

T2WI上出现子宫膨大、胎盘内信号不均匀以及胎盘暗带是最有帮助的表现，常见于孕妇脊柱压迫子宫，可呈弥漫性。子宫收缩通常引起子宫壁一过性局部低信号增厚。胎盘和子宫肌在平扫T1WI上都表现为中等信号强度，因此不能充分鉴别胎盘与胎盘异常附着或侵袭。

在动态对比增强成像上，胎盘组织显示早期分叶状显著强化，随着时间的推移而融合，并先于子宫肌层强化。

一些研究对比了超声和MRI在检查侵入性胎盘时的精确性和有效性。Warshak等将产前超声（包括应用阴道内探头）和

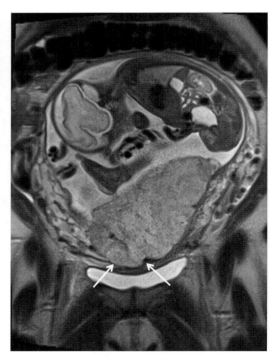

图20−8　34岁女性，妊娠28周，子宫下段后壁（S2）完全性前置胎盘与胎盘植入。矢状位T2加权半傅里叶RARE MRI显示胎盘母侧可见显著低信号带（箭头所示），胎盘−子宫肌层界面不规则，胎盘组织没有子宫肌包绕（小箭头所示）。分隔膀胱后壁的垂直面决定了S1区和S2区

图20−9　33岁女性胎盘植入，两次剖宫产史。矢状位T2加权半傅里叶RARE成像显示胎盘后缘向外膨出（箭头所示），此区未见子宫肌层

MRI结果与病理诊断进行了对比，回顾分析了453例诊断为前置胎盘、有剖宫产史的低置胎盘或子宫肌瘤切除术的患者，其中39例有异常胎盘形成。研究结果显示，超声检查异常胎盘形成的敏感性是77%，特异性是96%，阳性预测值（PPV）是65%，阴性预测值（NPV）是98%；而MRI检查异常胎盘形成的敏感性是88%，特异性是100%，阳性预测值（PPV）是100%，阴性预测值（NPV）是82%。另外一项研究病例数较少（n=13），显示超声和MRI的敏感性分别是33%和38%。表明两种方法诊断异常胎盘形成的预测值较差。2008年由Dwyer等进行的多机构研究，回顾分析了32例临床具有侵入性胎盘的高危患者，都进行了经腹部超声检查和MRI，其中15例在分娩时确诊为异常胎盘形成。超声的敏感性是93%，特异性是71%，PPV是74%，NPV是92%；而MRI的敏感性是80%，特异性是65%，PPV是67%，NPV是79%。此研究显示超声和MRI之间敏感性或特异性的差异无统计学意义，给出的结论是两种方法可以互补，即一种方法表现不确定，另一种方法则有助于确定诊断。

一些作者认为，有后壁胎盘或有子宫肌瘤切除术的患者是MRI最明显的指征。

我们同意当超声检查异常胎盘形成表现不明确或患者具有危险因素不能进行超声子宫检查时，再应用MRI检查。即使超声检查诊断侵入性胎盘很明确，也应采用MRI来明确描述超声诊断的穿透性胎盘的范围，以有助于规划后续处理方案。

根据之前Palacios等的断层特征，MRI

获得的这些矢状位图像能将前置胎盘侵入分为两个部分，由垂直于所谓上膀胱轴的中心平面界定。与膀胱后壁上、下交界的子宫区分别称为S1和S2，S1 PAD通常容易手术和快速止血，而S2 PAD由深部血管供血，通常会导致手术复杂性显著增加，并导致大量的出血。

与超声相比，MRI还有另一个好处，它提供了较大视野，从而更容易评估胎盘浸润的情况，分出S1 PAD和S2 PAD（图20-8）。

MRI可以检查与PAD相关的新生血管，应采取不同的方法或手术治疗。虽然超声也能看到这些差别，特别是在膀胱壁很薄的情况下，但它很难区别是胎盘周围循环（腔隙血流量）还是新形成的血管。

这不是一个小问题，因为最近几年，许多PAD病例发生在首次剖宫产后。所以，是否进行子宫切除术，必须认真考虑。

6　胎盘早剥

产前出血（妊娠20周至分娩期间阴道出血）仍然是导致母婴发病和死亡的重要原因。胎盘前置和胎盘早剥占产前出血的一半以上，随着剖宫产增加，发病率继续上升。

胎盘早剥是指胎盘与子宫壁过早分离，尽管很少见（小于1%的妊娠），但妊娠晚期的胎盘早剥与早产和胎儿死亡的危险性升高有关。

胎盘早剥是临床诊断，其特征是胎盘过早脱离着床部位，临床上可表现为突然疼痛或无任何症状。胎盘可出现血肿，如上面所述也可以没有其他症状（如疼痛或阴道出血）。胎盘早剥会影响大约1%的分娩，是妊娠晚期阴道出血的主要原因，可表现为胎盘血肿。

胎盘血肿有3种类型：胎盘后血肿、绒毛膜下血肿和羊膜下血肿。胎盘后血肿是指血肿位于胎盘后侧，占胎盘血肿的43%；绒毛膜下血肿位于绒毛膜和子宫肌之间，大约占胎盘血肿的57%；羊膜下血肿罕见，位于羊膜和绒毛膜之间。

超声常用于证实胎盘早剥的存在，评价绒毛膜下或胎盘后血肿范围。超声检查所能看到的出血，表示可能仍有症状的残留出血。

然而，高达50%的胎盘早剥，由于种种原因，超声检查呈阴性：①急性出血的回声结构与邻近胎盘组织极其相似，很难检查；②胎盘异常增厚和不均匀的征象罕见，仅见于大的急性血凝块；③许多亚急性血块因为血液从胎盘下剥离通过宫颈引流而产生假阴性。

弥散加权成像（DWI）是检查宫内出血病变的很好的序列。

血液分解产物引起磁敏感性效应，弥散加权成像可精确显示。我们的研究显示，与T2加权半傅里叶RARE和true FISP序列相比较，弥散加权成像和T1加权序列检查胎盘早剥更准确，与之前报道的证据一致。T2加权半傅里叶RARE和true FISP序列检查急性缺血性病变敏感性较高，胎盘血肿的诊断准确率高，可能是由于胎盘早剥出现急性或亚急性出血以及慢性缺血共存的结果。绒毛膜下或胎盘后血肿通常表现为T2低信号和T1中等或高信号，最近研究证实DWI有助于胎盘后血肿的检测（图20-10）。

T1和T2加权序列是互补的，这两个序列都是组织完全定性所必需的。通过T1WI、T2WI和DWI上的信号改变，特别关注高铁血红蛋白的顺磁效应，完全可能评估出血的时间，而将子宫内血肿准确分为：超急性出血（数小时内，细胞内氧合血红蛋白）、急性出血（1~3天，细胞内去氧血红蛋白）、亚急性早期（3~7天，细胞内正铁血红蛋白）、亚急性晚期（≥14天，细胞外正铁血红蛋白）和慢性血肿（>4周，细胞内含铁血黄素和铁蛋白）（表20-2）。

血肿内急性或近期出血的磁共振信号可提示潜在的不稳定胎盘早剥，而亚急性晚期出血血肿比较稳定。

表20-2 子宫内血肿随时间变化的信号强度

分期	T1 加权 MRI	T2 加权 MRI	弥散加权 MRI
超急性	等 – 低信号	高信号	高 – 低信号
急性	等 – 低信号	低信号	低信号
亚急性早期	高信号	低信号	低信号
亚急性晚期	高信号	高信号	高信号
慢性	低信号	低信号	等 – 低信号

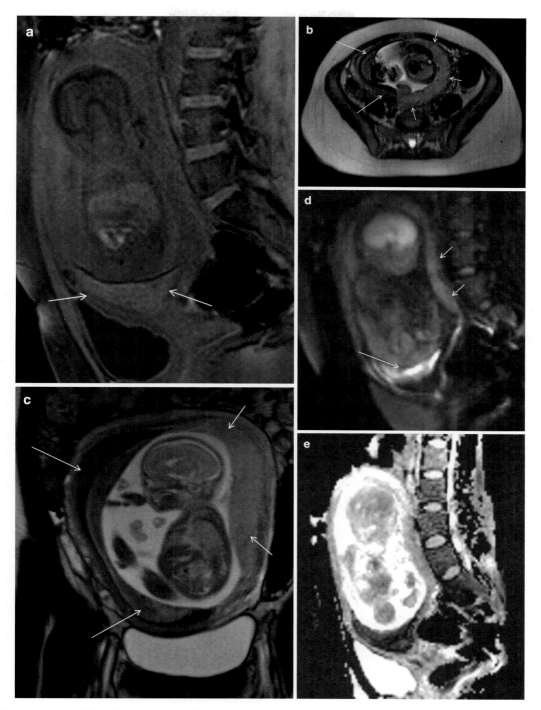

图20-10 25岁女性,妊娠27周,绒毛膜下出血。经阴道灰阶超声提示存在前置胎盘,而MRI正确显示绒毛膜下血肿。矢状位T1加权梯度回波成像(a)显示宫颈内口上方可见高信号绒毛膜下血肿。子宫内凝血块在轴位T2加权半傅里叶RARE (b)和冠状位true FISP(c)图像上,由于胎盘内出现低信号和高信号区而表现为信号不均匀。矢状位弥散加权MRI(d)(b值,800s/mm²)和ADC图(e)显示血肿(箭头所示)可见低信号和高信号区,信号特征提示出现超急性和亚急性出血。胎盘(短箭头所示)信号正常,未见前置胎盘信号

无症状妇女的出血部位是由远端静脉出血引起的，通常采用保守治疗。妊娠期既往出血并不少见，一旦确定，应详细描述，包括多维测量、位置以及是否靠近脐带插入和宫颈。

MRI检查确定妊娠中、晚期出血位置非常准确，观察者之间的一致性很好。就超声而言，它提供了新的和额外的数据，这些数据可以影响患者的临床管理。产科医生利用这些信息合理制定临床和超声随访间隔，以评价胎儿生长、贫血和应力。

7 胎盘实性肿块

胎盘实性肿块较为罕见，绒毛膜血管瘤是胎盘最常见的肿瘤，占组织学评估的所有胎盘的1%。在分娩中高达1/3500，绒毛膜血管瘤越来越引起临床的重视。这些肿块通常大于5cm，由于肿块的血管特征，可能伴有羊水过多、胎儿水肿、宫内生长受限（IUGR）和胎儿充血性心力衰竭。绒毛膜血管瘤是良性肿瘤，瘤内可见出血。在超声检查中，采用彩色多普勒来鉴别胎盘血肿和实性肿块，如绒毛膜血管瘤；如果肿块内发生出血性梗死或血栓形成，内部血流障碍，鉴别就很困难。绒毛膜血管瘤在T1WI和T2WI上信号均匀，信号强度几乎与胎盘相等；通常呈圆形，可突出胎盘表面，T2WI可见细小的薄包膜，与胎盘的规则隔膜不同（图20-11）；个案报告描述有病变周边出血，表现为短T1信号。同样，肿块内出血或梗死，T2信号增高，肿块信号轻度不均匀。肿块的胎儿面有明显血管是很重

要的征象，会影响胎儿的血流动力学。如果有胎儿积水的早期迹象，应及时告知临床医生。

与其他组织的畸胎瘤一样，胎盘畸胎瘤几乎含有所有组织，包括脂肪、钙化、液体和毛发。尽管胎盘畸胎瘤极其罕见，

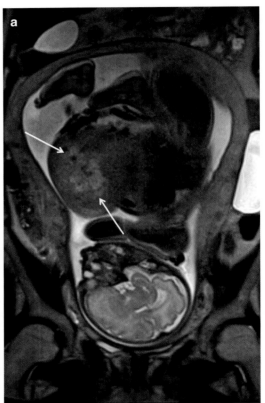

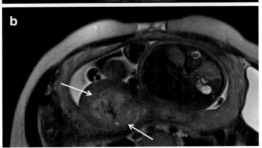

图20-11 冠状位（a）和轴位（b）T2加权半傅里叶RARE成像显示一边界清楚的肿块（箭头所示）源自胎盘胎儿侧，紧邻脐带插入处。这是绒毛膜血管瘤的典型位置

但个案报道的妊娠结果通常较好。虽然超声容易识别脂肪和钙化，但与异常妊娠或胎儿无定形心鉴别较为困难，常需要MRI进行诊断。采用大视野，单次采集就很容易检查整个胎儿，对多胎妊娠、胎儿过度活动或孕妇不良习惯等有帮助。对大块脂肪采用脂肪饱和技术、对容积素内脂肪应用反相位成像显示病变内脂肪，有助于畸胎瘤诊断。胎儿部位的识别可能提示异常的额外妊娠，在T2WI和平衡稳态自由进动成像上肿块内更容易观察。识别脐带（畸胎瘤中不存在）也有助于鉴别。

8 胎盘的MRI功能成像

尽管MRI有助于描述妊娠期间胎盘形态学改变，且在胎盘浸润的研究中有应用价值，但很少有研究涉及人胎盘血管结构的功能特性。

对严重指征患者进行MRI，为探索并发宫内生长受限孕妇的胎盘绒毛间循环，并与正常病例比较提供了独特的机会，能够对活体子宫-胎盘血流进行定性，了解宫内生长受限患者绒毛间循环受损与病情恶化的相关性。

MRI成像显示正常人胎盘灌注均匀，而宫内生长受限患者胎盘显示绒毛间血流量低，有许多斑片状无灌注区。间歇停搏使得大多数宫内发育受限胎盘的绒毛间血液动力学恶化，静脉导管搏动指数升高。在宫内生长受限的胎盘中，孕妇胎盘血流严重受损，叠加的动态现象也会加重绒毛间循环的恶化，导致终末期胎儿失代偿。

然而，考虑到胎儿安全，不能应用钆剂限制了MRI对胎盘灌注的评价，也有描述用其他方法对胎盘灌注进行评估，如磁化转移，这种方法是利用结合质子与总质子数量的比率作为血管流动的反映。由于钆剂强化灌注成像的临床应用局限性，弥散加权成像已成为其替代技术来研究供血不足引起的区域缺血。

在妊娠扩散受限的众多原因中，血肿和梗死是最重要的，由于组织退化和瘢痕形成，它们会导致胎盘发育不全，造成弥散传导减小和血液供应受限。

9 未来方向

无细胞胎儿DNA目前在美国经常被用作非整倍体的筛选检查，随着这项技术的发展，一些研究者发现用母亲血浆内无细胞胎盘mRNA能更好地识别需要子宫切除术的侵入性胎盘患者，也可以作为一种工具与超声检查相结合，以提高精确度。在有胎盘浸润危险因素的患者中，实验室血清检测结合超声和（或）MRI可能会产生最全面的结果。

在Salomon等人进行的一项研究中，磁共振体上超声图像的融合对于胎儿产前评估是可行的。利用具有实时彩色多普勒功能的高分辨率超声图像能帮助确定结构的血管特性，特别适用于不能常规应用钆剂的妊娠患者，这种能力在胎盘评估中显得特别重要。胎儿MRI目前在评价双胎输血综合征（TTTS）中没有明显作用，然而，有病例报告使用磁共振引导高强度聚焦超声（MR-HIFU）来消融双胎输血综合征的异常血管。

与身体其他部位一样，功能性MRI技术也应用于胎盘以求更好地评价正常生理和病理状态。弥散加权成像已证实胎盘功能不全引起宫内生长受限的胎儿胎盘扩散受限，ADC值降低。弥散加权成像也被提出用于评估胎盘浸润程度。由于孕妇不能常规应用钆剂，建议采用无对比剂流动敏感方法如动脉自旋标记（ASL）来评估胎盘灌注。

总之，MRI是评价胎盘的一种很好的方法，了解各种胎盘病理的MRI表现有助于放射医生对孕妇进行适当及时的护理。

参考文献

Baergren RN (2005) Placental shape aberrations. In: Baergren RN (ed) Manual of Benirschke and Kaufmann's Pathology of the human placenta. Springer, New York, pp 208–221.

Bardo D, Oto A (2008) Magnetic resonance imaging for evaluation of the fetus and the placenta. Am J Perinatol 25:591–599.

Baughman WC, Corteville JE, Shah RR (2008) Placenta accreta: spectrum of US and MR imaging findings. Radiographics 28(7):1905–1916.

Bernirschke K, Kaufmann P (2000) Pathology of the human placenta, 4th edn. Springer, New York Bonel HM, Stolz B, Diedrichsen L, Frei K, Saar B, Tutschek B, Raio L, Surbek D, Srivastav S, Nelle M, Slotboom J, Wiest R (2010) Diffusion-weighted MR imaging of the placenta in fetuses with placental insuf-ficiency. Radiology 257(3):810–819.

Brunelli R, Masselli G, Parasassi T et al (2010) Intervillous circulation in intra-uterine growth restriction. Correlation to fetal well being. Placenta 31: 1051–1056.

Derwig IE, Akolekar R, Zelaya FO, Gowland PA, Barker GJ, Nicolaides KH (2011) Association of placental volume measured by MRI and birth weight percentile. J Magn Reson Imaging 34(5):1125–1130.

Dwyer BK, Belogolovkin V, Tran L et al (2008) Prenatal diagnosis of placenta accreta: sonography or mag-netic resonance imaging? J Ultrasound Med 27: 1275–1281.

Elsasser DA, Ananth CV, Prasad V, Vintzileos AM, Vintzileos AM (2010) Diagnosis of placental abrup-tion: relationship between clinical and histopathologi-cal findings. Eur J Obstet Gynecol Reprod Biol 148: 125–130.

Elsayes KM, Trout AT, Friedkin AM, Liu PS, Bude RO, Platt JF, Menias C (2009) Imaging of the placenta: a multimo-dality pictorial review. Radiographics 29(5):1371–1391.

Huppertz B (2008) The anatomy of the normal placenta. J Clin Pathol 61:1296–1302.

Kawamoto S, Ogawa F, Tanaka J, Ban S, Heshiki A (2000) Chorioangioma: antenatal diagnosis with fast MR imaging. Magn Reson Imaging 18(7):911–914.

Kim JA, Narra VR (2004) Magnetic resonance imaging with true fast imaging with steady-state precession and half-Fourier acquisition single-shot turbo spin-echo sequences in cases of suspected placenta accreta. Acta Radiol 45:692–698.

Lam G, Kuller J, McMahon M (2002) Use of magnetic resonance imaging and ultrasound in the antenatal diagnosis of placenta accreta. J Soc Gynecol Investig 9:37–40.

Lax A, Prince MR, Mennitt KW, Schwebach JR, Budorick NE (2007) The value of specific MRI features in the evaluation of suspected placental invasion. Magn Reson Imaging 25:87–93.

Levine D (2006) Obstetric MRI. J Magn Reson Imaging 24:1–15.

Levine D, Pedrosa I (2005) MR imaging of the maternal abdomen and pelvis in pregnancy. In: Levine D (ed) Atlas of fetal MRI. Taylor and Francis Group, Boca Raton, pp 202–210.

Levine D, Hulka CA, Ludmir J, Li W, Edelman RR (1997) Placenta accreta: evaluation with color Doppler US, power Doppler US, and MR imaging. Radiology 205: 773–776.

Leyendecker JR, DuBose M, Hosseinzadeh K, Stone R, Gianini J, Childs DD, Snow AN, Mertz H (2012) MRI of pregnancy-related issues: abnormal placentation. AJR Am J Roentgenol 198(2):311–320.

Linduska N, Dekan S, Messerschmidt A, Kasprian G, Brugger PC, Chalubinski K, Weber M, Prayer D (2009) Placental pathologies in fetal MRI with patho-histological correlation. Placenta 30(6):555–559.

Masselli G, Gualdi G (2013) MR imaging of the placenta: what a radiologist should know. Abdom Imaging 38(3):573–587.

Masselli G, Brunelli R, Casciani E et al (2008) Magnetic resonance imaging in the evaluation of placental adhe-sive disorders: correlation with color Doppler ultra-sound. Eur Radiol 18:1292–1299.

Masselli G, Brunelli R, Casciani E, Polettini E, Bertini L, Laghi F, Anceschi M, Gualdi G (2011a) Acute abdom-inal and pelvic pain in pregnancy: MR imaging as a valuable adjunct to ultrasound? Abdom Imaging 36(5):596–603.

Masselli G, Brunelli R, Di Tola M et al (2011b) MR imag-ing in the evaluation of placental abruption: correlation with sonographic findings. Radiology 259:222–230.

Masselli G, Brunelli R, Parasassi T, Perrone G, Gualdi G (2011c) Magnetic resonance imaging of clinically stable late pregnancy bleeding: beyond ultrasound. Eur Radiol 21(9):1841–1849.

Masselli G, Perrone G, Kinkel K et al (2016) Are Second Trimester Apparent Diffusion Coefficient Values of the Short Uterine Cervix Associated with Impending Preterm Delivery? Radiology 280(3):897–904.

Moore RJ, Strachan BK, Tyler DJ et al (2000) In utero perfusing fraction maps in normal and growth restricted pregnancy measured using IVIM echo-pla-nar MRI. Placenta 21:726–732.

Morita S, Ueno E, Fujimura M, Muraoka M, Takagi K, Fujibayashi M (2009) Feasibility of diffusion-weighted MRI for defining placental invasion. J Magn Reson Imaging 30:666–671.

Nagayama M, Watanabe Y, Okumura A, Amoh Y, Nakashita S, Dodo Y (2002) Fast MR imaging in obstetrics. Radiographics 22:563–582.

Nguyen D, Nguyen C, Yacobozzi M, Bsat F, Rakita D (2012) Imaging of the placenta with pathologic corre-lation. Semin Ultrasound CT MR 33:65–77.

Nyberg DA, Mack LA, Benedetti TJ, Cyr DL, Schuman WP (1987) Placental abruption and placental hemor-rhage: correlation of sonographic findings with fetal outcome. Radiology 164:357–361.

Oyelese Y, Ananth CV (2006) Placental abruption. Obstet Gynecol 108:1005–1016

Oyelese Y, Smulian JC (2006) Placenta previa, placenta accreta, and vasa previa. Obstet Gynecol 107:927–941.

Palacios Jaraquemada JM, Bruno C (2000) Gadolinium enhanced MR imaging in the differential diagnosis of placenta accreta and placenta percreta. Radiology 216: 610–611.

Palacios Jaraquemada JM, Bruno CH (2005) Magnetic resonance imaging in 300 cases of placenta accreta: surgical correlation of new findings. Acta Obstet Gynecol Scand 84:716–724.

Sakornbut E, Leeman L, Fontaine P (2007) Late preg-nancy bleeding. Am Fam Physician 75:1199–2006.

Sebire NJ, Sepulveda W (2008) Correlation of placental pathology with prenatal ultrasound findings. J Clin Pathol 61: 1276–1284.

Sebire NJ, Foskett M, Fisher RA, Rees H, Seckl M, Newlands E (2002) Risk of partial and complete hyda-tidiform molar pregnancy in relation to maternal age. BJOG 109(1):99–102.

Sinha P, Kuruba N (2008) Ante-partum haemorrhage: an update. J Obstet Gynaecol 28:377–381.

Tanaka YO, Sohda S, Shigemitsu S, Niitsu M, Itai Y (2001) High temporal resolution dynamic contrast MRI in a high risk group for placenta accreta. Magn Reson Imaging 19:635–642.

To WW, Leung WC (1995) Placenta previa and previous cesarean section. Int J Gynaecol Obstet 51(1):25–31.

Verswijvel G, Grieten M, Gyselaers W, Van Holsbeke C, Vandevenne J, Horvath M, Gelin G, Palmers Y (2002) MRI in the assessment of pregnancy related intrauter-ine bleeding: a valuable adjunct to ultrasound? JBR-BTR 85:189–192.

Victoria T, Johnson AM, Kramer SS, Coleman B, Bebbington M, Epelman M (2011) Extrafetal findings at fetal MR: evaluation of the normal placenta and cor-relation with ultrasound. Clin Imaging 35:371–377.

Warshak CR, Eskander R, Hull AD, Scioscia AL, Mattrey RF, Bernirschke K, Resnik R (2006) Accuracy of ultraso-nography and magnetic resonance imaging in the diagno-sis of placenta accreta. Obstet Gynecol 108:573–581.

Zalel Y, Gamzu R, Weiss Y et al (2002a) Role of color Doppler imaging in diagnosing and managing preg-nancies complicated by placental chorioangioma. J Clin Ultrasound 30(5):264–269.

Zalel Y, Weisz B, Gamzu R, Schiff E, Shalmon B, Achiron R (2002b) Chorioangiomas of the placenta: sono-graphic and Doppler flow characteristics. J Ultrasound Med 21(8):909–913.

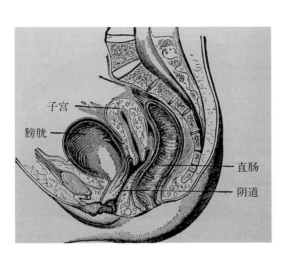

彩图1（图3-1） 正常女性盆腔矢状位解剖图

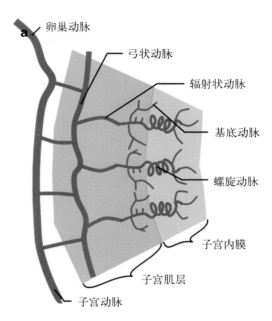

彩图2（图3-3a） 人体子宫血管结构

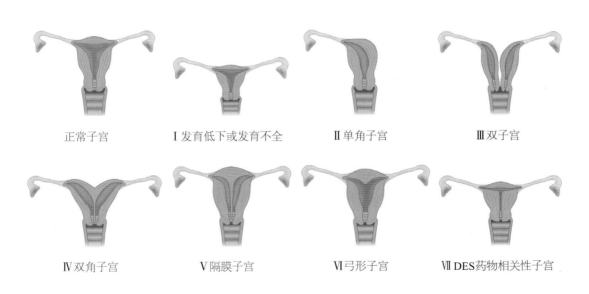

正常子宫　　　Ⅰ 发育低下或发育不全　　　Ⅱ 单角子宫　　　Ⅲ 双子宫

Ⅳ 双角子宫　　　Ⅴ 隔膜子宫　　　Ⅵ 弓形子宫　　　Ⅶ DES药物相关性子宫

彩图3（图4-1） Müllerian管异常分类系统（ASRM）（1988）

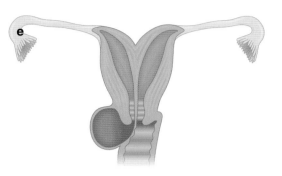

彩图4（图4-4e） 示意图显示双子宫，右侧阻塞性隔膜（医学插图：W. Herzig）

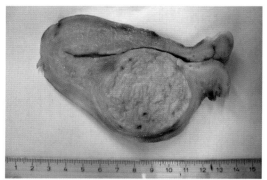

彩图5（图5-1） 子宫平滑肌瘤大体病理

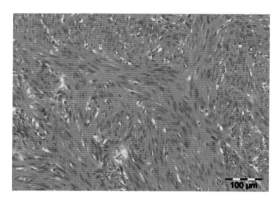

彩图6（图5-2） 子宫平滑肌瘤组织病理切片

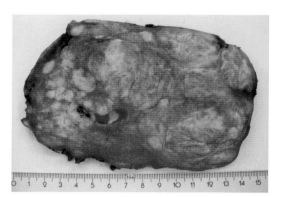

彩图7（图5-3） 子宫弥漫性平滑肌瘤病大体病理

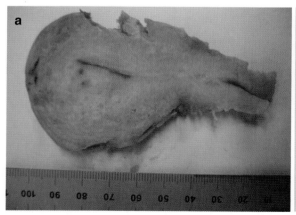

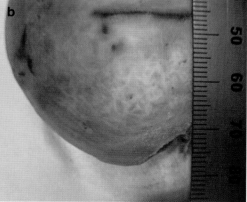

彩图8（图5-4） 子宫腺肌病大体病理。a. 大体子宫标本显示局灶性子宫腺肌病：子宫前壁增厚，子宫肌层增宽，可见不规则子宫肌小梁和多发微小囊肿；b. 子宫前壁部分区域放大显示粗大的子宫肌层肌小梁，未见肿块样病变，棕色样小囊肿对应于异位内膜腺发生的出血灶

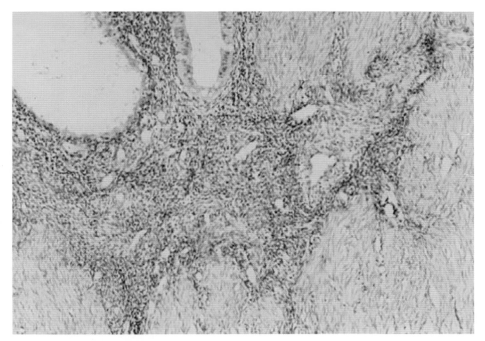

彩图9（图5-5） 子宫腺肌病组织病理切片

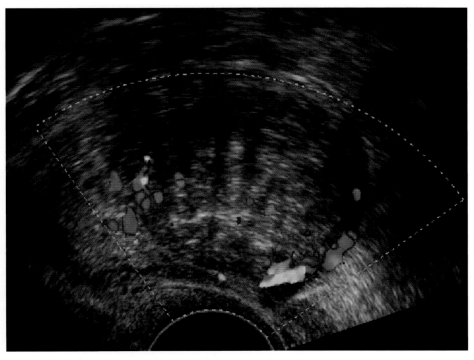

彩图10（图5-7） 经阴道超声检查平滑肌瘤

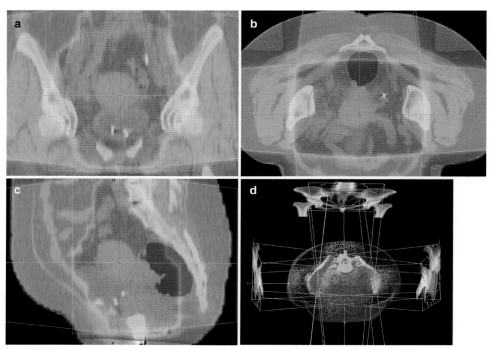

彩图11（图6-38） a～c. 采用横断位CT扫描转换形成矢状位和冠状位层面，来确定靶容积，设计放射治疗方案；d. 用四野技术安排照射野和靶容积剂量，靶容积由阴道、子宫和局部区域淋巴结引流系统包括安全边缘组成，俯卧位照射可避开小肠（由柏林L.Moser博士提供）

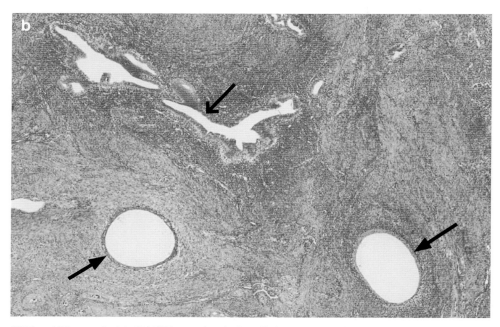

彩图12（图6-52b） 巴氏腺囊肿。b. 宫颈标本HE染色可见基质内囊性病变（箭头所示），也可见宫颈腺体（开放箭头所示）

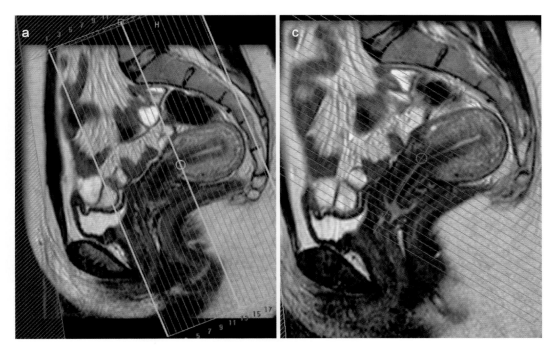

彩图13（图7-3a、c） a.子宫体斜轴位（垂直于子宫腔）； c.子宫颈斜轴位（垂直于宫颈管）

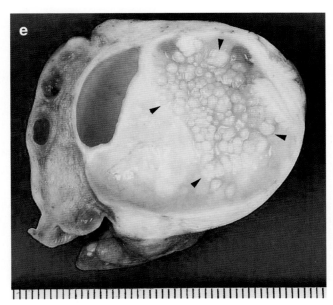

彩图14（图10-1e） 39岁女性，右侧附件区肿块，超声诊断为不典型子宫内膜异位症。e. 右侧卵巢大体标本摄像显示一多房性囊肿和白色纤维成分，后面小房壁内（三角箭头所示）可见小乳头状突起。组织学诊断为卵巢浆液性囊腺纤维瘤

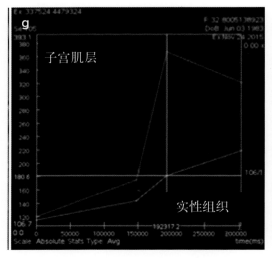

子宫肌层

实性组织

彩图15（图11-3g） MRI类型4：良性浆液性囊腺瘤（g.轴位DCE MRI序列）

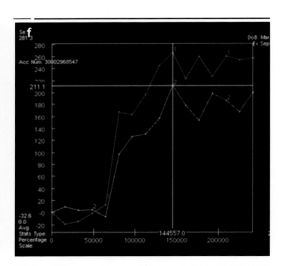

彩图16（图11-4f） MRI类型4：交界性浆液性囊腺瘤（f.轴位DCE MRI序列）

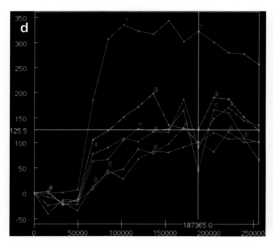

彩图17（图11-5d） MRI类型5：侵袭性囊腺癌（d.轴位DCE MRI序列）

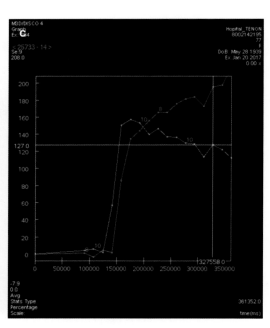

彩图18（图11-6c） MRI类型6：淋巴瘤（c.轴位DCE MRI序列）

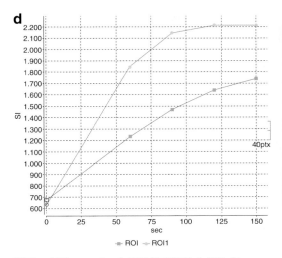

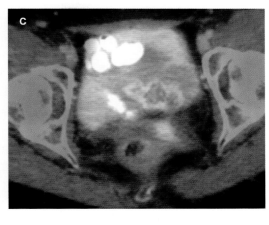

彩图19（图12-2d） 右侧卵巢浆液性交界性癌。d. 较大结节显示2型强化曲线，常见于交界性肿瘤

彩图20（图12-21c） 化疗6个月后PET-CT随访显示肿瘤缩小，但仍可见残留存活癌组织

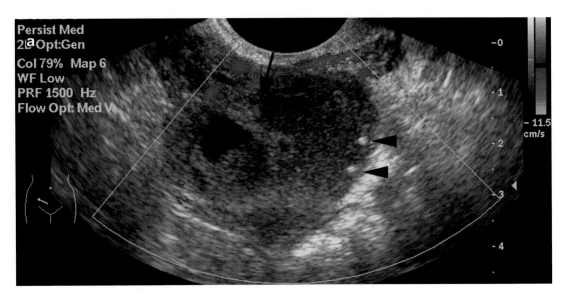

彩图21（图13-1a） 49岁女性，左侧盆腔慢性疼痛，超声怀疑双侧卵巢癌。a. 经阴道彩色多普勒超声检查，右侧卵巢斜位观显示右侧卵巢一不均匀肿块，囊壁可见小而强的回声（三角箭头所示）；囊内外周边彩色多普勒血流（箭头所示）较难诊断。进行盆腔MRI检查以排除卵巢癌

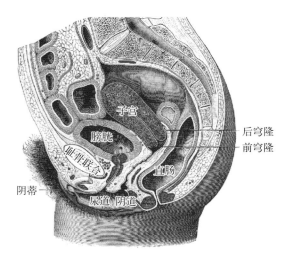

子宫

膀胱

耻骨联合

后穹隆

前穹隆

直肠

阴蒂

尿道 阴道

彩图22（图14-1） 正常女性盆腔矢状位解剖示意图

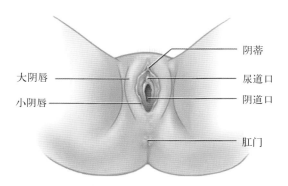

阴蒂

大阴唇

尿道口

小阴唇

阴道口

肛门

彩图23（图14-4） 女性外生殖器（外阴）

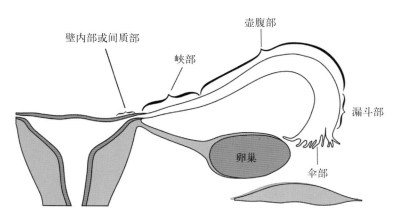

壁内部或间质部

壶腹部

峡部

漏斗部

卵巢

伞部

彩图24（图18-1） 正常输卵管示意图